"十四五"高等职业教育专科校院合作"双元"规划教材

供医学检验技术及相关专业用

微生物学检验

主　编　窦　迪　王燕梅

副主编　张业霞　邓晶荣　陈秀荣　魏　冉　卢龙涛

编　委　（按姓名汉语拼音排序）

陈　博（达州职业技术学院）
陈秀荣（宜春职业技术学院）
邓晶荣（重庆三峡医药高等专科学校）
窦　迪（上海城建职业学院）
韩洪达（潍坊护理职业学院）
克热木江·阿布都热合曼（新疆维吾尔医学专科学校）
李　艳（临汾职业技术学院）
刘　霜（湖南环境生物职业技术学院）
龙小山（广州卫生职业技术学院）
卢龙涛（潍坊市中医院）
石文静（菏泽家政职业学院）
唐赛赛（山东中医药高等专科学校）
王晓娜（石家庄人民医学高等专科学校）
王燕梅（北京卫生职业学院）
魏　冉（铁岭卫生职业学院）
吾尔麦提汗·麦麦提明（新疆维吾尔医学专科学校）
夏媛媛（宜春职业技术学院）
解如山（菏泽医学专科学校）
袁　媛（襄阳职业技术学院）
张业霞（菏泽医学专科学校）
周　洁（毕节医学高等专科学校）
周晓俊（上海城建职业学院）

北京大学医学出版社

WEISHENGWUXUE JIANYAN

图书在版编目（CIP）数据

微生物学检验 / 窦迪，王燕梅主编. —北京：北京大学医学出版社，2023.6
 ISBN 978-7-5659-2905-2

Ⅰ. ①微… Ⅱ. ①窦… ②王… Ⅲ. ①微生物学－医学检验－教材 Ⅳ. ① R446.5

中国国家版本馆 CIP 数据核字（2023）第 079806 号

微生物学检验

主　　编：窦　迪　王燕梅
出版发行：北京大学医学出版社
地　　址：（100191）北京市海淀区学院路 38 号　北京大学医学部院内
电　　话：发行部 010-82802230；图书邮购 010-82802495
网　　址：http://www.pumpress.com.cn
E-mail：booksale@bjmu.edu.cn
印　　刷：北京瑞达方舟印务有限公司
经　　销：新华书店
责任编辑：毛淑静　　　责任校对：靳新强　　　责任印制：李　啸
开　　本：850 mm × 1168 mm　1/16　印张：25.5　字数：732 千字
版　　次：2023 年 6 月第 1 版　2023 年 6 月第 1 次印刷
书　　号：ISBN 978-7-5659-2905-2
定　　价：58.00 元
版权所有，违者必究
（凡属质量问题请与本社发行部联系退换）

出版说明

国务院印发《国家职业教育改革实施方案》，提出了进一步办好新时代职业教育的具体措施，中共中央办公厅、国务院办公厅印发《关于推动现代职业教育高质量发展的意见》，为新时代职业教育的高质量发展指明了方向。文件指出要促进产教融合校企"双元"育人，完善产教融合办学体制，深化教育教学改革，创新教学模式与方法，改进教学内容与教材，完善"岗课赛证"综合育人机制，推动现代信息技术与教育教学深度融合，提高课堂教学质量；推动教师、教材、教法"三教"改革，强化教材建设国家事权，建设一大批校企"双元"合作开发的国家规划教材；推进习近平新时代中国特色社会主义思想进教材、进课堂、进头脑。

高质量的教材是实施教育改革、提升人才培养质量的重要支撑。为深入贯彻党的二十大精神，更好地支持新时代卫生健康职业教育事业发展、服务于我国高职专科医学检验技术专业人才培养，北京大学医学出版社有代表性地组织各地院校、行业单位启动了高职专科医学检验技术专业教材建设；在各方面专家的指导下，结合各院校教学教材调研反馈，经过论证决定启动16种教材建设。

本套教材的主要特点如下：

1. 优选参编院校

遴选全国30余所优质高职院校的具有丰富教学经验的骨干教师参与教材建设，力求使教材的内容和深浅度具有全国代表性、普适性、实用性。

2. 产教融合共建

吸纳教学医院、行业医院的临床检验岗位专家参与教材编写、审稿，学校教师与行业专家"双元"共建，确保教材内容符合行业发展、符合医院临床检验岗位实际和人才培养需求。

3. 严把知识体系

教材编写对照教育部《高等职业学校医学检验技术专业教学标准》及相关大纲，明确培养需求，结合各地院校教学实际与行业医院临床检验岗位实际编排教材知识体系，纳入已有定论的知识、理论、技术，内容以"必需、够用"为度，"岗课赛证"融通建设，使教材既符合多数院校教学现状，又适度引领教学改革。

4. 优化编写体例

以学生为中心，以突出技术技能培养为导向，设置"学习目标""案例""知识链接""自测题"等模块，图文并茂，使教材贴近情境式学习、基于案例的学习，促进学生的临床评判性思维能力、岗位胜任力培养。

5. 实践纸数融合

将纸质教材与二维码技术相结合，按章节设置二维码，通过微信扫码获取拓展知识、微课、技术操作视频、图片等数字教学资源，促进"以学生为中心"的自主学习，实现以纸质教材为核心、配套数字教学资源的融媒体教材建设。为便于教师、学生使用，PPT课件统一做成压缩包，用微信"扫一扫"扫描封底激活码，即可导出PPT课件、激活教材正文二维码。

6. 贯彻教材思政

深入贯彻课程思政教学要求，将思政潜移默化地融入教材中，培根铸魂、启智增慧，体现人文关怀，提高职业认同度，着力培养学生"敬佑生命、救死扶伤、甘于奉献、大爱无疆"的医者精神，引导学生始终把人民群众生命安全和身体健康放在首位。

本套教材供高职专科医学检验技术及相关专业用。希望广大师生多提宝贵意见，反馈使用信息，以逐步完善教材内容，提高教材质量，为新时代卫生健康职业教育事业发展和医学检验技术人才培养做出贡献！

前　言

微生物学检验是医学检验技术专业的一门重要专业课程，学生通过本门课程的学习，能正确、熟练地掌握病原微生物的生物学特性、病原微生物检验的基本技术和基本技能，熟悉临床上常见病原微生物，特别是病原性细菌的特性及其鉴定方法，能对常见临床标本进行病原学检验及抗菌药物敏感试验，并正确分析检验结果，做出正确的检验报告。

为了深入贯彻全国职业教育大会精神，本教材的编写以《关于推动现代职业教育高质量发展的意见》和做好"十四五"职业教育建设工作等精神为指导方针，以更好地服务职业教育发展，培养高素质的技术技能型医学检验人才为目的。

本教材的编写本着以"必需、够用"为度，根据临床微生物学检验岗位工作过程，结合全国临床检验技士（师）考试大纲整合教材内容，并强化人文与课程思政，如在绪论中增加了中国人在微生物学领域的贡献，让学习者既了解学科发展又增强民族自豪感，提升爱国主义情怀；结合社会环境变化对教材内容进行优化，在生物安全章节加入《中华人民共和国生物安全法》，让学习者明确生物安全的重要性。

本教材充分体现以学生为中心，在每章设有案例、要点提示、知识链接等，既方便学生学习思考，拓宽视野，同时有助于教师以任务为导向开展启发式教学，把时效性、准确性、生动性结合在一起，牢牢把握为党育人、为国育才的目的。此外，本教材还配有导学PPT、图片、视频等数字资源，扩展了教与学的内涵建设，使纸质教材与数字资源有机融合。每一章后面的自测题便于学生对所学知识进行自我检测，其中的案例讨论题有助于学生进一步延伸思考，学以致用。

本教材可供卫生职业院校高职医学检验技术专业师生使用，也可供从事临床医学检验工作的专业人员在临床检验工作中参考。在教材编写过程中参考了医学同类教材及相关资料，也得到了出版社和各参编院校的大力支持，在此一并致以衷心的感谢！由于微生物学检验技术发展迅速，内容更新快，限于我们的学术水平，教材中难免有不妥之处，恳切期望广大师生和同仁们给予批评指正。

窦　迪　王燕梅

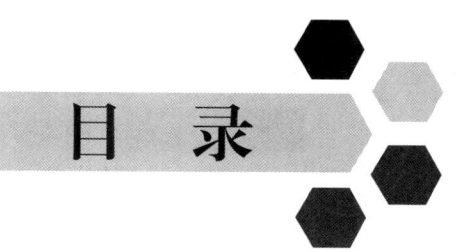

目 录

| 绪论 | 1 |

第一篇 细菌检验

第一章 细菌的基本性状 10
- 第一节 细菌的形态与结构 • 10
- 第二节 细菌的生理 • 18
- 第三节 细菌与环境 • 23
- 第四节 细菌的遗传与变异 • 29
- 第五节 细菌的分类与命名 • 34

第二章 细菌的感染与免疫 38
- 第一节 细菌的致病性 • 38
- 第二节 细菌感染的发生与发展 • 42
- 第三节 宿主的抗感染免疫 • 45
- 第四节 医院感染 • 46

第三章 病原微生物实验室生物安全 53
- 第一节 概述 • 53
- 第二节 病原微生物危害程度分类 • 55
- 第三节 病原微生物实验室的风险评估 • 56
- 第四节 病原微生物实验室分级和设备要求 • 57
- 第五节 生物安全实验室操作技术规范 • 59

第四章 细菌检验基本技术 63
- 第一节 细菌形态检验技术 • 64
- 第二节 细菌接种与培养技术 • 67
- 第三节 细菌生化鉴定技术 • 74
- 第四节 细菌的其他检测技术 • 81

第五节　细菌检验自动化技术 • 85

第五章　抗菌药物敏感试验　90
第一节　临床常用抗菌药物 • 90
第二节　抗菌药物敏感试验方法 • 96
第三节　细菌耐药性检测 • 105

第六章　常见病原性球菌　110
第一节　葡萄球菌属 • 110
第二节　链球菌属 • 115
第三节　肠球菌属 • 121
第四节　奈瑟菌属 • 123

第七章　肠杆菌科　130
第一节　概述 • 130
第二节　埃希菌属 • 135
第三节　志贺菌属 • 139
第四节　沙门菌属 • 142
第五节　其他肠杆菌科细菌 • 146

第八章　非发酵革兰氏阴性杆菌　154
第一节　假单胞菌属 • 155
第二节　其他非发酵革兰氏阴性杆菌 • 159

第九章　弧菌科　165
第一节　弧菌属 • 166
第二节　气单胞菌属和邻单胞菌属 • 175

第十章　弯曲菌属与螺杆菌属　181
第一节　弯曲菌属 • 181
第二节　螺杆菌属 • 183

第十一章　其他革兰氏阴性杆菌　188
第一节　嗜血杆菌属 • 188
第二节　鲍特菌属 • 191

第三节 军团菌属 • 193
第四节 布鲁氏菌属 • 196

第十二章 常见革兰氏阳性需氧或兼性厌氧杆菌　200
第一节 革兰氏阳性无芽孢杆菌 • 200
第二节 革兰氏阳性需氧芽孢杆菌属 • 206

第十三章 分枝杆菌属、放线菌属与诺卡菌属　211
第一节 结核分枝杆菌 • 211
第二节 麻风分枝杆菌 • 217
第三节 非典型分枝杆菌 • 218
第四节 放线菌属与诺卡菌属 • 219

第十四章 厌氧菌　223
第一节 厌氧菌概述 • 223
第二节 梭状芽孢杆菌属 • 226
第三节 无芽孢厌氧菌 • 232

第十五章 其他原核细胞型微生物　237
第一节 螺旋体 • 237
第二节 支原体 • 244
第三节 衣原体 • 248
第四节 立克次体 • 252

第二篇　真菌检验

第十六章 真菌概述　260
第一节 真菌的基本性状 • 260
第二节 真菌的感染与免疫 • 264
第三节 真菌感染的检验方法 • 265

第十七章 常见病原性真菌　273
第一节 浅部感染真菌 • 273
第二节 深部感染真菌 • 277

第三篇　病毒检验

第十八章　病毒的基本性状　288
第一节　病毒的形态与结构 • 289
第二节　病毒的增殖 • 292
第三节　病毒的遗传与变异 • 294
第四节　外界因素对病毒的影响 • 296
第五节　病毒的分类 • 297

第十九章　病毒的感染与免疫　299
第一节　病毒的致病作用 • 299
第二节　抗病毒免疫 • 304

第二十章　病毒感染的检验方法　309
第一节　标本的采集、处理、运送与保存 • 310
第二节　病毒的分离培养 • 311
第三节　病毒感染的快速检验方法 • 315

第二十一章　常见病毒　320
第一节　呼吸道病毒 • 320
第二节　肝炎病毒 • 325
第三节　反转录病毒 • 329
第四节　肠道病毒 • 334
第五节　疱疹病毒 • 338
第六节　虫媒病毒 • 344
第七节　出血热病毒 • 347
第八节　其他病毒与朊病毒 • 349

第四篇　临床微生物学检验

第二十二章　临床标本的微生物学检验　356
第一节　概述 • 356
第二节　临床常见标本的微生物学检验 • 359

第二十三章 临床微生物学检验的质量保证　　**380**

　　第一节　检验前质量保证 • 381

　　第二节　检验中质量保证 • 382

　　第三节　检验后质量保证 • 389

中英文专业词汇索引　　**392**

主要参考文献　　**394**

绪 论

学习目标

1. 掌握微生物的概念、微生物的分类。
2. 熟悉微生物与人类的关系、临床微生物学检验的思路与原则。
3. 了解微生物学的性质和任务、感染性疾病的现状。
4. 描述微生物学及医学微生物学的发展史。

一、微生物、微生物学与医学微生物学

1. 微生物（microorganism） 是一群个体微小、结构简单、肉眼不能直接看见的微小生物的总称，通常需借助光学显微镜（简称光镜）或电子显微镜（简称电镜）放大数百倍乃至数万倍才能观察到。但有些微生物，人们也可用肉眼观察到，如食用的蘑菇、银耳，药用的灵芝、马勃等；单个微生物经培养、成千上万地堆积在一起后肉眼也可直接观察到，如细菌菌落、真菌菌落。微生物的种类繁多，分布广泛，与人类的关系十分密切。

> **要点提示**：微生物的定义

微生物根据其大小、结构和组成不同可分为三大类型。

（1）非细胞型微生物：这类微生物无细胞结构，可由一种核酸和蛋白质衣壳组成，有的仅有一种核酸而没有蛋白质或仅有蛋白质而没有核酸，它们必须寄生于活的易感细胞中生长繁殖。此类微生物有病毒、亚病毒和朊病毒（又称朊粒）。

（2）原核细胞型微生物：这类微生物由单细胞组成，细胞核分化程度低，无核膜、核仁，染色体为裸露的脱氧核糖核酸（DNA）分子，细胞质中缺乏完整的细胞器。此类微生物包括古菌、细菌、蓝细菌、放线菌、支原体、衣原体、立克次体和螺旋体。除古菌外，其他原核细胞型微生物由于它们在细胞水平上结构和组成相近，故被列入广义的细菌范畴。

（3）真核细胞型微生物：这类微生物细胞核分化程度高，有核膜、核仁和染色体，细胞质内有完整的细胞器。此类微生物有真菌、单细胞藻类和原虫。

> **要点提示**：微生物的分类

人类生活的环境、人类体表及与外界相通的腔道中，均有多种微生物存在。这些微生物绝大多数对人类和动、植物有益无害，而且有些是必需的。在人类生活和生产实践中，微生物在工、农业生产和食品工业等方面的应用日益广泛；在医药工业方面，绝大多数抗生素是微生物的代谢产物，还能利用微生物来制造一些维生素、辅酶、腺苷三磷酸（ATP）、激素和细胞因子。此外，微生物在污水、垃圾的无害化处理、降解有毒物质方面有良好效果。随着分子生物学的发展，微生物在基因工程技术中的作用更加显著，人类可以用最低的成本和在不污染自然环境的条件下，制造出多种多样、大量的人类必需品。然而微生物像一把十分锋利的双刃剑，在给人类带来巨大利益的同时也带来"残忍"的破坏。例如，2003年发生的严重急性呼吸综合征（severe acute respiratory syndrome，SARS，曾称传染性非典型肺炎），2009年发生的甲型H1N1流感，2012年和2015年发生的中东呼吸综合征（Middle East respiratory syndrome，MERS），2014年和2018年发生的埃博拉疫情，2015年发生的寨卡病毒病，以及近年来新型冠状病毒感染的大流行致使人类健康受到极大伤害，并造成全球经济的大幅萎缩。为此人们应该正确地认识微生物，并利用它保护环境、造福人类。

微生物与人类的关系可分为三类：①正常微生物丛，或称正常菌群（normal flora），指定居在人类体表及与外界相通腔道中的各类微生物，其在正常情况下对人体无害，而且具有拮抗外来病原微生物和提供某些营养物质的作用。②条件致病菌（conditioned pathogen），正常菌群可由于机体抵抗力下降、寄居部位改变或寄居微生物丛（菌群）平衡失调而引起内源性感染。近年来大量广谱抗菌药和免疫抑制药的使用，使条件致病菌引起的医院感染增多，成为严重的问题。③病原微生物（pathogenic microorganism），是指少数能引起人类和动、植物患病的微生物。条件致病菌和病原微生物能引起感染性疾病，影响人类健康与生命，是医学微生物学研究的对象和主体。

要点提示：微生物与人类的关系

知识链接

无处不在的微生物

微生物无处不在，人类无时无刻不生活在"微生物的海洋"中。土壤中的细菌总重量估计为 1.0034×10^{19} kg；每张人民币细菌含量约2.5万个。人体体表及体内也存在大量的微生物：皮肤表面每平方厘米平均有10万个细菌；口腔内细菌种类超过500种；肠道微生物总量达100万亿个；粪便干重的1/3是细菌，每克粪便含细菌总数约为1000亿个；每个喷嚏的飞沫中含4500～150 000个细菌。微生物往往因为过于渺小而被人类忽视。近些年微生物引起的疫情肆虐给人类敲响了警钟，变革着人类的生活和社交习惯，提示新时代的青年，要永葆初心、勤勉学习，无愧新时代赋予的使命。

2. 微生物学（microbiology） 是生物学的一个分支，是研究微生物在一定条件下的形态结构、生理生化、遗传变异特性，微生物的进化、分类、生态等生命活动规律，微生物之间及其与人类、动物、植物、自然界之间相互关系的一门科学。随着研究范围的日益扩大和深入，微生物学又逐渐形成了许多分支学科：着重研究生命活动的有微生物生理学、微生物生态学、微生物遗传学等；按研究对象不同可分为细菌学、真菌学、病毒学等；按生态环境不同可分为土壤微生物学、环境微生物学、水域微生物学、宇宙微生物学等；按技术与工艺不同可分为发酵微生物学、遗传工程学、微生物技术学等；按应用领域不同可分为医学微生物学、药用微生物学、食品微生物学、卫生微生物学、工业微生物学、农业微生物学等。由此可见,微生物学既是应用学科,又是基础学科,而且各分支学科是相互配合、相互促进的,其根本任务是认识微生物的特性,利用和改善有益微生物,控制、消灭和改造有害微生物。

3. 医学微生物学(medical microbiology)　主要研究与医学有关的病原微生物的生物学特性、致病性、免疫性,以及相关疾病的特异性诊断和防治措施的学科,以控制和消灭感染性疾病和与之有关的免疫损伤等疾病,达到保障和提高人类健康水平的目的。

二、微生物学的发展历程

我国劳动人民很早就认识到微生物的存在和作用,也是早期应用微生物的少数国家之一。据考古学推测,8000年前我国已经出现了曲蘖酿酒,4000多年前我国酿酒已十分普遍,而且当时的埃及人也已学会烤制面包和酿制果酒。2500年前我国人民发明酱、醋,知道用曲治疗消化道疾病。公元6世纪(北魏时期),我国贾思勰的巨著《齐民要术》详细地记载了制曲、酿酒、制酱和酿醋等工艺。在农业上,人们早期虽然还不知道根瘤菌的固氮作用,但已经利用豆科植物轮作以提高土壤肥力。这些事实说明,尽管人们还不知道微生物的存在,但是已经在同微生物合作了。人类在应用有益微生物的同时,还对有害微生物引起的疾病进行预防和治疗。为防止食物变质,人们采用盐渍、糖渍、干燥、酸化等方法保存食物。在我国宋真宗年间就开始用人痘预防天花。人痘预防天花是我国对世界医学的一大贡献,这种方法先后传到俄国、日本、朝鲜、土耳其及英国。1798年,英国医生琴纳(Jenner)提出用牛痘预防天花,较我国人痘预防天花晚了约800年。

从远古时代起,人类就受到多种传染性疾病的困扰,人们对传染病的病因、流行规律、致病机制不断探索,从无知到有知,积累了丰富的经验和教训。在医学微生物学发展史中,各国的科学工作者们都为之做出了重要贡献。

1674年,荷兰著名生物学家、显微镜专家安东尼·菲利普斯·范·列文虎克(图0-1)发明了世界上第一台光学显微镜,并利用这台显微镜首次观察到了红细胞,从而开启了人类使用仪器来研究微观世界的新纪元。微生物的形态观察是从列文虎克发明显微镜开始的,列文虎克是真正看见并描述微生物的第一人,他的工作在人类认识世界和探索疾病等多个领域都有不菲的价值和贡献,因此列文虎克有"光学显微镜与微生物学之父"的称号。

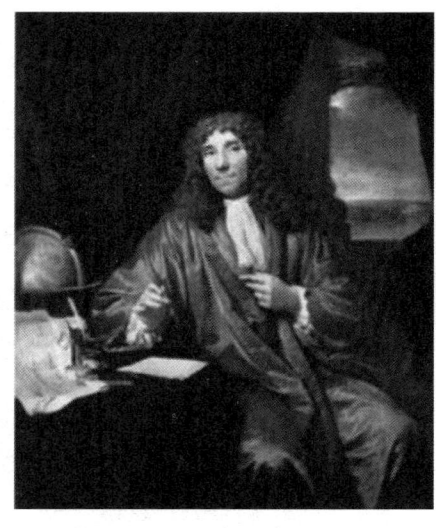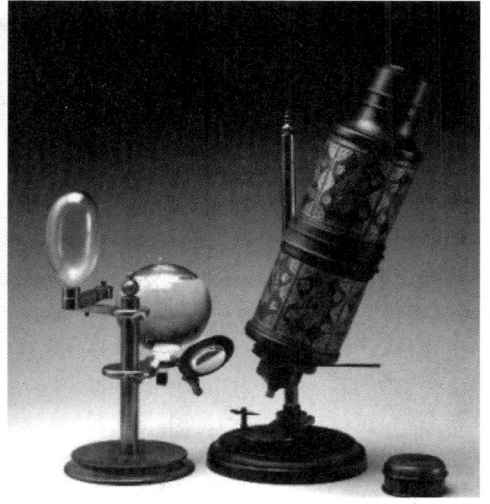

图0-1　列文虎克与他发明的显微镜

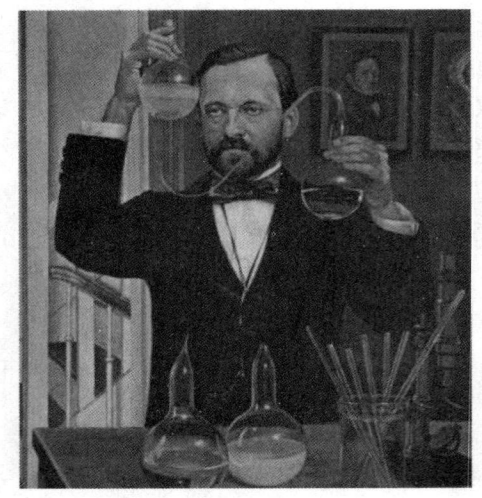

图 0-2 巴斯德与他的曲颈瓶

19世纪，法国科学家"微生物学之父"路易斯·巴斯德（图 0-2），通过他的著名"曲颈瓶"实验否定了千百年来普遍流行的"自然发生说"；他发明的巴氏消毒法至今仍被应用；他还发明了狂犬病疫苗用于预防狂犬病，创立了病原微生物是传染病病因的正确理论和应用菌苗接种预防传染病的方法。巴斯德的工作对于微生物领域的发展起到了巨大的推动作用。1905年，伟大的德国医学家、大名鼎鼎的罗伯特·科赫由于发现了结核分枝杆菌，以举世瞩目的开拓性成绩，获得了诺贝尔生理学或医学奖。科赫在病原学研究方面做出了开拓性的贡献，被公认为"细菌学之父"。科赫不仅发现了许多病原体，而且许多细菌学研究的基本原则和技术都是由他奠定的，他根据自己分离致病菌的经验，总结出了著名的"科赫法则"，在这个法则的指导下，使19世纪70年代到20世纪20年代成了发现致病菌的黄金时代。科赫为研究病原微生物制定了严格的准则，此准则被称为科赫法则。他在微生物基本操作技术方面的贡献更是为微生物学的发展奠定了技术基础。英国微生物学家亚历山大·弗莱明于1923年发现溶菌酶，1928年首先发现了青霉素。青霉素的发现，使人类找到了一种具有强大杀菌作用的药物，结束了传染病几乎无法治疗的时代。这是人类历史上第一种抗生素类药物的诞生。1910年，剑桥大学医学博士、中国卫生防疫及检疫事业创始人伍连德（图 0-3）在我国东北地区拯救了一座城市，挽救了数万人的生命。他亲手实施了中国医学史上第一例疫区现场人体解剖，成为世界上提出"肺鼠疫"概念的第一人。他发明了简便实用的伍氏口罩，并在全国创建了20多所医学卫生机构。他是中国第一位被提名的诺贝尔奖候选人。林宗扬是我国微生物学的第一代学者，除了讲授细菌学外，还组织开展了一些细菌的研究工作，开创了临床细菌学和血清检验工作。1955年中国第一代医学病毒学家汤飞凡（图 0-4）首次分离出沙眼衣原体，是世界上发现重要病原体的第一个中国人。戴芳澜和俞大绂等是中国真菌学和植物病理学的奠基人；高尚荫创建了中国病毒学的基础理论研究和第一个微生物学专业，为我国的微生物学发展做出了突出贡献。

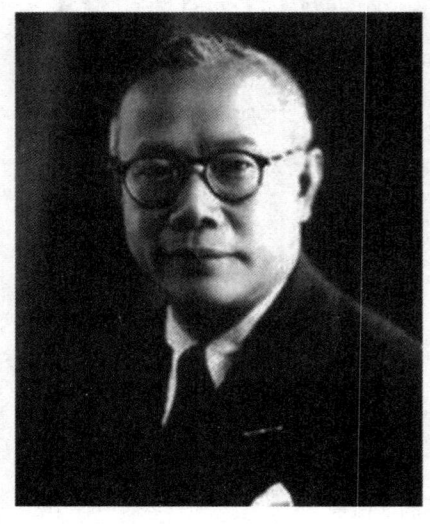

图 0-3 伍连德

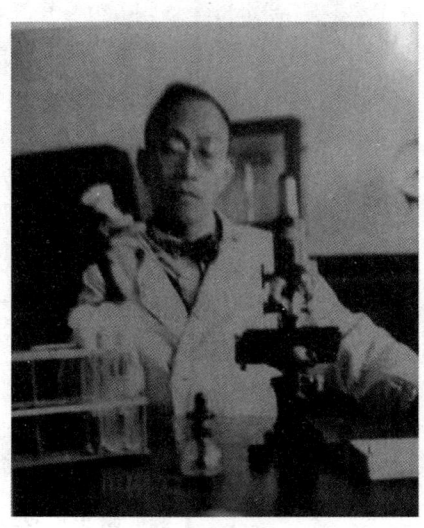

图 0-4 汤飞凡

现代化的发酵工业、抗生素工业、生物农药和菌肥工作已经形成一定的规模，特别是改革开放以来，中国微生物学无论在应用方面还是在基础理论研究方面都取得了重要的成果，例如，中国抗生素的总产量已跃居世界首位，中国的两步法生产维生素 C 的技术居世界先进水平。近年来，中国学者瞄准世界微生物学的发展前沿，进行微生物基因组学的研究，已完成痘苗病毒天坛株的全基因组测序，辛德毕斯毒株（变异株）全基因组测序，1999 年启动了对从中国云南省腾冲地区热海沸泉中分离得到的泉生热袍菌的全基因组测序。中国微生物学进入了一个全面发展的新时期。

三、微生物学检验

> **案例 0-1**
>
> 某患者血常规检查结果显示白细胞（WBC）增高、核左移，初步诊断为败血症，收入院后抽取血液进行了血液培养。使用亚胺培南西司他丁钠 3 天后，患者症状没有改善，血液培养阴性。
>
> 思考题：
> 1. 什么是微生物？菌群是如何分布的？
> 2. 微生物学检验的任务是什么？此案例下一步工作任务是什么？
> 3. 微生物学检验的基本原则是什么？

微生物学检验是医学微生物学、免疫学、临床医学和微生物学技术密切结合的一门学科，是医学检验的一门专业核心课程。

微生物学检验的目的是为感染性疾病提供微生物学诊断，以治疗疾病及控制和预防感染性疾病的扩散。微生物学检验工作者应注重从临床标本中分离出病原微生物，并对其进行正确鉴定，且快速发出检验报告的能力。

（一）微生物学检验的任务

1. 研究标本的采集、运送、保存和处理等方法，以提高病原微生物的检出率。
2. 探讨各种感染性疾病病原体的检测方法，包括病原体最佳检验方法的选择、微生物的鉴定程序等。
3. 选择各种病原微生物的快速诊断方法，自动化仪器及微量化装置的使用，为临床提供快速、准确的病原学诊断。
4. 指导临床合理使用抗微生物药物。执行国际标准操作程序和方法，进行抗微生物药物敏感性检测，结合临床实际疗效、患者机体状况和病情分析，为临床合理用药提供依据。
5. 对医院感染进行监控。根据医院感染的特点、发生因素建立实验室检测方法和控制措施。
6. 正确分析检验结果、评价实验方法及临床意义。

（二）微生物学检验的原则

1. 确保临床标本可靠　标本质量是微生物学检验结果准确的前提。要保证检验结果的正确，结合临床表现，正确采集适当部位和类型的标本。

2. 全面了解机体正常菌群　正确区分人体的正常菌群、条件致病菌与病原微生物，以便正确评价检验结果的临床意义。

3. 保证检验质量　严格执行检验前、中、后各环节（包括人员操作、试剂、设备、检验流程等）的质量控制，确保结果可靠和提供快速准确的信息。

4. 与病情相结合进行定性、定量和定位分析　对微生物学检验结果，首先应进行定性和初步定量估计，判断是致病菌还是条件致病菌。有正常菌群分布的标本（如粪便）培养出微生物，应区别正常菌群、污染菌与可疑致病菌。如果分离出致病菌，不论其数量多少均有意义，数量多则显性感染的可能性大；数量少，则可能是带菌者。如果无致病菌，此培养结果应参考微生物数量判断其是正常分布还是条件致病。无正常菌群分布的标本（如血液）培养出微生物，无论其数量多少，在排除污染的情况下均有临床意义。

5. 主动与临床沟通　加强与临床联系，了解患者临床信息，以选择合理的检验程序和方法，帮助正确判断分析检验结果。建议微生物学检验工作者多参与临床活动，如指导临床医护人员合理采集标本，参与患者临床抗感染治疗方案的制订、重症感染会诊和病例讨论，提供专业咨询等。

（窦　迪）

自测题

一、选择题

1. 在正常情况下为无菌标本的是
   A．血液　　　　　　　　B．鼻咽拭子
   C．阴道拭子　　　　　　D．粪便
   E．痰

2. 下列不属于原核细胞型微生物的是
   A．衣原体　　　　　　　B．放线菌
   C．螺旋体　　　　　　　D．立克次体
   E．真菌

3. 最早创造用"人痘苗"接种来预防天花的是
   A．中国人　　　　　　　B．英国人
   C．法国人　　　　　　　D．德国人
   E．俄国人

4. 巴斯德对微生物学的贡献很多，下列不属于巴斯德对微生物学的贡献的是
   A．否定自然发生说　　　B．研究狂犬病疫苗
   C．发现结核分枝杆菌　　D．建立巴氏消毒法
   E．发现酵母菌

5. 首先用显微镜看到微生物的是
   A．列文虎克　　　　　　B．科赫
   C．伊凡诺夫斯基　　　　D．巴斯德
   E．弗莱明

6. 首先发现青霉素的是
   A．列文虎克　　　　　　B．科赫
   C．伊凡诺夫斯基　　　　D．巴斯德
   E．弗莱明

7. 创立病原体判定原则的是
   A. 李斯特 B. 科赫
   C. 巴斯德 D. 弗莱明
   E. 伊凡诺夫斯基
8. 绝大多数微生物对人类和动植物是
   A. 有益的 B. 有害的
   C. 可有可无的 D. 引起内源性感染
   E. 致病菌

二、案例讨论

检验人员在门诊患者的一份粪便标本中检查到多种微生物。通过此检查结果是否可以判断这是某种微生物感染？微生物学检验的主要任务是什么？如何正确评价检验结果的临床意义？如何与医生或患者沟通此标本的检验结果？

第一篇

细菌检验

第一章

细菌的基本性状

第一章数字资源

学习目标

1. 掌握细菌的大小、形态；细菌的结构；细菌生长繁殖的条件与规律。
2. 熟悉肽聚糖的结构；革兰氏阳性菌与革兰氏阴性菌细胞壁的区别；L型细菌的概念和主要生物学特性；质粒、转化、接合、转导的基本概念；质粒的基本特点；细菌常见变异的类型；常见细菌变异现象及其意义。
3. 了解细菌细胞膜、细胞质、核质的结构与功能；中介体、核糖体的概念及特点；细菌的化学组成与物理性状；细菌的新陈代谢；细菌变异的机制。
4. 描述细菌的分布；细菌的分类与命名方法。

细菌（bacterium）是一类具有细胞壁的单细胞原核细胞型微生物。细菌体积微小、结构简单、遗传物质集中在核质、只有核糖体一种细胞器。细菌的生物学性状在鉴别、诊断与防治细菌性疾病等方面有非常重要的临床意义。

第一节 细菌的形态与结构

一、细菌的大小与形态

（一）细菌的大小

细菌个体微小，通常以微米（μm）作为其大小测量单位，需借助光学显微镜放大数百倍至数千倍才能观察到。细菌种类不同，大小不一，同种细菌随菌龄和生长环境不同其大小有所差异。

要点提示：细菌的大小

（二）细菌的形态

细菌有球形、杆形和螺形三种基本形态，由此可将细菌分为三类：球菌、杆菌和螺形菌（图1-1）。

1. 球菌（coccus） 外观呈球形或近似球形，直径1 μm左右，某些球菌可呈肾形、矛头

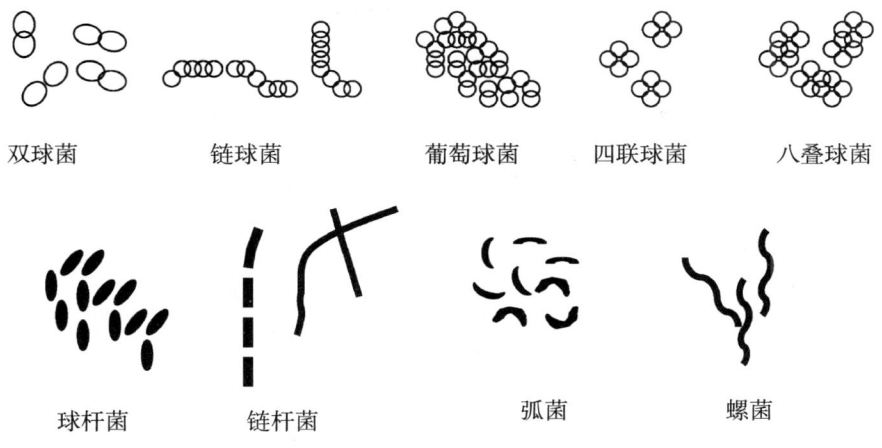

图 1-1 细菌的基本形态模式图

形、半球形。按其分裂平面与菌体之间不同的排列方式，可分为以下几种。

（1）双球菌：在一个平面上分裂后两个菌体成对排列，如脑膜炎奈瑟菌。

（2）链球菌：在一个平面上分裂后多个菌体相连呈链状排列，如乙型溶血性链球菌。

（3）葡萄球菌：在多个不规则的平面上分裂，分裂后菌体堆积在一起呈葡萄串状，如金黄色葡萄球菌。

（4）四联球菌：沿两个相互垂直的平面分裂，分裂后四个菌体排列在一起呈正方形，如加夫基菌。

（5）八叠球菌：沿三个相互垂直的平面分裂，分裂后八个菌体叠在一起呈立方体排列，如藤黄八叠球菌。

2. 杆菌（bacillus） 一般为直杆状。各种杆菌的长短、粗细差别很大，若两端钝圆、菌体粗短而近似于椭圆形，称球杆菌；若末端膨大如棒状，称棒状杆菌，如白喉棒状杆菌。杆菌按其分裂后不同的排列方式可分为以下几种。

（1）单杆菌：散在排列，如大肠埃希菌。

（2）双杆菌：成双排列，如肺炎克雷伯菌。

（3）链杆菌：链状排列，如炭疽芽孢杆菌。

（4）分枝杆菌：分枝状排列，如结核分枝杆菌。

3. 螺形菌（spirilla bacteria） 根据菌体弯曲数目不同分为以下几种。

（1）弧菌：菌体只有一个弯曲，呈逗点状或弧形，如霍乱弧菌。

（2）螺菌：菌体有数个弯曲，如幽门螺杆菌。

细菌在适宜条件下培养时形态较为典型，而当培养基成分、pH、温度及培养时间和离子强度等环境条件改变时，或受抗生素等影响后，菌体则失去典型形态而呈现多种形态，如细胞壁缺陷型（L型）细菌。因此在分离鉴定、实验室诊断时必须注意细菌的培养条件及影响因素。

二、细菌的基本结构

细菌的结构包括基本结构和特殊结构（图 1-2）。基本结构是细菌所共有的结构，从外向内依次为细胞壁、细胞膜、细胞质和核质。特殊结构是某些细菌在一定条件下所形成的结构，如荚膜、菌毛、鞭毛和芽孢。

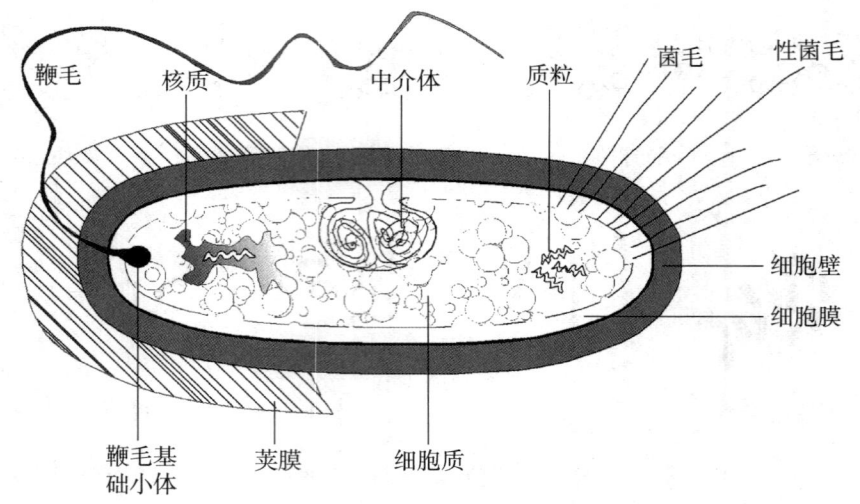

图 1-2 细菌结构示意图

（一）细胞壁

细胞壁是位于细菌最外层的无色透明、坚韧而富有弹性的膜状结构，一般用光学显微镜不易看到，可通过胞壁分离经特殊染色后观察，或用电子显微镜直接观察。

1．主要功能

（1）维持细菌固有形态和抵抗低渗透压：细胞壁可使细菌承受胞内高渗透压，且在低渗透压环境中不易吸水破裂。

（2）物质交换：细胞壁和细胞膜共同完成菌体内外物质交换，同时防止药物渗入，起到屏障作用。

（3）免疫作用：细胞壁上含多种抗原决定簇，决定细菌的抗原性，可诱发机体免疫应答，与细菌的鉴定、分型相关。

（4）与细菌耐药性相关。

2．化学组成与结构 根据革兰氏染色法可将细菌分为革兰氏阳性（G^+）菌和革兰氏阴性（G^-）菌。两类细菌细胞壁的化学组成和结构存在一定差异。

（1）革兰氏阳性菌细胞壁

1）G^+菌肽聚糖：由聚糖骨架、四肽侧链、五肽交联桥构成三维立体空间结构（图 1-3A）。聚糖骨架由 N-乙酰葡萄糖胺（G）、N-乙酰胞壁酸（M）交替排列，经 β-1,4- 糖苷键连接而成。四肽侧链由四种氨基酸组成，连接在聚糖骨架的胞壁酸上，相邻聚糖骨架上的四肽侧链又通过五肽交联桥或肽链交叉连接，构成网状结构。四肽侧链与交联桥的组成和连接方式随菌种而异。

2）磷壁酸：为 G^+ 菌细胞壁所特有的成分，是细菌细胞带负电荷的重要原因，起调节、维护细菌细胞内离子平衡作用。依据其结合部位不同，分为壁磷壁酸、膜磷壁酸（图 1-4）。两种磷壁酸分子长链一端游离于细胞壁外，壁磷壁酸另一端与肽聚糖上胞壁酸共价结合，是 G^+ 菌重要表面抗原，可用于细菌血清学分型；膜磷壁酸另一端与细胞膜糖脂结合，为黏附因子，与细菌致病性相关。

（2）革兰氏阴性菌细胞壁

1）G^-菌肽聚糖：由聚糖骨架和四肽侧链构成二维单层平面网状结构（图 1-3B）。

2）外膜：为 G^- 菌细胞壁的特殊成分。外膜位于细胞壁肽聚糖外侧，由内向外依次为脂蛋白、脂质双层、脂多糖（图 1-5）。①脂蛋白：由脂质和蛋白质构成，连接脂质双层与肽聚糖，

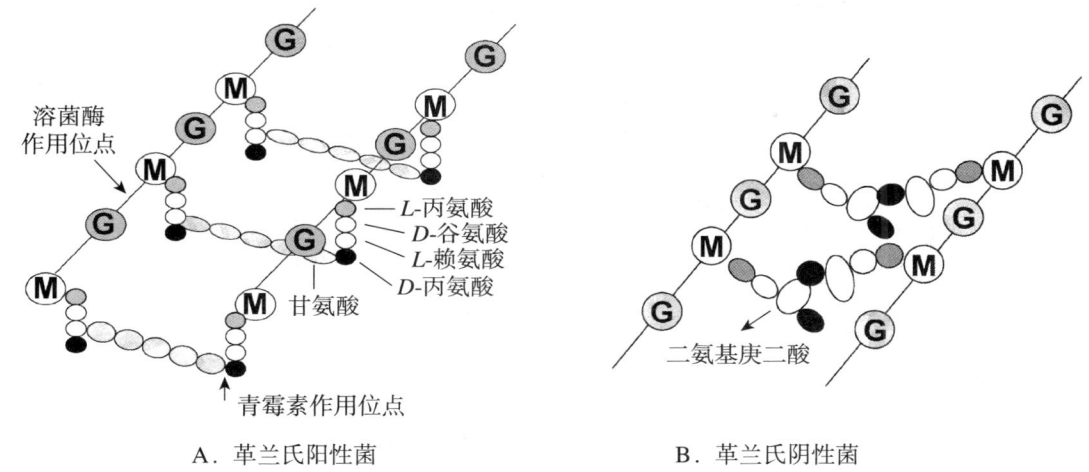

A. 革兰氏阳性菌　　　　　　　　B. 革兰氏阴性菌

图 1-3　细菌细胞壁肽聚糖结构模式图

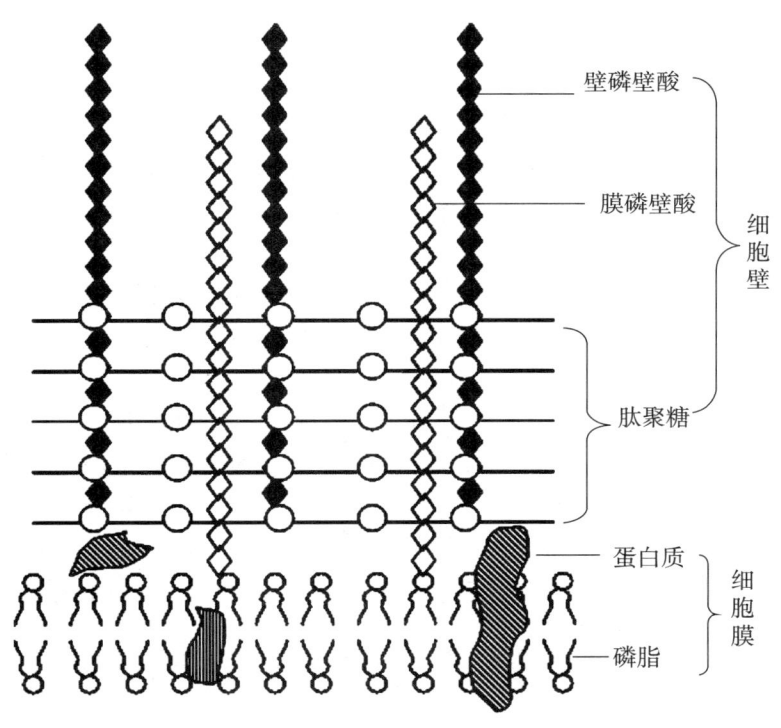

图 1-4　革兰氏阳性菌细胞壁结构模式图

有稳定外膜的功能。②脂质双层：是 G^- 菌细胞壁的主要结构，典型的磷脂双层，中间镶嵌一些特异功能的蛋白质。外膜除参与物质交换外，还有屏障作用，能阻止溶菌酶、青霉素、多种大分子物质进入，所以 G^- 菌因外膜的保护，并且肽聚糖含量少，而对溶菌酶、青霉素等不敏感。另外，外膜的脂质双层与细胞膜之间有一空间，称周质间隙，含某些破坏抗生素的酶（如β-内酰胺酶）、解毒酶、蛋白酶等多种水解酶，与细菌耐药性、解除毒物、获得营养相关。③脂多糖（lipopolysaccharide，LPS）：为 G^- 菌内毒素，由脂质 A、核心多糖、特异性多糖三部分组成。脂质 A 为内毒素主要毒性成分，无种属特异性，故不同细菌内毒素产生的作用相似；核心多糖有属的特异性，同一属细菌核心多糖相同；特异性多糖是 G^- 菌的菌体抗原（O抗原），因菌种不同，其结构、位置、排列不同而具有种的特异性，特异性多糖缺失会引起细

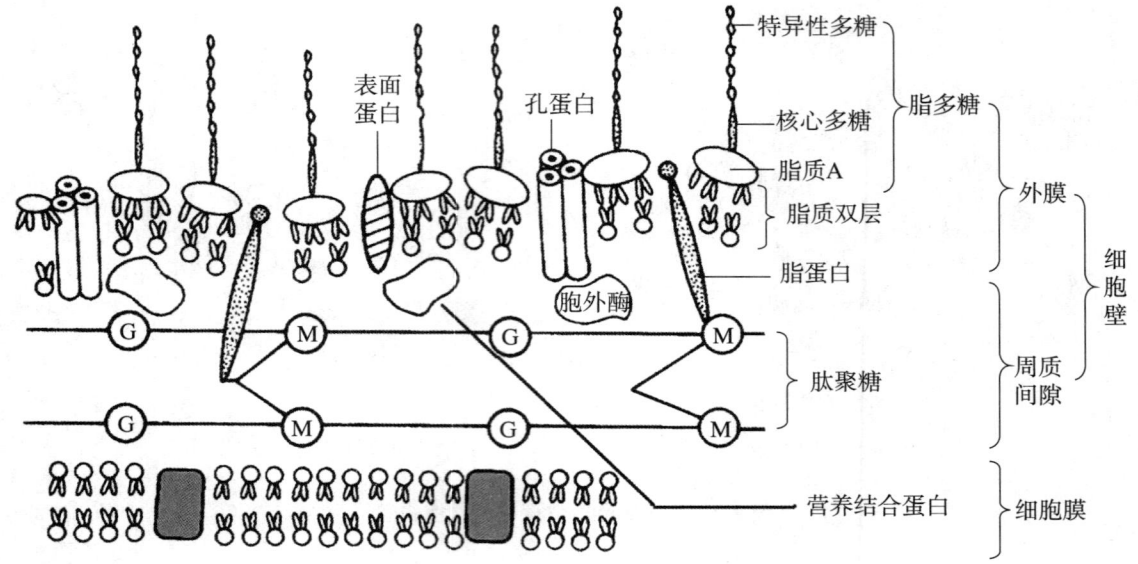

图1-5 革兰氏阴性菌细胞壁结构模式图

菌从光滑型变为粗糙型。

G^+菌和G^-菌的细胞壁结构有显著不同（表1-1），导致这两类细菌在毒性、抗原性、染色性、对药物的敏感性等方面有很大差异。如G^+菌对青霉素、头孢菌素、溶菌酶敏感，但G^-菌却对其不敏感。这是因为青霉素和头孢菌素通过抑制五肽交联桥与四肽侧链末端的 D-丙氨酸之间的连接而阻止肽聚糖形成，从而发挥杀菌作用，溶菌酶通过作用于聚糖骨架的 β-1,4-糖苷键使其断裂而发挥杀菌作用。G^-菌细胞壁肽聚糖缺乏五肽交联桥，故其对青霉素和头孢菌素不敏感；由于其外膜的保护作用，使溶菌酶不能作用于聚糖骨架，故其对溶菌酶也不敏感。

表1-1 革兰氏阳性菌与革兰氏阴性菌细胞壁结构比较

细胞壁结构	G^+菌	G^-菌
胞壁厚度	厚，20～80 nm	薄，10～15 nm
机械强度	强，较坚韧	弱，较疏松
肽聚糖组成	聚糖骨架，四肽侧链，五肽交联桥	聚糖骨架，四肽侧链
肽聚糖层数	多，可达50层	少，1～3层
肽聚糖含量	多，占细胞壁干重50%～80%	少，占细胞壁干重5%～20%
磷壁酸	有	无
外层膜	无	有

3. L型细菌

（1）概念：L型细菌即细胞壁缺陷型细菌。在人工诱导（如少量头孢菌素、青霉素、溶菌酶的存在）或自然情况（如紫外线）下，L型细菌在体外或体内均能形成，其子代仍保留亲代的遗传特性，但在形态、染色性、培养特性及生化反应等生物学性状上均与原菌有明显差异，尤其对 β-内酰胺类或其他作用于细胞壁的抗菌药具有抵抗力。细胞壁完全缺失的细菌称原生质体，常发生于G^+菌，因菌体内渗透压高，在普通培养基中易胀裂，只能在高渗透压环境中生成。G^-菌因细胞壁中含肽聚糖少，有外膜保护，且内部渗透压比G^+菌低，这种部分缺失细胞壁的细菌称为原生质球，可在高渗透压或非高渗透压环境中存活。

（2）主要生物学特性

1）多形性：L型细菌因缺失细胞壁，呈高度多形性，可见球状、杆状和丝状。

2）普通培养不生长：L型细菌在普通培养环境中因不能耐受菌体内部高渗透压而易破裂死亡，但在含10%～20%马或人血清的高渗低琼脂培养基中能缓慢生长，形成中间厚、四周薄的荷包蛋样细小菌落，也可形成丝状或颗粒状菌落。

3）可返祖：去除诱因，有些L型细菌可返祖变为原菌，但有些则不能。

4）可致病：L型细菌可引起多组织的间质性炎症，感染呈慢性迁延、反复发作，临床上常见尿路感染、心内膜炎、骨髓炎等，并常在应用某些作用于细胞壁的抗菌药物治疗中发生。故遇有明显症状而标本常规细菌培养为阴性者，应考虑L型细菌感染的可能性。

（二）细胞膜

细胞膜又称胞质膜，位于细胞壁内侧，紧密包绕细胞质，是一层柔韧致密且有弹性的半渗透性脂质双层生物膜。其主要化学成分为磷脂和蛋白质，不含胆固醇。这些蛋白质多是有特殊作用的酶或载体蛋白，使膜具有不同功能。

1. 主要功能

（1）物质转运：通过主动摄取或被动扩散方式，选择性通透物质，参与细菌内外物质的转运与交换。

（2）生物合成的重要场所：细胞膜上的合成酶与细胞壁、鞭毛、荚膜的合成有关。

（3）参与细菌的呼吸：细菌细胞膜类似线粒体作用，参与细菌能量的产生、利用、储存。

（4）分泌细菌胞外酶。

2. 中介体 又称拟线粒体，是由细胞膜内陷折叠而成的囊状结构，可随细胞分裂传至子代细胞，多见于G^+菌。中介体可扩大细胞膜的表面积，增强细胞膜的生理功能，增加呼吸酶的含量，为细菌提供大量能量，还与细菌分裂、细胞壁合成和芽孢形成有关。

（三）细胞质

细胞质是细胞膜包裹的溶胶状物质，由水、蛋白质、脂类、核酸及少量糖和无机盐组成，内有几种重要的结构，如质粒、核糖体和胞质颗粒。

1. 质粒 为闭合环状双链DNA，是染色体外的遗传物质，有自我复制、传代、丢失及在细菌间传递等基本特征。质粒控制细菌某些特定的遗传性状，如致育质粒（F质粒）、耐药性质粒（R质粒）、毒力质粒（Vi质粒）、细菌素质粒等分别决定着细菌的性菌毛、耐药性、毒力及细菌素等生物学性状。

2. 核糖体 其化学成分为核糖核酸（RNA）和蛋白质。核糖体数量可达数万个，游离于细胞质中，为蛋白质的合成场所。链霉素、红霉素可通过干扰其蛋白质的合成而致细菌死亡。

3. 胞质颗粒 细胞质中含多种颗粒，大多为储藏的营养物质，用特殊染色法可将其染成与菌体其他部位不同的颜色，称为异染颗粒。异染颗粒可用来鉴别细菌，如白喉棒状杆菌的异染颗粒。

（四）核质

细菌无完整的细胞核，缺乏核膜、核仁和有丝分裂器，仅有由单一密闭环状DNA分子反复回旋卷曲而成的核质，又称拟核。核质是细菌的遗传物质，控制细菌的生物学性状。

三、细菌的特殊结构

细菌的特殊结构是某些细菌特有的结构，主要包括荚膜、鞭毛、菌毛和芽孢。

（一）荚膜

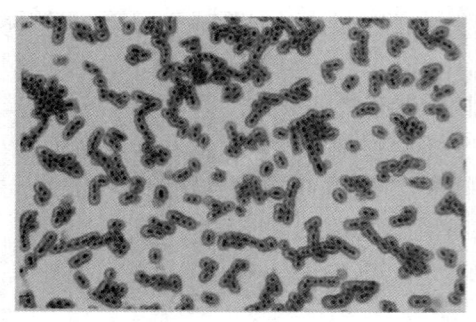

图1-6 细菌的荚膜

1. 概念 某些细菌在细胞壁外包绕一层黏液性物质，若黏液性物质厚度＞0.2 μm，称为荚膜（capsule）；若黏液性物质厚度＜0.2 μm，称为黏液层或微荚膜，可用电子显微镜或免疫学方法证实其存在。荚膜对碱性染料的亲和力低，普通染色法不易着色，只能见到菌体周围有一层未着色的透明圈（图1-6），需要用特殊染色法才能显色。

2. 组成与免疫性 荚膜的形成受遗传因素控制并受环境因素影响。细菌通常在机体内或营养丰富的培养基中易形成荚膜。荚膜的化学成分一般为多糖，少数为多肽，如肺炎链球菌的荚膜成分为多糖，炭疽芽孢杆菌的荚膜成分为多肽。荚膜成分随菌种甚至菌株而异，与同型荚膜抗血清结合后逐渐增大，称荚膜肿胀反应，故可用荚膜进行细菌鉴定和血清学分型。

3. 作用和意义

（1）抗吞噬：荚膜有保护细菌免受吞噬细胞吞噬消化的作用。

（2）抗杀伤：能保护细菌免受体内抗菌药物、补体、溶菌酶、噬菌体等的杀伤作用。

（3）抗干燥：荚膜有贮存水分作用。

（4）与致病性有关：荚膜本身无毒性，通过荚膜的抗吞噬、抗杀伤等保护作用和黏附作用，可增加细菌的侵袭力，细菌若失去荚膜，其致病力也随之减弱或消失，但荚膜不是细菌生存的必需结构。

（5）鉴别分型：根据细菌有无荚膜、荚膜的抗原特异性可鉴别不同的细菌，同种细菌还可根据荚膜组分的不同来进行分型。

（6）免疫原性：荚膜可刺激机体产生抗体，与抗体结合后会失去抗吞噬作用，故可用荚膜抗原制备疫苗来预防疾病。

（二）鞭毛

鞭毛（flagellum）是某些细菌表面附着的细长呈波浪状弯曲的丝状物，是细菌的运动器官。由于鞭毛纤细，直径为12～18 nm，需借助电子显微镜观察。经特殊染色的鞭毛增粗，故光学显微镜可见。还可通过暗视野显微镜观察细菌运动情况，或在半固体培养基上观察细菌生长现象，间接判断细菌是否有鞭毛。

1. 类型 根据鞭毛数目、位置的不同，将鞭毛菌分为四种类型（图1-7）。①单毛菌：在菌体一端只有一根鞭毛，如霍乱弧菌；②双毛菌：在菌体的两端各有一根鞭毛，如胎儿弯曲菌；③丛毛菌：在菌体一端或两端有数根成丛的鞭毛，如铜绿假单胞菌；④周毛菌：菌体周身遍布鞭毛，如伤寒沙门菌。

2. 组成 鞭毛的化学成分主要是蛋白质。鞭毛蛋白具有免疫原性，通常称为H抗原。

3. 作用和意义

（1）鞭毛是细菌的运动器官。

（2）鞭毛与细菌致病性有关：如霍乱弧菌借助鞭毛运动穿过黏液层到达小肠黏膜上皮细胞表面，发挥侵袭力作用。

（3）用于鉴定细菌和血清学分型：根据鞭毛的有无、类型和免疫原性的不同进行细菌鉴定或分型。

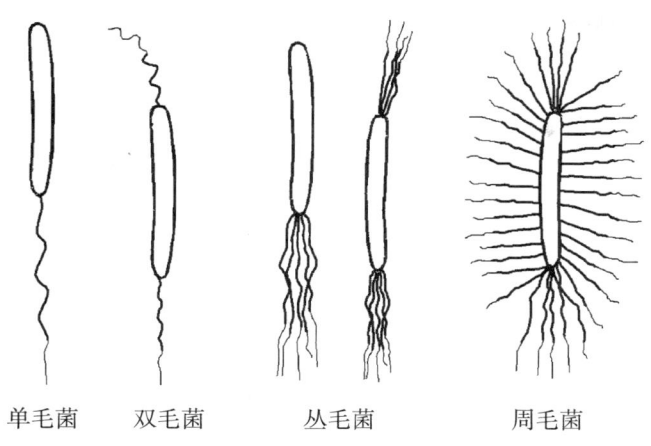

图 1-7 细菌鞭毛类型模式图

（三）菌毛

菌毛（pilus）是多数 G⁻ 菌和少数 G⁺ 菌菌体表面具有的比鞭毛更细、短而直的蛋白丝状物。菌毛要用电子显微镜才能看见（图 1-8）。根据其功能的不同，菌毛分为普通菌毛和性菌毛。

1. 普通菌毛　遍布菌体表面，短而直，约数百根。如淋病奈瑟菌、大肠埃希菌等均有这类菌毛。普通菌毛可由质粒或染色体控制产生，是细菌的黏附结构，有与宿主细胞表面的特异受体结合并使细菌定植的能力，使细菌易于进入机体细胞而致病。若菌毛消失，菌体的侵袭力也随之降低或丧失，故该类菌毛与细菌致病性密切相关。

2. 性菌毛　又称 F 菌毛，由质粒编码产生。性菌毛比普通菌毛长而粗，仅有 1～4 根，中空呈管状，是两菌之间传递遗传物质的通道。表面无性菌毛的细菌称雌性菌（F⁻），有性菌毛的细菌称雄性菌（F⁺）。某些细菌的毒力因子或细菌耐药质粒均可通过菌毛转移。

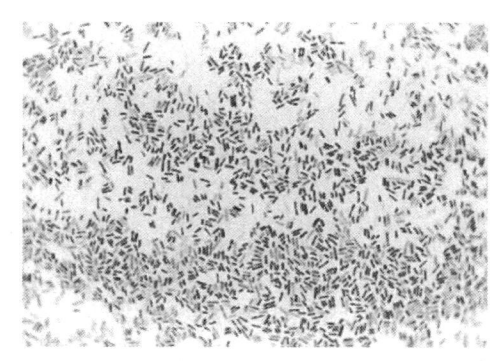　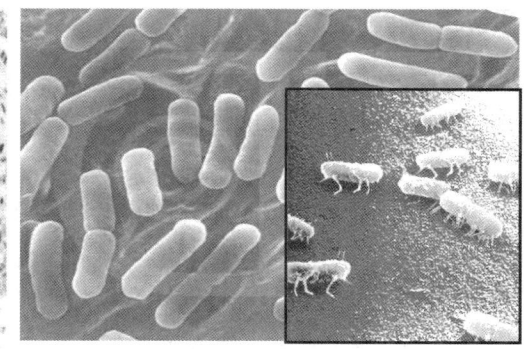

A. 普通光学显微镜下形态　　　　B. 电子显微镜下形态

图 1-8 细菌的菌毛

（四）芽孢

芽孢（spore）是某些细菌（主要为革兰氏阳性杆菌）抵抗不良环境条件时，菌体内细胞质脱水浓缩形成的折光性很强、具有多层膜状结构的圆形或椭圆形的小体。芽孢用革兰氏染色法不易着色，在普通光学显微镜下只能看到胞内发亮的小体，须用芽孢染色法才能着色。

1. 成因　受环境和遗传因素影响，当细菌培养环境中缺乏 C、N、P 元素和某些生长因子时易形成芽孢。有些细菌芽孢的形成与环境中氧的存在相关，如破伤风梭菌在无氧条件下形成，炭疽芽孢杆菌在有氧条件下形成。芽孢形成后，其菌体失去繁殖能力，逐渐自溶、裂解，芽孢则脱出而游离于环境中。

2. 作用和意义

（1）芽孢是细菌的休眠体：芽孢是细菌为适应不良环境而形成的休眠体，当环境适宜时，芽孢又可发芽成为一个繁殖体。一个细菌只形成一个芽孢，一个芽孢发芽也只生成一个繁殖体。

（2）抵抗力强：芽孢具有坚硬的多层厚而致密的胞膜，通透性低，可阻止化学药物渗入，对高温、干燥、消毒剂等理化因素有强大耐受力，因此最可靠的杀灭芽孢的方法是高压蒸汽灭菌法。临床上常以杀死芽孢作为衡量消毒灭菌效果的指标。

（3）鉴别细菌：因菌种不同，芽孢在菌体中的位置、形状、大小各异，可根据芽孢的形态特点鉴别细菌。

（4）可成为某些外源性感染潜在的病原：由于芽孢可在自然界存活多年，用一般处理方法又不易将其杀死，一旦污染各种手术器械、培养基、敷料等，可在适宜条件下转为繁殖体而致病。

> **要点提示**：细菌的特殊结构

第二节 细菌的生理

> **案例 1-1**
>
> 患者，男，50岁，患肺脓肿，T（体温）39.5℃，经胸腔穿刺抽取脓液后送检。临床微生物实验室对标本直接涂片染色镜检见革兰氏阳性球菌，但常规细菌培养（需氧培养）结果为阴性，后改为厌氧培养，培养24小时后见细菌生长。
>
> 思考题：
> 1. 细菌的生长繁殖需要哪些条件？
> 2. 案例中细菌经常规培养不生长的原因是什么？

一、细菌的化学组成与物理性状

（一）化学组成

细菌的化学组成与其他生物细胞相似，主要包括水、无机盐、糖类、脂类、蛋白质、核酸等。水是细菌细胞的重要组成成分，占细胞总重量的70%~90%。细菌核酸有脱氧核糖核酸（DNA）和核糖核酸（RNA）两种。DNA主要在质粒和染色体中，约占菌体干重的3%。RNA主要在细胞质中，约占菌体干重的10%。核酸与细菌的蛋白质合成、遗传、变异密切相关。此外，细菌体内还含有一些特有的化学物质，如肽聚糖、磷壁酸、胞壁酸、二氨基庚二酸等。

（二）物理性状

1. 带电现象 细菌细胞内的蛋白质是由兼性离子氨基酸组成的。氨基酸具有两性游离的性质，可在溶液中电离成带负电荷的羧酸根离子（COO^-）和带正电荷的铵离子（NH_4^+），而使细菌带上一定性质的电荷。细菌所带电荷与所处溶液的pH有关：当溶液pH低于细菌等电点时，细菌带正电荷；当溶液pH高于细菌等电点时，细菌带负电荷；当溶液pH与细菌等电点相同时，细菌不带电荷。G⁺菌的等电点为pH 2～3，G⁻菌的等电点为pH 4～5，所以在弱碱性或接近中性的环境中细菌均带负电荷。细菌的带电现象与染色反应、凝集反应、抑或杀菌作用等密切相关。如细菌在碱性、中性环境中带负电荷，因此易与带正电荷的碱性染料结合而着色。

2. 光学性质 细菌细胞为半透明体，当光线照射菌体时，一部分光被折射，一部分光被吸收，故细菌悬液呈浑浊状态，且细菌数量越多，浊度越大。借此原理，可使用分光光度计或比浊法来粗略估计悬液中细菌数量。

3. 半透性 细菌细胞膜及细胞壁允许水及部分小分子物质通过，这种半透性有利于细菌排出代谢产物和吸收营养。

4. 渗透压 由于细菌细胞内含有高浓度的无机盐和有机物，因而具有较高的渗透压。G⁺菌的渗透压高达20～25个大气压，G⁻菌的渗透压为5～6个大气压。细菌一般生活在渗透压较低的环境中，由于有坚韧的细胞壁的保护，细菌能承受巨大的压力而不致崩裂；细菌若处于纯水中，可因吸水而胀破；若处于渗透压更高的环境中，菌体内水分则逸出，细胞质浓缩，质壁分离，使细菌不能生长繁殖。

5. 表面积 细菌体积小，但单位体积的表面积大，如葡萄球菌直径为1 μm，每立方厘米体积的表面积可达6×10^4 cm²，而直径为1 cm的生物体，每立方厘米体积的表面积仅为6 cm²，前者的表面积是后者的1万倍。巨大的表面积利于细菌与外界进行物质交换，故细菌代谢旺盛，繁殖迅速。

二、细菌的生长繁殖

细菌生理学主要研究细菌的营养与代谢、菌体成分的生物合成、细菌的生长繁殖与生命活动规律及细菌与宿主间的相互作用等。细菌的生长繁殖与环境条件密切相关。了解细菌的生长繁殖条件与规律对细菌的人工培养、分离鉴定、致病性、诊断方法和防治措施的研究均具有重要的意义。

（一）细菌的生长繁殖条件

细菌的生长繁殖需要适宜的条件，基本条件包括以下几个方面。

1. 充足的营养物质 主要包括水、碳源、氮源、无机盐和生长因子等。

（1）水：水是细菌吸收营养、渗透、调节菌体温度的重要媒介，同时也是细菌的主要组成成分，水本身又是良好的溶剂，可使营养物质溶解，利于细菌吸收。

（2）碳源：为合成菌体糖类、脂质、蛋白质、核酸、酶类等成分提供原料，同时也为细菌提供能量。

（3）氮源：细菌多以有机氮化合物如蛋白胨、氨基酸等作为氮源，有的可利用无机氮源，如硝酸盐、铵盐等。氮源主要为合成菌体的某些成分提供原料，一般不提供能量。有些细菌由于缺少某些酶类，必须依靠外界提供有机氮源才能生长，称为营养缺陷型细菌。

（4）无机盐：细菌需要多种无机盐以提供其生长繁殖所需的各种元素。其中，常用元素有钾、钠、钙、镁、铁、磷等；微量元素有铜、锌、锰、钴等。

（5）生长因子：某些细菌生长繁殖所必需的但自身不能合成的物质称为生长因子，如氨基酸、嘌呤、嘧啶、B族维生素等。有些细菌还需要特殊的生长因子，如流感嗜血杆菌需要V因子（辅酶Ⅰ和Ⅱ）和X因子（高铁血红素），人工培养时，需在培养基中加入血液、酵母浸液等，为其提供生长因子。

2. 温度 细菌最适生长温度因种类不同而异。致病菌最适生长温度多为35～37 ℃，但个别细菌如空肠弯曲菌的最适生长温度为36～43 ℃，小肠结肠炎耶尔森菌的最适生长温度为

20 ~ 28 ℃。

3. 酸碱度　大多数致病菌生长繁殖的最适酸碱度为 pH 7.2 ~ 7.6，此时细菌的酶活性强，生长繁殖旺盛。个别细菌如结核分枝杆菌在 pH 6.4 ~ 6.8、霍乱弧菌在 pH 8.4 ~ 9.2 的环境中最适宜生长。许多细菌在代谢过程中会分解糖产酸，不利于细菌生长，需在培养基中加入缓冲剂稳定 pH。

4. 气体　细菌生长繁殖需要的气体主要是氧气和二氧化碳。一般细菌在代谢过程中自身产生的二氧化碳及空气中的二氧化碳即可满足需要。个别细菌如脑膜炎奈瑟菌、淋病奈瑟菌等在初次分离培养时，需供给 5% ~ 10% 的二氧化碳。

根据细菌对氧气的需求不同，可将细菌分为四类。

（1）专性需氧菌：这类细菌具有完善的呼吸酶系统，需要分子氧作为最终受氢体，以完成呼吸作用，因此这类细菌须在有氧环境下才能生长，如结核分枝杆菌、铜绿假单胞菌等。

（2）微需氧菌：这类细菌适宜在 5% 左右的低氧环境中生长，氧浓度 > 10% 则对其有抑制作用，如空肠弯曲菌、幽门螺杆菌等。

（3）兼性厌氧菌：这类细菌可进行有氧氧化和无氧发酵，在有氧和无氧条件下均可生长，但生成的呼吸产物不同，如大肠埃希菌在有氧环境中通过有氧呼吸产生大量二氧化碳和少量有机酸，而在无氧条件下则通过发酵生成大量乳酸、甲酸、乙酸及少量二氧化碳。大多数致病菌属于此类。

（4）专性厌氧菌：这类细菌缺乏完善的呼吸酶系统，不能利用分子氧，并且游离氧对其有毒性作用，只能在无氧环境中进行无氧发酵，如脆弱拟杆菌、破伤风梭菌等。

（二）细菌的生长繁殖规律

1. 繁殖方式　细菌一般以无性二分裂方式繁殖。细菌分裂后有的分散开；有的暂不分开，形成葡萄状、链状等排列。少数细菌如结核分枝杆菌通过分枝方式繁殖。由于菌种不同和营养条件的差异，导致细菌的繁殖速度也不尽相同。在适宜条件下，大多数细菌 20 ~ 30 分钟即可分裂一次，但个别细菌繁殖速度较慢，如结核分枝杆菌需 18 ~ 20 小时才可繁殖一代，故结核病患者的标本需要较长时间的培养。

2. 生长曲线　将一定量的细菌接种于一定量的液体培养基中培养，间隔一定时间取样检测活菌数，以培养时间为横坐标，活菌数的对数为纵坐标所绘制的一条反映细菌增殖规律的曲线，称为细菌的生长曲线。这种曲线只有在体外人工培养的条件下才可观察到，生长曲线可分为四个时期（图 1-9）。

（1）迟缓期：细菌进入新环境后的适应阶段，一般 1 ~ 4 小时。此期细菌几乎不繁殖，但体积增大，代谢活跃，合成各种酶、辅酶和代谢产物。

（2）对数期：一般在细菌培养后 8 ~ 18 小时，细菌以最快且相对恒定的速度进行分裂繁殖，菌数以几何级数增长，在生长曲线图上活菌数的对数呈直线上升至顶峰。此期细菌的生物学特性较典型，对外界因素的作用也较敏感，因此这个时期的细菌培养物常用于观察研究细菌形态、大小、生理活性、染色性等。细菌鉴定选此期为佳。

（3）稳定期：细菌的繁殖导致培养基中营养物质消耗、毒性代谢产物积聚、pH 下降，使细菌的繁殖速度逐渐减慢，死亡数逐渐增多，细菌的繁殖数和死亡数大致平衡，生长曲线趋于平稳。此期的细菌形态、生理特性常有变异，如革兰氏阳性菌染色检查为阴性；同时细菌可产生和积累代谢产物如色素、外毒素、抗生素，细菌芽孢也常在此期形成。

（4）衰亡期：由于营养物质的消耗和毒性产物的积聚，细菌繁殖速度越来越慢，死亡速度越来越快。此期的细菌形态显著改变，出现畸形或衰退型细菌甚至菌体自溶，代谢也趋于停滞。

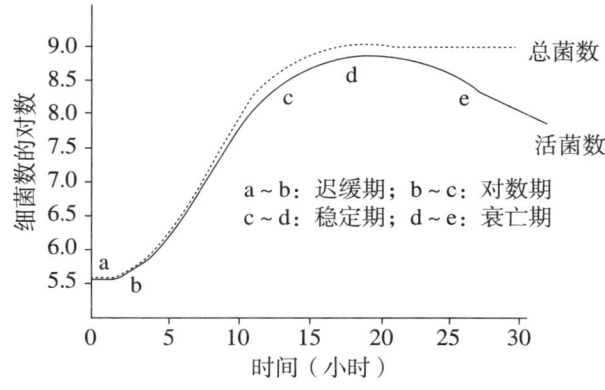

图 1-9 细菌的人工培养生长曲线

要点提示：细菌生长曲线的分期及各期的特点

三、细菌的新陈代谢

细菌的新陈代谢指细菌细胞内分解代谢与合成代谢的总和，其中代谢的核心问题为能量代谢。合成代谢是将简单的小分子合成复杂的菌体成分和酶，同时消耗能量的过程。分解代谢是将复杂的营养物质降解为简单的化合物，同时释放能量的过程。合成代谢是分解代谢的基础，分解代谢为合成代谢提供原料和能量，两者相辅相成。代谢过程中细菌可产生多种代谢产物，其中一些产物在细菌鉴别和医学上具有重要意义。

（一）细菌的能量代谢

细菌在代谢过程中所需要的能量主要是通过生物氧化而得到。生物氧化的方式包括加氧、脱氢和失电子，细菌主要以脱氢或失电子的方式进行生物氧化，在氧化过程中产生的能量以高能磷酸键形式（如 ATP）加以储藏。致病菌进行能量代谢的基质（生物氧化的底物）多为有机物，以糖类最为常见。根据生物氧化过程中最终受氢体的差别，细菌的生物氧化可分为厌氧呼吸、发酵及需氧呼吸。厌氧呼吸、发酵必须在无氧条件下进行，需氧呼吸必须在有氧条件下进行。

1. 厌氧呼吸 以无机物（除氧气外）作为最终受氢体的生物氧化过程称为厌氧呼吸。仅有少数细菌以此方式产生能量。

2. 发酵 以有机物作为最终受氢体的生物氧化过程称为发酵。发酵作用不能将底物彻底氧化，因此产生的能量较少。1 分子葡萄糖经发酵仅产生 2 分子 ATP。

3. 需氧呼吸 以分子氧作为最终受氢体的生物氧化过程称为需氧呼吸。在此过程中，因底物被彻底氧化，所以产生的能量较多。1 分子葡萄糖通过需氧呼吸被彻底氧化成二氧化碳和水，生成 38 分子 ATP。

（二）细菌的分解代谢

不同种类的细菌具有不同的酶系统，对营养物质的分解能力和形成的产物也不同，可用来鉴别细菌。这种用生化试验检测细菌的代谢作用及代谢产物，用于鉴别细菌的反应，称为细菌的生化反应试验。

1. 蛋白质和氨基酸的分解 蛋白质分子量较大，通常先由细菌分泌胞外酶将其分解为短肽或氨基酸，再吸收入细菌细胞内。进入细菌细胞内的氨基酸在胞内酶的作用下，以脱氨、脱羧的方式进一步被分解为各种产物。常用的检测蛋白质和氨基酸分解产物的试验有吲哚（靛基质）试验、苯丙氨酸脱氨酶试验、硫化氢试验等。

2. 糖的分解　糖是构成菌体有机物质的碳源，同时也是细菌代谢所需能量的主要来源。多糖类物质先经细菌分泌的胞外酶分解为单糖，再吸收入细菌细胞内。各种细菌将多糖分解为单糖，进而转化为丙酮酸，这一过程是一致的。而对丙酮酸的进一步分解，需氧菌和厌氧菌会产生不同的终末产物。需氧菌将丙酮酸经三羧酸循环彻底分解成二氧化碳和水，在此过程中产生各种中间代谢产物。厌氧菌则发酵丙酮酸，产生各种酸、醛类、醇类、酮类。常用的检测糖分解代谢产物的试验有糖发酵试验、甲基红试验和伏-波试验（VP试验）等。

3. 其他物质的分解　细菌除能分解蛋白质和糖以外，还可分解利用一些无机物和有机物，如产气肠杆菌可分解枸橼酸钠、变形杆菌可分解尿素。

（三）细菌的合成代谢

细菌通过合成代谢合成自己的组成成分和其他一些合成产物，以保护自身或表现自身特性。在医学上具有重要意义的细菌合成代谢产物主要有以下几种。

1. 致热原　致热原的本质是G^-菌细胞壁中的脂多糖，是一种注入动物或人体内能引起发热反应的物质。致热原耐高温，经常用的高压蒸汽灭菌法121℃ 20分钟不被破坏，经250℃高温干烤才能被破坏。用离子交换剂和特殊石棉滤板可除去液体中的大部分致热原。蒸馏法去除致热原效果较好，但有一定局限性。临床上用于注射的制剂如被致热原污染，往往引起患者出现寒战、高热等输液反应，因此，在制备生物制品和临床操作中应严格遵守无菌技术，防止细菌污染。

2. 毒素与侵袭性酶　细菌产生的毒素包括内毒素和外毒素。内毒素是G^-菌细胞壁的脂多糖，当菌体裂解后，可释放到菌体外。不同细菌内毒素的毒性大致相同。外毒素是G^+菌及部分G^-菌在代谢过程中产生并释放到菌体外的一种蛋白质。有的细菌产生一些酶，有利于致病，如葡萄球菌产生的凝固酶，产气荚膜梭菌产生的卵磷脂酶，链球菌产生的链激酶、链道酶、透明质酸酶等。

3. 色素　某些细菌在一定条件下能产生各种颜色的色素。细菌的色素分为两类：①水溶性色素，能分布到培养基或周围组织中，如铜绿假单胞菌产生的绿色色素；②脂溶性色素，不溶于水，仅菌落和菌苔显色而培养基颜色不变，如金黄色葡萄球菌产生的金黄色色素。

4. 抗生素　指由某些微生物在代谢过程中产生的、能抑制或杀死另外某些微生物和肿瘤细胞的微量活性物质。它们大多数由放线菌和真菌产生，如青霉素、链霉素等。细菌产生的只有多黏菌素、杆菌肽等少数几种。

5. 细菌素　是某些细菌株产生的一类具有抗菌作用的蛋白质，它与抗生素不同，其使用范围狭窄，仅对与产生该种细菌素的细菌有近缘关系的细菌起抑制或杀灭作用，如大肠菌素、变形菌素和弧菌素等。细菌素不能用于临床治疗，在细菌分型和流行病学调查中有一定的意义。

6. 维生素　有些细菌能合成维生素，除供菌体所需外，也能分泌到菌体外。如人肠道内的大肠埃希菌合成的维生素B和维生素K，也可被人体吸收利用。

要点提示：致热原、内毒素、外毒素、抗生素的概念

第三节 细菌与环境

一、细菌的分布

（一）细菌在自然界的分布

1. 土壤中 土壤中具备细菌生长繁殖所需要的水分、有机物、无机盐等物质及适宜的pH与气体等条件，是细菌生长繁殖的良好环境。土壤中的细菌主要分布于距地表10～20 cm处，大多为非致病菌，它们在自然界的物质循环等方面发挥着重要作用，同时也有来自患者和患病动物的排泄物或随动植物尸体进入土壤的致病菌。土壤中的致病菌常见的是来自粪便污染的肠道致病菌和某些能形成芽孢的细菌，如破伤风梭菌、产气荚膜梭菌，所以在患者外伤伴有泥土污染时应采取清创措施，以防止芽孢杆菌感染。

2. 水中 水中有天然生存的细菌群，也有来自土壤、尘埃、人兽排泄物、垃圾等的细菌。水中的细菌因水源及存在状态的不同，其分布的数量和种类均不同。水中可含有痢疾志贺菌、伤寒沙门菌等致病菌。水源的污染常可引起多种消化系统传染病的传播，故保护水源、加强水源和粪便管理、注意饮水卫生等是控制和消灭消化道传染病的重要举措。目前我国规定生活饮用水的标准是1 ml水中的细菌总数不超过100 CFU（菌落形成单位），100 ml水中不得检出大肠菌群。

3. 空气中 因空气中缺少细菌生长所必需的营养物质和水，且日光和干燥等对细菌的生存也不利，故空气中细菌的数量和种类都较少。但由于人和动物呼吸道的细菌可随飞沫、唾液散布到空气中，土壤中的细菌也可随尘埃飞扬于空气中，从而形成气溶胶，在靠近地面的空气中，仍有一定数量和种类的细菌，可引起伤口或呼吸道感染。因此，对手术室、病房等要经常进行空气消毒。

知识链接

气溶胶

以固体或液体微粒分散于空气中的分散体系称为气溶胶。常见气溶胶粒子大小不一，直径多为0.001～100 μm，可作为微生物的载体。混有微生物的气溶胶称为微生物气溶胶。气溶胶无色无味，难以被觉察，且能长期漂浮于空气中，可远距离传播，是人类传染病特别是呼吸道传染病传播的重要途径。医学检验实验室等的工作人员在接触患者的血液、尿液、粪便等标本时可产生气溶胶。

（二）细菌在人体的分布

1. 正常菌群 人类与自然环境接触密切，在正常情况下，人体体表及其与外界相通的腔道（如口腔、上呼吸道、泌尿生殖道等）中都有一定数量和种类的微生物寄生，这些微生物对人体一般无害，甚至有益，称为正常菌群或正常微生物群。寄居在人体各部位的常见微生物见表1-2。

表1-2 人体各部位的正常菌群

部位	主要种类
皮肤	非致病性分枝杆菌、葡萄球菌、铜绿假单胞菌、类白喉棒状杆菌、痤疮丙酸杆菌、白假丝酵母菌
眼结膜	葡萄球菌、干燥棒状杆菌、非致病性奈瑟菌
外耳道	葡萄球菌、类白喉棒状杆菌、铜绿假单胞菌、非致病性分枝杆菌
口腔	葡萄球菌、甲型和丙型链球菌、肺炎链球菌、非致病性奈瑟菌、乳杆菌、类白喉棒状杆菌、梭菌、螺旋体
鼻咽腔	葡萄球菌、甲型和丙型链球菌、肺炎链球菌、非致病性奈瑟菌、卡他布兰汉菌、拟杆菌、铜绿假单胞菌
肠道	葡萄球菌、粪肠球菌、大肠埃希菌、产气肠杆菌、变形杆菌、铜绿假单胞菌、拟杆菌、破伤风梭菌、产气荚膜梭菌、双歧杆菌、乳杆菌、白假丝酵母菌
尿道	葡萄球菌、类白喉棒状杆菌、非致病性分枝杆菌
阴道	乳杆菌、大肠埃希菌、类白喉棒状杆菌、白假丝酵母菌

正常条件下，正常菌群与人体之间、正常菌群内各种微生物之间既相互依存、又相互制约，构成了一种生态平衡。正常菌群在保持人体内环境的稳定和生态平衡等方面起着重要作用。

(1) 拮抗作用：正常菌群在人体能构成一个生物屏障，阻止外来致病菌的入侵。拮抗的机制是夺取营养、产生过氧化氢和细菌素等，阻止入侵致病菌的定居。

(2) 营养作用：正常菌群参与物质代谢、营养转化和合成、胆汁和胆固醇代谢及激素转化等。有的菌群还可合成维生素等产物供人体利用，如乳酸杆菌和双歧杆菌等合成的叶酸、B族维生素，可经人体肠道吸收，供人体利用。

(3) 免疫作用：正常菌群可刺激宿主机体免疫系统的发育和成熟，并促进免疫细胞分裂增殖产生抗体，从而增强机体免疫力。

(4) 抑癌作用：某些正常菌群可使宿主体内出现的致癌物质转化为非致癌物质，从而抑制肿瘤生长。

(5) 生长和发育作用：某些正常菌群有利于宿主的生长、发育，某些正常菌群具有抗衰老作用。

由于人体内有正常菌群分布，因此在采集标本时，需注意避免正常菌群的污染。另外，若从有正常菌群存在的部位采集标本并培养出细菌，则需结合临床进行分析，分辨是正常菌群还是致病菌。

2. 条件致病菌与菌群失调症

(1) 条件致病菌：正常菌群在宿主体内具有相对稳定性，一般不致病。当受某些因素的影响，两者之间的平衡被破坏，原来不致病的正常菌群也可引起疾病。这种在正常情况下不致病，但在特定条件下能引起疾病的菌群称为机会致病菌或条件致病菌。其致病的特定条件如下。

1) 机体免疫力下降：慢性消耗性疾病、恶性肿瘤、大面积烧伤、过度疲劳等原因，均可使机体免疫力下降，导致机会感染发生。如获得性免疫缺陷综合征（艾滋病，AIDS）、糖尿病、严重烧伤的患者常伴有铜绿假单胞菌、白假丝酵母菌感染。

2) 寄居部位改变：如肠道内的大肠埃希菌由于外伤、手术、留置导尿管等原因进入血液、腹腔或泌尿生殖道等，可引起败血症、腹膜炎或泌尿道感染。常见的条件致病菌有大肠埃希菌、铜绿假单胞菌、克雷伯菌属、葡萄球菌、变形杆菌属、肠杆菌属等。

(2) 菌群失调与菌群失调症：菌群失调是指宿主某部位正常菌群中各菌种之间的比例发生大幅度的改变，由生理性组合转变为病理性组合的状态。严重的菌群失调可导致宿主出现一系列临床病症,称为菌群失调症,又称二重感染。菌群失调与使用抗菌药物不当、医疗措施使外来菌入侵等因素有关。菌群失调一旦发生,必须立即停用原来的抗菌药物,通过药物敏感试验重新选择药物,也可使用乳杆菌等微生态制剂以恢复正常菌群的生态平衡。

> **要点提示**:条件致病菌的致病条件

二、消毒与灭菌

细菌的消毒与灭菌就是采取不利于细菌生长繁殖甚至可导致细菌死亡的条件与方法,来抑制或杀死细菌,从而达到切断传染途径、防止传染病发生及医院感染等目的。

(一)基本概念

1. 防腐 指防止或抑制微生物生长繁殖的方法。某些化学药物在低浓度时能抑制细菌生长繁殖,可用作防腐剂,高浓度时具有杀菌作用,可用作消毒剂。

2. 消毒 指能杀死物体上的病原微生物但不一定能杀死细菌芽孢的方法。

3. 灭菌 指能杀灭物体上所有微生物(包括细菌芽孢)的方法。

4. 无菌和无菌操作 无菌是指没有活的微生物存在。防止微生物进入机体或其他操作对象的方法称为无菌操作。

> **要点提示**:区别与细菌控制有关的四个概念

(二)物理消毒灭菌法

一些物理因素如高温、干燥、紫外线等可杀死细菌,因此常利用这类方法对环境或物品进行消毒灭菌。

1. 热力灭菌法 高温可使细菌蛋白质及酶类变性凝固、核酸结构被破坏,从而导致细菌死亡。多数无芽孢细菌在 55~60 ℃加热 30~60 分钟后死亡,在 100 ℃时数分钟内死亡。细菌芽孢耐高温,如破伤风梭菌芽孢煮沸 1 小时才被破坏。

热力灭菌法分为干热灭菌法和湿热灭菌法两类。

(1)干热灭菌法:由热源通过空气传导、辐射对物体进行加热,提高物品温度,以达到灭菌的目的。常用的干热灭菌法有以下三种。

1)焚烧法:灭菌彻底,仅适用于无经济价值的物品,如废弃的污染物(如纸张、衣物)或死于传染病的人或动物尸体。

2)烧灼法:将待灭菌的物品直接放于火焰中烧灼,如接种环、接种针、试管口等多用此法灭菌。

3)干烤法:此法适用于耐高温的物品,如瓷器、玻璃器皿、凡士林、某些粉剂药品等,将物品置于密闭的专用干烤箱内,通电后利用高热空气达到灭菌目的。灭菌时一般加温至 160~170 ℃,维持 2~3 小时。

(2)湿热灭菌法:以高温的水或水蒸气为导热介质提高物品温度,以达到灭菌目的。在同一温度下,湿热灭菌效果比干热灭菌好,其原因有:①蛋白质在湿热中较易凝固和变性。②湿热的穿透性比干热强,温度上升速度快。③湿热有潜热存在,每克水在 100 ℃时,由气态变为液态可放出 2256.7 J 热量,这种潜热可迅速使物品的温度提高。

1)高压蒸汽灭菌法:是目前医院内最有效、最常用的灭菌方法,其原理是利用密封的高压蒸汽灭菌器，在蒸汽不外溢的情况下，随着灭菌器内压力的增高，温度逐渐升高。在103.4 kPa的压力时，温度达121.3 ℃，15～30分钟可杀死所有细菌的繁殖体和芽孢。但某些微生物如朊粒对热力有较强抵抗力，需202 kPa、134 ℃，处理1小时以上才能将其彻底杀灭。

2）煮沸法：将待消毒物品浸泡于水中，加热至沸腾（1个大气压状态下，100 ℃），经5～6分钟，可杀死一般细菌的繁殖体，但对芽孢无影响。本法适用于餐具、饮水、手术器械等的消毒。

3）间歇灭菌法：适用于不耐高温又必须杀死细菌繁殖体和芽孢的一种灭菌方法，如含糖、鸡蛋或含血清的培养基。将待灭菌的物品于100 ℃利用流通蒸汽法加热30分钟，杀死细菌繁殖体（但杀不死芽孢），然后取出物品于37 ℃温箱过夜，使芽孢发育成繁殖体，次日再重复一次。连续三次可达到灭菌的目的。

4）巴氏消毒法：目前主要用于酒、牛奶等物品的消毒。巴氏消毒法是采用较低的温度来杀死物品中的致病菌或特定微生物，而保持物品中不耐热成分不被破坏的一种消毒方法。此法由"微生物之父"巴斯德创立并因此得名。其消毒方法有两种，一种是61.1～62.8 ℃加热30分钟，一种是71.7 ℃加热15～30秒。

2．紫外线和电离辐射

（1）紫外线：紫外线的杀菌作用与其波长有关，波长200～300 nm时有杀菌作用。其中在265～266 nm时最易被细菌DNA吸收，故杀菌作用最强。其杀菌机制是细菌内DNA吸收紫外线后，同一股DNA相邻的胸腺嘧啶通过共价键结合成二聚体，从而改变DNA的分子构型，干扰DNA复制，导致细菌变异或死亡。因紫外线穿透力弱，空气中的尘埃、普通玻璃或纸张、水蒸气等均可阻挡紫外线，故紫外线只适用于传染病房、烧伤病房、手术室、微生物学检验室等室内空气的消毒或一些物品的表面消毒。紫外线对眼睛和皮肤有损伤，使用时应注意防护。日光中也含有紫外线，也具有一定的杀菌作用。如将被褥、衣服放在日光下曝晒2小时以上，可杀死其中大部分细菌。

（2）电离辐射：X射线、γ射线、高速电子流等具有电离辐射作用，使细菌细胞内的水分被电离成氢离子和氢氧根离子，这些游离基是强烈的氧化剂和还原剂，能破坏细菌的核酸、酶和蛋白质，使细菌死亡。此法可用于塑料注射器、手套、导管等不耐热物品的消毒与灭菌。

3．滤过 滤过是采取机械性阻留方法，将液体或空气中的细菌等微生物利用滤菌器除去。滤菌器含有微细小孔，使液体或空气中小于滤孔孔径的物质通过，而大于孔径的细菌等颗粒被阻留。滤过除菌法常用于一些不耐高温也不能用化学方法消毒的液体或空气，如维生素、抗生素、血清等制品的除菌。此法一般不能除去病毒、L型细菌和支原体。常用滤菌器有薄膜滤菌器、玻璃滤菌器、蔡氏滤菌器等。

4．干燥 干燥可使细菌脱水、盐类浓缩和菌体蛋白变性，妨碍细菌代谢、生长繁殖，进而产生抑菌、杀菌作用。人们常用干燥法保存菌种、药材、食品等；用冷冻真空干燥法保存菌种、生物制品；用盐腌和糖渍处理食物，使食物中细菌脱水而停止生命活动，延长食品保存期等。

> **要点提示**：物理消毒灭菌的方法及适用范围

（三）化学消毒灭菌法

许多化学药物都具有抑菌、杀菌的作用，化学消毒灭菌法就是运用适宜种类和浓度的化学药物来处理物品，从而杀死或抑制细菌等微生物，达到消毒灭菌效果。化学消毒剂具有使用方式多样、适用范围广、经济方便等优点，同时也存在毒性、腐蚀性、污染环境等不利因素。

1．常用化学消毒剂的种类 常用化学消毒剂的名称、种类、用途与使用方法等见表1-3。

表1-3 常用化学消毒剂

名称	种类	消毒效力	用途与使用方法	注意事项
碘酊	氧化剂	中效	2%碘酊用于皮肤消毒，涂擦后20秒，再用70%乙醇脱碘	①不能用于黏膜消毒。②皮肤过敏者禁用
过氧乙酸（PPA）	氧化剂	高效	①0.2%溶液用于手的消毒，浸泡2分钟。②0.5%溶液用于餐具消毒，浸泡30～60分钟。③1%～2%溶液用于室内空气消毒。④1%溶液用于体温表消毒，浸泡30分钟	①易氧化分解而降低杀菌力，应现用现配。②浓溶液有刺激性及腐蚀性，配制时要戴橡胶手套和口罩
漂白粉	氧化剂	高效	①水溶液用于浸泡、喷洒或擦拭，如0.5%溶液用于消毒餐具、坐便器等，浸泡30分钟，1%～3%溶液喷洒或擦拭地面、墙壁及物品表面。②干粉用于消毒排泄物，与粪便以1∶5用量搅拌后，放置2小时，尿液每100 ml加漂白粉1 g，放置1小时	①有腐蚀性及漂白作用，不宜用于金属制品、有色衣服及油漆家具的消毒。②配制的溶液性质不稳定，应现用现配。③保存于密封容器内，置于阴凉、干燥、通风处，减少有效氯的丧失
戊二醛	烷化剂	高效	2%溶液用于浸泡器械、内镜等，消毒30～60分钟；灭菌10小时	①中性溶液浸泡碳钢制器械时，应加防锈剂0.5%亚硝酸钠。②一经碱化，稳定性降低，应现配现用
甲醛	烷化剂	高效	①40%甲醛熏蒸消毒空气和某些物品。②4%～10%甲醛用于浸泡器械及内镜	①甲醛蒸气穿透力弱，待消毒物品须悬挂或抖散。②对呼吸道和眼有刺激作用，注意防护
乙醇	醇类	中效	①70%乙醇用于皮肤和体温计消毒。②95%乙醇用于烧灼灭菌	①易挥发，需加盖保存，定期测试，保持有效浓度。②有刺激性，不宜用于黏膜及创面消毒。③易燃，应存放于阴凉、避火处

2. 杀菌机制 消毒剂的种类繁多，其杀菌机制不尽相同，主要有：①损伤菌体细胞膜或改变细胞膜的通透性，如酚类化合物与脂溶性溶剂等作用于细菌时，可损伤其细胞膜，使细胞质内容物逸出，并能破坏细胞膜上的脱氢酶和氧化酶，最终导致细菌死亡；②影响细菌的酶系统和代谢活性，如重金属盐类（低浓度）、氧化剂等可作用于细菌酶蛋白的—SH基，使酶活性丧失；③使菌体蛋白质变性或凝固，如高浓度酚类、高浓度重金属盐类、酸碱类、醇类、醛类等。

3. 影响因素 消毒剂的杀菌效果受多种因素的影响，利用这些因素可提高消毒剂的消毒灭菌效果。影响消毒剂消毒灭菌效果的主要因素有以下几种。

（1）微生物的种类和数量：细菌对消毒剂的敏感性因种而异。如一般消毒剂对结核分枝杆菌的作用较其他细菌繁殖体差；75%乙醇可杀死一般细菌繁殖体，但不能杀灭细菌的芽胞；5%苯酚5分钟可杀死沙门菌，而杀死金黄色葡萄球菌则需10～15分钟。此外微生物数量越大，消毒越困难，消毒所需时间越长。

（2）消毒剂本身的因素：消毒剂的性质、作用机制不同，对细菌的作用效果也不同。如表面活性剂对G^+菌的杀菌效果强于G^-菌。同一种消毒剂的浓度与作用时间不同，消毒杀菌效果也不一致。通常消毒剂的浓度越大，消毒杀菌效果越强，但乙醇例外，以70%～75%的浓度消毒杀菌效果最好。

（3）拮抗作用：一般情况下致病菌常与血清、脓液等有机物混在一起，这些有机物中的蛋白质、油脂类物质包围在菌体外面可妨碍消毒剂的穿透，进而对细菌产生保护作用。有时候两种消毒剂在一起使用时，反而作用抵消，如苯扎氯铵和肥皂。

（4）温度与酸碱度：消毒剂的杀菌过程为化学反应过程，此过程随温度升高而加快。如2%戊二醛杀灭每毫升含10^4个炭疽芽孢杆菌的芽孢，20℃时需15分钟，40℃时需2分钟，56℃时只需1分钟；金黄色葡萄球菌在20℃苯酚溶液中被杀死的时间为10℃时的1/5。此外，消毒剂的杀菌作用还受酸碱度的影响。如戊二醛本身呈中性，其水溶液呈弱碱性，不具有杀死芽孢的作用，要加入碳酸氢钠后才能发挥杀菌作用。

（5）噬菌体：除各种理化因素外，一些生物因素也可对细菌起到杀菌作用，如噬菌体、细菌素等。

噬菌体个体微小，需用电子显微镜观察；其结构简单，只含有一种核酸（DNA或RNA）；其生活方式是严格的活细胞内寄生，以复制方式增殖。噬菌体的形态多为蝌蚪形，由头部和尾部两部分组成（图1-10）。头部外壳为蛋白质，内含核酸；尾部由尾领、尾鞘、尾髓、尾板、尾刺和尾丝组成。噬菌体是感染细菌、真菌等微生物的病毒，感染细菌时，其尾板、尾刺和尾丝与宿主菌接触，将头部的核酸注入宿主菌细胞内，因部分噬菌体能引起宿主菌细胞裂解，故称噬菌体。由于噬菌体对宿主菌的寄生有严格的特异性，因此还可用于细菌鉴定与分型。

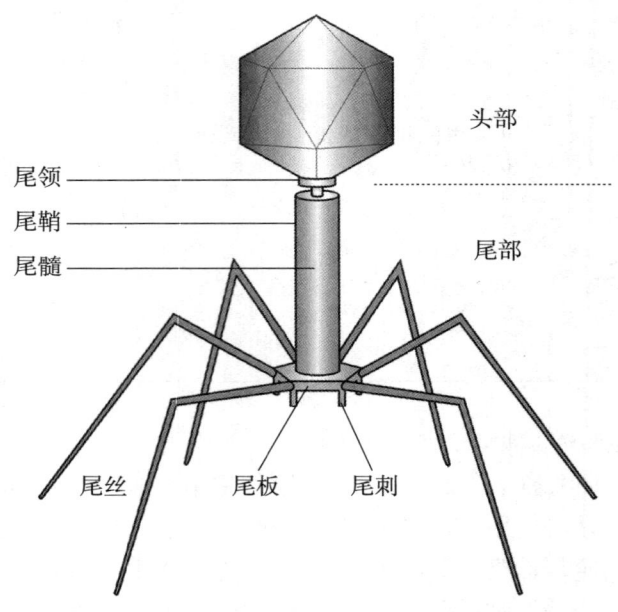

图1-10 噬菌体结构模式图

噬菌体感染细菌后有两种结果（图1-11）。①形成溶原状态：噬菌体感染细菌后，将其核酸整合到宿主菌染色体上，并随细菌染色体的分裂而传到子代细菌染色体中，此为溶原状态，此过程为溶原性周期，此类噬菌体称为温和噬菌体。整合在细菌染色体上的噬菌体称为前噬菌体；带有前噬菌体的细菌称为溶原性细菌。②裂解细菌：噬菌体通过吸附、穿入、脱壳、生物合成、装配与成熟等步骤，在宿主菌内形成大量子代噬菌体，并裂解宿主菌，将子代噬菌体释放到菌体外，此过程为溶菌性周期，此类噬菌体称为毒性噬菌体。毒性噬菌体裂解细菌后，在平板培养基（简称平板）上可出现无菌生长的噬菌斑，在液体培养基中可导致浑浊的菌液变澄清。

有些温和噬菌体可使溶原性细菌的表型发生改变，如化脓性链球菌产生红疹毒素、白喉棒状杆菌产生白喉毒素、肉毒梭菌产生肉毒毒素等，都与细菌感染温和噬菌体而获得毒素基因有关。

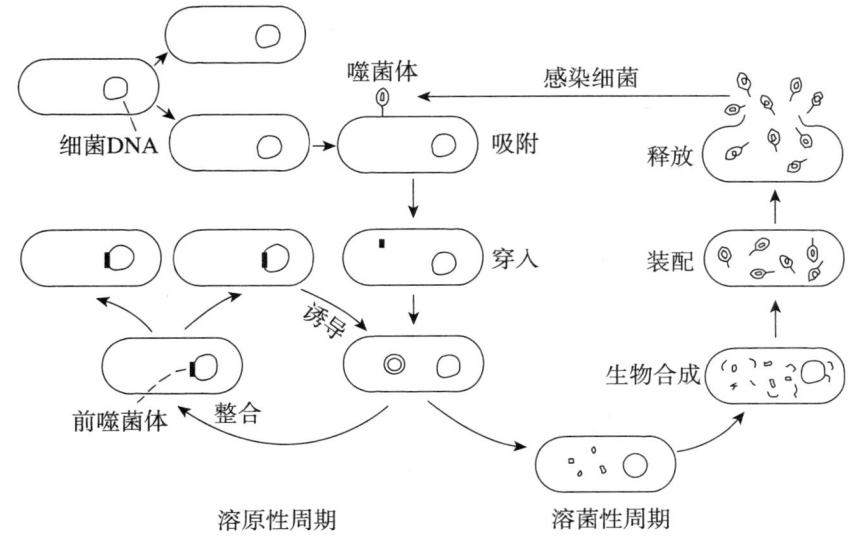

图1-11 噬菌体的溶原性周期和溶菌性周期

知识链接

外科消毒之父——约瑟夫·李斯特

在19世纪30年代，一个患者即使不是因为外科手术的疼痛而死亡，也极有可能因为接受手术时被细菌感染而结束生命。许多患者伤口化脓甚至发生坏疽，最后只能以截肢的方式避免感染恶化。约瑟夫·李斯特目睹了众多患者的感染状况，促使他萌生了解决这一问题的决心。1865年，李斯特在法国科学家巴斯德的影响下，敏锐地发现了感染的发生是由细菌的侵入引起的，因此要控制伤口感染，必须杀灭所有侵入伤口的致病菌。1867年起，他用苯酚在整个手术过程中不间断地对手术室、手术台进行喷雾消毒，经过不懈努力，其手术获得了巨大的成功，术后死亡的人数有了大幅度减少。之后消毒剂在医院手术及战争中被普遍使用，挽回了后世很多人的生命。李斯特开启了无菌外科手术的时代，他也因而被称为"外科消毒之父"。

第四节 细菌的遗传与变异

细菌与其他生物一样，也具有遗传和变异的生命特征。

细菌的遗传是指细菌在繁衍后代的过程中，其子代和亲代的生物学性状（如形态、结构、新陈代谢、致病性）具有相似性。遗传可使细菌的基本生物学性状代代相传，使细菌种属得以保存。

细菌的变异是指细菌子代和亲代之间、子代与子代之间的生物学性状出现不同程度的差异。变异可使细菌产生变种或新种，使细菌种属得以保存的同时，有利于细菌的生存和进化。按发生变异的机制不同，细菌的变异可分为遗传变异和非遗传变异两种类型。遗传变异是指由细菌的基因结构发生改变所引起的变异。此型多发生于个别细菌，受外界因素影响较小，变异能稳定地遗传，而且不可逆转。非遗传变异是指细菌在一定的环境条件影响下所发生的变异，其基因型未发生改变。非遗传变异受环境因素影响大，在一定的环境因素作用下的所有细菌均会发生变异，但变异不能遗传，去除外因后恢复原来的性状。

研究细菌的遗传与变异有助于了解细菌致病性、耐药性的发生机制，对细菌性感染疾病的预防、诊断和治疗均具有重要的意义。

一、细菌的遗传

细菌子代和亲代的生物学性状具有相似性的遗传基础主要是其菌体内遗传物质的作用。细菌菌体内遗传物质有多种，包括染色体、染色体外 DNA、转座因子等。

（一）染色体

染色体（chromosome）是细菌的主要遗传物质，携带了细菌绝大部分遗传信息，为环状闭合的双螺旋 DNA 长链，按一定构型缠绕成超螺旋形式，附着在横隔中介体或细胞膜上，以松散网状形式存在于细胞质中。与真核细胞的染色体相比，细菌的染色体缺乏组蛋白，无核膜包裹，是裸露的核酸分子，或与少量特殊碱性蛋白相结合。

（二）染色体外 DNA

1. 质粒（plasmid） 质粒是细菌染色体外的遗传物质（占 1%～2%），为环状闭合的双链 DNA 分子，比染色体小，存在于细胞质中。

（1）质粒的主要特点

1）可自我复制：质粒可以独立复制，其复制可不依赖于染色体，而在细菌细胞质内进行。有的质粒其复制往往与染色体的复制同步，称紧密型质粒；有的质粒可随时复制，与染色体的复制不相关，称松弛型质粒。

2）可决定细菌的某些生物学性状：质粒携带的遗传信息能赋予细菌某些生物学性状，如致病性、耐药性、某些生化特性等，并能遗传给子代。

3）可从细菌中消失：质粒可自行丢失，也可经人工诱导处理而消除。在细菌培养传代过程中，有些质粒可自行从宿主菌中失去。用紫外线、吖啶类染料及其他可以作用于 DNA 的物理、化学因子人工处理细菌后，可以使一部分质粒消失，称为消除。这种诱导处理不会影响宿主菌的繁殖。随着质粒的消失，质粒所赋予细菌的性状亦随之失去，但细菌仍可存活。

4）具有转移性：质粒可通过接合、转化、转导等方式在细菌间转移，获得质粒的细菌可随之获得一些生物学特性，如耐药性或产生细菌素的能力等。

（2）质粒的类型：根据质粒基因编码的生物学性状可将质粒分为以下几种类型。

1）致育质粒（F 质粒）：编码细菌性菌毛。带有 F 质粒的细菌为雄性菌，有性菌毛；无 F 质粒的细菌为雌性菌，无性菌毛。

2）耐药质粒（R 质粒）：具有一个耐药基因或有多个耐药基因，编码使细菌对抗菌药物具有耐药性的物质。R 质粒可通过细菌间的接合或通过噬菌体进行传递。

3）毒力质粒（Vi 质粒）：编码与细菌致病性有关的毒力因子。如大肠埃希菌的产肠毒素菌株因为含有编码肠毒素的质粒而引起患者腹泻。

4）Col 质粒：编码大肠埃希菌产生细菌素。

5）代谢质粒：编码与代谢相关的多种酶类。

2. 转座因子 转座因子是一段具有自行转位特性的独立 DNA 序列，可在染色体、质粒或噬菌体之间自行移动。伴随转座因子的移动，细菌可出现插入突变或基因转移与重组。

根据转座因子的基因大小和性质，将其分为以下两种。

（1）插入序列：是一段较短的 DNA 序列，长度 750～1600 bp，为最简单的转座因子，仅携带自身转座所需酶的基因，不含任何与插入无关功能的基因。插入序列存在于多种细菌的染色体或质粒中，能介导高频重组菌株的形成。

（2）转座子（transposon，Tn）：是一段长度超过 2 kb 的 DNA 序列，除携带与转座有关的基因外，还带有其他特殊功能的基因，如耐药性基因、糖发酵基因、肠毒素基因等，但不含自身复制所需要的遗传信息。

二、细菌的变异

（一）细菌变异的常见类型

细菌的变异可表现在形态、结构、生理、致病性、耐药性等多个方面。

1. 形态与结构变异

（1）形态变异：细菌在不同生长时期或环境改变时，其形态、大小常发生改变。如鼠疫耶尔森菌的典型形态为两端钝圆的椭圆形杆状，但在含有 30～60 g/L NaCl 的培养基中可呈球形、棒状、丝状等多形性；又如细菌细胞壁中肽聚糖受一些理化因素（如青霉素、免疫血清、补体和溶菌酶等）影响，可被破坏或合成被抑制，进而变异成细胞壁缺失或缺陷的细菌（L型细菌），其形态呈高度多形性。

（2）结构变异：细菌的一些特殊结构（荚膜、鞭毛和芽孢等）也可发生变异。

1）荚膜变异：有荚膜的细菌在普通培养基上多次传代后可逐渐失去荚膜，若将其接种于易感动物体内或在含有血清的培养基中则又可重新产生荚膜。

2）鞭毛变异：有鞭毛的细菌在一定的培养基上传代中可失去鞭毛，如果转接至另一种培养基上，鞭毛又可恢复。细菌的鞭毛从有到无的变异称为 H-O 变异。

3）芽孢变异：有芽孢的细菌，在体外培养时可失去形成芽孢的能力。

2. 菌落变异 细菌菌落光滑型（S型）与粗糙型（R型）之间的变异，称为菌落变异（又称S-R变异）。菌落变异时，细菌的毒力、生化反应性、抗原性等往往发生改变。在一定培养条件下，细菌的菌落性状可由光滑型变异为粗糙型，或由粗糙型变异为光滑型。一般由光滑型变为粗糙型较为容易，由粗糙型变为光滑型比较困难。

3. 毒力变异 毒力变异包括毒力减弱及增强两种。目前用于预防结核病的卡介苗（BCG），就是采用将强毒的牛型结核分枝杆菌培养在含有胆汁、甘油和马铃薯的培养基中，连续传代230代而获得的弱毒变异菌株制备而成，它接种于人体后对人不致病，却可使人获得特异性免疫力；又如无毒的白喉棒状杆菌被β-棒状杆菌噬菌体感染后发生溶原化，成为可产生白喉外毒素的致病株。

4. 抗原变异 抗原变异是指细菌抗原结构的周期性变化。例如，沙门菌属的鞭毛抗原较易发生相的变化，即在Ⅰ相和Ⅱ相之间相互转变。菌体抗原也可发生变化，如福氏志贺菌菌体抗原有13种，其中Ⅰa型菌株的型抗原消失变为Y变种，Ⅱ型菌株的型抗原消失变为X变种。

5. 耐药性变异 细菌对抗菌药物从敏感变为不敏感的变异现象称为耐药性变异。细菌产生耐药性的主要机制：①产生药物灭活酶。耐药性细菌可产生多种水解酶、钝化酶、修饰酶等，改变抗菌药物结构或破坏抗菌药物，使抗菌药物失活。②抗菌药物作用靶位的改变。如水解酶能抑制抗菌药物作用于细胞壁的靶位，影响抗菌药物与靶位结合，从而使细菌对该抗菌药物耐药。③细胞膜的通透性下降，致使抗菌药物渗透障碍。④细菌主动外排系统的过度表达，使菌体内的药物浓度不足以发挥作用或改变药物的代谢途径。

细菌耐药性变异具有多重性，即一种细菌可通过多种机制对不同的抗菌药物产生耐药性；而不同细菌也可通过不同的机制对同种抗菌药物产生耐药性；对同一类抗菌药物，不同的细菌产生耐药性的机制可以相同,也可不同。

6. 酶活性变异 细菌菌体内可以发生酶活性的变异,对其生长繁殖、生化反应等均会产生影响。例如,某些细菌由于紫外线照射或化学诱变剂等因素的作用,基因型发生改变,丧失了代谢途中的某种酶,从而缺失其合成生长所必需的某些氨基酸和维生素的能力;大肠埃希菌只有当培养基中有乳糖存在时才产生β-半乳糖苷酶以分解乳糖,当培养基中无乳糖时,这种诱导酶则不产生。

(二)细菌变异的机制

细菌的遗传变异是基因结构改变引起的,而非遗传变异只是细菌受环境因素影响而发生的变化,没有基因结构的改变。细菌的遗传变异主要包括基因突变、基因转移与重组。

1. 基因突变 突变(mutation)是指细菌遗传物质的结构发生突然而稳定的改变。突变包括基因突变和染色体畸变,所致的变异可遗传给后代。基因突变(gene mutation)是指一个基因内部由于一对或少数几对碱基的置换、缺失或插入而引起的突变,其涉及的变化范围很小,所以又称为点突变。染色体畸变是指大段染色体的缺失、重复、易位和倒位,即较大范围内遗传物质结构的改变。

2. 基因转移与重组 基因转移(gene transfer)是指外源性遗传物质由供体菌转入受体菌细胞内的过程。外源性遗传物质包括供体菌的染色体DNA片段、可转移的质粒DNA片段及噬菌体基因等。基因重组(gene recombination)是指供体菌的基因进入受体菌细胞并在其中自行复制与表达,或与受体菌DNA整合在一起的过程。

基因转移与重组可使受体菌获得供体菌的某些特征。细菌基因转移与重组的方式常见以下五种。

(1) 转化(transformation):指来自供体菌游离的DNA片段直接进入并整合入受体菌基因组中,使受体菌获得部分新的遗传性状的过程。在转化过程中,被转化的DNA片段称为转化因子。经转化后,稳定地表达供体菌部分遗传性状的重组子称为转化子。

(2) 接合(conjugation):指供体菌和受体菌通过性菌毛直接接触而相互沟通,将遗传物质从供体菌直接转移给受体菌,使后者获得前者的部分遗传性状的过程。细菌的许多质粒DNA都可通过接合的方式进行转移,如F质粒和R质粒等。

(3) 转导(transduction):以噬菌体为载体,将供体菌的遗传物质转移到受体菌,经重组而使受体菌获得供体菌的部分遗传性状,这种方式称为转导。因为绝大多数细菌都有噬菌体,所以转导现象在自然界比较普遍。

(4) 溶原性转换(lysogenic conversion):细菌被温和噬菌体感染成为溶原性细菌时,细菌染色体与噬菌体的遗传物质发生重组,从而使细菌基因型改变并获得新的性状,这种方式称为溶原性转换。例如,β-棒状杆菌噬菌体感染白喉杆菌时,通过溶原性转换使白喉杆菌获得产生白喉外毒素的能力,一旦产毒菌株失去这种β-棒状杆菌噬菌体,产毒素能力也随之消失。

(5) 原生质体融合:指将两个不同的细菌经溶菌酶或青霉素处理分别去除细胞壁形成原生质体,然后在高渗条件下借助融合剂(如聚乙二醇)使两者融合,融合后的细胞通过基因交换与重组而产生新的遗传性状。融合后的双倍体细胞可以短期生存,在此期间染色体之间可发生基因交换与重组,获得多种不同表型的重组融合体。融合体经培养可返祖为有细胞壁的细菌,从中再按遗传标志选出所需要的重组菌。

> **知识链接**
>
> ### 细菌的变异
>
> 细菌在生长繁殖过程中呈现众多的变异现象。在形态变异方面，细菌大小可发生变异，细菌可失去荚膜、芽孢或鞭毛特殊结构，有的细菌形成了细胞壁缺陷的 L 型细菌。细菌的毒力变异可表现为毒力增强或减弱。卡介二氏（Calmette-Guerin）将有毒力的结核分枝杆菌在含有胆汁的甘油马铃薯培养基上连续传代，经 13 年 230 代获得了减毒的菌株，目前称为卡介苗，用于人工接种以预防结核病。肠道杆菌中如沙门菌属、志贺菌属常发生鞭毛抗原和菌体抗原的变异，变异后细菌的抗原性消失或发生改变，从而不能被特异的抗体所凝集。细菌的酶活性可发生变异，导致出现异常的生化反应，例如大肠埃希菌可以发酵乳糖，但发生酶变异后可失去发酵糖的能力，从而与一些不发酵的肠道致病菌难以区别。有些细菌的变异表现为菌落的变异，如菌落 S 型（光滑型）与 R 型（粗糙型）变异，菌落由表面光滑、湿润变异为粗糙、干皱。S-R 变异多见于肠道杆菌，其变异的物质基础为革兰氏阴性菌细胞壁外膜的脂多糖蛋白质复合物中失去了末端的特异寡糖，从而暴露了非特异的核心多糖。

三、细菌遗传变异研究的意义

细菌遗传变异的理论知识与技术在临床医学及预防医学等方面已被广泛应用。近几十年来，由分子遗传学发展起来的遗传工程更为人类控制遗传特征、改造现有生物品系、生产新的生物制品开辟了新的前景。

（一）在细菌感染预防方面的应用

利用细菌毒力变异的原理，人工诱变细菌而获得保留免疫原性的弱毒或无毒菌株，制成减毒活疫苗，接种于人体可提高机体特异性免疫力，达到预防传染病的目的。如卡介苗、炭疽疫苗等均具有良好的免疫效果。

（二）在细菌感染诊断方面的应用

细菌在形态、菌落、生化反应、毒力、抗原性等方面均能发生变异，而使其生物学性状不典型，给临床细菌学检验、诊断带来困难。医学检验人员既要熟悉细菌的典型特性，又要了解细菌的变异规律，以免造成误诊和漏诊。

（三）在细菌感染治疗方面的应用

抗菌药物的广泛使用，导致耐药变异菌株逐年增多且常对多种药物具有耐药性。临床上在治疗细菌感染前应进行药物敏感试验，根据试验结果选择敏感药物进行治疗，可提高药物的疗效。对于需要长期用药的慢性感染患者，应考虑联合用药，以减小细菌耐药性变异的概率。此外，加强细菌耐药性监测，强化耐药机制的研究，注意耐药菌谱的变化，可指导正确抗菌药物的选择和防止耐药菌株的扩散。

（四）在基因工程中的应用

基因工程也称遗传工程，是指从供体细胞（细菌或其他生物细胞）基因组中剪切下带有目的基因的 DNA 片段，将其结合到质粒、噬菌体或其他载体上形成重组 DNA 分子，然后将此重组的 DNA 分子转移至受体菌内使其表达性状。

基因工程技术在分子水平上通过人工方法进行遗传物质重组,是改变生物性状、创造生物新品系的一项重要生物技术。随着医学和生命科学技术的发展,基因工程技术将在医学领域和生命科学中发挥重要作用。如目前利用基因工程技术可制备胰岛素、干扰素、生长激素、白介素等生物活性物质和乙肝疫苗等生物制品。

第五节 细菌的分类与命名

细菌的分类是以细菌特征相似性或系统发育相关性为基础,进行分群归类,按一定的原则排列成系统,并对分类单元或分类群进行描述。

一、细菌的分类等级

20世纪60年代,细菌被正式划归为原核生物界。目前,细菌系统分类单元由上至下依次为界(kingdom)、门(division)、纲(class)、目(order)、科(family)、属(genus)和种(species)。在两个相邻等级之间有时需添加次要的分类单位,如亚门、亚纲、亚属、亚科,科和属之间还可以添加族。

临床细菌学检验中常用的分类单位是科、属、种。种是细菌分类的基本单位,生物学性状相同的细菌群体构成一个菌种。性状相近、关系密切的若干菌种组成属。相近的属归为一个科。同一菌种的细菌在某些方面还有一定的差异,可再分为亚种(subspecies),亚种以下再细分为型(type)。例如:根据抗原结构不同分为不同的血清型(serotype);根据对噬菌体和细菌素的敏感性不同分为噬菌体型(phagetype)和细菌素型(bacteriocin type);根据生化反应和其他某些生物学性状不同分为不同的生物型(biotype)等。不同来源的相同菌种称为菌株(strain),它们的性状可以完全相同,也可以有某些差异。具有某种细菌典型的生物学特征的菌株称为该菌的标准菌株(standard strain)或模式菌株(type strain),在细菌的分类、鉴定和命名时都以标准菌株为依据,标准菌株也可以作为质量控制的标准。

知识链接

细菌分类系统

目前国际上公认的细菌分类系统是伯杰(Bergey)分类系统。伯杰分类系统主要包括《伯杰鉴定细菌分类手册》和《伯杰系统细菌学手册》,力求细菌分类模式与种系发育模式一致。

《伯杰系统细菌学手册》虽然采纳了种系发生的分子生物学内容,但主要仍是依据经典的分类手段,未能充分体现分子序列研究对细菌分类的影响。Balows等编著的《原核生物》(The Prokaryotes)第2版(1992)可弥补该手册的不足,该书有4卷4000页,650幅插图,得到了微生物学界的高度重视。另外,临床上也有采用CDC系统分类,该系统由美国疾病控制与预防中心(Center for Disease Control and Prevention,CDC)使用核酸杂交和核酸序列分析结果编排。

二、细菌的分类方法

目前,细菌常用的分类方法为生物特性分类法和遗传学分类法两种。

（一）生物特性分类法

为了便于文献资料的相互比较、分析和交流，国际普遍采用伯杰分类系统对细菌进行分类。伯杰分类系统主要以细菌的形态染色、特殊结构及生理生化特征作为分类的主要依据。细菌的生理生化项目繁多，包括生长条件（营养要求、需氧或厌氧等）、色素、抵抗力、菌体成分，以及糖类、有机酸、蛋白质和氨基酸等的利用情况，及其代谢途径、代谢产物和致病力等。目前基于伯杰分类系统，广泛采用传统分类法和数值分类法两种类型。

1. 传统分类法 19世纪以来，以细菌的形态、生理特征为依据的分类法奠定了传统分类法的基础。细菌的传统分类法主要是依据其表型特征（即形态、染色、培养、细胞壁结构、生理生化、抗原性及对噬菌体的敏感性等特征）进行鉴定，将细菌进行分类。

2. 数值分类法 数值分类法是利用现代技术检测细菌大量的生理生化特性，根据"等重要原则"，通过计算机处理检测结果，对细菌检测结果的相似程度进行分类，分析各菌之间相似度，从而区分细菌的种群，并确定各菌的亲缘关系。应用数值分类时，一般需选择细菌50项以上的生理生化特性进行比较。

20世纪60年代，随着计算机的应用，细菌鉴定分类越来越趋向自动化，一般选用50项以上的细菌生理、生化指标，借助计算机分析各菌间的相似度，以此来划分种和属。目前，多种商品化的细菌半自动及全自动鉴定系统已广泛应用于其分类及临床鉴定，且已部分取代了传统的分类方法。细菌自动化鉴定系统中多使用含有脱水的干化试剂微量板条，使鉴定过程实现了快速、方便和标准化。

（二）遗传学分类法

细菌的遗传学分类法主要有下列几种。

1. 鸟嘌呤加胞嘧啶碱基比例的测定 DNA分子是由两条多核苷酸链组成的双螺旋结构，两条链上的4种碱基按G-C、A-T的规律配对。同一种细菌G+C的含量百分比[(G+C)%]相对稳定，不受菌龄、培养条件和其他外界因素影响；不同菌属间的(G+C)%范围很大，在25%～75%。测定DNA样品中G+C或A+T的含量百分比，能反映细菌间DNA分子的同源程度。细菌(G+C)%越相近，亲缘关系越近。(G+C)%分类主要针对(G+C)%不同的细菌，对含量相同细菌的亲缘关系，不能做出简单的判断，是否真正同源，需要碱基序列分析和比较。

目前测定(G+C)%的技术很多，其中加热变性解链法最为常用，其操作方便、重复性好。该方法是将细菌DNA样本缓缓加热，加热变性的DNA由于双链DNA分开，使其在260 nm的紫外吸收度（A_{260}）增加，且解链程度与紫外吸收度成正比。用T_m表示细菌DNA分子中50%解链时的温度，T_m随(G+C)%含量的增加而呈线性增加。通常条件下，(G+C)%为40%的DNA，其T_m约为87 ℃，(G+C)%每增加1%，T_m约增加0.49 ℃，因此可通过T_m测定(G+C)%。

2. 核酸同源值测定 同一种细菌的(G+C)%应该相同，但(G+C)%相同的并不一定是同一种细菌。利用DNA分子杂交技术可检测DNA的相似度，测定核酸同源值。其基本步骤是先提取不同的菌株DNA，分别加热使其变性、解链，然后将两种菌株的单链DNA混合后在适宜的温度下复性，得到杂交的双螺旋DNA分子，测定其双螺旋分子的结合率，结合率的高低反映了菌种之间DNA碱基序列的相似程度和亲缘关系的亲疏。

核酸同源值测定时，同一种细菌为100%；结合率＞70%以上的为同一种内同一亚种的细菌；结合率60%～70%的则可能是同一种内不同亚种的细菌；结合率20%～60%的则为同一属中的不同菌种的细菌；结合率＜20%应考虑是不同属。

3. 核糖体 RNA（rRNA）碱基序列分析　rRNA 寡核苷酸碱基序列（oligonucleotide catalog）是原核细胞中最稳定的序列，由美国科学家 C. R. Woese 等于 1970 年首先提出并进行应用。由于 rRNA 寡核苷酸碱基序列变化比 DNA 慢得多，也稳定得多，因此 rRNA 寡核苷酸碱基序列被称为细胞中的"活化石"。rRNA 碱基序列分析多用指纹图谱法，其基本过程如下：用 RNA 酶水解 rRNA 后，可产生一系列寡核苷酸片段，利用电泳分析寡核苷酸的碱基序列可测出 rRNA 的相关性，从而绘制各类群关系的进化树指纹图谱（finger print），两株细菌的亲缘关系越近，其产生的寡核苷酸片段序列也越相近，图谱也越相似，从而确定种系的发生关系。

细菌中含有 3 种 rRNA 序列，分别为 23S、16S 和 5S，其中 16S rRNA 由于其核苷酸数目适中、信息量大、具有高度稳定性、易于提取和分析而成为理想的研究对象。

三、细菌的命名

依据《国际细菌命名法典》（*The International Code of Nomenclature of Bacteria*）的规定，目前国际上通用的细菌命名为拉丁文双命名法，即一个菌种的学名由两个拉丁词组成：属名在前，用名词，首字母大写；种名在后，用形容词，首字母小写；两者均用斜体字。中文译名时种名在前，属名在后。如 *Salmonella typhi*（伤寒沙门菌）、*Mycobacterium tuberculosis*（结核分枝杆菌）等。属名亦可不用全文，只用第一个大写字母代表，如 *S. typhi*、*M. tuberculosis* 等。有时泛指某一属的细菌，而不是特指其中的某个菌种，则可在属名之后加上 sp.，如 *Salmonella* sp.、*Mycobacterium* sp.，即表示沙门菌属和分枝杆菌属的细菌（sp. 代表菌种 species，复数用 spp.）

（唐赛赛　解如山）

自 测 题

一、选择题

1. 有鉴别意义的细菌代谢产物是
   A．致热原　　　　　　　　　　　　B．色素
   C．毒素　　　　　　　　　　　　　D．侵袭性酶类
   E．维生素

2. 细菌生长过程中，生物学性状最典型的时期是
   A．迟缓期　　　　　　　　　　　　B．对数期
   C．减数期　　　　　　　　　　　　D．稳定期
   E．衰退期

3. 有鞭毛的细菌在半固体培养基上的生长现象是
   A．菌落　　　　　　　　　　　　　B．菌苔
   C．沿穿刺线生长　　　　　　　　　D．菌膜生长
   E．沿穿刺线扩散生长

4. 能引起机体发热反应的细菌代谢产物是
   A．致热原　　　　　　　　　　　　B．色素
   C．抗生素　　　　　　　　　　　　D．侵袭性酶类
   E．维生素

5. 判断消毒灭菌是否彻底的指标是

A. 细菌的芽孢是否被杀灭　　　　　　B. 细菌繁殖体是否被完全杀灭
C. 致热原是否被完全清除　　　　　　D. 内毒素是否被彻底清除
E. 外毒素是否被彻底清除

6. 细菌的遗传物质包括
   A. 染色体、核糖体、前噬菌体　　　B. 染色体、质粒、异染颗粒
   C. 核质、核糖体、质粒　　　　　　D. 核质、质粒、转座因子
   E. 染色体、质粒、中介体

7. 关于质粒的叙述，下列错误的是
   A. 是细菌染色体以外的遗传物质　　B. 具有自我复制的能力
   C. 可自行丢失或经理化因素处理后消除　D. 是细菌必备的结构
   E. 带有遗传信息，赋予细菌某些性状特征

8. BCG 的形成是有毒牛型结核分枝杆菌经过了
   A. 形态变异　　　　　　　　　　　B. 毒力变异
   C. 抗原变异　　　　　　　　　　　D. 耐药性变异
   E. 菌落变异

9. 细菌的 H-O 变异属于
   A. 形态变异　　　　　　　　　　　B. 毒力变异
   C. 鞭毛变异　　　　　　　　　　　D. 菌落变异
   E. 耐药性变异

10. 编码细菌对抗菌药物耐药性的质粒是
    A. F 质粒　　　　　　　　　　　　B. R 质粒
    C. Vi 质粒　　　　　　　　　　　 D. Col 质粒
    E. K 质粒

二、案例讨论

患者，男，60 岁，因高热入院。经检查初步诊断为败血症，血培养结果为阳性，取阳性培养物涂片染色镜检见革兰氏阳性球菌。细菌除球形外还有哪些形态？革兰氏阳性菌细胞壁的组成结构有哪些？

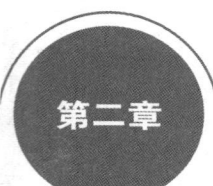

第二章 细菌的感染与免疫

学习目标

1. 掌握内毒素与外毒素的特点与区别、细菌感染的类型及医院感染的概念。
2. 熟悉细菌的致病因素、抗感染免疫的类型、医院感染常见微生物。
3. 了解医院感染的监测和控制措施。
4. 描述医院感染的危险因素。

细菌侵入宿主体内生长繁殖，产生或释放毒性物质，与机体之间相互作用，引起机体出现病理变化的过程，称为细菌感染（bacterial infection）。感染根据来源的不同可分为外源性感染和内源性感染。由宿主体外的致病菌所引起的机体感染，称为外源性感染，如破伤风梭菌、炭疽芽孢杆菌和流感嗜血杆菌等。当机体免疫力降低或者由于外界因素的影响，如长期大量使用抗菌药引起体内正常菌群失调，由体内寄生的正常微生物引起的感染称为内源性感染。在正常情况下对机体无致病性，只有在一定条件下才能使机体致病的细菌，称为条件致病菌（conditioned pathogen）或机会致病菌（opportunistic pathogen）。

第一节 细菌的致病性

细菌能够在宿主体内寄生、繁殖并引起疾病的能力称为细菌的致病性（pathogenicity）。能引起宿主感染的细菌称为致病菌（pathogenic bacterium）或病原菌（pathogen）。细菌的致病性是相对于宿主而言的。一种细菌在某种宿主体内可能是强致病性的，但在另一种宿主体内可能是弱致病性或者无致病性的。并且不同的细菌可引起宿主发生不同的病理变化及不同的疾病，如幽门螺旋杆菌可以引起胃炎、胃溃疡和十二指肠溃疡，产气荚膜梭菌可引起气性坏疽。细菌的致病性除了与宿主的免疫力有关外，还取决于细菌的毒力、细菌的侵入数量和细菌的侵入途径。

一、细菌的毒力

毒力（virulence）是指细菌对机体致病性的强弱程度。常用半数致死量（median lethal dose，LD_{50}）或半数感染量（median infective dose，ID_{50}）作为测定毒力的指标，即在规定时间内，通过一定途径，能使一定体重或年龄的某种动物半数死亡或感染需要的最小细菌数或毒素量。细菌毒力越强，LD_{50} 或 ID_{50} 数值越小。致病微生物与毒力相关的因素被称作毒力因子，主要包括侵袭力和毒素。

> **要点提示**：毒力的概念与组成

（一）侵袭力

致病菌突破机体防御功能，在机体内定植、繁殖及扩散的能力被称为侵袭力（invasiveness）。与侵袭力有关的物质主要包括黏附素、荚膜、鞭毛、侵袭素等。

1. 黏附素 致病菌黏附到宿主靶细胞表面是感染开始的第一步。致病菌入侵宿主后，细菌通过黏附素与宿主细胞表面的黏附素受体发生特异性结合，继而定居于宿主细胞表面进行生长繁殖或继续侵入细胞、组织，引起疾病。细菌中具有黏附作用的物质称为黏附素，黏附素可以是蛋白质、糖蛋白、糖脂、多肽等。根据来源不同，黏附素可分为菌毛黏附素和非菌毛黏附素。菌毛黏附素由细菌菌毛分泌产生，如大肠埃希菌、淋病奈瑟菌的菌毛黏附素。非菌毛黏附素主要是存在于细菌细胞壁或其他表面结构中的成分，如金黄色葡萄球菌A蛋白（SPA）和革兰氏阴性菌外膜蛋白等。

2. 荚膜与微荚膜 细菌的荚膜及微荚膜物质有保护细菌的作用，使细菌在机体内能够抗吞噬细胞的吞噬和抵抗体液中补体等成分对细菌的损伤，致病菌在宿主体内就不易被清除，进而大量繁殖及扩散引起疾病。如产气荚膜梭菌、肺炎链球菌的荚膜。有的细菌有类似荚膜物质，如A群链球菌的M蛋白、金黄色葡萄球菌的A蛋白等，其功能和荚膜相似。将无荚膜的肺炎链球菌和有荚膜的肺炎链球菌分别注射至小鼠腹腔，无荚膜的肺炎链球菌易被吞噬细胞吞噬消灭，有荚膜的肺炎链球菌则在小鼠体内大量繁殖，最终造成小鼠死亡。

3. 鞭毛 鞭毛是细菌的运动器官，可以使细菌在液体环境中自由游动。有些细菌的鞭毛与致病性相关，如霍乱弧菌、空肠弯曲菌等可借鞭毛的运动穿过肠黏膜表面的黏液层，使菌体黏附于肠黏膜上皮细胞，增强细菌的侵袭力。

4. 侵袭素 侵袭素是细菌侵袭基因编码产生的蛋白质，它能介导细菌侵入邻近组织细胞内。黏附是细菌感染过程的第一步。致病菌利用自身侵袭素与宿主细胞表面的整合素相结合，使自身黏附于宿主细胞表面，随后侵入宿主细胞内进行繁殖，引起局部感染，甚至扩散到其他细胞组织引起侵袭性感染。

5. 侵袭性酶类 侵袭性酶类是致病菌在代谢过程中合成的具有侵袭性的酶类，在感染过程中可协助致病菌抗吞噬，帮助细菌在机体内定居、繁殖或向周围组织扩散。如金黄色葡萄球菌分泌的血浆凝固酶，可使血浆中纤维蛋白原转化为纤维蛋白而沉积在菌体或病灶周围，抵抗吞噬细胞对细菌的吞噬作用。除此之外，常见的侵袭性酶类还有透明质酸酶、链激酶、链道酶等。

> **要点提示**：侵袭力的概念与组成

知识链接

细菌生物被膜

细菌生物被膜是指大量细菌附着在有生命或无生命材料表面，分泌多种胞外多聚物（如多糖、蛋白质）将自身包绕其中而形成的膜状物，是细菌的群体结构。生物被膜是细菌为适应环境而形成的有利于其生存的一种状态，在合适的条件下99%的细菌都可以形成生物被膜。但是过去关于生物被膜的研究较少，大家对致病菌的关注主要在耐药性的问题上，近年来研究发现，生物被膜是导致感染性疾病久治不愈，造成微生物产生多重耐药性的重要原因之一，将来越来越多的资源将被投入细菌生物被膜的研究中。

(二)细菌毒素

细菌毒素(bacteriotoxin)是细菌在生长繁殖过程中产生和释放的毒性物质,极少量即可直接或间接损伤宿主细胞、组织和器官,干扰其生理功能。细菌毒素是细菌致病性的主要因素。按其来源、性质和作用等不同,可分为外毒素(exotoxin)和内毒素(endotoxin)两种。

1. 外毒素 主要由革兰氏阳性菌和少数革兰氏阴性菌在代谢过程中产生并释放到菌体外的毒性蛋白质。如 A 群链球菌、金黄色葡萄球菌、破伤风梭菌、产气荚膜梭菌、肉毒梭菌、白喉棒状杆菌等革兰氏阳性菌可产生外毒素;某些革兰氏阴性菌也能产生外毒素,如霍乱弧菌、铜绿假单胞菌、痢疾志贺菌、鼠疫耶尔森菌、肠产毒性大肠埃希菌等。大多数外毒素在细菌菌体内合成后分泌至菌体外,但少数外毒素存在于菌体内,当菌体死亡裂解后才释放出来,如肠产毒性大肠埃希菌和痢疾志贺菌的外毒素。

外毒素的主要特点如下。

(1) 化学成分:外毒素的化学成分是蛋白质,多数外毒素的性质不稳定,可被蛋白酶分解,易被酸和热等理化因素破坏,一般在 60～80 ℃经 10～80 分钟即可失去活性。但大肠埃希菌耐热肠毒素和金黄色葡萄球菌肠毒素例外,能耐受 100 ℃ 30 分钟。

(2) 毒性作用:外毒素的毒性强,如由肉毒梭菌产生的肉毒毒素毒性十分强烈,是目前发现的最剧毒的物质,1 mg 肉毒毒素可杀死 2 亿只小鼠,对人的最低致死量为 0.1 μg,比氰化钾的毒性强 1 万倍。不同细菌产生的外毒素对宿主组织细胞具有高度选择性,通过与特定靶细胞表面受体结合,引起特征性的病变和临床症状,如肉毒毒素作用于咽神经和眼神经,引起咽肌和眼肌麻痹。根据外毒素对宿主细胞的亲和性及所致临床病理特征,可将其分为神经毒素、细胞毒素和肠毒素三大类(表 2-1)。

表2-1 常见外毒素

类别	外毒素	产生的细菌	作用机制	所致疾病	症状和体征
神经毒素	肉毒毒素	肉毒梭菌	抑制胆碱能运动神经释放乙酰胆碱	肉毒毒素中毒	肌肉松弛性麻痹
	破伤风痉挛毒素	破伤风梭菌	阻断抑制性神经递质 γ-氨基丁酸、甘氨酸释放	破伤风	骨骼肌强直性痉挛
细胞毒素	链球菌溶血素 O	A 群链球菌	细胞膜穿孔、细胞裂解	化脓性炎症	组织损伤
	白喉毒素	白喉棒状杆菌	抑制细胞蛋白质的合成	白喉	肾上腺出血,心肌损伤,外周神经麻痹
	表皮剥脱毒素	金黄色葡萄球菌	促使表皮与真皮脱离	烫伤样皮肤综合征	表皮剥脱性病变
肠毒素	霍乱毒素	霍乱弧菌	激活腺苷酸环化酶,提高细胞环磷酸腺苷(cAMP)水平	霍乱	小肠上皮细胞内水及电解质丢失,腹泻、呕吐
	葡萄球菌肠毒素	金黄色葡萄球菌	作用于呕吐中枢	食物中毒	呕吐、腹泻
	耐热肠毒素	肠产毒性大肠埃希菌	激活肠黏膜中鸟苷酸环化酶活性,提高细胞内 cAMP 水平	腹泻	水样腹泻

(3) 免疫原性:外毒素免疫原性强,经 0.3%～0.4% 甲醛作用脱去毒性,但仍保留免疫原性,用这种方法制成的生物制品称类毒素(toxoid)。类毒素注入机体后,可刺激机体产生

具有中和外毒素作用的抗毒素，故类毒素可用于人工主动免疫，以达到预防相应疾病的目的。

2. 内毒素 是革兰氏阴性细菌细胞壁中的脂多糖（LPS）成分，由特异性多糖、非特异性核心多糖、脂质A三部分组成。当细菌存活时其只是细胞壁的结构成分和菌体抗原，只有当细菌裂解后才被释放出来发挥毒性作用。

内毒素的主要特点如下。

（1）化学成分：内毒素主要化学成分为脂多糖，其化学性质稳定，理化因素对其影响较小，耐热，100℃加热1小时不失活，160℃加热2~4小时或用强酸、强碱、强氧化剂煮沸30分钟才可被灭活。

（2）毒性作用：内毒素对组织细胞无选择性，主要毒性成分是脂质A，且其毒性作用较弱。脂质A是内毒素主要毒性成分且基因序列高度保守，不同细菌的脂质A基本相似，所以不同细菌产生的内毒素致病作用相似，引起的病理变化和临床症状基本相同，主要有以下表现。①发热反应：仅微量（1~5 ng/kg）内毒素进入健康人体血液后即可引起体温上升。内毒素引起发热的机制是内毒素激活巨噬细胞、血管内皮细胞等，使这些细胞释放白细胞介素-1（interleukin-1，IL-1）、白细胞介素-6（interleukin-6，IL-6）、肿瘤坏死因子-α（tumor necrosis factor-α，TNF-α）等细胞因子，这些细胞因子作为内源性致热原作用于下丘脑体温调节中枢，引起机体发热反应。发热反应本身也是机体的保护性免疫应答。②白细胞反应：内毒素进入人体，初期可刺激毛细血管内皮细胞表达一系列黏附分子，黏附分子发挥黏附作用，使大量白细胞黏附于微血管壁，造成循环血液中白细胞数量急剧下降。然而，数小时后则会出现血中白细胞数量急剧升高的现象，因为LPS可诱生中性粒细胞释放因子，中性粒细胞释放因子刺激骨髓，使骨髓释放大量中性粒细胞进入血液，导致外周血中白细胞数量上升。但伤寒沙门菌的内毒素则使循环血液中白细胞减少，其机制尚未明确。③内毒素血症与内毒素休克：当血液中有大量革兰氏阴性菌繁殖或病灶中大量革兰氏阴性菌释放内毒素入血或输液中有内毒素污染时，都会导致机体出现内毒素血症。内毒素作用于中性粒细胞、单核巨噬细胞、内皮细胞、血小板、凝血系统和补体系统等，诱生IL-1、IL-6、组胺、5-羟色胺、前列腺素、激肽等生物活性物质，使全身小血管功能紊乱而造成微循环障碍及低血压，引起组织器官有效循环血量灌注不足、缺氧、酸中毒等，从而导致休克。④弥散性血管内凝血（DIC）：高浓度的内毒素可引起高热、低血压，活化凝血系统，最终导致弥散性血管内凝血。广泛性血管内凝血使血液凝固的同时，致使大量凝血因子消耗，常引起皮肤和黏膜出血、渗血及内脏广泛性出血，严重者可致休克甚至死亡。

（3）免疫原性：内毒素的免疫原性弱，甲醛液不能使内毒素脱毒成为类毒素。给机体注射内毒素后可刺激机体产生中和作用较弱的特异性抗体。

细菌外毒素与内毒素主要特征比较见表2-2。

表2-2 细菌外毒素与内毒素的主要区别

区别要点	外毒素	内毒素
来源	革兰氏阳性菌及部分革兰氏阴性菌	革兰氏阴性菌细胞壁中的脂多糖
存在部位	活菌分泌至菌体外，少数细菌裂解后释放	细菌细胞壁成分，菌体裂解后释放
化学成分	蛋白质	脂多糖
稳定性	60~80℃加热30分钟被破坏	160℃加热2~4小时被破坏
免疫原性	免疫原性强，易刺激机体产生抗毒素；甲醛处理后脱毒形成类毒素	免疫原性较弱，刺激机体产生的中和抗体作用弱；甲醛处理后不能形成类毒素

续表

区别要点	外毒素	内毒素
毒性作用	毒性强，各种外毒素对组织器官有选择性毒性作用，引起特殊临床表现与症状	毒性较弱，各种细菌产生的内毒素毒性反应大致相同，引起发热、白细胞反应、微循环障碍、休克、DIC等

要点提示：内毒素与外毒素的区别

二、细菌的侵入数量

感染的发生除了与致病菌的毒力有关外，还与数量的多少有关。一般而言，细菌的毒力越强，其引起感染所需菌量越少；细菌的毒力越弱，其引起感染所需菌量则越多。例如，毒力较弱的沙门菌需要数亿个细菌侵入才能引起机体发生急性胃肠炎；而毒力较强的鼠疫耶尔森菌，在无特异性免疫力的机体中只需数个细菌侵入就可引起鼠疫。

三、细菌的侵入门户与感染途径

具有致病物质及足够数量的致病菌，只有通过适当的途径侵入机体，并在特定部位定居繁殖，才能造成感染。一般一种致病菌只有一种对应的侵入门户，如伤寒沙门菌必须经消化道侵入才能引起伤寒，痢疾志贺菌必须经口侵入肠道繁殖才能引起痢疾，破伤风梭菌必须侵入窄而深的伤口才能引起破伤风，脑膜炎奈瑟菌通过呼吸道侵入才能引起流行性脑脊髓膜炎。少数致病菌可通过多种合适的侵入门户进入机体，引起不同组织器官的感染，如结核分枝杆菌可经呼吸道、消化道、皮肤创伤等多途径侵入机体而致病。

根据病原体侵入门户的不同，细菌进入机体的途径主要有以下几种。

1. **呼吸道感染** 主要通过吸入含有污染病菌的飞沫或尘埃引起，致病菌从患者或带菌者的痰液、唾沫等散布到空气中，经呼吸道途径感染他人，所致疾病有肺炎、肺结核、流行性感冒、军团病等。

2. **消化道感染** 主要指经粪-口途径引起的感染。人类和动物肠道内的致病菌可以通过粪便排出体外，粪便中的致病菌污染食物、水源和手，经口引起感染。如沙门菌、霍乱弧菌、志贺菌等致病菌可经此途径引起感染。

3. **创伤感染** 主要是指经皮肤、黏膜的细小破损或创伤而引发的感染，如致病性葡萄球菌、链球菌可引起伤口化脓或通过伤口扩散；破伤风梭菌可因侵入深部伤口而发生破伤风等。

4. **虫媒感染** 主要指以节肢动物为媒介而引起的感染，通过吸血昆虫进行传播，如鼠蚤叮咬传播鼠疫耶尔森菌。

5. **接触感染** 主要是指通过人与人、人与物之间的直接或间接的密切接触而引发的感染，如淋病奈瑟菌感染引起的性病。

第二节 细菌感染的发生与发展

一、感染的来源

按照感染的来源不同，可将感染分为外源性感染和内源性感染两种。

（一）外源性感染

外源性感染是指来自宿主体外的致病菌所引起的感染。其传染源主要包括：①传染病患者。传染病患者是传染病的主要来源，患者在疾病潜伏期至病后恢复期一段时间内，都可向体外排菌而成为传染源，使致病菌以各种方式在人与人之间水平传播。对患者及早做出诊断并采取防治措施，是控制和消灭传染病的主要措施之一。②病原携带者。有些健康人体内带有某种致病菌，并可不断排出体外传染健康人群，但无临床症状，称为健康带菌者；有些传染病患者，恢复后可在一定时间内继续排菌，称为恢复期带菌者。带菌者因为无临床症状，不易被发觉，故其危害性高于传染病患者，是重要的传染源。③病畜和带菌动物。某些细菌可引起人兽共患病，由病畜或带菌动物所携带的致病菌传播至人类引起，如炭疽芽孢杆菌、布鲁氏菌和鼠疫耶尔森菌等属于这种情况。

（二）内源性感染

内源性感染指由来自患者自身体内或体表的细菌所引起的感染。引起内源性感染的细菌多为正常菌群。当机体长期大量使用广谱抗生素及各种原因使机体免疫力下降时，常发生内源性感染，如老年人、器官移植使用免疫抑制药者、癌症晚期患者等。内源性感染具有条件依赖性，是医院感染的一种常见现象，并有逐年增多的趋势。

二、感染的发生与发展

感染的发生、发展和结局是机体和致病菌相互作用的复杂过程，感染的结局由双方力量强弱而定，可产生多种结局，如不发生感染、显性感染、隐性感染等。感染类型并不是一成不变的，可随机体和致病菌双方力量的增减而出现动态变化。

1. 不发生感染　从宿主和致病菌两方面来讲，当机体免疫力较强，或侵入的致病菌毒力较弱、数量较少或入侵部位不适宜时，致病菌则会迅速被机体免疫系统消灭，不会造成机体发生感染。

2. 隐性感染　当宿主的抗感染免疫力强，或侵入机体的致病菌数量较少、毒力较弱时，细菌感染对机体造成的病理损害较轻微，机体不出现或出现不明显的临床症状，称为隐性感染，又称亚临床感染。大多数传染病的流行过程中，感染人群90%以上出现隐性感染。隐性感染后机体常可获得足够的特异性免疫力，可防御同种致病菌再次感染。

3. 显性感染　当机体抗感染免疫力较弱，或侵入机体的致病菌毒力强、数量多时，机体组织和细胞受到不同程度的损害，生理功能亦发生改变，并出现明显的临床症状或体征，称为显性感染。在大多数传染病中，显性感染仅占全部感染人群的一小部分。由于宿主免疫力不同，致病菌的毒力也存在明显差异，因此显性感染又有轻重缓急之分。

（1）根据病情缓急不同可将显性感染分为急性感染和慢性感染。

1）急性感染：发病急，发作突然，症状明显，病程较短，一般为数日至数周，病愈后致病菌从宿主体内消失。急性感染大多为胞外菌感染，如肠产毒性大肠埃希菌、脑膜炎奈瑟菌、霍乱弧菌等引起的感染。

2）慢性感染：发病慢，病程缓慢，常持续数月或数年。胞内菌往往引起慢性感染，如结核分枝杆菌、麻风分枝杆菌等。

（2）根据感染的部位和性质的不同可将显性感染分为局部感染和全身感染。

1）局部感染：致病菌侵入机体后，只局限在宿主一定部位生长繁殖，引起局部病变。如化脓性球菌引起的疖、痈、甲沟炎等。

2) 全身感染：致病菌侵入机体后，致病菌及其毒性代谢产物通过血液向全身扩散引起全身症状的一种感染类型。临床上常见的细菌全身感染有下列几种。①毒血症（toxemia）：致病菌入侵宿主机体后，在局部组织生长繁殖，致病菌不侵入血液，但其释放的外毒素进入血液，到达易感的组织和细胞，引起特征性的中毒症状，如白喉、破伤风等。②菌血症（bacteremia）：致病菌由局部侵入血流，但未在血流中生长繁殖，血液作为运载工具将致病菌播散到全身，致病菌随血液到达体内适宜的组织器官后再进行生长繁殖，如伤寒沙门菌早期出现的菌血症。③内毒素血症（endotoxemia）：革兰氏阴性菌侵入血液并在其中大量生长繁殖，死亡裂解后释放出大量内毒素引起中毒症状；也可由病灶内大量革兰氏阴性菌死亡、释放的内毒素入血所致，如小儿急性中毒性痢疾。严重的革兰氏阴性菌感染时，常发生内毒素血症。④败血症（septicemia）：致病菌侵入血流，并在其中大量生长繁殖，产生毒性产物，如内毒素、外毒素，引起全身性中毒症状，表现为高热、皮肤和黏膜瘀斑、肝大、脾大等。如炭疽芽孢杆菌、鼠疫耶尔森菌引起的败血症。⑤脓毒血症（pyemia）：化脓性细菌侵入血液并在其中大量繁殖，通过血液扩散到机体其他组织器官（如肝、肾、肺等），产生新的化脓性病灶。如金黄色葡萄球菌引起的脓毒血症，导致多发性肝脓肿、皮下脓肿和肾脓肿等。

4．带菌状态　在隐性或显性感染后，宿主体内致病菌并未立即消失，而是在体内继续存留一段时间，与机体免疫力处于相对平衡状态，称为带菌状态。处于带菌状态的人称为带菌者。例如，伤寒、白喉等患者常可出现带菌状态。带菌者没有临床症状，但会经常或间歇排出致病菌，所以带菌者是感染性疾病中重要的传染源。因此，及时发现带菌者并对其进行有效治疗，对控制传染病的流行具有重要意义。

5．潜伏感染　致病菌侵入机体后，在机体特定部位寄生，由于宿主机体免疫功能健全，致病菌与机体相互作用过程中暂时处于平衡状态，致病菌此时不会引起机体的显性感染，机体同时也没有足够的能力将病原体完全清除至体外。致病菌在病灶内或某些特殊组织中长期潜伏，一旦机体免疫力下降，潜伏的致病菌就大量繁殖而引起显性感染，如结核分枝杆菌引起的潜伏感染。

要点提示：细菌的感染类型、全身感染的分类

知识链接

伤寒玛丽

伤寒的传染源是伤寒患者和伤寒带菌者。伤寒患者在整个发病过程都具有传染性，病程第2～4周传染性最强。伤寒带菌者的传染期更长，可长期或终身随粪便将伤寒沙门菌排出，从而在社会上造成伤寒的传播。

在伤寒流行病史上，有一个非常著名的故事。故事的主人公是一位叫玛丽的女佣，她曾患有伤寒病，随后很快就恢复了健康。但是自此以后"怪事"便发生了，她在哪户人家做女佣，哪户人家就会有人感染伤寒。在10年间她换了8个雇主，被她直接传染而患伤寒病的人达50多人，间接感染者达200多人，因此人们把她称为"伤寒玛丽"。

"伤寒玛丽"是怎样形成的呢？原来，伤寒沙门菌最爱在胆汁中生长，常常侵入胆囊，在胆囊的"保护"下，一些抗菌药物也对其无计可施，伤寒沙门菌在患者疾病痊愈后仍可继续"赖"在人体内，持续不断地随患者粪便排出体外，成为像"伤寒玛丽"一样的长期或终身带菌者，这些带菌者常常是伤寒的重要传染源，可造成伤寒的持续性传播。

第三节 宿主的抗感染免疫

抗感染免疫是指机体抵御致病菌感染的能力。人体存在较为完善的免疫系统，当致病菌侵入人体后，首先遇到的是机体非特异性免疫功能的抵御，一般经 7 ～ 10 天后产生特异性免疫，然后两者配合，共同杀灭致病菌。

一、非特异性免疫

非特异性免疫应答又称固有免疫应答（innate immune response），是生物体在长期种系发育和进化过程中逐渐形成的一系列防御功能。非特异性免疫的主要特点有：①遗传获得，与生俱来；②作用广泛（对多种病原体和其他抗原性异物均可应答）、迅速应答（感染后 0 ～ 4 小时内）；③无特异性、无免疫记忆性。参与固有免疫的主要有屏障结构、吞噬细胞及正常体液和组织的免疫成分。

（一）屏障结构

主要有皮肤与黏膜屏障、血脑屏障和胎盘屏障。

1. 皮肤与黏膜屏障　皮肤和黏膜上皮细胞及其附属成分是机体抵御病原体入侵的天然屏障，也是防御病原体感染的第一道屏障。皮肤与黏膜屏障主要发挥物理屏障作用、化学屏障作用和生物学屏障作用。

2. 血脑屏障　由软脑膜、脉络丛的毛细血管及星状胶质细胞等组成。该屏障结构致密，可阻挡病原体、毒素及大分子物质从血液进入中枢神经系统而发挥保护作用。婴幼儿血脑屏障尚未发育成熟，易发生脑炎、脑膜炎等中枢神经系统感染。

3. 胎盘屏障　由母体子宫内膜的基蜕膜与胎儿绒毛膜滋养层细胞组成，可阻挡母体病原体及有害物质进入胎儿体内。妊娠 3 个月内胎盘屏障尚未发育成熟，母体内的病原体或有害物质可通过胎盘侵犯胎儿，导致胎儿的畸形、死胎或流产。

（二）吞噬细胞

吞噬细胞主要包括两种：一种是血液中的中性粒细胞（neutrophil），称为小吞噬细胞；另一种是血液中的单核细胞（monocyte）和组织器官中的巨噬细胞（Mφ），称为大吞噬细胞。

吞噬细胞的吞噬杀菌过程一般分为三个阶段。

1. 接触、识别致病菌　吞噬细胞与致病菌可以是偶然相遇，也可以是吞噬细胞在某些趋化因子的趋化作用下，穿过血管内皮细胞，向致病菌感染部位定向移动和聚集。吞噬细胞通过识别致病菌表面的相应配体并与之结合。

2. 吞入致病菌　吞噬细胞与致病菌接触部位的细胞膜内陷，伸出伪足将细菌摄入细胞质内，形成吞噬体，此过程称为吞噬。对于病毒等体积较小的病原体，吞噬细胞细胞膜内陷形成吞饮小泡，将病毒等包裹其中，此过程称为吞饮。

3. 杀灭致病菌　当吞噬体和胞饮体形成后，细胞内的溶酶体与之靠近并融合形成吞噬溶酶体，在溶酶体内的溶菌酶、过氧化氢酶、碱性磷酸酶等多种酶类作用下细菌被杀死，最后吞噬细胞将不能消化的细菌残渣排出胞外。吞噬细胞吞噬致病菌后，因细菌的种类、毒力和机体的免疫状态不同，有两种不同的吞噬结果。

（1）完全吞噬：细菌被吞噬后被吞噬细胞完全消化、分解。

（2）不完全吞噬：有些细菌（如胞内寄生的结核分枝杆菌、伤寒沙门菌等）被吞噬细胞吞噬后，在未产生特异性免疫的机体内很难被杀死，反而可以生长繁殖，使吞噬细胞破裂、死亡。未破裂的吞噬细胞还对细菌起到保护作用，细菌随游走的吞噬细胞经血液和淋巴液扩散到机体其他部位。

（三）正常体液和组织的免疫成分

正常人体液和外分泌液中含有多种抑制和杀伤病原体的固有免疫成分，如补体、细胞因子、溶菌酶、乙型溶素和 C 反应蛋白等。

二、特异性免疫

特异性免疫应答又称适应性免疫应答（adaptive immune response），是宿主接受抗原物质刺激后产生的免疫应答，建立在固有免疫应答的基础之上。特异性免疫包括体液免疫和细胞免疫，分别由 B 淋巴细胞（简称 B 细胞）和 T 淋巴细胞（简称 T 细胞）介导，具有特异性、获得性、排他性、多样性、记忆性、放大性、转移性、耐受性、主要组织相容性复合体（MHC）限制性等特点。

（一）体液免疫

体液免疫在抗微生物感染中具有重要地位，主要由 B 细胞介导。在 $CD4^+$ 辅助性 T 细胞（Th 细胞）辅助作用下，B 细胞增殖、分化为浆细胞，浆细胞分泌效应分子抗体（antibody，Ab），抗体通过抑制病原体黏附、调理吞噬、中和细菌毒素、抗体补体的联合溶菌作用、抗体依赖性细胞介导的细胞毒作用等发挥抗胞外菌感染的免疫效应。

（二）细胞免疫

T 细胞介导的特异性免疫应答即细胞免疫应答，是指在抗原刺激下，T 细胞活化、增殖和分化为效应 T 细胞而发挥免疫效应的过程。效应 T 细胞通过两条途径发挥作用：① $CD4^+$ Th1 细胞介导的炎症反应；② $CD8^+$ 细胞毒性 T 细胞（Tc 细胞）对靶细胞的特异性杀伤作用。

> **要点提示**：非特异性免疫与特异性免疫的组成

第四节　医院感染

案例 2-1

2008 年 12 月至 2009 年 1 月，山西省太原市某职工医院和山西煤炭某中心医院发生患者因血液透析感染丙肝的事件。47 名血液透析患者有 20 名患者丙肝抗体阳性。调查发现，两所医院没有针对血液透析感染管理制定并落实相应的规章制度、工作规范和技术规程；均存在重复使用一次性血液透析器的问题，甚至重复使用一次性血液透析管路；对血液透析器的处理过程不规范，不进行测漏试验和质量监测且消毒方法不正确。

思考题：
1. 什么是医院感染？
2. 如何预防和控制医院感染？
3. 近几年国内多次发生的医院感染事件带给我们什么启示？

医院感染（hospital infection）又称医院内感染或医院内获得性感染，是指人们在住院期间发生的感染和在医院内获得而在出院后发生的感染，不包括入院前已发生或已处于潜伏期的感染。医院感染广义上指医院内各类人群如住院和门诊患者、探视者、陪护及医院工作人员等在医院内获得的感染。由于门诊患者、探视者、陪护等其他流动者在医院停留时间比较短，活动轨迹和接触人群较为复杂，难以确定其感染是否是在医院中获得，所以这类人员不作为医院感染的主要对象，医院感染的对象主要是指住院患者和医院职工。

我国医院感染的监控管理工作起步较晚，但纳入医院分级管理细则以后发展较快，医院感染的监控管理工作得到迅速发展，医院感染知识逐步普及到全国各级医疗卫生机构，各级医院陆续开展了医院感染监控管理工作并取得可喜的成效。

要点提示：医院感染的概念

一、医院感染常见的微生物

引起医院感染的微生物主要是条件致病菌，且常具有多重耐药性，以内源性感染为主，其中细菌约占90%，且大部分为革兰氏阴性杆菌。引起医院感染的微生物种类多，除细菌外，支原体、衣原体、病毒、真菌及原虫等同样可引起医院感染。引起医院感染常见的微生物见表2-3。

表2-3 医院感染常见的微生物

微生物类型	微生物名称
革兰氏阳性球菌	金黄色葡萄球菌、凝固酶阴性葡萄球菌、肠球菌等
革兰氏阴性杆菌	大肠埃希菌、变形杆菌属、肠杆菌属、嗜血杆菌属、铜绿假单胞菌、不动杆菌属等
病毒	单纯疱疹病毒、巨细胞病毒、肝炎病毒、流感病毒等
真菌	新型隐球菌、白假丝酵母菌、曲霉菌等

二、医院感染的危险因素

目前国际上普遍认为易感人群、环境及病原微生物是发生医院感染的主要因素，而易感对象、侵入性诊疗技术则是医院感染的危险因素。

（一）易感对象

医院感染的易感对象主要集中在医院中，且多与其年龄或基础疾病有关。

1. 年龄因素 主要指老年人与婴幼儿。老年人随着年龄的增长器官功能衰退、免疫力逐渐下降，且常伴有慢性疾病；婴幼儿由于自身免疫系统发育尚不完善，并且出生后从母体获得的被动免疫随着时间推移而逐渐消失。所以这两类人群免疫力较弱，易发生医院感染。

2. 基础疾病 患有基础疾病（如内分泌功能失调、免疫功能缺陷、器官移植、恶性肿瘤）的患者免疫功能低下，在住院期间同样易发生医院感染。

（二）侵入性诊疗技术

1. 现代化诊疗技术和侵入性操作 如器官移植、血液透析、导尿和脑室引流等，会增加机体感染的概率。

2. 免疫系统的损伤 损伤免疫系统的各种细胞毒药物、免疫抑制药和放射治疗等可导致机体抵抗力下降,感染风险增大。

3. 抗生素的应用 抗生素的使用不当可引起正常菌群失调,诱发机体出现二重感染。

> **知识链接**
>
> **超级细菌**
>
> 超级细菌是一类多重耐药性细菌,凡是由于滥用抗生素而出现的多重耐药菌,都可以称为超级细菌。多种抗生素对超级细菌无作用,超级细菌也并不特指某一种细菌。患者会因感染超级细菌而出现可怕的炎症,出现高热、痉挛、昏迷甚至死亡,故有人认为"超级细菌"比艾滋病、疟疾等更致命。常见的超级细菌有耐甲氧西林金黄色葡萄球菌(MRSA)、抗万古霉素肠球菌(VRE)等,但并不仅指这些产生新德里金属酶(NDM-1)的细菌。超级细菌出现的重要原因是抗生素的滥用,故国家对规范、合理使用抗生素控制得越来越严格,以减少多重耐药菌株的出现。医务人员应强化责任意识,将患者健康放在首位,合理、规范选择抗生素。同时嘱咐患者减少接触性传播,加强锻炼,以提高自身免疫力,科学预防疾病。

三、医院感染的监测与控制

医院感染监测是指通过系统观察医院感染的发生、分布及其各种影响因素,对监测资料进行分析并向有关人员反馈,及时采取防治策略和措施,然后对其防治效果和效益进行评价,不断持续改进的过程。医院感染监测的目的是及时发现医院感染情况,提供解决问题的方法,评价控制措施的效果和经济效益,为控制医院感染的研究和教育工作提供信息。

(一)医院感染的监测

1. 医院感染监测的内容和类型

(1)监测的内容:包括易感者、媒介因素、环境、耐药菌株、病原体诊断等方面的监测。

(2)监测的类型:根据监测范围分为全面综合性监测和目标监测两类。

1)全面综合性监测:对全部住院患者和医护人员的医院感染情况及其相关危险因素的监测,监测对象是住院患者和医务人员,主要包括医院环境卫生学监测、医院感染发病率和漏报率监测、消毒灭菌效果监测等。

2)目标性监测:主要是对高危人群、高发感染部位等开展的医院感染及其危险因素的监测。其主要包括:①对重点病房的监测,如重症监护病房(ICU)、胸外科病房、新生儿病房等;②对特殊人群的监测,如新生儿、器官移植和血液净化患者等;③对特殊部位或操作的监测,如手术部位感染、导管相关血流感染、呼吸机相关肺炎、导尿管相关尿路感染等的监测;④对细菌耐药性的监测,即监测临床分离细菌耐药性发生情况,如耐甲氧西林金黄色葡萄球菌(methicillin resistant *Staphylococcus aureus*,MRSA)、耐万古霉素肠球菌(vancomycin resistant *Enterococcus*,VRE)、耐碳青霉烯鲍曼不动杆菌(carbapenem resistant *Acinetobacter baumannii*,CRAB)、耐碳青霉烯肠杆菌科细菌(carbapenem resistant *Enterobacteriaceae*,CRE)、耐碳青霉烯铜绿假单胞菌(carbapenem resistant *Pseudomonas aeruginosa*,CRPA)等多重耐药菌的监测。

2. 医院感染监测的对象及方法

(1)空气中细菌含量的监测

1)监测对象:医院各科室的空气。手术室、重症监护病房、新生儿病房、产房、烧伤病房等重点科室空气污染的控制,应成为医院感染管理中特别关注的重点。

2）采样及检查原则：采样后必须尽快对样品进行相应指标的测定，送检时间不得超过 6 小时；若样品保存于 0～4℃条件，送检时间不得超过 24 小时。

3）方法：①采样时间选择消毒处理后与进行医疗活动之前期间采样。②采样高度为与地面垂直 80～150 cm。③布点方法，室内面积≤30 m² 时，设一条对角线上取 3 点，即中心一点、两端各距墙 1 m 处各取 1 点；而室内面积＞30 m² 时，设东、西、南、北、中 5 点，其中东、西、南、北点距墙 1 m。④采样方法是用直径 90 mm 普通营养琼脂平板在采样点暴露 5 分钟后送检培养。

4）细菌菌落总数测定：其计算公式如下。

空气细菌菌落总数（CFU/m³）= [50000/ ($A \times T$)] × N

式中：A = 平板面积（cm²）；T = 平板暴露时间（min）；N = 每平板平均菌落数（CFU）。

5）结果判定：见表 2-4、表 2-5、表 2-6。

表2-4　各类环境空气、物体表面、医护人员手细菌菌落总数卫生标准

环境类别	范围	空气 CFU/皿	空气 CFU/m³	物体表面 CFU/m²	医护人员手 CFU/m²
Ⅰ类	层流洁净手术室	符合 GB 50333 要求	≤10	≤5.0	≤5.0
	层流洁净病房	≤4.0（30分钟）	≤10	≤5.0	≤5.0
Ⅱ类	普通手术室、产房、婴儿室、早产室、普通保护性隔离室、供应室无菌区、烧伤病房、重症监护病房	≤4.0（15分钟）	≤200	≤5.0	≤5.0
Ⅲ类	儿科病房、妇产科检查室、注射室、换药室、治疗室、供应室清洁区、急诊室、化验室、各类普通病房和房间	≤4.0（5分钟）	≤500	≤10.0	≤10.0
Ⅳ类	传染病科及病房	≤4.0（5分钟）	—	≤15.0	≤15.0

表2-5　医院传染病科及病房的静态和动态空气细菌总数要求

环境类别	范围	区域	静态空气细菌总数（CFU/m³）	动态空气细菌总数（CFU/m³）
Ⅳ类	传染病科及病房	清洁区	≤750	≤1500
		半污染区	≤1000	≤2000
		污染区	≤1250	≤2500

表2-6　以细菌总数评价空气的卫生标准

清洁程度	细菌总数（CFU/m³）
最清洁的空气（有空调）	1～2
清洁空气	≤30
普通空气	31～125
临界环境	126～150
轻度污染	≤300
严重污染	＞301

（2）物体表面消毒效果监测

1）监测对象：医院内物体表面，包括病房和医护办公室内的桌、椅、凳、床具、橱柜、门及门把手、窗户及窗台、水池和厕具等，同时也包括辅助科室的工作台面、仪器表面等物体表面。

2) 采样时间：选择消毒处理后 4 小时内进行采样。

3) 采样面积：如果被采表面 < 100 cm²，取全部表面；如果被采表面 ≥ 100 cm²，取 100 cm²。

4) 采样方法：①将 5 cm × 5 cm 的标准灭菌规格板放在被检物体（台面、地板、墙壁等）表面，用浸有无菌生理盐水采样液的棉拭子 1 支，在规格板内横竖往返各涂抹 5 次，并随之转动棉拭子，连续采样 1～4 个规格板面积，剪去手接触部分，将棉拭子放入装有 10 ml 采样液的试管中送检。②棉拭子直接涂擦法，用于门把手、试管或容器的外表或内腔等不规则或小型物体采样。用棉拭子浸入无菌生理盐水，在管壁挤去水分，然后涂抹物体表面，将手接触部分的杆剪掉，然后将棉拭子放回无菌生理盐水试管。

5) 细菌总数测定方法：将采样管在混匀器上振荡 20 秒或用力振打 80 次，用无菌吸管吸取 1.0 ml 待检样品接种于灭菌平皿，每一样本接种 2 个平皿，平皿内加入已熔化的 45～48 ℃ 的营养琼脂 15～18 ml，边倾注边摇匀，待琼脂凝固，置（36±1）℃温箱培养 48 小时，计数菌落数。采样结果计算方法：物体表面细菌菌落总数（CFU/cm²）=（平板上平均菌落数 × 稀释倍数）/ 采样面积（cm²）。小型物体表面的结果单位用"CFU/件"表示。

6) 结果判定：参见表 2-4。

(3) 医护人员手细菌监测

1) 监测对象：医护人员的手。

2) 采样时间：医院感染监测采样时间为洗手后，在接触患者、从事医疗活动前进行采样。

3) 采样面积及方法：被检人五指并拢，将浸有无菌生理盐水采样液的棉拭子 1 支在双手指曲面从指根到指端来回涂擦各 2 次（1 只手涂擦面积约 30 cm²），并随之转动采样棉拭子，剪去手接触部位，将棉拭子放入装有 10 ml 采样液的试管内立即送检。采样面积单位为平方厘米（cm²）。

4) 细菌总数测定方法：将采样管在混匀器上振荡 20 秒或用力振打 80 次，用无菌吸管吸取 1.0 ml 待检样品接种于灭菌平皿，每一样本接种 2 个平皿，平皿内加入已熔化的 45～48 ℃ 的营养琼脂 15～18 ml，边倾注边摇匀，待琼脂凝固，置（36±1）℃温箱培养 48 小时，计数菌落数。采样结果计算方法：细菌总数（CFU/cm²）=（平皿上菌落的平均数 × 稀释倍数）/（30×2）。

5) 结果判定：参见表 2-4。

(4) 消毒灭菌效果监测

1) 紫外线杀菌效果的监测：紫外线灯安装后及使用前应进行紫外线灯管照射强度监测和生物学监测。使用中的灯管照射强度监测应每半年进行 1 次。监测时应特别注意照射距离和照射时间，以免影响结果的准确性。方法：①紫外线灯辐照计测定法。开启紫外线灯 5 分钟后，将测定波长为 253.7 nm 的紫外线辐照计探头置于被检紫外线灯下垂直距离 1 m 的中央处，特殊紫外线灯在推荐使用的距离下测定，待仪表稳定后，所示数据即为该紫外线灯的辐照度值。②紫外线强度照射指示卡监测法。开启紫外线灯 5 分钟后，将指示卡置于紫外线灯下垂直距离 1 m 处，有图案的一面朝上，照射 1 分钟后，观察指示卡色块的颜色，将其与标准色块比较，读出照射强度。结果判定：对新灯管和使用中灯管应进行照射强度监测，普通 30 W 直管型紫外线灯，新灯辐照强度 ≥ 90 μW/cm² 为合格；使用中紫外线灯辐照强度 ≥ 70 μW/cm² 为合格；30 W 高强度紫外线灯辐照强度 ≥ 180 μW/cm² 为合格；生物监测在必要时进行，经消毒后的物品或空气中的自然菌应减少 90% 以上，人工染菌杀灭率应达到 99.90%。

2) 消毒物品生物学监测：各种消毒后的内镜及其消毒物品应每季度进行一次生物学监测，灭菌物品每月监测一次。其合格标准为每件物品细菌总数 ≤ 20 CFU，不能检出致病菌。血液透析系统消毒后,透析出口液合格标准为细菌总数≤2000 CFU/ml,不能检出致病菌;透析入口液≤200 CFU/ml,不能检出致病菌。凡穿破黏膜的内镜附件如细胞刷、活检钳、异物钳、导丝和切开刀等灭菌物品必须每月进行一次生物监测,不能检出任何微生物。

3)化学消毒剂的监测:使用中的消毒剂应每季度进行一次生物监测,其细菌含量必须≤100 CFU/ml,不得检出致病性微生物;灭菌剂每月监测一次,不得检出任何微生物。根据消毒剂、灭菌剂的性能进行定期监测,如含氯消毒剂、过氧乙酸等应每日进行监测;使用中的戊二醛应加强监测,常规监测每周不少于1次;用于内镜消毒或灭菌的戊二醛必须每日或使用前进行监测,并做好有关记录。

4)压力蒸汽灭菌效果监测:①物理监测法。每次灭菌应连续监测并记录灭菌时的温度、压力和时间等灭菌参数,温度波动范围在±3℃,时间满足最低灭菌时间的要求,同时应记录所有临界点的时间、温度与压力值,结果应符合灭菌的要求。②化学监测法。应进行包外、包内化学指示物监测,具体要求为灭菌包外应有化学指示物,高度危险性物品包内应放置包内化学指示物,置于最难灭菌的部位。如果透过包装材料可直接观察包内化学指示物的颜色变化,则不必放入包外化学指示物。通过观察化学指示物颜色的变化,判定是否达到灭菌合格要求。③生物监测法,标准指示菌株为耐热的嗜热脂肪杆菌芽孢(ATCC7953或SSIK31)。菌片含菌量为每片$5.0 \times 10^5 \sim 5.0 \times 10^6$ CFU,在(121 ± 0.5)℃条件下,杀灭时间(KT值)≤19分钟,存活时间(ST值)≥3.9分钟。按照《消毒技术规范》的规定,将嗜热脂肪杆菌芽孢菌片制成标准生物测试包或生物灭菌过程验证装置(PCD),或使用一次性标准生物测试包,对灭菌器的灭菌质量进行生物监测。标准生物测试包置于灭菌器排气口的上方或生产厂家建议的灭菌器内最难灭菌的部位。经一个灭菌周期后,在无菌条件下取出标准测试包的指示菌片,投入溴甲酚紫葡萄糖蛋白胨水培养基中,经(56 ± 1)℃培养48小时,观察培养基颜色变化。若培养基由紫色变为黄色,则判定灭菌不合格;若培养基不变色,则判定灭菌合格。

(二)医院感染的控制

建立健全医院感染管理组织,逐渐完善科学化的医院感染管理体系,把医院感染管理纳入医院全面质量管理体系,采取相应管理措施,才能有效提高医院感染管理水平。控制医院感染的危险因素是预防和控制医院感染的最有效的措施。医院感染控制措施主要有以下几个方面。

1. 加强对医护人员医院感染业务的培训与教育 健全和完善预防医院感染的管理制度,进行广泛宣传,提高医务人员对医院感染的认识,增强医务人员的责任心。

2. 环境微生物及消毒灭菌效果监测 定期对全院各病区和重点科室的空气、物体表面、医护人员手、供应室压力蒸汽灭菌器的灭菌效果等进行监测。在医院的各项诊疗过程中,严格执行无菌操作技术,加强消毒灭菌。

3. 抗菌药物合理应用监测 抗菌药物是医院内应用最广的一类药物。加强对临床用药的监督和管理,医生定期参加临床感染性疾病的会诊,协助临床制订抗感染药物的用药方案,从而促进临床合理使用抗菌药物。

4. 制定各项医院感染规章制度 建立医院感染的专门管理机构,由相关人员根据《医院消毒管理办法》《消毒技术规范》《医院感染管理规范》,在结合医院消毒隔离制度及实际工作经验的基础上,制定各项规章制度,有效地指导临床开展工作。

(张业霞)

自测题

一、选择题

1. 构成细菌毒力的是
   A. 基本结构
   B. 特殊结构
   C. 侵袭力和毒素
   D. 分解代谢产物
   E. 侵入机体的途径

2. 与细菌侵袭力无关的物质是
   A. 荚膜
   B. 菌毛
   C. 芽孢
   D. 血浆凝固酶
   E. 透明质酸酶

3. 内毒素的毒性成分是
   A. 脂蛋白
   B. 脂多糖
   C. 类脂质 A
   D. 核心多糖
   E. 特异性多糖

4. 关于内毒素，下列叙述错误的是
   A. 来源于革兰氏阴性菌
   B. 其化学成分是脂多糖
   C. 性质稳定，耐热
   D. 菌体死亡裂解后释放
   E. 能用甲醛脱毒制成类毒素

5. 外毒素的特点之一是
   A. 多由革兰氏阴性菌产生
   B. 多为细菌裂解后释放
   C. 化学组成是脂多糖
   D. 可制备成类毒素
   E. 耐热

6. 以神经毒素致病的细菌是
   A. 霍乱弧菌
   B. 肉毒梭菌
   C. 伤寒沙门菌
   D. 脑膜炎奈瑟菌
   E. 乙型溶血性链球菌

7. 固有免疫的主要特点不包括
   A. 遗传获得，与生俱来
   B. 作用广泛
   C. 迅速应答
   D. 无特异性
   E. 有免疫记忆性

8. 破伤风梭菌引起的破伤风属于
   A. 菌血症
   B. 毒血症
   C. 败血症
   D. 内毒素血症
   E. 脓毒血症

二、案例讨论

患者，男，42 岁，建筑工地工人，因张口困难、牙关紧闭 1 小时而入院。9 天前患者左下肢意外被细铁丝扎伤，伤口窄而深，但未予重视。6 天后，患者出现左腿麻木和疼痛，咀嚼不便，吞咽困难，最后全身抽搐。患者可能感染了何种病原体？其主要致病物质是什么？细菌产生的毒素类型有哪些？这些毒素有何区别？

第三章

病原微生物实验室生物安全

学习目标

1. 掌握实验室生物安全概念；病原微生物危害程度分类；病原微生物实验室的风险评估要素；生物安全等级及生物安全设备；感染性物质的操作与处理；感染性标本运输安全要求；感染性废弃物的处理。
2. 熟悉实验室生物安全保障和生物恐怖的概念。
3. 了解病原微生物实验室的风险评估要求。
4. 描述生物安全实验室操作技术规范。

第一节 概 述

一、实验室生物安全的概念和防护措施

（一）实验室生物安全的概念

实验室生物安全是指用以防止实验室发生病原体或毒素意外暴露及释放的防护原则、技术及实践。

（二）实验室生物安全防护措施

实验室生物安全防护措施主要包括规范的实验室设计建造、安全设备的配置、个体防护装备的使用、执行严格的实验室管理和严格遵循标准化的操作规程，确保实验室工作人员免受实验对象的侵犯并确保周围环境不受其污染。

实验室生物安全防护常用设备有生物安全柜、高压蒸汽灭菌器、洗眼器和应急喷淋装置、离心机、个人防护装备等。

1. 生物安全柜 生物安全柜（biosafety cabinet，BSC）是为操作原代培养物、菌毒株及诊断性标本等具有感染性的实验材料时，用来保护操作者、实验室环境及实验材料，使其避免暴露于上述操作过程中可能产生的感染性气溶胶和溅出物而设计的一种负压过滤排风柜（图 3-1）。

生物安全柜分为Ⅰ级、Ⅱ级和Ⅲ级三个类型。三个不同等级的生物安全柜都通过使用排风高效空气过滤器（HEPA 过滤器）将安全柜内操作的感染因子有效截留。Ⅰ级生物安全柜可保

护操作者和环境而不保护样品。Ⅱ级生物安全柜对操作者、环境和样品都可提供保护,是目前最为广泛应用的柜型,可分为A1、A2、B1和B2四个类型,可用于涉及危险度Ⅱ级和Ⅲ级的微生物的操作,穿正压防护服可用于涉及危险度Ⅳ级的微生物的操作。Ⅲ级生物安全柜的所有接口都是"密封的",为负压,可为操作人员、环境及样品提供最好的防护,适用于三级和四级生物安全实验室,用于涉及危险度Ⅳ级的微生物的操作。

在处理感染性物质如对标本进行划线接种、可能产生气溶胶的操作(感染性液体的离心、动物鼻腔接种、研磨、打开有感染性或潜在感染性物质的密闭容器等)应在生物安全柜中进行。

2. 高压蒸汽灭菌器 适用于耐高温、耐高湿物品的灭菌。根据冷空气排放方式的不同,高压蒸汽灭菌器可分为下排气式和预真空两大类。根据灭菌器的形状特性,还可分为立式、卧式、台式、移动式高压蒸汽灭菌器。

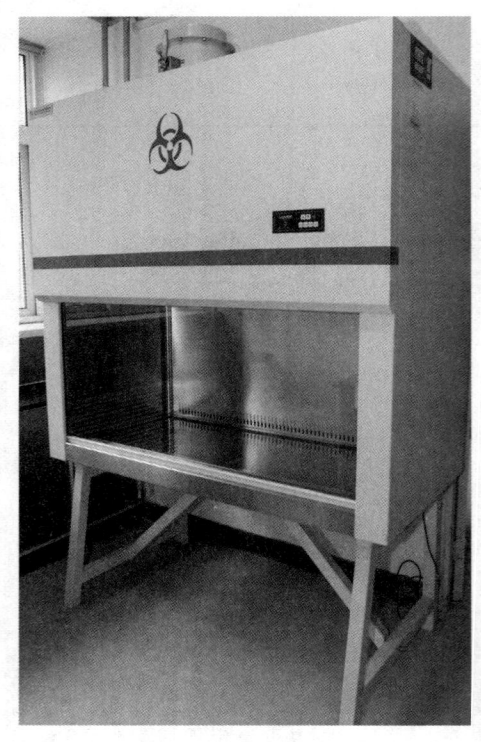

图 3-1 生物安全柜

高压蒸汽灭菌器使用时应注意:装载量不得超过柜室内容量的80%~90%,物品放置不宜过密;必须将冷空气充分排出,否则影响灭菌效果;灭菌完毕后,不得快速放气减压,且必须待灭菌器压力恢复到零位,自然冷却到60℃以下,再开盖取物。

3. 洗眼器和应急喷淋装置 根据实验室的实验活动内容,确定是否需要安装洗眼器。必要时还应有应急喷淋装置。

4. 离心机 应带有防气溶胶的密封盖或配有安全罩,也可以配备生物安全离心机。

5. 个人防护装备 是防止工作人员受到生物性、化学性或物理性等危险因子伤害的器材和用品。个人防护装备主要包括以下几种。①防护服:包括实验服、隔离衣、连体衣、塑料围裙和正压防护服,所有防护服均不可穿离实验区域。②头面部防护装备:包括安全眼镜、护目镜、防护帽、口罩、防护面罩等。③手套:按操作对象选择不同材质的手套,主要有乳胶橡胶、聚腈类、聚氯乙烯或不锈钢网孔手套等。在处理感染性物质、血液、体液及接触黏膜和受损皮肤时选择乳胶、乙烯树脂或聚腈手套;可能发生切割损伤时,选择不锈钢网孔手套。④鞋:当实验室中存在物理、化学和生物危险因子时,穿合适的鞋套或靴套,可防止实验人员足部免受损伤、化学品腐蚀或感染性物质的污染等。⑤呼吸防护用具:包括正压面罩、个人呼吸器和正压防护服三种。在进行可能产生高危害气溶胶的操作时,可以采用防护面具来进行防护。

知识链接

正压防护服

正压防护服一般在四级生物安全(BSL-4)实验室使用,适用于涉及第一类微生物的操作,如埃博拉病毒等。全身式正压防护服的头部、躯干和四肢连在一起,可向操作者提供全身防护。正压防护服具有生命支持系统,该系统包括提供超量清洁呼吸气体的正压供气装置、报警器和紧急支援气罐。工作服内气压相对周围环境为持续正压。

要点提示：实验室生物安全防护常用设备

二、实验室生物安全保障和生物恐怖

（一）实验室生物安全保障

实验室生物安全（laboratory biosecurity）保障即单位和个人为防止病原体或毒素丢失、被窃、滥用、转移或有意释放而采取的安全措施。

实验室生物安全保障措施应包括病原体和毒素的贮存位置、接触人员资料、使用记录、运送记录、对材料进行灭活和（或）丢弃等情况的最新调查结果；相关人员的职责；必要时公共卫生和安全保障管理部门介入程度、作用和责任等；调查并纠正违规行为。培训所有相关人员，使其理解生物安全保障的必要性及有关生物安全保障措施的原理，培训内容应包括国家标准、实验室生物安全保障程序等。

（二）生物恐怖

生物恐怖是使用致病性微生物或毒素等作为袭击手段，通过一定途径散布危险因子，造成疾病的暴发、流行，导致人体功能障碍和死亡。

> **知识链接**
>
> **《中华人民共和国生物安全法》**
>
> 《中华人民共和国生物安全法》是为维护国家安全、防范和应对生物安全风险、保障人民生命健康、保护生物资源和生态环境、促进生物技术健康发展、推动构建人类命运共同体、实现人与自然和谐共生而制定的法律。《中华人民共和国生物安全法》共10章88条，主要针对防控重大新发突发传染病、动植物疫情，生物技术研究、开发与应用安全，病原微生物实验室生物安全，人类遗传资源和生物资源安全，防范生物恐怖与生物武器威胁，生物安全能力建设，法律责任等，分设专章。《中华人民共和国生物安全法》自2021年4月15日起施行，这标志着我国生物安全进入依法治理的新阶段。国家安全无小事，维护国家生物安全人人有责。

第二节　病原微生物危害程度分类

危害程度分类是病原微生物危险评价的重要依据之一。不同国家根据病原微生物的传染性、感染后对个体或群体的危害程度及是否具有有效的预防和治疗措施等因素来进行微生物危害程度分类。

世界卫生组织（WHO）2004年颁布的《实验室生物安全手册》根据感染性微生物的相对危害程度将其危险度划分为4个等级（表3-1）。

表3-1 病原性微生物的危险度等级分类（WHO）

等级	危害程度	感染性微生物的分类
Ⅰ级	无或极低的个体和群体危险	不太可能引起人或动物感染的微生物
Ⅱ级	个体危险中等，群体危险低	能够引起人或动物感染的微生物，但对实验室工作人员、社区、牲畜或环境不易构成严重危害。实验室暴露也许会引起严重感染，但对感染已设有效的预防和治疗措施，并且疾病传播的危险有限
Ⅲ级	个体危险高，群体危险低	通常能引起人或动物的严重疾病，但一般不会发生感染个体向其他个体传播的微生物，且对其引起的感染已设有效的预防和治疗措施
Ⅳ级	个体和群体的危险均高	通常能引起人或动物的严重疾病，并且很容易发生个体之间的直接或间接传播的微生物，对其引起的感染缺乏有效的预防和治疗措施

我国2004年11月颁布的《病原微生物实验室生物安全管理条例》中，根据病原微生物的传染性、感染后对个体或者群体的危害程度，将病原微生物分为四类：第一类危害程度最高，第四类危害程度最低，第一、第二类病原微生物统称为高致病性病原微生物（表3-2）。

表3-2 病原微生物分类

类别	内容	种类
第一类	能引起人类或者动物非常严重疾病的微生物，以及我国尚未发现或者已经宣布消灭的微生物	新疆出血热病毒、埃博拉病毒、天花病毒、黄热病毒、蜱传脑炎病毒、马尔堡病毒等
第二类	能引起人类或者动物严重疾病，比较容易直接或者间接在人与人、动物与人、动物与动物间传播的微生物	汉坦病毒、高致病性禽流感病毒、人类免疫缺陷病毒、乙型脑炎病毒、脊髓灰质炎病毒、狂犬病毒（街毒株）、严重急性呼吸系统综合征冠状病毒、炭疽芽孢杆菌、布鲁氏菌属、结核分枝杆菌、霍乱弧菌、鼠疫耶尔森菌等
第三类	能引起人类或者动物疾病，但一般情况下对人、动物或者环境不构成严重危害，传播风险有限，实验室感染后很少引起严重疾病，并具备有效治疗和预防措施的微生物	冠状病毒、肠道病毒、肝炎病毒、流行性感冒病毒、肉毒梭菌、致病性大肠埃希菌、肺炎克雷伯菌、脑膜炎奈瑟菌、肺炎支原体等
第四类	通常情况下不会引起人类或者动物疾病的微生物	金黄地鼠白血病病毒、小鼠乳腺瘤病毒、大鼠白血病病毒等

要点提示：病原微生物危害程度分类

第三节 病原微生物实验室的风险评估

病原微生物实验室的风险评估是实验室生物安全的核心工作。根据风险评估结果，生物安全实验室设计者与使用者可确定实验室的规模、设施和合理布局，操作者可正确选择生物安全等级（设备和操作），并制定相应的操作规程、实验室管理制度和紧急事故处理办法，减少危险性事件发生。

一、风险评估要素

进行病原微生物实验室的风险评估最有用的工具就是列出微生物的危险度等级。除此之外还应考虑其他一些因素，包括：①病原微生物的致病性和感染量；②暴露的潜在后果；③传播途径和传播力；④实验室操作所致的其他感染途径（如破损玻璃器皿的刺伤，使用注射器操作不当可能扎伤而引起血液感染；进行动物实验时被动物咬伤、抓伤可导致的感染）；⑤病原微生物在环境中的稳定性；⑥所操作病原微生物的浓度；⑦病原微生物的宿主；⑧来自动物研究和实验室感染报告或临床报告中得到的信息；⑨涉及致病性生物因子的实验活动（如超声处理、离心等）；⑩可能会扩大宿主范围改变原有敏感的治疗方案的所有基因技术；当地是否能进行有效的预防或治疗等。

二、风险评估要求

病原微生物实验室的风险评估应由单位生物安全委员会组织有关专家进行，参与风险评估的人员应是在本领域对微生物特性、设备和操作规程、动物模型及防护设施等方面最为熟悉的专业人员。风险评估一旦进行，应记录风险评估过程，风险评估报告应注明评估时间、编审人员和所依据的法规、标准、研究报告、权威资料、数据等；风险评估应该在实验开始之前进行，在实验中应根据实际情况和有关研究进展不断进行再评估；风险评估报告应得到实验室所在机构生物安全主管部门的批准，而且需要定期进行复审；当发生生物安全事件或事故等时应重新进行风险评估。

第四节　病原微生物实验室分级和设备要求

一、实验室生物安全等级

实验室生物安全等级（biological safety level，BSL）一般分为四级，一级生物安全实验室防护水平最低，四级生物安全实验室防护水平最高。一般以 BSL-1、BSL-2、BSL-3、BSL-4 表示相应的生物安全等级（表 3-3）。动物实验室生物安全等级（animal biosafety level，ABSL）以 ABSL-1、ABSL-2、ABSL-3、ABSL-4 表示。

表3-3　实验室生物安全等级

分级	适用情况
BSL-1	适用于通常情况下不引起人或动物疾病的致病因子
BSL-2	适用于能引起人或动物疾病，但一般情况下不会造成严重危害，且能有效预防和治疗的致病因子
BSL-3	适用于能引起人或动物疾病，易直接或间接在人与人、动物与人、动物与动物之间传播的致病因子
BSL-4	适用于能引起人或动物严重疾病的微生物，以及我国尚未发现或已宣布消灭及对其没有预防和治疗措施的致病因子

1．一级生物安全（BSL-1）实验室　属基础实验室，可用来进行涉及危害程度第四类的病原微生物的教学、研究等工作。BSL-1 实验室一般不需要配备高压蒸汽灭菌器、离心机安全罩，必要时可配置生物安全柜。在 BSL-1 实验室应遵循标准化操作规程进行微生物实验操作。

2．二级生物安全（BSL-2）实验室　属基础实验室，常为诊断、研究实验室，BSL-2 实验室的安全设备和设施适用于操作危害程度第三类（少量第二类）的病原微生物，如沙门菌属、克雷伯菌属等。实验室应有限制人员进入制度，门应保持关闭并在入口处贴有国际通用的

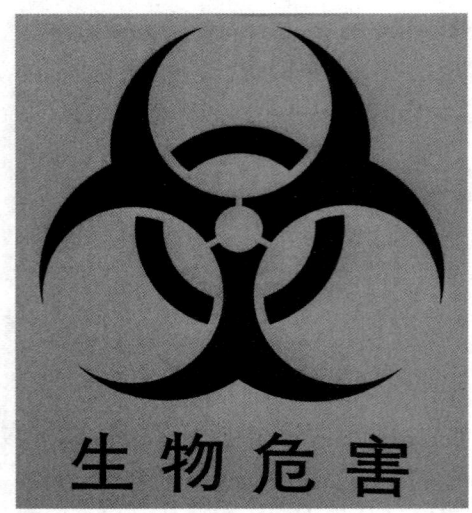

图 3-2　生物危害标识

生物危害标识（图 3-2）。已知或潜在的感染性废弃物和普通废弃物应分开，实验室应具备生物安全柜和高压蒸汽灭菌器。在 BSL-2 实验室，遵循标准化操作规程进行微生物实验操作时要配备个人防护装备。

3. 三级生物安全（BSL-3）实验室　属防护实验室。BSL-3 实验室的安全设备和设施适用于操作危害程度第二类（个别第一类）的病原微生物，如结核分枝杆菌、汉坦病毒等。在满足 BSL-2 实验室设施的基础上，BSL-3 实验室在平面布局上是由清洁区、半污染区、污染区组成，各区之间应设缓冲间，缓冲间的门应能自动关闭并互锁，而且应安装独立的送排风系统以控制实验室气流方向和压力梯度。凡符合 BSL-3 实验室的微生物操作均须在生物安全柜内进行。

4. 四级生物安全（BSL-4）实验室　属最高防护实验室。BSL-4 实验室的安全设备和设施适用于操作我国危害程度第一类的病原微生物，如马尔堡病毒和新疆出血热病毒等。通过使用Ⅲ级生物安全柜或Ⅱ级生物安全柜，并穿着正压防护服，使实验室人员与传染性气溶胶完全隔离。BSL-4 实验室必须与其他实验室隔离，独立设置，并具备特殊的通风装置和废弃物处理系统。

要点提示：实验室生物安全等级

二、安全设备和个体防护

二级以上级别的医院临床微生物实验室的防护设施一般要求达到 BSL-2 标准，有的临床微生物实验室检测特殊病原微生物，如结核分枝杆菌，应达到 BSL-3 标准。在此主要介绍 BSL-1 和 BSL-2 实验室的安全设备和个体防护。

（一）BSL-1 实验室

1. 一般无须配备高压蒸汽灭菌器、离心机安全罩，必要时可配置生物安全柜。
2. 工作人员在实验时应穿工作服。离开实验室时，工作服必须脱下并留在实验区内。
3. 工作人员手上有皮肤破损或皮疹时应戴手套。
4. 在执行可能有微生物或其他危险材料溅出的程序时应戴防护眼镜。

（二）BSL-2 实验室

1. 配备生物安全柜　可能产生致病微生物气溶胶或出现溅出的操作，以及处理高浓度或大容量感染性材料时，均应在生物安全柜中进行。生物安全柜（柜型建议选择Ⅱ级 A1 或Ⅱ级 B1）应安装在实验室内气流流动小、人员走动少、离门和空调送风口较远的地方，在生物安全柜的后方及每个侧面应尽可能留有 30 cm 左右的空间，以便清洁和维护。在生物安全柜的上方也应留有 30 cm 的空间，以便准确测量空气通过排风过滤器的速度和更换排风过滤器。

2. 配备高压蒸汽灭菌器　在实验室所在的建筑内应配备高压蒸汽灭菌器，并按期检查和验证。应选择立式或台式排气口和排水口装有 HEPA 过滤器的高压蒸汽灭菌器。

3. 安装洗眼器　如果需要洗眼器，应安装在靠近实验室出口处的洗手池旁，必要时还应有应急喷淋装置。

4. 个人防护设备 当微生物的操作不可能在生物安全柜内进行而必须采取外部操作时，为防止感染性材料溅出或雾化危害，必须戴护目镜、面罩、个体呼吸保护用品或其他防护设备。

5. 着装防护服 在实验室工作时必须穿着合适的工作服或罩衫等防护服。离开实验室时，防护服必须脱下并留在实验室内，不得穿着外出。用过的工作服应定期消毒。

6. 戴手套 当手可能接触感染性材料、污染的物体表面或设备时应戴上合适的手套。如可能发生感染性材料的溢出或溅出，宜戴两副手套。不得戴着手套离开实验室。手套用完后，应先消毒再摘除，随后必须洗手。一次性手套不得清洗和再次使用。

> **要点提示**：BSL-2 实验室安全设备和个体防护

第五节　生物安全实验室操作技术规范

> **案例 3-1**
>
> 某医院病理科医生孙某，为一位上消化道出血手术患者做病理切片检查时未戴手套，不慎被载玻片划破手指，破碎的载玻片上沾有患者淋巴结的污染物，由于慌忙，孙某未及时做伤口清洗。经检测该患者是人类免疫缺陷病毒（HIV）感染者。
>
> **思考题**：
> 1. 为什么孙医生会遭受 HIV 职业暴露？
> 2. 如何避免此现象的发生？
> 3. 如果发生 HIV 职业暴露应采取哪些措施？

一、常用设备的安全使用规范

（一）生物安全柜

生物安全柜必须确认能正常运转时方可使用。开始工作前，先将工作所需物品放入工作台后部，洁净物品和使用过的污染物品要分开放在不同区域，而且尽量少放器材或标本，不可挡住柜内前面的空气格栅。使用生物安全柜时，不要打开玻璃观察窗。开始操作前，要调整好凳子或椅子的高度，以确保操作者脸部在工作窗口之上，然后将双臂伸入安全柜静止至少 1 分钟，使安全柜内气流稳定后再开始操作。工作台面上的操作应按照从清洁区到污染区的方向进行。在柜内所有工作都要在工作台中央或后部进行，并且通过玻璃观察窗能看到柜内的操作。尽量减少操作者背后人员的走动，操作者不要将手臂频繁进出生物安全柜以免破坏定向气流。柜内禁止使用本生灯，可使用微型电加热器进行细菌接种。操作前后风机至少运行 5 分钟。操作结束应使用适宜的消毒剂擦拭生物安全柜的台面和内壁。不可在柜内进行文字工作。

（二）接种环

接种环的直径应为 2~3 mm、完全封闭、长度小于 6 cm，为了避免被接种物洒落，应减少抖动。使用封闭式微型电加热器灭菌接种环，可避免爆溅。如有条件建议使用一次性接种环。

（三）移液管

移液管应带有棉塞以减少污染。严禁用口向含有感染性物质的溶液中吹吸，应使用机械移液装置进行移液。工作台面放一块浸有消毒液的布或纸，以防止感染性物质从移液管中滴出而扩散。

（四）离心机

离心机安置高度以便于操作者能看见离心桶并便于进行更换转头、放好离心管、拧紧转头盖等各项操作为宜。操作病原微生物时，离心桶的装载、平衡、密封和打开必须在生物安全柜内进行；每次离心操作后需清除离心桶、转头和离心机内的污染物；每天检查在特定的转速下，离心杯或转头的内表面有无污物，如有的话，则需重新评估离心操作规程。离心转头和离心桶应每天检查有无腐蚀点和极细的裂缝，以确保安全。

（五）组织研磨器

使用玻璃研磨器时需戴上手套，并在手里再垫上一块柔软的纱布。组织研磨器应该在生物安全柜内操作和开启。

（六）振荡器、匀浆器和超声波破碎仪

当使用匀浆器、振荡器和超声波破碎仪处理感染性物质时，应有防护装置，在生物安全柜内操作。

二、感染性物质的操作与处理

（一）感染性物质的操作

1. 标本采集 感染性物质标本必须由掌握相关专业知识和操作技能的工作人员进行采集，并穿戴与采集病原微生物标本所需要的生物安全等级相适应的个人防护装备。

2. 标本运送 采集的标本应采取防止污染工作人员、患者及环境的方式在医疗机构内运送。装标本的容器应坚固、无泄漏。容器上标识明确。为避免意外泄漏或溢出，应将容器直立于固定的架子上，放在盒子等二级容器内运送。申请单不能卷在容器外，最好放在防水袋中。

3. 标本接收和打开 需要接收大量标本的实验室应在一个专用的房间或区域进行。接收人员应对收到的所有临床标本进行核对，检查标本管有无破损和溢漏。标本的内层容器应在生物安全柜内打开，并备好消毒剂。接收人员应穿防水的防护服，戴生物安全专用口罩、眼罩和手套。

4. 血清分离 操作时应戴手套并注意眼睛和黏膜的防护。应小心吸取血液和血清，避免或尽量减少气溶胶的产生。移液管使用后应浸没在消毒液中，浸泡适当的时间后，或丢弃，或灭菌处理后重复使用。

5. 感染性物质冻干管的开启和储存 感染性物质冻干管的开启应在生物安全柜中进行。首先清洁外表面，在管上靠近棉花或纤维塞的中部锉一痕迹，用一团乙醇溶液浸泡过的棉花将管包起来以保护双手，然后从锉痕处打开。将顶部小心移去并按污染材料处理。缓慢向管中加入液体重悬冻干物，避免出现泡沫。感染性物质冻干管应当储存在液氮上面的气相、低温冰箱或干冰中。取出时应注意眼睛和手的防护，避免因裂痕或密封不严出现破碎或爆炸。

（二）暴露的处理

1. 潜在危险性气溶胶释放 所有人员必须立即撤离现场，并及时通知实验室负责人和生物安全负责人，应张贴"禁止进入"的标识，待气溶胶排出、粒子沉降（约1小时）后方可入内。清除污染时应穿戴适当的防护装备。暴露者应接受医学咨询。

2. 潜在感染性物质溢出 首先用布或纸巾覆盖住破损物品及溢出物质，由外围向中心倾倒消毒剂，作用一定时间（约30分钟）后，将布或纸巾及破损物品清理掉，玻璃碎片应用镊

子或硬的厚纸板等工具清理并置于锐器盒中,切勿直接用手清理,以免刺破皮肤。然后再用消毒剂擦拭污染区域。处理溢出的人员必须穿防护服,戴手套,必要时需对面部和眼睛进行保护。用于清理的布或纸巾及厚纸板等应放在盛放污染性废弃物的容器内,污染的文件(包括记录)复制后,将原件丢入放污染性废弃物的容器。

3. 离心管破碎 如果正在运行时非封闭离心桶的离心机内盛有潜在感染性物质的离心管发生破裂,应关闭机器电源,停止后密闭离心桶约30分钟,待气溶胶沉降后开盖。发生以上情况时应报告实验室负责人。随后的操作都应戴结实手套(如厚橡胶手套)。玻璃碎片用镊子等工具清除,所有破碎的离心管、玻璃碎片、离心桶、十字轴和转子都应放在无腐蚀性、已知对相关微生物具有杀灭活性的消毒剂内,消毒30分钟。未破损的带盖离心管应放在另一装有消毒剂的容器内,然后回收。离心机内腔应用适当浓度的同种消毒剂反复擦拭,然后用水冲洗并干燥。清理时所使用的材料都应按感染性物质处理。在可封闭的离心桶内离心管破碎时,所有密闭离心桶都应在生物安全柜内开盖、处理,所有操作均需戴手套。

4. 针刺伤 如被血液、体液污染的针头或其他锐器刺伤后,应做到:①应迅速脱去手套,立即用力捏住受伤部位,向离心方向挤出伤口的血液,同时用流动水冲洗伤口;②用75%乙醇或0.5%~1%聚维酮碘(又称碘伏)消毒伤口;③意外受伤后应及时报告有关部门,必须进行人类免疫缺陷病毒(HIV)、乙型肝炎病毒(HBV)等的基础水平检查;④可疑被HBV感染的锐器刺伤时,应尽快注射抗乙肝病毒高效价抗体和乙肝疫苗;⑤可疑被HIV感染的锐器刺伤时,应及时找相关专家就诊,根据专家意见预防性用药,并尽快检测HIV抗体,然后根据专科医生建议行周期性复查,如6周、12周、6个月等。

> **要点提示**:暴露的处理

(三)感染性标本运输安全要求

1. 包装 机构间感染性标本的运输要求将标本按内层、中层、外层三层进行包装。装标本的内层容器应密闭,防水、防渗漏,并贴指示内容物的标签;中层容器同样要求防水、防渗漏,在内层容器和中层容器之间应填充适宜的吸收材料,确保意外泄漏时能吸收内层容器中的所有内容物;第三层为强度满足其容积、质量及使用要求的刚性外包装,主要保证样品在运输过程中的安全性。外包装应有生物危险标签、标识、警告用语和提示用语等。

2. 运输 《病原微生物实验室生物安全管理条例》中规定运输高致病性病原微生物菌(毒)种或者标本,应当通过陆路运输;但不得通过公共电(汽)车和城市铁路运输;没有陆路通道,必须经水路运输的,可以通过水路运输;国际运输还应遵守国家进出口有关规定。

(四)感染性废弃物的处理

感染性废弃物是指应丢弃的感染性或潜在感染性物品,如手套、口罩、试管、平皿、吸管等实验器材,以及废弃的感染性实验样本、培养基等。感染性废弃物处理的首要原则是必须在实验室内清除污染后丢弃。高压蒸汽灭菌是清除污染时首选的方法。所有感染性废弃物都应装入可高压蒸汽灭菌的黄色塑料袋里,并置于防渗漏的容器内进行高压蒸汽灭菌后,放到运输容器内运输至焚烧炉,并做好处理记录。

每个工作台应放置盛放废弃物的容器、盘子或广口瓶,最好是不易破损的容器并有生物危害标识。当使用消毒剂时,应使废弃物充分接触消毒剂,并根据消毒剂的种类与特点确定浸泡时间,盛放废弃物的容器应进行高压蒸汽灭菌并清洗后方可重新使用。污染的或可能污染的玻璃碎片、注射针等锐器应置于防穿刺容器内,先进行高压蒸汽灭菌后,将其放入感染性废弃物容器中进行焚烧。

(王燕梅)

自测题

一、选择题

1. 关于二级生物安全实验室，下列叙述正确的是
   A．门保持关闭并贴有危险标识
   B．不需要配备生物安全柜
   C．不用配备高压蒸汽灭菌器
   D．执行生物学操作技术只要戴好手套即可，无需其他个人防护装备
   E．已知的或潜在的感染废弃物与普通废弃物可存放在一起

2. 通常临床微生物实验室生物安全等级为
   A．BSL-1　　　　　　　　　　　　B．BSL-2
   C．BSL-3　　　　　　　　　　　　D．BSL-4
   E．BSL-5

3. 下列不能作为微生物危害评价的依据的是
   A．病原微生物的致病性和感染量　　B．特定的病原体是否存在于国内
   C．暴露的潜在后果　　　　　　　　D．病原微生物的传播途径
   E．当地是否能进行有效的预防或治疗

4. 注射针用完后正确的弃用方式是
   A．丢入废物缸中
   B．丢入普通垃圾桶中
   C．套上针头投入指定锐器盒中
   D．将针头取下其他部分洗净后回收再利用
   E．丢入黄色垃圾袋中

5. 开启装有冻干生物制品的安瓿时，下列步骤属于错误操作的是
   A．消除安瓿外表面的污染
   B．在管上靠近棉花或纤维塞的中部锉一痕迹
   C．用一团乙醇溶液浸泡过的棉花将安瓿包起来，然后手持安瓿从标记的锉痕处打开
   D．无须在生物安全柜中进行
   E．将顶部小心移去，并按污染材料处理

6. 关于临床微生物实验室生物安全的要求，叙述错误的是
   A．不得在实验室内存放食物
   B．进入实验室的人员应授权
   C．实验室应制定特殊实验室管理制度
   D．实验室内应有分区标识和消毒管理制度
   E．处理大容量感染性材料时应在超净工作台内操作

二、案例讨论

小王在微生物实验室中进行细菌生化鉴定试验时，不小心将菌液洒落在实验台上，小王直接用抹布擦干。小王的做法是否正确？作为检验人员，按照正确的操作规范，这种情况应该怎样处理？

第四章 细菌检验基本技术

第四章数字资源

学习目标

1. 掌握染色和不染色标本检查的基本程序，革兰氏染色和抗酸染色的原理、技术、结果判断与临床意义，培养基的种类和制备，常见细菌接种技术及细菌在培养基中的生长现象，常见细菌生化反应的原理及临床意义，微生物自动鉴定系统原理。
2. 熟悉其他特殊染色的原理、结果判断及临床意义，细菌接种器材及技术，免疫学检测技术，自动血培养检测系统及微生物自动鉴定系统基本结构、性能、工作流程和操作要点，自动药物敏感分析系统的微量稀释法试验系统。
3. 了解分子生物学检测技术、细菌毒素检测技术、质谱检测技术。
4. 描述细菌生化反应的基本操作步骤。

细菌检验基本技术主要是利用细菌学基本知识和技术，结合临床实际，对患者标本进行细菌学检验。本章主要包括细菌形态检验，对致病菌的分离培养，致病菌代谢产物检查及机体感染后免疫应答物的检测。通过细菌检验可为临床提供感染性疾病病原学诊断依据，指导临床合理使用抗菌药物，进行医院感染监控。

案例 4-1

某区小学生午餐后有同学出现头晕、恶心、呕吐、腹泻等症状，2小时内增至12人，被迅速送至当地医院。经流行病学调查，凡发病者午餐均在学校食堂食入过蛋糕，提供该蛋糕的食品店将加工好的蛋糕放置约7小时后才送至学校食堂。取剩余蛋糕、患者呕吐物、患者粪便进行微生物学检验，涂片发现大量革兰氏阳性球菌，呈葡萄串状排列。

思考题：
1. 该案例可能是何种原因引起的食物中毒？
2. 采集标本进行涂片染色的过程中有哪些注意事项？
3. 为进一步明确诊断，还可进行哪些微生物学检验？

第一节 细菌形态检验技术

细菌形态检验方法主要包括染色标本检验和不染色标本检验，主要是利用显微镜对细菌的一般形态结构（包括大小、形态、排列、特殊结构、动力、染色性等）进行观察，迅速了解临床标本中有无细菌及菌量信息，并根据细菌的典型形态结构对细菌进行初步识别和分类，为后续生化反应、药物敏感试验、血清学鉴定等提供依据。

一、不染色标本检验

不染色标本主要用于检查活菌的动力和运动状况，常用的方法有压滴法、悬滴法和毛细管法，在普通光学显微镜下可以观察，在暗视野显微镜或相差显微镜观察下观察效果更好。

临床上有时通过不染色标本检验对某些致病菌做出初步鉴定。例如，取米泔水样便在镜下观察到标本中有"鱼群"样排列、运动活泼的细菌，结合临床症状可初步推断"疑似霍乱弧菌"。

1. 压滴法 用接种环挑取菌悬液1~2环（或用一次性无菌滴管取1滴）于载玻片中央，加盖玻片后及时在显微镜下观察微生物活体。显微镜操作时需将光线调暗，先用低倍镜找到观察部位，再用高倍镜观察。

2. 悬滴法 用接种环挑取菌悬液1~2环（或用一次性无菌滴管取1滴）于盖玻片中央，将凹玻片边缘均匀涂布凡士林后凹面向下对准盖玻片中央盖于其上，翻转后将玻片置于显微镜下观察。

压滴法相对悬滴法简单易行，液体比较薄，易于观察，可用于细菌计数。悬滴法液体没有盖玻片的压力，液体悬浮，细菌运动更明显，方便区别细菌鞭毛运动与布朗运动（假性运动），后者只是在原地左右摆动，细菌有明显位移者，才能判断为有运动性。

3. 毛细管法 以长60~70 mm、管径0.5~1.0 mm的毛细管接触培养物，让菌液吸入毛细管后，用火焰将毛细管两端熔封，将毛细管固定在载玻片上镜检。毛细管法主要用于检查厌氧菌的动力。

二、染色标本检验

细菌标本经染色后，不仅能清晰地看到细菌的形态、大小及排列方式，还可根据染色结果将细菌进行分类，在细菌鉴定中广泛应用。

（一）常用染料

用于细菌染色的染料大多是人工合成的含苯环或苯的有机物。苯环上带有色基和助色基，色基赋予化合物颜色，助色基可增加色基与被染物的亲和力。助色基有碱性基团（如—NH_2），有酸性基团（如—OH），助色基的酸碱性决定染料的酸碱性。常用的染料有以下几种。

1. 碱性染料 常用的碱性染料有亚甲蓝、结晶紫、碱性复红等，色基带正电荷，易与带负电荷的被染物相结合。多数细菌等电点（pI）为2~5，在中性、碱性及弱酸性环境中都带负电荷，易被碱性染料着色。细菌学检查中最常用的是此类染料。

2. 酸性染料 常用的酸性染料有伊红、酸性复红、刚果红等，色基带负电荷。

3. 复合染料 复合染料是碱性与酸性的复合物，如伊红亚甲蓝、吉姆萨染料等。

4. 荧光染料 常用异硫氰酸荧光素、金胺O荧光染料等。

(二) 染色标本检验程序

1. 涂片 取一张洁净的载玻片，在玻片中央滴一小滴生理盐水，用接种环挑取细菌菌落少许均匀涂布于生理盐水中，研磨均匀成直径 1～1.5 cm 的菌膜。若取菌悬液标本涂片，则不需加生理盐水，直接用灭菌的接种环取菌液 1～2 环，于载玻片中央均匀涂抹制成菌膜。

2. 干燥 将涂片置室温自然干燥，也可将菌膜面向上，在酒精灯火焰上方的热空气中微微加热烘干，但切勿靠近火焰，以免标本被烤焦。

3. 固定 用玻片夹夹住载玻片一端，干燥的涂片面朝上，在酒精灯火焰的外焰上来回匀速通过 3 次。固定标本的目的在于：①凝固细菌的蛋白质，杀死细菌；②改变细菌对染料的通透性，有利于细菌着色；③使菌体牢固结合于载玻片，冲洗过程中不易脱落；④尽可能保持细菌原来的形态与结构。

4. 染色 细菌染色方法有多种，根据不同检验目的可选用不同的染色方法。根据所用染料种类的多少，可将染色方法分为单染法和复染法两种。单染法仅选用一种染料染色，如吕氏亚甲蓝或稀释苯酚复红染色，经一种染料染色后即可观察细菌的形态、大小、排列或简单结构。复染法需要两种或两种以上的不同染料进行染色，染色后即可观察细菌的大小、形态和排列，也可用于鉴别细菌。

5. 镜检 待标本干燥后，置于显微镜油镜下观察染色结果，辨认细菌的形态、大小、排列、染色性及某些特殊结构等指标。

(三) 常用染色方法

1. 革兰氏染色 此法是细菌学检验中最经典、最常用的染色方法，在 1884 年由丹麦病理学家 C. Gram 创立，包括初染、媒染、脱色和复染。通过此法，可以将细菌分为革兰氏阳性 (G^+) 菌和革兰氏阴性 (G^-) 菌两大类，并可初步识别细菌，为下一步鉴定提供方向。

(1) 染色步骤：目前商品化的革兰氏染色试剂盒较多，方法上存在略微差异，但一般染色过程基本相同，使用的染料为结晶紫、鲁氏碘液、95% 乙醇、沙黄或稀释苯酚复红。

1) 初染：用染料对固定后的细菌进行染色。方法：在制好的涂片上滴加结晶紫染液（以刚好覆盖菌膜为宜），染色 1 分钟，水洗，去除多余水分。

2) 媒染：媒染所用的染料又称媒染剂，其作用在于增强染料与细菌的亲和力，使染料更加固定在细菌上，同时又可改变细菌细胞壁的通透性，有利于染料进入菌体。方法：滴加鲁氏碘液，染 1 分钟，水洗，去除多余水分。

3) 脱色：用脱色剂使已着色的被染物脱去颜色，常用脱色剂有醇类、酸类、碱类等。方法：滴加 95% 乙醇，轻轻晃动玻片，使其脱色，需 10～30 秒至无紫色脱出为止；水洗，去除多余水分。

4) 复染：经脱色处理的细菌再用复染液复染使其重新着色，并且与初染颜色形成鲜明对比。方法：滴加沙黄或稀释苯酚复红染液，复染 30 秒，水洗，用滤纸吸干或自然干燥。

(2) 结果判读：用普通显微镜进行观察，紫色为革兰氏阳性菌（如金黄色葡萄球菌），红色为革兰氏阴性菌（如大肠埃希菌）。

(3) 临床意义

1) 鉴别细菌：根据革兰氏染色结果，可将细菌分为革兰氏阳性菌和革兰氏阴性菌两大类，可根据菌落形态及镜下形态初步进行鉴定，有助于进一步选择相应的鉴定方法。

2) 选择药物：临床医生可根据初步报告选择治疗药物。革兰氏阳性菌和革兰氏阴性菌因其细胞壁结构存在差异，对抗菌药的敏感性不同。如革兰氏阳性菌大多对青霉素、头孢菌素、红霉素敏感，而革兰氏阴性菌大多对青霉素不敏感，但对链霉素、庆大霉素、氯霉素等敏感。

3) 了解致病性：大多数外毒素由革兰氏阳性菌产生，内毒素由革兰氏阴性菌产生，外毒素、内毒素引发的疾病不同，症状及治疗措施也不同。

> **要点提示**：革兰氏染色的方法、结果和意义

2．抗酸染色 抗酸染色主要针对性用于结核病、麻风病等疾病的细菌检查。分枝杆菌属细胞壁含有大量脂质，主要是分枝菌酸，一般不易着色，经加热和延长时间后才可使其着色，并且很难被酸性脱色剂（3%盐酸乙醇）脱色，经碱性亚甲蓝复染后，分枝杆菌仍为红色，而其他细菌、细胞及背景中物质均被染成蓝色。此外，抗酸染色也可用于诺卡菌属的鉴别，改变脱色剂（用1%硫酸脱色），诺卡菌属可呈弱抗酸性。

（1）染色步骤：染色方法类似于革兰氏染色，使用的染料不同，染色时间不同。常用染料为苯酚复红液、3%盐酸乙醇、碱性亚甲蓝溶液。

1）初染：在固定好的涂片上滴加苯酚复红液2~3滴（以完全覆盖菌膜为宜），可以加热和延长染色时间的方式促进菌体着色。加热时在酒精灯火焰高处徐徐加热，注意切勿沸腾，出现蒸汽即暂时离开，保证苯酚复红液不干涸并覆盖整个菌膜，如染液蒸发减少，及时滴加染液，加热5~10分钟，待冷却后水洗，去除多余水分。冷染法可在室温下进行，不需加热。

2）脱色：用3%的盐酸乙醇脱色0.5~1分钟，水洗，去除多余水分。

3）复染：滴加碱性亚甲蓝染液，复染1分钟，水洗，用滤纸吸干或自然干燥。

（2）结果判读：用普通显微镜进行观察，抗酸菌呈红色，非抗酸菌、细胞及背景呈蓝色。

（3）临床意义：疑似结核分枝杆菌感染的标本，经抗酸染色后在油镜下观察，根据所见结果报告"找到（或未找到）抗酸杆菌"，可为临床提供初步诊断依据。为提高抗酸杆菌检出率，以应用多次厚涂片法为宜。

> **要点提示**：抗酸染色的方法、结果和意义

3．负染法 本法是一种使标本背景着色而菌体不着色的染色方法。常用的负染法有墨汁负染法、刚果红负染法。墨汁负染法常用于鉴定新型隐球菌，该方法操作便捷快速，但对结果判读需要一定经验。

> **要点提示**：新型隐球菌的鉴别

4．特殊染色法 细菌特殊结构如芽孢、鞭毛及荚膜等和其他结构如细胞壁、核质及胞质颗粒等，用普通染色法均不易着色，必须用相应的特殊染色法才能染上颜色。常用的特殊染色法有细胞壁染色、荚膜染色、芽孢染色、鞭毛染色及异染颗粒染色等。鞭毛染色后在显微镜下不仅可以观察到有无鞭毛，还可进一步观察到鞭毛的位置及数量，在细菌鉴定中具有重要价值。荚膜染色用于有荚膜细菌的鉴定，如肺炎链球菌、流感嗜血杆菌、炭疽芽孢杆菌及产气荚膜梭菌等的鉴定。异染颗粒染色主要用于白喉棒状杆菌的鉴定，如疑为白喉棒状杆菌感染，进行涂片检查，除证实为革兰氏阳性典型棒状杆菌外，尚需用异染颗粒染色法检查有无异染颗粒，为临床早期诊断提供依据。

三、特殊显微镜检查法

（一）暗视野显微镜检查法

暗视野显微镜是通过特殊的暗视野聚光镜使光线斜照在标本上，不直接进入物镜，从而使

视野黑暗的显微镜。暗视野显微镜主要用于观察反差太小或分辨力不足的微小颗粒。该法在微生物学中主要用于观察未染色的活体微生物。由于采取特殊的暗场照明方式,视野背景是黑暗的,但由于光的散射作用使菌体在黑暗的背景中发亮。

(二)相差显微镜检查法

相差显微镜是利用光的衍射和干涉现象将透过标本的光线光程差或相位差转换成肉眼可分辨的振幅差显微镜。可提高密度不同物质图像的明暗区别,用于观察未经染色的细胞结构。相差显微镜下可使菌体与周围环境、菌体内某些结构形成明暗对比,以显示被观察菌体的细微结构,能较好观察活菌运动和细菌内部的细微结构。

(三)荧光显微镜检查法

荧光显微镜是以较短波长的光(如紫外线)为激发光照射被检物体,观察被检物体中的荧光色团发出荧光的显微镜。此检查法可获得被测物的形态及空间位置,常用于研究细胞内物质的吸收、输运、化学物质的分布及定位等。可利用荧光素标记抗体,再将标记的抗体与细菌特异性的抗原结合,形成荧光素-抗体-细菌复合物,荧光素经一定波长的光照射后,发出荧光,通过显微镜检测荧光,判断标本中有无目的菌。

(四)电子显微镜检查法

电子显微镜是以高能电子束为光源照明样品,以电磁透镜对电子束聚焦和放大而成像的显微镜。此检查法具有原子量级的分辨力,可观测样品超微结构,主要有透射电子显微镜和扫描电子显微镜等。透射电子显微镜适用于观察细菌内部的超微结构,扫描电子显微镜适用于对细菌表面结构及附件和三维空间的立体结构进行观察。用电子显微镜观察时,需先对标本进行特殊制片,在干燥真空状态下检查,故不能观察活的微生物。

(五)扫描隧道显微镜检查法

扫描隧道显微镜是一种利用隧道效应探测物质表面结构的高分辨率非光学显微镜。它的核心组成部分是探针针尖,其原理是将原子尺度的极细探针和被研究物质的表面作为两个电极,当样品与针尖的距离非常近时,在外加电场的作用下,电子会穿过这两个电极之间的势垒从一个电极流向另一个电极,从而形成隧道电流。在扫描过程中,探针随样品形状上下移动来保持穿隧电流大小恒定,并以此获取物体表面的形貌特征。通过该显微镜可观察大分子和生物膜的分子结构,对生命科学研究领域具有十分重要的意义。

第二节 细菌接种与培养技术

案例 4-2

某普外科住院患者,遵医嘱留取痰培养标本。医院检验科微生物室接收痰培养标本后,将其接种于血琼脂平板,于 35 ℃培养 24 小时后,平板内出现了灰色、细小圆形、扁平、中央呈脐窝状、直径 1.0 mm 左右的菌落,周围有草绿色溶血环。

思考题:
1. 血琼脂平板属于哪一类培养基?主要用途是什么?
2. 为了进一步确诊,还需要做哪些微生物学检验?

细菌的接种与培养技术是指用人工方法，提供细菌生长繁殖所需的营养和最适生长条件，使细菌繁殖生长，培养细菌用于细菌种类鉴定、药物敏感试验、细菌致病性检验和菌种保存等。

一、培养基

培养基（culture medium）是由人工配制、适合微生物生长繁殖或代谢物产生的混合营养基质。适宜的培养基可用于微生物的培养、分离、鉴别、保存等，还可用于研究细菌的生理、生化特性。掌握培养基的制备技术，根据细菌生长特性选择合适的培养基进行接种培养，是微生物学检验的重要环节。

（一）培养基的主要成分及作用

1. 营养物质

（1）蛋白胨：蛋白胨是有机化合物，是将肉、酪素或明胶用酸或蛋白酶水解后干燥而成的外观呈淡黄色的粉剂，具有肉香的特殊气味。蛋白质经酸、碱或蛋白酶分解后也可形成蛋白胨。蛋白胨富含有机氮化合物，也含有一些维生素和糖类。它可以作为微生物培养基的主要原料。按照生产原料的性质，可分为动物蛋白胨（酪蛋白、肉类）、植物蛋白胨（大豆类）和微生物蛋白胨（酵母）等。能为微生物提供碳源、氮源和生长因子等营养物质。

（2）肉浸液：用新鲜牛肉（去除脂肪、肌腱及筋膜）浸泡煮沸而制成的肉汤。肉汤中含有可溶性含氮浸出物、非含氮浸出物和一些生长因子。肉浸液可为细菌提供氮源和碳源。

（3）牛肉膏：又称牛肉浸膏，肉浸液经长时间加热浓缩而得到的一种黄色至棕褐色膏状物质。其中不耐热的糖已被破坏，因而其营养价值低于肉浸液，但因无糖，可用作肠道鉴别培养基的基础成分。

（4）糖醇类：常用的糖类有单糖（葡萄糖、阿拉伯糖等）、双糖（乳糖、蔗糖等）、多糖（菊糖、淀粉等），醇类有甘露醇和卫矛醇等。糖类物质不耐热，高温加热时间过长会使糖类物质焦化而破坏。在培养基中加入糖醇类物质，除为细菌生长提供碳源和能量外，还可根据细菌对糖醇类利用能力的差异鉴别细菌。

（5）血液：血液除能增加培养基中蛋白质、多种氨基酸、糖类及无机盐等营养成分外，还含有能提供细菌生长所需的辅酶（如V因子）、血红素（如X因子）等特殊生长因子，适用于培养营养要求较为苛刻的细菌，如流感嗜血杆菌，还适用于观察细菌的溶血现象。培养基中常加入的血液主要是动物血如脱纤维羊血。

（6）鸡蛋或动物血清：是培养基的特殊成分，可用于某些营养要求高的细菌培养。例如，在其培养基中加入动物血清制备成吕氏血清斜面培养基能更好地观察白喉棒状杆菌的异染颗粒；在培养基中加入鸡蛋液制成罗氏培养基能更好地培养结核分枝杆菌。

（7）无机盐：细菌生长也需要无机盐类，常用元素有钾、钠、钙、镁、铁、磷、硫等，微量元素有钴、锌、锰、铜等，其中NaCl和磷酸盐是培养基中最为常用的盐类。无机盐对维持细菌酶的活性有重要作用，NaCl可维持细菌体内外的渗透压，磷酸盐除了提供细菌生长所需要的磷源外，还可以对培养基的酸碱环境起到缓冲作用。

（8）生长因子：是一些细菌生长所必需但其自身不能合成的物质，通常为有机化合物，包括B族维生素、某些氨基酸、嘌呤、嘧啶和特殊生长因子（X因子、V因子）等。在制备培养基时，必须加入相应的生长因子成分。

2. 水 许多营养物质必须溶于水才能被细菌吸收，细菌生理、生化功能的实现也必须在有水的环境中进行，因此水是培养基的必需成分。配制培养基常用蒸馏水或去离子水，去离子水不含有各种离子，不会对培养基的其他环境造成影响。

3. 凝固剂 凝固剂是固体或半固体培养基中所要加入的成分，有助于液体培养基发生凝固。最常用的凝固剂为琼脂。琼脂是一种胶体物质，是从石花菜、江篱等红藻中提取的半乳聚糖硫酸酯的钙盐聚合物，用作细菌培养基、食品凝胶剂和纺织业的浆料。该物质本身不被细菌利用，无营养作用，加热至98℃以上时可溶解于水，而冷却至45℃以下时凝固，其透明度好，黏着力强，是目前较理想的固体培养基赋形剂。特殊情况下亦可使用明胶、卵清蛋白及血清等。

4. 抑制剂 是一类能抑制或减少杂菌生长而有利于目的菌生长的物质。抑制剂具有选择性抑制的特征，因此可以在制备培养基时根据不同目的而选择不同的抑制剂。抑制剂在肠道标本目的菌如肠道杆菌、霍乱弧菌等培养中应用较多。常见的抑制剂包括胆盐、煌绿、亚硫酸钠、某些染料及抗生素等。

5. 指示剂 指示剂是细菌生化鉴定用的一种培养基成分，可用于观察细菌是否利用或分解培养基中的糖醇类物质。常见培养基指示剂包括酚红、溴麝香草酚蓝、中性红、中国蓝等酸碱指示剂及亚甲蓝等氧化还原指示剂等。

（二）培养基的分类

1. 按物理性状分类 可分为液体、半固体、固体培养基，其区分依据主要是培养基中有无凝固剂及凝固剂的多少。

（1）液体培养基：各类营养成分按一定比例配制而成的水溶液或液体状态的培养基。常见的液体培养基为营养肉汤，常用于增菌培养，也可用于接种纯种细菌以观察细菌生长现象。

（2）半固体培养基：只加入少量凝固剂（如0.2%～0.5%的琼脂）维持一定形状，便于观察微生物运动或某些特定性状的机械强度较小的培养基。半固体培养基常用于保存菌种及观察细菌的动力。

（3）固体培养基：以凝固剂（如1.5%～2.0%的琼脂）和天然固体形态的材料制备而成的外观呈固体状态培养基。该培养基倾注至培养皿中制成平板，用于细菌的分离纯化、鉴定及药物敏感试验等；也可注入试管中制成斜面培养基而用于菌种的保存。

> **要点提示：不同性状培养基的用途**

2. 按用途分类 可分为基础培养基、营养培养基、选择性培养基、鉴别培养基和特殊培养基。

（1）基础培养基：含有一般微生物生长繁殖所需的基本营养物质的培养基，可供大多数细菌生长。常用的基础培养基有肉浸液、普通琼脂平板等，广泛应用于细菌学检验，也是配制其他培养基的基础成分。

（2）营养培养基：基础培养基中加入某些特殊营养物质制成的一类营养丰富的培养基，如血液、血清、酵母浸膏、生长因子等，以满足营养要求较高的细菌生长繁殖所需。常用的营养培养基有血琼脂平板、巧克力琼脂平板等。

（3）选择性培养基：用来将某种或某类微生物从混杂的微生物群体中分离出来的培养基。在培养基中加入抑制剂，抑制不需要的微生物生长，有利于所需微生物的生长。常用选择性培养基有高盐甘露醇培养基、沙门-志贺（SS）琼脂培养基、麦康凯（MAC）琼脂培养基、伊红亚甲蓝（EMB）琼脂培养基等。

（4）鉴别培养基：用于鉴别不同类型微生物的培养基。在培养基中加入特定的作用底物和指示剂，某种细菌在培养基中生长后能产生特定代谢产物，通过指示剂的反应不同来区别各种细菌。鉴别培养基主要通过生化反应对细菌进行快速分类鉴别,还可以分离和筛选产生某种代谢产物的菌种。常用鉴别培养基有糖发酵培养基、克氏双糖铁琼脂(KIA)培养基等。

（5）特殊培养基：特殊培养基主要包括厌氧培养基、L 型细菌培养基、显色培养基等。常用厌氧培养基有庖肉培养基、硫乙醇酸钠培养基等,并在液体培养基表面加入凡士林或液状石蜡以隔绝空气。L 型细菌培养基是针对细胞壁缺损的细菌,由于胞内渗透压较高,故必须采用高渗低琼脂培养基。显色培养基是利用微生物自身代谢产生的酶,与相应底物反应而显不同的颜色,用以检测微生物的新型培养基。

（三）培养基的制备

目前临床实验室可自配培养基或购买成品培养基。自配培养基可购买干燥培养基在实验室进行配制,主要用于实验实训、微生物研究,其价格较低,易储存,可现配现用。随着商品化成品培养基的生产使用,其性能稳定在临床检验中使用较广,但也需注意其质量控制及有效期。

不同培养基制备的过程不完全相同,但其制备程序基本相似,可分为调配、溶解、校正 pH、过滤澄清、分装、灭菌、检定、保存等步骤。

1. 调配 按照培养基的配方及说明书准确称量各成分用量,置于盛有定量蒸馏水的锥形瓶中,充分混匀。

2. 溶解 将调配好的混合物加热使其完全溶解。加热过程中应不断搅拌,并防止液体外溢,溶化完毕后应注意补充失去的水分。

3. 校正 pH 用 pH 比色计或精密 pH 试纸进行校正。一般将培养基的 pH 校正至 7.2～7.6,也有酸性或碱性培养基。商品干燥培养基一般已校正 pH,按规范程序配制无须再校。

4. 过滤澄清 培养基配成后如有沉渣或浑浊,需过滤使之澄清透明。液体培养基一般用滤纸过滤澄清,固体培养基加热溶化后趁热用绒布过滤,也可用双层纱布夹薄层脱脂棉过滤。

5. 分装

（1）液体培养基：分装在试管内,分装量为试管长度的 1/3 左右,灭菌后直立待用。

（2）半固体培养基：分装在试管中,分装量为试管长度的 1/3 左右,灭菌后直立凝固待用。

（3）固体培养基：分装在三角烧瓶中,灭菌后按无菌操作在超净工作台或生物安全柜内倾入无菌平皿内,轻摇平皿,使培养基平铺于平皿底部。培养基不宜太厚或太薄,厚度 2～4 mm(如直径为 90 mm 的平皿通常需要加入 15 ml 琼脂培养基)。冷却凝固后将平板翻转平放备用。

6. 灭菌 培养基的灭菌可根据其性质和成分选择不同的灭菌方法。普通基础培养基一般用高压蒸汽灭菌法,压力在 103.4 kPa/cm^2 时,温度可达 121.3 ℃,灭菌 15～20 分钟即可。培养基中若含糖、明胶则以 68.45 kPa/cm^2 的压力灭菌 15 分钟为宜。培养基中如含有糖、血清、牛乳、鸡蛋等不耐高温高压的物质则选用间歇蒸汽灭菌法灭菌。含高营养液态的血清、细胞培养液等物质的培养基选用过滤除菌为宜。

7. 检定 每批培养基制备后需要进行质量检查以确定其是否符合要求,购买的成品培养基也需要每批次进行质量检查。检查内容包括外观检查和质量检验,质量检验主要包括无菌试验和性能检验。

（1）外观检查：包括培养皿有无裂纹,培养基内容物是否均匀,培养基表面是否光滑,有无气泡或斑点,厚度是否适宜,颜色是否符合要求。购买的成品培养基还需留意外包装是否破损,平板有无明显菌落生长。

（2）无菌试验：每批次培养基(含购买的成品培养基)抽取 2 个培养基(不能打开培养基平皿盖)置于 35 ℃ 培养箱中培养 18～24 小时,若无菌生长说明该批次被检培养基无菌,若其中一个培养基有菌落生长,则该批次培养基无菌检验不合格。

（3）性能检验：用标准菌株接种在被检培养基上,观察细菌在该培养基上生长的菌落、形态等是否典型，是否有溶血现象。不同的培养基选择不同的标准菌株进行性能检验，常用于性能检验的标准菌株有金黄色葡萄球菌 ATCC25923、大肠埃希菌 ATCC25922、肺炎链球菌 ATCC49619 等。

8. 保存 制备好的培养基注明名称、配制的日期等，用保鲜袋或膜等密封后存放于冰箱（4 ℃），需要使用时取出平衡至室温后使用，保存时间一般不超过 2 周。培养基贮存时间不宜过长，应根据实际需要制备。目前商品化成品培养基有效期为 20～60 天左右，培养基的配置和购买应根据实验室用量合理选择。

二、细菌接种与培养

（一）无菌技术

无菌技术是保证细菌检验质量，防止污染和致病菌扩散的基础。微生物学检验应严格无菌操作。主要要求：一是防止标本中微生物因操作不当进入物品或机体，从而引起实验室或医院相关人员的感染；二是防止环境或机体中的微生物污染标本，从而导致检验结果不准确。在微生物学检验工作中，工作人员必须牢固树立无菌意识，严格无菌操作，根据岗位操作要求在操作时应注意以下要点。

1. 实验室应定期进行消毒（可用紫外线灯照射 30～60 分钟）。
2. 超净工作台或生物安全柜等使用前和使用后必须消毒。
3. 无菌物品（如加样枪头、生理盐水等）在使用前应严格进行灭菌，并注意在使用过程中不得与未灭菌物品接触，如不慎接触必须更换为无菌物品。
4. 接种环（针）在每次使用前后，应用酒精灯或红外接种环灭菌器彻底灭菌。
5. 无菌试管或烧瓶在拔塞后及回塞前，管（瓶）口应通过火焰 1～2 次，以杀灭管（瓶）口附着的细菌。
6. 倾注琼脂平板分装应在超净工作台或生物安全柜内进行，而细菌接种必须在生物安全柜内操作。
7. 使用无菌吸管时，吸管上端应塞有棉花，一旦发现上端吸出培养基，应立即更换吸管。
8. 实验室所有感染性材料需进行严格消毒灭菌处理后，按医疗废物分类贴好标签，用医用废物袋装好，送医疗废物集中处置部门处置。

微生物学检验操作中工作人员应把无菌意识贯穿实验全过程，须熟练使用生物安全柜、高压蒸汽灭菌锅等，须加强个人防护；工作时穿工作衣、戴口罩、工作帽及手套；根据实验室生物安全级别必要时穿防护衣、戴防护镜，离开时更衣、洗手。

（二）细菌接种与分离技术

接种细菌时，应根据待检标本的种类，检验目的及所用培养基的类型选择不同的接种方法。

1. 液体培养基接种 用接种环（针）挑取细菌后，倾斜液体培养管，在液体与管壁交界处研磨接种，并蘸取少许液体培养基调和，直立液体培养管，菌种即均匀地混合于液体培养基中。

液体培养基接种主要用于增菌培养或细菌鉴定，接种时应避免接种环与液体接触过多，更不应在液体培养基中搅拌，以免形成气溶胶，造成实验室污染。

2. 半固体培养基接种 常用穿刺接种法。用接种针挑取菌落或纯培养物，于半固体培养基中心处垂直向下穿刺接种，再沿穿刺线垂直拔出接种针。注意事项：接种针不能穿至试管底（应距管底约 0.4 cm）。此方法常用于观察细菌动力或细菌生化反应，市场上微量生化反应管大多比较细，穿刺时应注意以防锐器伤。

3. 固体培养基接种

(1) 平板分区划线法：主要应用于临床标本含有多种细菌或细菌量比较多，需要分离出单个纯菌落以进行鉴定。这种将混杂细菌在固体培养基表面培养而分散开的方法称为分离培养。挑取单个菌落转种到另一培养基中，生长出的细菌为纯种菌，称为纯培养。平板分区划线法一般分为四区，如图4-1所示。

一区：用接种环挑取细菌标本，将标本沿平板边缘均匀涂布在培养基表面，其范围不超过平板的1/4；二区：烧灼灭菌接种环、待冷，转动平板约60°角，将接种环与第一区交叉3～4次后再连续划线，其范围占平板的1/4～1/5；三区：同二区方法划三区。四区：方法同三区，根据情况也可以不烧环，四区不能与二区、一区相交。

分区划线法多用于含菌量较多的细菌标本接种，如粪便、痰液等标本。在分区划线时应注意每区线间需保持一定的距离，线条要密而不重复，划线时注意不要划破平板。

(2) 平板连续划线法：此方法适用于接种含菌量较少的标本，如尿液标本。除培养单个纯菌落外，也可以用于纯菌落的转种保存，定量标本的菌落计数等。用接种环挑取细菌标本均匀涂于琼脂边缘，由此开始在平板表面沿着中心线连划曲线，并逐渐下移，连续划成若干条分散的平行线，如图4-2所示。

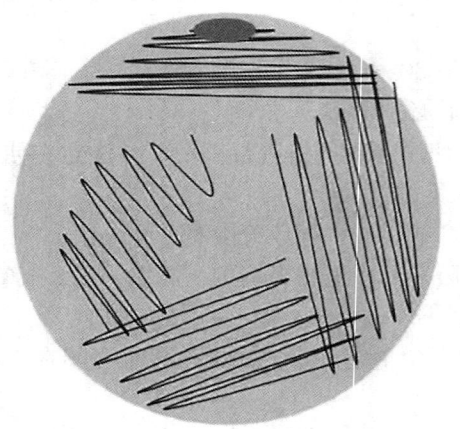 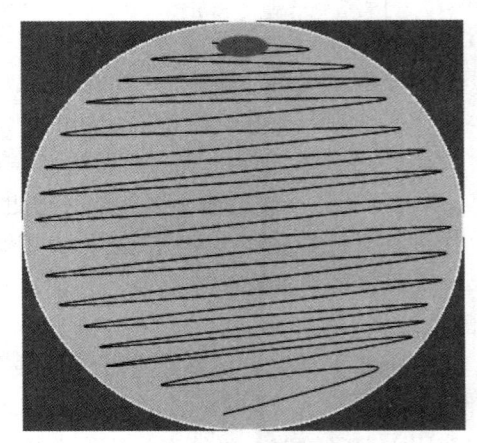

图 4-1　平板四区划线　　　　图 4-2　平板连续划线

(3) 斜面接种法：用接种针挑取单个菌落从斜面底部自下而上划一直线，再从底部向上划曲线接种；或将已取细菌的接种针从斜面正中垂直刺入底部（距管底约0.4 cm），抽出后再在斜面上由下而上划曲线接种。此方法主要用于保留菌种或生化反应鉴定。

(4) 涂布接种法：涂布接种法主要用于药物敏感试验，使用无菌棉签将菌液均匀涂布于培养基表面。

(5) 倾注平板法：取细菌标本稀释液1 ml，置于无菌的直径90 mm培养皿内，再将已溶化并冷却至50 ℃左右的13～15 ml琼脂培养基倾注于平皿内，混匀，凝固后培养，并进行菌落计数。此法主要适用于液体标本（如水、牛乳、饮料及尿液等）的细菌计数，计数方法是数出6个方格（每格为1 cm²）中菌落数，求出每格的平均菌落数，再按以下公式计算，求出每毫升标本中的细菌数。

每毫升细菌数 = 每方格的平均菌落数 $\times \pi r^2 \times$ 稀释倍数（r 为培养皿半径）

（三）细菌的培养方法

根据细菌标本类型、细菌种类和培养目的，选择适宜的培养方法，对细菌进行培养。常用方法有需氧（普通）培养、二氧化碳培养和厌氧培养等。

1. 需氧（普通）培养 是将已接种好细菌的各类培养基置于35℃普通培养箱内培养18~24小时（根据不同微生物生长特性可延长培养至48小时或更长时间）。此法是微生物学最常用的培养方法，适用于大多数需氧菌和兼性厌氧菌的培养。

2. 二氧化碳培养 二氧化碳培养是将细菌置于5%~10% CO_2 环境中进行培养的方法。有些细菌如脑膜炎奈瑟菌、淋病奈瑟菌、布鲁氏菌属等初次分离培养时在有 CO_2 的环境中生长良好。

（1）二氧化碳培养箱培养法：二氧化碳培养箱能自动调节箱内 CO_2 含量、温度和湿度。将已接种好细菌的培养基置于二氧化碳培养箱内，孵育一定时间后，可观察到细菌的生长现象。此法需要特殊的二氧化碳培养箱。

（2）烛缸培养法：取有盖磨口标本缸或玻璃干燥器，将接种好细菌的培养基置于缸内，缸内放一蜡烛点燃，加盖并用凡士林密封缸口，待蜡烛自行熄灭，缸内可产生5%~10% CO_2。本法简便易行，不需要特殊培养箱，将容器一起置于普通培养箱即可培养。

3. 厌氧培养 厌氧菌对氧敏感，培养需在低氧化还原电势的厌氧环境中进行。常用方法包括厌氧手套箱培养法、厌氧罐培养法、厌氧气袋培养法和疱肉培养法等。

三、细菌生长现象

根据不同标本类型及目的菌选择合适的培养基进行培养，不同细菌在不同的培养基中生长现象不同。细菌在培养基中生长，培养出的细菌可供临床鉴定和药物敏感试验使用，同时根据细菌在培养基中的生长现象可作为细菌鉴定的依据。

（一）细菌在液体培养基中的生长现象

如果细菌在液体培养基中不生长，液体培养基清晰透亮。细菌在液体培养基中生长可有三种现象。

1. 浑浊生长 大多数细菌在液体培养基中生长繁殖后，使培养基呈现均匀浑浊，如大肠埃希菌、金黄色葡萄球菌。

2. 沉淀生长 少数呈链状排列生长的细菌，在液体培养基底部形成沉淀，上层培养液较清亮，如链球菌、炭疽芽孢杆菌。

3. 菌膜生长 专性需氧菌多在液体表面生长，形成菌膜，如铜绿假单胞菌。

（二）细菌在半固体培养基中的生长现象

有鞭毛的细菌沿穿刺线扩散生长，穿刺线模糊甚至消失，四周呈羽毛状或云雾状，为动力试验阳性。无鞭毛的细菌只能沿穿刺线呈明显的线状生长，穿刺线清晰可见，四周培养基透明澄清，为动力试验阴性。

（三）细菌在固体培养基上的生长现象

细菌经分离培养后，在固体培养基上生长可形成菌落和菌苔。菌落是由一个或少数几个微生物细胞，在适宜的固体培养基表面或内部生长繁殖到一定程度而形成的肉眼可见的、具有一定形态特征的子细胞群体。菌苔是有众多菌落连接而成的细菌群落。菌落具有一定的稳定性，是衡量菌种纯度和鉴定细菌的重要依据。观察细菌菌落一般用肉眼进行观察，若菌落太小，可借助显微镜进行观察。

细菌菌落形态特征应主要从以下几个方面描述：菌落大小、形状、颜色、透明度、表面光滑或粗糙、湿润或干燥、凸起或扁平、边缘整齐或不整齐、黏度等。

1. 菌落分型 根据菌落表面特性，可将菌落分为三种类型。①光滑型菌落（smooth colony，S 型菌落）：指表面光滑、湿润、边缘整齐的菌落。大多数新分离的菌落为 S 型菌落，如金黄色葡萄球菌、大肠埃希菌。形成 S 型菌落的细菌成为 S 型细菌。②粗糙型菌落（rough colony，R 型菌落）：指表面粗糙、干燥、边缘不整齐的菌落。形成 R 型菌落的细菌成为 R 型细菌。R 型细菌多为 S 型细菌变异失去菌体表面多糖或蛋白质而成，其细菌抗原不完整，毒力及抗吞噬能力均比 S 型细菌弱，但也有少数细菌新分离的毒力株为 R 型细菌，如炭疽芽孢杆菌、结核分枝杆菌等。③黏液型菌落（mucoid colony，M 型菌落）：指表面黏稠、有光泽、似水珠样的菌落。形成 M 型菌落的细菌成为 M 型细菌，多见于有厚荚膜或丰富黏液层的细菌，如肺炎克雷伯菌等。

2. 与鉴定有关的其他细菌生长特征 细菌在固体培养基中的某些生长特征，可用于细菌的鉴定。

（1）溶血：细菌在血琼脂平板上生长可出现不同的溶血现象，主要有三种。甲型溶血（α溶血，又称草绿色溶血）：菌落周围出现 1～2 mm 的草绿色溶血环，如肺炎链球菌菌落。乙型溶血（β溶血，又称完全溶血）：菌落周围出现一个完全透明的溶血环，如金黄色葡萄球菌菌落。丙型溶血（γ溶血，即不溶血）：菌落周围培养基无变化，如表皮葡萄球菌菌落。

（2）色素：有些细菌在代谢过程中产生色素，根据色素的溶解性不同可分为水溶性色素和脂溶性色素。水溶性色素使菌落周围培养基出现颜色变化，如铜绿假单胞菌产绿脓色素，整个培养基可呈绿色；脂溶性色素使菌落本身出现颜色变化，而培养基中无颜色变化，如金黄色葡萄球菌产金黄色色素，菌落呈金黄色。

（3）特殊气味：某些细菌在琼脂平板上生长繁殖后可产生特殊气味，如铜绿假单胞菌产生生姜味。

> **要点提示**：根据菌落特征鉴别不同的细菌

第三节 细菌生化鉴定技术

不同的细菌具有各自独特的酶系统，在生长繁殖过程中因代谢对底物的分解能力不同，所产生的代谢产物也不同。利用生物化学的方法，直接或间接检测这些代谢产物，可以鉴别和鉴定细菌，这种测定方法称为细菌的生化反应试验。在临床细菌检验工作中，首先根据细菌的形态与染色及培养特性，对细菌进行初步鉴定，选择合适的生化反应可对大多数细菌鉴定到种。

市场上生产的用于不同种属细菌鉴定的成套生化反应管（如肠杆菌科细菌生化鉴定管）、生化反应条（如葡萄球菌检测试剂盒）等，可以用于手工鉴定，还有配套试剂用于进行自动化仪器鉴定。生化反应鉴定是绝大多数细菌鉴定的依据，在生化反应鉴定的基础上，还可以进行血清学试验、分子生物学试验，以进行更深入的检验。常见的生化反应较多，应根据不同需要选择合适的生化反应进行鉴定。

一、碳水化合物的代谢试验

（一）糖（醇、苷）类发酵试验

1. 原理 不同细菌含有发酵不同糖（醇、苷）类的酶，因此其分解糖（醇、苷）的能力不同，产生的代谢产物也不同。如有的细菌能分解葡萄糖而不分解乳糖，有的细菌分解糖后仅产酸，有的则产酸产气。

2. 方法 在培养基中加入糖（葡萄糖、乳糖、阿拉伯糖等）、醇（甘露醇、卫矛醇等）、苷（七叶苷、水杨苷等），将分离出的菌落接种于培养基中（根据培养基特点不同选择不同接种方式），置 35 ℃培养箱中培养 18～24 小时后观察结果。

3. 结果 阳性：培养基颜色发生变化。细菌能分解糖类产酸，为产酸型；有的细菌除产酸外，还能产气，为产酸产气型。培养基颜色无变化则细菌不能分解糖类。

4. 应用 糖（醇、苷）类发酵试验是细菌生化反应中最基本最主要的试验。如大肠埃希菌可发酵葡萄糖及乳糖，沙门菌属只能发酵葡萄糖，不发酵乳糖。即使两种细菌均可发酵同一种糖类，所产生的代谢产物也不尽相同，如大肠埃希菌和志贺菌属均可发酵葡萄糖，但前者大多产酸产气，而后者大多仅产酸。

（二）葡萄糖氧化发酵试验

葡萄糖氧化发酵试验（oxidation-fermentation test，OF 试验）又称休 - 利夫森试验（Hugh-Leifson test，HL 试验）。

1. 原理 根据细菌在分解葡萄糖的代谢过程中对氧分子的需求不同，将细菌分为氧化型、发酵型和产碱型三类。在有氧环境中分解葡萄糖，在无氧环境中不能分解葡萄糖的细菌是氧化型细菌；在有氧或无氧的环境中都能分解葡萄糖的细菌是发酵型细菌；在有氧或无氧的环境中都不能分解葡萄糖的细菌是产碱型细菌。

2. 方法 取 2 支葡萄糖（含有指示剂）培养基，将待检细菌接种到 2 支培养基中，其中一支加灭菌的液状石蜡覆盖，使培养基与空气隔绝，以检测细菌发酵特征（发酵管）。另一支不加任何覆盖物，培养基暴露于空气中，以检测细菌氧化特征（氧化管）。将培养基做好标记，置 35 ℃培养 18～24 小时后观察结果。

3. 结果 使两管均不变色的细菌为产碱型细菌；使两管均变色的细菌为发酵型细菌；使其中一管（未加液状石蜡管）变色而另一管（滴加液状石蜡管）不变色的细菌则为氧化型细菌。

4. 应用 该试验主要用于革兰氏阴性杆菌的鉴别，肠杆菌科的细菌为发酵型细菌，而绝大多数的非发酵菌则为氧化型或产碱型细菌；也可用于葡萄球菌与微球菌的鉴别，前者为发酵型细菌，后者为氧化型细菌。

（三）甲基红试验

1. 原理 甲基红试验是用甲基红作指示剂检测细菌是否分解葡萄糖产生酸性物质的试验，又称 MR 试验（methyl red test）。细菌分解葡萄糖产生丙酮酸，并进一步将丙酮酸分解为乳酸、乙酸、甲酸等，使培养基 pH 下降至 4.5 以下，加入甲基红指示剂即显红色。若细菌分解葡萄糖产酸量较少，或产生的酸进一步转化成其他物质（如醇、醛、酮、水和气体等），使培养基 pH 在 5.4 以上，加入甲基红试剂后为黄色。

2. 方法 将待检菌接种于葡萄糖蛋白胨水培养基中，置 35 ℃培养 18～24 小时后，取出，滴加甲基红试剂，迅速（几分钟）观察反应结果。

3. 结果 阳性：滴加甲基红试剂后呈现红色；阴性：滴加甲基红试剂后呈现黄色。

4. 应用 甲基红试验主要用于肠杆菌科细菌的鉴别，如大肠埃希菌试验结果为阳性，产气肠杆菌试验结果为阴性。

（四）VP 试验

1. 原理 VP 试验是检测细菌分解葡萄糖，产生丙酮酸，并使丙酮酸脱羧生成乙酰甲基甲醇的试验。乙酰甲基甲醇在碱性环境中，被空气中的氧氧化成二乙酰，二乙酰与培养基中精氨酸所含的胍基反应，生成红色化合物。若培养基中胍基含量较少，可加入少量含胍基的肌酸或肌酸酐等化合物。试验时若加入 α-萘酚，则加速该试验反应。

2．方法 将待检菌接种于葡萄糖蛋白胨水培养基中，35℃培养 18～24 小时，每毫升培养基中加入含 0.3% 肌酸或肌酐的 40% KOH 溶液 0.1ml，充分混匀后，观察结果。

3．结果 滴加试剂后出现红色为 VP 试验阳性，无变化则为 VP 试验阴性。

4．应用 VP 试验可与甲基红试验联合使用来鉴别细菌，甲基红试验阳性的细菌，VP 试验通常为阴性。

（五）β-半乳糖苷酶试验（ONPG 试验）

1．原理 有的细菌可产 β-半乳糖苷酶，能分解邻硝基酚-β-D-半乳糖苷（ONPG）而生成黄色的邻硝基苯酚。该试验也称为 ONPG 试验。

2．方法 取待检菌，于 0.25 ml 无菌生理盐水中制成菌悬液，加入 1 滴甲苯并充分振摇，使酶释放。将试管置 37℃水浴中 5 分钟，加入 0.25 ml ONPG 试剂，水浴 20 分钟～3 小时观察结果。

3．结果 菌悬液呈现黄色者为阳性反应，不显色者为阴性反应，一般在 20～30 分钟内显色。

4．应用 该试验主要用于迟缓发酵乳糖菌株的快速鉴定。如埃希菌属、克雷伯菌属试验结果为阳性，沙门菌属、变形杆菌属试验结果为阴性。

（六）七叶苷水解试验

1．原理 七叶苷水解试验是用含七叶苷和柠檬酸铁的培养基检测微生物水解七叶苷能力的试验。某些细菌能分解七叶苷产生葡萄糖与七叶素，后者与培养基中的二价铁离子结合形成黑色的化合物，使培养基变黑。

2．方法 将待检细菌接种到七叶苷培养基上，35℃培养 18～24 小时后观察结果。

3．结果 培养基变黑色者为阳性，培养基不变色者为阴性。

4．应用 七叶苷水解试验主要用于 D 群链球菌与其他链球菌的鉴别，前者阳性，后者阴性；也可用于肠杆菌科细菌、其他革兰氏阴性菌及厌氧菌的鉴别，如克雷伯菌属、肠杆菌属能水解七叶苷。

二、蛋白质和氨基酸的代谢试验

（一）吲哚试验（靛基质试验）

1．原理 吲哚试验可用来检测细菌对色氨酸的分解能力。某些细菌含有色氨酸酶，能分解培养基中的色氨酸产生吲哚，吲哚与对二甲基氨基苯甲醛（吲哚试剂）反应，生成红色的化合物。

2．方法 将待检细菌接种到蛋白胨水中，35℃培养 18～24 小时，在培养基中加入吲哚试剂，待反应后观察结果。

3．结果 试剂与培养基两液面接触处呈现红色者为阳性，无色者为阴性。

4．应用 吲哚试验主要用于肠杆菌科细菌的鉴定。如大肠埃希菌试验结果多为阳性，沙门菌试验结果则为阴性。

（二）硫化氢试验

1．原理 硫化氢试验是测定微生物能否分解含硫氨基酸或无机硫化物产生硫化氢（H_2S）

的试验。有些细菌能分解培养基中含硫氨基酸（胱氨酸、半胱氨酸等）产生 H_2S，H_2S 与铅或亚铁离子反应生成黑色的硫化铅或硫化亚铁。

2．方法 将待检菌接种到含硫酸亚铁或醋酸铅的培养基中，35 ℃培养 18～24 小时后观察结果。

3．结果 呈现黑色沉淀者为阳性，无变化者为阴性。

4．应用 硫化氢试验主要用于肠杆菌科菌属间的鉴定。沙门菌属、爱德华菌属、枸橼酸杆菌属、变形杆菌属试验结果大多为阳性，其他菌属试验结果大多为阴性。

（三）脲酶试验

1．原理 脲酶试验是在含尿素的培养基中以酚红为指示剂检测微生物脲酶活性的试验。有些细菌能产脲酶，可分解尿素生成氨，使培养基呈碱性，酚红指示剂变红。

2．方法 将待检菌接种于尿素培养基中，35 ℃培养 18～24 小时后观察结果。

3．结果 培养后出现红色者为阳性，不变色者为阴性。

4．应用 脲酶试验主要用于肠杆菌科中变形杆菌属、摩根菌属、普鲁威登菌属的鉴定，脲酶试验阳性菌常见的有普通变形杆菌、奇异变形杆菌、摩氏摩根菌、雷氏普鲁威登菌等。脲酶试验也可用于幽门螺杆菌等的鉴定。

（四）苯丙氨酸脱氨酶试验

1．原理 苯丙氨酸脱氨酶试验是以含苯丙氨酸的培养基检测微生物苯丙氨酸脱氨酶活性的试验。某些细菌可产生苯丙氨酸脱氨酶，使苯丙氨酸脱氨形成苯丙酮酸，苯丙酮酸与 10% 三氯化铁试剂结合形成绿色化合物。

2．方法 将待检菌接种于苯丙氨酸琼脂培养基上，培养后再滴加 3～4 滴 10% 三氯化铁试剂，立即观察结果。注意若延长时间，会引起褪色。

3．结果 出现绿色反应者为阳性，不变色者为阴性。

4．应用 苯丙氨酸脱氨酶试验主要用于肠杆菌科细菌的鉴定。变形杆菌属、摩根菌属及普鲁威登菌属试验结果均为阳性，肠杆菌科其他细菌试验结果为阴性。

（五）氨基酸脱羧酶试验

1．原理 某些细菌产生氨基酸脱羧酶，可分解氨基酸使其脱去羧基产生胺和二氧化碳，胺使培养基呈碱性反应，指示剂（溴甲酚紫）变色。常用的氨基酸有赖氨酸、鸟氨酸、精氨酸，分别可被脱羧成尸胺、腐胺和精胺。

2．方法 将待检菌分别接种于赖氨酸（或鸟氨酸、精氨酸）培养基和氨基酸对照培养基（不加氨基酸）中，并加入无菌液状石蜡或矿物油，于 35 ℃培养 18～24 小时，观察结果。

3．结果 对照管变黄（如延长培养时间，常出现假阳性，这是由蛋白胨中其他氨基酸分解所致，故必须有对照管），若培养基变成紫色为氨基酸脱羧酶试验阳性，若为黄色则是阴性。

4．应用 氨基酸脱羧酶试验可用于沙门菌属和志贺菌属种间鉴定。沙门菌属中除伤寒和鸡沙门菌之外，其余沙门菌属鸟氨酸和赖氨酸脱羧酶试验阳性。志贺菌属中除宋内志贺菌、痢疾志贺菌 1 型、鲍氏志贺菌 13 型外，其他志贺菌均阴性。

三、碳源利用试验

（一）枸橼酸盐利用试验

1．原理 有些细菌能利用铵盐作为唯一氮源，并能以培养基中的枸橼酸盐作为唯一的碳源,可在生长过程中分解枸橼酸钠产生碳酸钠,分解铵盐生成氨,使培养基变为碱性。

2. 方法 将待检菌接种于枸橼酸盐培养基上,35℃培养18～24小时后观察结果。

3. 结果 培养基由淡绿色变为深蓝色者为阳性,培养基中仍为绿色者为阴性。

4. 应用 该试验主要用于肠杆菌科细菌属间的鉴别。沙门菌属、克雷伯菌属、枸橼酸杆菌属等试验结果通常为阳性,其他菌属如埃希菌属、志贺菌属等试验结果大多为阴性。

(二)丙二酸盐利用试验

1. 原理 某些细菌可利用丙二酸盐作为唯一碳源,将丙二酸钠分解生成碳酸钠,使培养基变为碱性。

2. 方法 将待检细菌接种到丙二酸盐培养基上,培养后观察结果。

3. 结果 培养基由绿色变成深蓝色者为阳性,培养基颜色不变者为阴性。

4. 应用 该试验多用于肠杆菌科细菌属间的鉴别。如克雷伯菌属试验结果为阳性,枸橼酸杆菌属、肠杆菌属和哈夫尼亚菌属中有些菌种试验结果为阳性,其余菌属试验结果均为阴性。

四、酶类试验

(一)氧化酶(细胞色素氧化酶)试验

1. 原理 氧化酶也称细胞色素氧化酶,是细胞色素呼吸酶系统的终末呼吸酶。有些细菌有氧化酶,能氧化细胞色素C,进而使苯二胺氧化,生成有颜色的醌类化合物。使用盐酸二甲基对苯二胺时,产物呈紫红色;使用盐酸四甲基对苯二胺时,产物呈蓝色。

2. 方法 ①菌落法:直接滴加氧化酶试剂(1%盐酸二甲基对苯二胺或1%盐酸四甲基对苯二胺)于待检菌落上,观察颜色变化;②滤纸法:取洁净滤纸条,沾取待检菌少许,滴加氧化酶试剂1滴于菌落上,观察颜色变化;③试剂纸片法:取待检菌涂于氧化酶试剂纸片(将滤纸片浸泡于试剂中制成氧化酶试剂纸片)上,观察结果。现多使用成品氧化酶试剂纸片,试验过程方便快捷。

3. 结果 阳性者立即出现红色,继而变为深红色至深紫色,无颜色变化者为阴性。

4. 应用 主要用于肠杆菌科细菌和非发酵菌的鉴定,肠杆菌科细菌为氧化酶试验阴性,弧菌科、非发酵菌试验结果多为阳性。此外,奈瑟菌属、莫拉菌属也呈阳性反应。

(二)过氧化氢酶(触酶)试验

1. 原理 过氧化氢酶又称触酶。有的细菌有过氧化氢酶,能催化过氧化氢生成水和新生态氧,继而形成氧分子而出现气泡。

2. 方法 取待检细菌少许,置于洁净的载玻片上,滴加3% H_2O_2 试剂1～2滴,观察结果。

3. 结果 1分钟内产生大量气泡者为阳性,不产生气泡者(或缓慢产生少量气泡者)为阴性。

4. 应用 该试验主要用于革兰氏阳性球菌的初步鉴定。革兰氏阳性球菌中葡萄球菌属和微球菌属过氧化氢酶试验阳性,链球菌属过氧化氢酶试验阴性。

(三)凝固酶试验

1. 原理 葡萄球菌(主要是金黄色葡萄球菌)可产生两种凝固酶:一种是结合在细菌细胞壁上的结合凝固酶,使血浆中的纤维蛋白原转变为不溶性的纤维蛋白,可用玻片法检测;另一种为分泌到菌体外的游离凝固酶，类似凝血酶原物质，使纤维蛋白原转变为纤维蛋白，可用试管法检测。

2. 方法

（1）玻片法：取未稀释的兔血浆和生理盐水各1滴分别置于载玻片的两侧，挑取待检菌少许分别与它们混合，立即观察结果。

（2）试管法：取3支洁净的试管，各加入0.5 ml 1∶4稀释新鲜兔血浆（或人血浆），在其中一支试管中加入0.5 ml待检菌的肉汤培养物，另两支试管中分别加入0.5 ml凝固酶阳性和阴性菌株肉汤培养物进行对照，置37℃水浴箱中孵育1～4小时后观察结果。

3. 结果　玻片法：细菌在生理盐水中无自凝，菌液呈均匀浑浊状态，提示凝固酶试验阴性，菌液聚集成团块或颗粒状，则为血浆凝固酶试验阳性。试管法：细菌使试管内血浆凝固成胶冻状，为血浆凝固酶试验阳性，试管内血浆能流动不凝固，则为血浆凝固酶试验阴性。玻片法更简单快捷，能够快速初步鉴定金黄色葡萄球菌。

4. 应用　该试验主要用于葡萄球菌属的鉴别，能够快速初步鉴定金黄色葡萄球菌。金黄色葡萄球菌凝固酶试验阳性，其他葡萄球菌凝固酶试验阴性。

（四）DNA酶试验

1. 原理　DNA酶可使脱氧核糖核酸（DNA）长链水解成寡核苷酸链。长链DNA可被酸沉淀，寡核苷酸链则溶于酸，DNA琼脂平板上加入酸后，具有DNA酶的菌落周围出现透明环。

2. 方法　将待检菌接种到DNA琼脂平板上，35℃培养18～24小时后，用1 mol/L盐酸覆盖琼脂平板，观察试验结果。

3. 结果　菌落周围出现透明环者为阳性，无透明环者为阴性。

4. 应用　DNA酶试验可用于葡萄球菌、沙雷菌及变形杆菌的鉴定，三者试验结果均为阳性。

（五）硝酸盐还原试验

1. 原理　某些细菌能还原培养基中的硝酸盐为亚硝酸盐，亚硝酸盐与醋酸作用生成亚硝酸，亚硝酸与试剂中的对氨基苯磺酸作用生成重氮苯磺酸，再与α-萘胺结合，生成N-α-萘胺偶氮苯磺酸（红色化合物）。

2. 方法　将待检菌接种于硝酸盐培养基中，35℃培养18～24小时，加入甲液（对氨基苯磺酸0.8 g、5 mol/L醋酸100 ml）和乙液（α-萘胺0.5 g、5 mol/L醋酸100 ml）等量混合液，观察结果。

3. 结果　立即出现红色者为阳性，若加入试剂不出现红色，需要进一步鉴定，以排除假阴性。无色反应需要在培养管内加入少许锌粉（检查硝酸盐是否被还原），如无色，说明亚硝酸盐进一步分解，硝酸盐还原试验为阳性。若加锌粉后出现红色，说明锌使硝酸盐还原为亚硝酸盐，而待检细菌无还原硝酸盐的能力，硝酸盐还原试验为阴性。

4. 应用　硝酸盐还原试验可用于肠杆菌科细菌、假单胞菌及厌氧菌的鉴定。肠杆菌科细菌、铜绿假单胞菌、嗜麦芽窄食单胞菌、韦荣球菌等硝酸盐还原试验阳性。

（六）卵磷脂酶试验

1. 原理　在钙离子作用下，有的细菌产生卵磷脂酶（α-毒素），可迅速分解卵磷脂，生成甘油酯和水溶性磷酸胆碱，在卵黄琼脂平板上菌落周围形成不透明的乳白色浑浊环。

2. 方法　将待检菌划线接种或点种于卵黄琼脂平板上，于35℃培养3～6小时后观察结果。

3. 结果 若 3 小时后在菌落周围形成乳白色浑浊环,即为阳性,6 小时后浑浊环可扩展至 5～6 mm,无浑浊环则为阴性。

4. 应用 该试验主要用于厌氧菌的鉴定。产气荚膜梭菌、诺维梭菌卵磷脂酶试验阳性,其他梭菌大多为阴性。

五、其他生化试验

(一)胆汁溶菌试验

1. 原理 胆汁或胆酸钠可激活某些细菌(如肺炎链球菌)体内的自溶酶,使细菌细胞膜破损或使菌体裂解,发生自溶。

2. 方法

(1)平板法:取 10% 脱氧胆酸钠溶液一环,滴加于被测菌的菌落上,置于 35 ℃水浴,30 分钟后观察结果。

(2)试管法:取 2 支试管加入待检菌液 0.9 ml,分别加入 10% 脱氧胆酸钠溶液和生理盐水(对照管)0.1 ml,摇匀后置于 35 ℃水浴,30 分钟后观察结果。

3. 结果 平板法菌落消失,或试管法菌液变透明者为阳性,反之为阴性。

4. 应用 该试验主要用于肺炎链球菌与甲型链球菌的鉴别,前者试验结果为阳性,后者试验结果为阴性。

(二)CAMP 试验

1. 原理 B 群链球菌(无乳链球菌)能产生 CAMP 因子,可促进金黄色葡萄球菌乙型溶血素的溶血活性,在两菌(B 群链球菌和金黄色葡萄球菌)交界处溶血力增强,出现箭头型透明溶血区。

2. 方法 在血琼脂平板上同时接种两种菌,先将能产生乙型溶血素的金黄色葡萄球菌在平板中央划一条直线接种,再将待检菌在距金黄色葡萄球菌 3 mm 处垂直划一条短线接种。设阴性和阳性对照,35 ℃培养 18～24 小时后观察结果。

3. 结果 在待检菌接种线与金黄色葡萄球菌接种线之间有一个箭头状透明溶血区者即为 CAMP 试验阳性;无箭头状透明溶血区者为阴性。

4. 应用 CAMP 试验主要用于链球菌属的鉴定,B 群链球菌试验结果为阳性,其他链球菌试验结果为阴性。

(三)克氏双糖铁琼脂(KIA)试验

1. 原理 克氏双糖铁琼脂培养基是以酚红作指示剂,含有葡萄糖和乳糖(二者比例为 1:10),能同时检测细菌对葡萄糖、乳糖和含硫氨基酸的分解能力。若细菌分解乳糖或同时发酵葡萄糖则产生大量的酸,这些酸能中和斜面产生的碱,使整个培养基呈黄色。若细菌只分解葡萄糖而不分解乳糖,因葡萄糖含量少,斜面所产生的少量酸可因接触空气而氧化挥发,从而使斜面部分保持原来的红色;底层由于是在相对缺氧状态下,细菌发酵葡萄糖所产生的酸类物质不被氧化挥发而保持黄色。若细菌能分解培养基中的含硫氨基酸,则在底层形成黑色的沉淀物。

2. 方法 用接种针挑取待检细菌,先穿刺接种到 KIA 深层,距管底 3～5 mm 为宜,再从深层向上提起,在斜面上由下至上划线,35 ℃培养 18～24 小时后观察结果。

3. 结果

（1）斜面碱性、底层碱性：不发酵糖类，如粪产碱杆菌。

（2）斜面碱性、底层酸性：葡萄糖发酵，乳糖不发酵，如志贺菌属。

（3）斜面酸性、底层酸性：同时发酵葡萄糖和乳糖，如大肠埃希菌、克雷伯菌属、肠杆菌属。

（4）斜面碱性、底层酸性（黑色）：葡萄糖发酵、乳糖不发酵，产生 H_2S，如沙门菌、普通变形杆菌。

4. 应用 KIA 试验是复合生化反应，主要用于肠杆菌科细菌的鉴定。

（四）动力-吲哚-脲酶（MIU）试验

1. 原理 动力-吲哚-脲酶培养基是以酚红为指示剂的含色氨酸、尿素的半固体培养基。该复合生化反应是能同时测动力、吲哚和尿素分解的试验。

2. 方法 取待检细菌，穿刺接种到 MIU 培养基内，35 ℃培养 18～24 小时后观察结果。

3. 结果 动力：穿刺线变宽、变模糊，培养基变浑浊为动力试验阳性，穿刺线清晰为动力试验阴性；吲哚试验：加入吲哚试剂后，试剂与培养基的接触界面形成玫瑰红色为吲哚试验阳性，不变色为吲哚试验阴性；脲酶试验：培养基全部变成桃红色为脲酶试验阳性，不变色为脲酶试验阴性。

4. 应用 该试验常用于肠杆菌科细菌的鉴定。

> **要点提示**：鉴定肠杆菌科细菌常用生化反应的原理、结果及应用

第四节 细菌的其他检测技术

随着现代医学如免疫学、生物化学、分子生物学、蛋白质组学的不断发展，各种细菌检测技术和方法广泛应用于细菌的鉴定。传统的细菌分离、培养及生化反应等方法已不能满足各种病原性细菌的诊断以及流行病学研究的要求。近年来，创建了不少快速、简便、特异、敏感、低耗且实用的细菌学检测方法。

一、免疫学检验

免疫学检测是应用免疫学实验的原理和方法，用已知的抗原（或抗体）来检测标本中未知的抗体（或抗原），是临床细菌感染性疾病重要的诊断方法。

（一）抗原检测

可以检测细菌的抗原方法有很多，较常用的方法有凝集反应、酶联免疫吸附试验（ELISA）、荧光免疫显微技术、化学发光免疫技术等。

1. 凝集反应 用玻片凝集试验、间接凝集试验、协同凝集试验可检测传染病患者早期血液、脑脊液和其他分泌液中可能存在的抗原。如用脑膜炎奈瑟菌特异性诊断血清直接检测流行性脑脊髓膜炎患者脑脊液中的脑膜炎奈瑟菌抗原。

2. 酶联免疫吸附试验（ELISA） 酶联免疫吸附试验可用于细菌抗原、细菌代谢产物的检测，具有高度的灵敏度和特异性。随着 ELISA 所用试剂的商品化及自动化操作仪器的广泛应用，该方法已成为临床细菌检验中应用极其广泛的免疫学检测技术。

3. 荧光免疫显微技术 荧光免疫显微技术是用荧光素标记抗体，借助荧光显微镜检测固定标本上抗原的技术。该方法常用于链球菌、脑膜炎奈瑟菌、淋病奈瑟菌、致病性大肠埃希菌、志贺菌等细菌的检测。

4. 化学发光免疫技术 化学发光免疫技术是以化学发光物直接标记在抗原或抗体上，进行抗原抗体反应，借助发光信号检测仪测量发光强度，利用标准曲线计算出抗原或抗体的含量，该方法自动化程度、灵敏度高，常用来鉴定微生物或诊断感染性疾病。

除上述方法外，可用于临床标本中细菌抗原检测的方法还有对流免疫电泳、蛋白质印迹法等。

（二）抗体检测

人体感染病原性细菌后，机体免疫系统针对细菌抗原发生免疫应答并产生特异性抗体。抗体的量常随感染过程而呈现动态变化，表现为效价（滴度）的变化，因此用已知细菌抗原检测患者血清中相应抗体及其效价的动态变化，可辅助诊断某些传染病。血清学试验诊断时抗体效价明显高于正常人水平或患者恢复期抗体效价比急性期升高≥4倍者具有临床意义，特别适用于不能人工培养或难以培养的病原体引起的感染性疾病。

常用于检测细菌特异性抗体的免疫学方法有以下几种。

1. 直接凝集试验 如肥达试验（用于辅助诊断肠热症）、立克次体凝集试验（又称外斐反应，用于辅助诊断斑疹伤寒）。

2. 沉淀试验 如性病研究实验室试验（用于辅助诊断梅毒）。

3. 酶联免疫吸附试验 诊断各类微生物引起的感染性疾病等。

二、分子生物学检验

分子生物学技术的不断发展，为鉴定细菌提供了新的检测手段，特别是针对难以培养的细菌及培养时间较长的细菌时可以发挥重要作用。分子生物学检验常用的方法有聚合酶链反应、核酸分子杂交、生物芯片技术等，使诊断细菌感染更加简便、快速、准确，目前分子生物学检验技术已广泛应用于临床细菌学检验。

（一）聚合酶链反应

聚合酶链反应（polymerase chain reaction，PCR）是一种体外进行DNA基因片段扩增的方法，整个扩增过程分为三步。①变性：通过加热使模板DNA双链间氢键断裂而形成两条单链；②退火：当温度降低时，引物与其互补的模板DNA按照碱基配对原则特异结合，局部形成杂交链；③延伸：将反应复合物冷却至某一温度，从引物的3′端开始结合单核苷酸，形成与模板互补的新DNA链。如此反复，经30~35个循环，目的DNA片段大量复制，数量达到10^6~10^9拷贝，足以被检测到。该方法具有特异性强、灵敏度高、快速、简便、重复性好、易自动化等突出优点。对于结核分枝杆菌、麻风分枝杆菌、嗜肺军团菌、沙眼衣原体、肺炎支原体、立克次体等难以培养的病原体，应用PCR技术检测可做出快速、准确鉴定。

另外，PCR技术还广泛应用于细菌毒素的检测，如霍乱肠毒素、金黄色葡萄球菌产生的肠毒素、肠产毒素性大肠埃希菌产生的不耐热肠毒素和耐热肠毒素、肠出血性大肠埃希菌产生的志贺样毒素等。

（二）核酸分子杂交

核酸分子杂交是应用核酸分子的变性和复性的性质，使来源不同的DNA（或RNA）片段，按碱基互补关系形成杂交双链分子，利用这一特性制备特定序列 DNA 片段，进行标记后用作探针，在一定条件下，按碱基互补配对原则与标本中已变性的待检细菌 DNA 进行杂交，通过检测杂交信号确定是否发生杂交反应，从而鉴定标本中有无相应致病菌基因。该技术特异性强、敏感、简便、快速，可直接检出临床标本中的致病菌。目前，核酸分子杂交技术已广泛用于致病性大肠埃希菌、沙门菌、志贺菌、空肠弯曲菌、结核分枝杆菌、衣原体等多种病原体的检测，也可用于检测毒素的基因，如霍乱弧菌产生的霍乱毒素。

（三）生物芯片技术

生物芯片技术是通过缩微技术，根据分子间特异性相互作用的原理，将生命科学领域中不连续的分析过程集成于硅芯片或玻璃芯片表面的微型生物化学分析系统，以实现对细胞、蛋白质、基因及其他生物组分的准确、快速、大信息量的检测。该技术具有高通量、微型化和自动化等特点，常用的生物芯片包括基因芯片、多肽芯片、蛋白质芯片和细胞芯片等。其中基因芯片可对致病菌基因进行快速诊断，蛋白质芯片可检测抗原、抗体及致病菌蛋白。

三、质谱检测技术

质谱检测技术的基本原理是用一定强度的激光照射样品与基质形成的共结晶薄膜，基质从激光中吸收能量而汽化，并迅速降解，使样本分解吸附，基质和样本之间发生电荷转移，从而使样本分子发生电荷转移，带有电荷的样本分子在电场作用下加速飞过飞行管道，因为离子的质量电荷比与飞行时间成正比，以离子峰为纵坐标，离子质量电荷比为横坐标，测得并绘出样本分子的质谱图。不同细菌由于各自含有的蛋白质种类和含量不同，在经过质谱分析后会得到有显著差异的质谱图，通过将待测细菌的质谱图与数据库中的参考图谱进行比对，实现对待测细菌的检测和鉴定。

质谱技术操作简单，只需三个步骤。第一步为样品前处理：挑取菌落涂布于靶板上，在已涂布细菌的靶板上加入基质溶液；第二步为上机分析：待室温条件下干燥后（使样本和基质共结晶）上机分析结果；第三步为数据采集与分析：采用质谱检测获得图谱后，与数据库进行模式匹配，最终完成细菌鉴定。

质谱检测技术与传统的鉴定诊断技术相比，具有高通量、操作简单、快速、灵敏度高、特异性好、试剂耗材经济等优势，并提高了对不能培养及难培养的微生物如厌氧菌、诺卡菌的检测能力，缩短了常规微生物鉴定时间。目前，全自动细菌质谱鉴定系统已应用于临床微生物实验室，在几分钟内可以快速鉴定细菌。

> **知识链接**
>
> **基质辅助激光解吸电离飞行时间质谱**
>
> 基质辅助激光解吸电离飞行时间质谱（matrix-assisted laser desorption ionization-time of flight mass spectrometry，MALDI-TOF MS）是 20 世纪 80 年代发展起来的一种新型软电离生物质谱。MALDI-TOF MS 技术作为一种新兴的蛋白质组学检测技术，无论在理论上还是在设计上都十分简单和高效。由于其所具有的准确性和时效性，在微生物领域有着十分广泛的应用，20 世纪 90 年代开始应用于临床致病菌鉴定，目前在菌血症、尿路感染、毒素检测及耐药监测等方面显示出巨大的优势。MALDI-TOF MS 技术有望取代传统的生化鉴定方法，成为微生物鉴定的主要方法和标准。

四、毒素检测

毒素是细菌代谢过程中产生的毒性物质，包括外毒素、内毒素等。

（一）内毒素检测

内毒素检测常用鲎试验，即通过鲎试剂与内毒素产生凝集反应的原理来定性检测或半定量检测内毒素的方法。具体操作：取 3 支盛有鲎试剂的安瓿，各加入 0.1 ml 无致热原生理盐水使试剂溶解，在上述安瓿中，分别加入 0.1 ml 检测样品、0.1 ml 无菌蒸馏水、0.1 ml 标准内毒素，混合后于 37 ℃ 水浴箱中孵育 1 小时。鲎试剂形成凝胶，判定为阳性，鲎试剂不形成凝胶，判定为阴性。该试验简单、快速、灵敏、准确，常用于检测药物制剂中有无内毒素存在，也可帮助查明致病菌类型，有助于临床合理用药。

（二）外毒素检测

外毒素检测常用方法有体内法和体外法。

1. 体内法（即动物实验） 细菌外毒素对机体的毒性作用可被相应抗毒素中和，若先给动物注射抗毒素，然后再注射外毒素，则动物不产生中毒症状，可以此来鉴定细菌是否产生与抗毒素相对应的外毒素。

2. 体外法（即免疫学试验） 在体外以已知的外毒素特异性免疫血清（抗毒素）与被检外毒素（抗原）进行抗原抗体反应来检测外毒素，以鉴定细菌是否产生该毒素，如检测白喉外毒素的埃里克（Elek）平板毒力试验。外毒素检测可用于待检菌的鉴定，也可区分细菌是否为产毒株。

五、药物敏感检测

药物敏感试验（简称药敏试验）是在体外测定药物抑制或杀死细菌能力的试验，有些药物敏感试验亦可用于鉴定某些细菌。

（一）杆菌肽试验

A 群链球菌对杆菌肽几乎全部敏感，而其他链球菌绝大多数对其耐药。

操作方法：取待检菌纯培养物（肉汤）均匀涂布在血琼脂平板上，贴上杆菌肽纸片（每片 0.04 U），35 ℃ 培养 18～24 小时后观察结果。抑菌环直径大于 10 mm 者为敏感，抑菌环直径小于 10 mm 者为耐药，该试验为鉴定 A 群链球菌的首选试验。

（二）奥普托欣（Optochin）试验

奥普托欣即乙基氢化脱甲奎宁，肺炎链球菌对该化合物敏感，而其他链球菌则对其耐药。操作方法：将待检菌液均匀地涂布在血琼脂平板上，贴上奥普托欣纸片（每片 5 μg），置烛缸或二氧化碳培养箱中，35 ℃ 培养 18～24 小时后观察结果。抑菌环直径大于 14 mm 者为敏感；抑菌环直径小于或等于 14 mm 者，参照胆汁溶菌试验，以证实是否为肺炎链球菌。临床细菌检验中奥普托欣试验主要用于鉴定肺炎链球菌及其他链球菌。

（三）O/129 敏感试验

O/129 即二氨基二异丙基蝶啶，该化合物对弧菌属、邻单胞菌属等有抑制作用，而对气单胞菌属无抑制作用。操作方法：将待检菌的蛋白胨水培养物均匀地涂布于碱性琼脂平板上，贴上 O/129 纸片（每片 40 μg），35 ℃ 培养 18～24 小时，观察结果。出现抑菌环者为敏感，无抑菌环者为阴性。O/129 敏感试验主要用于鉴定弧菌属、邻单胞菌属、气单胞菌属。弧菌属、邻单胞菌属为敏感，气单胞菌属为耐药。

> **要点提示**：各种药物敏感试验的应用

第五节　细菌检验自动化技术

一、微生物全自动血液培养系统

全自动血培养系统是细菌快速培养系统，主要用于检测血液、脑脊液、胸腔积液、腹水、关节腔液等无菌部位的穿刺液。与传统手工培养及检测系统相比，全自动血培养系统提高了检测的阳性率，明显缩短了检验周期，重复性好，操作简单，节省人力。

（一）基本原理

利用光电比色、测定压力、测定电压及荧光技术等，连续检测培养瓶中细菌等微生物生长后培养液的变化，通过对培养液的浑浊度、pH、CO_2 浓度及其他代谢产物等变化情况的检测，并将检测的信号传送至联机的电脑中进行分析并绘制生长曲线，根据生长曲线的变化判断有无微生物存在，若出现阳性结果，仪器自动发出阳性警报，并显示阳性培养瓶的位置。

（二）仪器的基本结构和配套试剂

全自动血培养仪包括自动恒温孵育系统、自动检测系统、血培养瓶等。

1. 自动恒温孵育系统　包括恒温装置、振荡培养装置、培养瓶和支架等，仪器容量根据可放置的培养瓶瓶位分为 60 瓶、120 瓶、240 瓶、400 瓶等。仪器可设置培养时间、温度等参数，对培养瓶进行恒温振荡培养，温度常设为 35 ℃。

2. 自动检测系统　通常设置在培养瓶支架的底部，由计算机控制，对血培养瓶实施连续、无损伤瓶外检测，可及时报告阳性瓶或阴性瓶所在位置。

3. 血培养瓶　种类包括成人需氧（厌氧）培养瓶、中和抗菌药物（树脂或活性炭）儿童专用培养瓶、分枝杆菌（真菌）培养瓶等。血培养瓶中常加入抗凝剂和吸附剂，可以起到抗凝、破坏血细胞、抑制溶菌酶、抗补体、抗吞噬等作用，吸附或灭活多种抗菌药物，防止血液中残留的抗菌药物抑制病原微生物生长。

（三）注意事项及结果报告制度

1. 培养瓶的选择　根据患者病情选择合适的培养瓶，未使用抗菌药物的患者可选择成人需氧（厌氧）培养瓶，已使用抗菌药物的患者选用中和抗菌药物（树脂或活性炭）成人需氧（厌氧）培养瓶，若怀疑分枝杆菌（真菌）感染，可选用分枝杆菌（真菌）培养瓶。小儿患者可选用儿童专用的血培养瓶，采血量少且可中和抗菌药物。

2. 标本送检　采血后应及时送检，检验者收到血培养瓶后应尽快将其放入血培养仪中培养。培养瓶在放入仪器前，通过条形码扫描器扫描培养瓶上的条形码，并输入标本编号，电脑储存标本信息、检测数据并分析结果。在培养瓶进行培养的同时不断进行振荡并定期进行检测。对报警阳性的血培养瓶应及时取出，无菌抽取培养物，涂片进行革兰氏染色，发现细菌应尽快报告染色结果，并根据染色特征选择合适的培养基转种。若镜检为阴性，应立即将培养瓶放回仪器继续培养。对培养报警阴性的血培养瓶，再接种于血琼脂平板上进行终末传代，以防止假阴性结果。

3. 结果报告 血培养阳性结果应采用三级报告制度。

> **要点提示**：自动化血培养的注意事项

二、全自动微生物鉴定、药物敏感分析技术

近几十年来随着微生物数码分类原理、微量快速培养基和微量生化反应系统的迅猛发展，微生物鉴定、药物敏感分析的自动化和微型化技术得到了快速的发展。目前，多种自动化微生物鉴定系统在临床微生物实验中得以广泛应用，大大提高了临床微生物学检验的质量。

（一）全自动微生物鉴定分析技术

1. 微生物数码分类鉴定原理 微生物鉴定系统以数值分类法为基础。首先筛选多个具有代表性的生化反应试验，并结合临床常见属种致病菌的生化反应结果构建数据库或检索本。数据库有许多细菌条目，每个条目代表一个细菌种或一个细菌生物型。将细菌生化反应结果转化成数字（编码），得到鉴定菌的编码，经查阅编码检索本或电脑分析系统，得到待鉴定菌的名称、鉴定百分率（ID%）及典型性T值等。

数据库中的生化反应被分为多个组，一般3个生化反应为1组，每种生化反应只有"阳性"或"阴性"结果。每种生化反应在组合中的位置不同，阳性值也不同，每组第1、第2和第3位的生化反应若为阳性，则分别记为4、2、1，阴性值为0，将3个反应的值相加，将得到0~7的1个数值。不同鉴定系统筛选的生化反应总数及组合不同，如选用24个生化反应，共8组，得到8位数的数码，有时还需增加补充试验，即获得9位数的数码，系统将最后一次判读结果所得到的数码，与菌种数据库中标准生物模型比较，得出鉴定结果、鉴定百分率（ID%）及典型性T值等。

2. 自动鉴定仪的基本结构和配套试剂 微生物自动鉴定仪主要由恒温孵育系统、光学检测系统、比浊仪、鉴定卡（板）、数据管理系统等组成。

鉴定卡（板）是检测系统的工作基础，主要包括革兰氏阴性菌（肠杆菌科、非发酵革兰氏阴性杆菌等）、革兰氏阳性菌（葡萄球菌属、链球菌属、肠球菌属、需氧芽孢杆菌等）、厌氧菌、奈瑟菌属、嗜血杆菌属、酵母菌等的鉴定卡（板）。鉴定卡（板）上附有条形码。

仪器通常都配有标准麦氏浊度比浊仪和自动接种器，挑取适量菌落调至合适浓度的菌悬液后，通过自动接种器，或直接将菌液接种于鉴定卡（板）上，接种菌液的鉴定卡（板）放入恒温孵育系统培养。

检测系统可每隔一定时间对鉴定卡（板）上每孔的透光度或荧光物质的变化进行检测，将测定值转换成电信号，数据管理系统将这些电信号转换成数码，与数据库已储存的菌株资料比较，推断出待检菌的菌种及鉴定百分率（ID%）。

数据管理系统与孵箱（读数器）连接，可控制孵箱温度、自动定时读数、数据转换及分析处理，与打印机连接，可打印最终的鉴定结果。

3. 注意事项及影响因素

（1）鉴定卡（板）保存温度要合适，温度过高可能导致部分底物或荧光物质失活。

（2）选择鉴定卡（板）通常根据平板上的菌落特征、涂片革兰氏染色结果。

（3）配制菌液时，尽量选用血琼脂平板等非选择性平板上的菌落，不要使用选择性平板上的菌落，选择性平板生化反应代谢产物可能对鉴定结果造成干扰。

（4）配制菌悬液的浓度要在仪器要求的范围内，一般为0.5 MCF（麦氏单位）。

（5）要保证待检菌的纯度，不能含有杂菌，临床标本分离的细菌如果不纯，应进行分离纯化。菌株尽可能新鲜，一般不要使用生长超过2天的菌株。

> **要点提示**：全自动微生物鉴定分析技术的原理及注意事项

（二）全自动微生物药物敏感分析技术

1. 原理 自动化药物敏感试验实质是微型化的肉汤稀释试验。自动化仪器检测有光电比浊法测定细菌浓度、氧化还原指示剂检测细菌生长代谢产物、荧光标记法测定荧光强度的变化等。使用药物敏感试验卡（板）进行检测，每一药物敏感试验卡（板）可同时检测的多种抗菌药物。根据不同的药物对不同菌种最低抑菌浓度（minimum inhibitory concentration，MIC）的不同，每一种药物一般选用3种或3种以上不同浓度。仪器每隔一定时间自动检测细菌生长的浊度或测定培养基中荧光物质的变化情况，与细菌生长对照孔的结果比较计算出生长斜率。将药物敏感试验卡（板）中各测定孔的生长斜率在数据库中进行比较分析，可得到各种药物的MIC值，常参照美国临床和实验室标准化协会（CLSI）标准、全球（GLOBAL）标准、法国微生物学会抗微生物委员会（CASFM）标准和欧洲抗微生物药物敏感性试验委员会（EUCAST）标准，判断最终结果为敏感（S）、中介（I）和耐药（R），并通过计算机专家系统对结果进行解读和分析。

2. 仪器的基本结构和配套试剂 主要由恒温孵育系统及光学检测系统组成，常配备计算机专家系统。

药物敏感试验卡（板）是系统的工作基础，一般与鉴定卡（板）配套，常分为革兰氏阴性菌（肠杆菌科、非发酵革兰氏阴性杆菌等）、革兰氏阳性菌（葡萄球菌属、链球菌属、肠球菌属等）、厌氧菌、苛养菌、真菌等的药物敏感试验卡（板）。卡（板）上附有条形码。

常从配制好的合适菌液浓度的鉴定肉汤管中，取适量菌液加入配套的药物敏感试验肉汤管中进行稀释，再接种于药物敏感试验卡（板），放入孵箱（读数器）中孵育数小时后，检测系统对每一药物敏感试验孔的透光度或荧光物质的变化进行检测，并与对照孔的结果比较，在数据库中比较分析，推断出MIC值，得到药物敏感试验结果，连上计算机可打印药物敏感试验报告。

计算机专家系统常参照CLSI、CASFM和GLOBAL标准，对药物敏感试验结果进行分析，根据药物敏感试验结果预测待检菌的多种耐药机制，如产超广谱β-内酰胺酶（ESBL）菌、耐甲氧西林葡萄球菌（MRS），并修订最终报告的药物敏感试验结果。

3. 注意事项及影响因素

（1）药物敏感试验卡（板）要低温保存，以防止抗菌药物失活，导致药物敏感试验结果错误。

（2）接种的菌液浓度及量一定要准确，应使用配套的加样枪并定期校准，接种后应上下颠倒数次以充分混匀。

（3）接种菌液时，注意测试孔中不能有气泡。

随着信息化技术的快速发展，条形码技术的广泛应用，越来越多的医院开始建立及应用医院信息系统（hospital information system，HIS），实验室（检验）信息系统（laboratory information system，LIS）是HIS系统的一部分，在检验科的应用越来越广泛。将细菌自动鉴定及药物敏感试验的仪器连接LIS系统，可直接在LIS系统中对细菌鉴定及药物敏感试验结果进行编辑和审核，并发出检验报告。

> **要点提示**：全自动微生物药敏分析技术的原理及注意事项

（周 洁 龙小山）

自测题

一、选择题

1. 革兰氏染色所用试剂的顺序是
   A. 稀释复红—碘液—乙醇—结晶紫
   B. 结晶紫—乙醇—碘液—稀释复红
   C. 结晶紫—碘液—乙醇—稀释复红
   D. 稀释复红—乙醇—结晶紫—碘液
   E. 稀释复红—结晶紫—碘液—乙醇

2. 采用悬滴法和压滴法观察细菌的运动时，标本应该
   A. 单染
   B. 复染
   C. 革兰氏染色
   D. 吉姆萨染色
   E. 不染色

3. 鉴定患者标本中新型隐球菌最有效的方法是
   A. 革兰氏染色法
   B. 抗酸染色法
   C. 墨汁染色法
   D. 镀银染色法
   E. 瑞氏染色法

4. 在培养基中加入特定的作用底物和指示剂，通过指示剂的反应来观察细菌生长过程中分解底物所释放产物的差异，此培养基称为
   A. 基础培养基
   B. 营养培养基
   C. 鉴别培养基
   D. 厌氧培养基
   E. 选择性培养基

5. 获得纯种细菌最简单有效的方法是将标本
   A. 穿刺接种于半固体培养基中培养
   B. 研磨接种于液体培养基中培养
   C. 分区划线接种于固体平板培养基培养
   D. 连续涂布于固体平板培养基培养
   E. 蛇形划线接种于固体斜面培养基培养

6. 证明细菌有鞭毛的常用方法是
   A. 革兰氏染色法
   B. 抗酸染色法
   C. 普通琼脂培养法
   D. 液体培养法
   E. 半固体培养法

7. 利用细菌生化反应鉴定的依据是
   A. 细菌的酶活性不同
   B. 细菌的酶含量不同
   C. 细菌的毒素种类不同
   D. 细菌的毒素含量不同
   E. 细菌分解代谢产物的差异

8. 下列不是细菌的生化反应的为
   A. 吲哚试验
   B. 动力试验
   C. 甲基红试验
   D. 糖发酵试验
   E. 硫化氢试验

9. 过氧化氢酶（触酶）试验所用的试剂是
   A. 1%盐酸四甲基对苯二胺
   B. 3%过氧化氢
   C. 对二甲氨基苯甲醛
   D. 三氯化铁
   E. 对氨基苯磺酸

10. 下列不属于蛋白质分解产物试验的是
    A. 甲基红试验　　　　　　　　　B. 氨基酸脱羧试验
    C. 明胶液化试验　　　　　　　　D. 吲哚试验
    E. 硫化氢试验
11. 奥普托欣敏感试验可检测
    A. 金黄色葡萄球菌　　　　　　　B. 肺炎链球菌
    C. A 群链球菌　　　　　　　　　D. B 群链球菌
    E. 脑膜炎奈瑟菌
12. 鲎试验阳性表明有
    A. 外毒素　　　　　　　　　　　B. 外毒素血症
    C. 内毒素血症　　　　　　　　　D. 革兰氏阳性菌存在
    E. 病毒存在
13. 应用全自动微生物鉴定及药敏分析系统进行药物敏感试验的实质是
    A. 纸片扩散法（K-B 法）　　　　B. E- 试验法
    C. 联合药物敏感试验　　　　　　D. 微量肉汤稀释法
    E. 琼脂稀释法
14. 血培养阳性结果的分级报告制度为
    A. 零级报告制度　　　　　　　　B. 一级报告制度
    C. 二级报告制度　　　　　　　　D. 三级报告制度
    E. 四级报告制度
15. 应用全自动血液培养系统判断标本中是否有微生物存在时，不可通过监测微生物引起的
    A. CO_2 浓度变化　　　　　　　B. O_2 浓度变化
    C. pH 变化　　　　　　　　　　D. 浊度变化
    E. 代谢产物变化

二、案例讨论

某医院微生物学检验科标本组早上 9：00 接收标本 20 份，有痰液、尿液、粪便等，需要对以上标本进行微生物学检验。做细菌检验时有哪些注意事项？如何选择合适的接种培养方式？有哪些方式可以帮助进行细菌鉴定？

第五章数字资源

第五章 抗菌药物敏感试验

学习目标

1. 掌握纸片法和稀释法的试验原理、检测方法。
2. 熟悉抗菌药物的选择原则。
3. 了解E试验、联合药物试验的检测方法，了解耐药表型的检测和细菌耐药有关的基因及其常见的检测方法。
4. 描述抗菌药物敏感试验操作步骤。

抗菌药物敏感试验（antimicrobial susceptibility test，AST）简称药敏试验，是在体外测定抗菌药物抑制或杀灭细菌的能力，也是测定细菌对抗菌药物敏感性的试验。测定细菌对抗菌药物的敏感性的意义在于：①可预测抗菌治疗的效果。抗菌药物敏感试验结果为"敏感"时，预测使用该药物治疗可能有效；试验结果为"耐药"时，预测使用该药物治疗将会失败。②指导抗菌药物的临床应用。抗菌药物敏感试验结果往往在经验治疗24～48小时后获得，在经验治疗72小时后应该根据临床的疗效和抗菌药物敏感试验结果重新评估经验治疗的正确性，如果临床疗效不佳、抗菌药物敏感试验结果为"耐药"应立即更换药物。③发现或提示细菌耐药机制的存在，帮助临床医生选择合适的药物，避免产生或加重细菌的耐药。④检测细菌耐药性，掌握耐药菌感染的流行病学，以控制和预防耐药菌感染的发生和流行。

第一节 临床常用抗菌药物

一、抗菌药物种类

（一）β-内酰胺类

β-内酰胺类是临床最常用的抗菌药物，可以与细菌细胞膜上的青霉素结合蛋白（PBP）结合而阻碍细胞壁黏肽的合成，使之不能交联而造成细胞壁的缺损，致使细菌细胞破裂而死亡。这一过程发生在细菌细胞的繁殖期，因此此类药物为繁殖期杀菌药。由于哺乳动物没有细胞壁，因此有效抗菌浓度的青霉素对人体细胞几乎无任何影响。β-内酰胺类药物的化学结构中均含有β-内酰胺环，包括青霉素类、头孢菌素类、单环类、头霉素类、碳青霉烯类和β-内酰胺酶抑制药的复合制剂。

1. 青霉素类 青霉素类抗生素主要包括天然青霉素、耐青霉素酶青霉素、广谱青霉素、青霉素加β-内酰胺类酶抑制药复合制剂。天然青霉素有青霉素G、青霉素V，作用于不产青霉素酶的革兰氏阳性菌、革兰氏阴性菌、厌氧菌。耐青霉素酶青霉素有甲氧西林、奈夫西林等，作用于产青霉素酶的葡萄球菌。广谱青霉素又分为氨基组青霉素、羧基组青霉素、脲基组青霉素。氨基组青霉素有氨苄西林、阿莫西林，作用于青霉素敏感的细菌和大部分大肠埃希菌、奇异变形杆菌、流感嗜血杆菌等革兰氏阴性杆菌；羧基组青霉素有羧苄西林、替卡西林，作用于产β-内酰胺酶肠杆菌科细菌和假单胞菌，可协同氨基糖苷类抗生素作用于肠球菌；脲基组青霉素有美洛西林、阿洛西林、哌拉西林，作用于产β-内酰胺酶肠杆菌科细菌和假单胞菌。

2. 头孢菌素类 根据发现的先后可以分为第一代、第二代、第三代、第四代头孢菌素。第一代头孢菌素有头孢噻吩、头孢氨苄、头孢拉定等；第二代头孢菌素有头孢孟多、头孢呋辛、头孢尼西等；第三代头孢菌素包括头孢曲松、头孢他啶、头孢克肟等；第四代头孢菌素包括头孢匹罗、头孢噻利、头孢吡肟等；第五代头孢菌素有头孢洛林。

对于革兰氏阳性球菌的抗菌效果：一代头孢菌素＞二代头孢菌素＞三代头孢菌素。对于革兰氏阴性杆菌的抗菌效果：一代头孢菌素＜二代头孢菌素＜三代头孢菌素。四代头孢菌素对于革兰氏阳性球菌和革兰氏阴性杆菌的抗菌效果几乎相同，并具有抗假单胞菌作用。五代头孢菌素除了保持与最近几代头孢菌素相当的抗革兰氏阴性菌的活性之外，对于包括耐甲氧西林金黄色葡萄球菌（MRSA）在内的革兰氏阳性菌同样具有强大的抗菌作用。

3. 单环类 包括氨曲南和卡芦莫南等，该类药物对于脑膜炎奈瑟菌、淋病奈瑟菌、流感嗜血杆菌等革兰氏阴性菌作用强，对革兰氏阳性菌和厌氧菌无作用。

4. 头霉素类 头霉素类药物有头孢西丁、头孢替坦、头孢美唑。对革兰氏阳性菌有较好的抗菌活性，对厌氧菌有高度抗菌活性，但对非发酵菌无效。

5. 碳青霉烯类 碳青霉烯类抗菌药物包括亚胺培南、美罗培南、比阿培南、帕尼培南。除了对嗜麦芽窄食单胞菌、耐甲氧西林葡萄球菌、屎肠球菌和某些脆弱拟杆菌耐药外，对几乎所有的由质粒或染色体介导的β-内酰胺酶稳定，因而是目前抗菌谱最广的抗菌药物，具有快速杀菌作用。

6. β-内酰胺酶抑制药的复合制剂 β-内酰胺酶抑制药与β-内酰胺类抗生素联合应用可增强后者的抗菌活性。常用的β-内酰胺酶抑制药有：①克拉维酸，与青霉素类的复合制剂对产β-内酰胺酶的细菌有抑菌活性。②舒巴坦，常与氨苄西林或头孢哌酮联合应用于肠道感染，对不动杆菌属的作用强。③他唑巴坦，作用范围广，酶抑制作用优于克拉维酸钾和舒巴坦。

β-内酰胺酶抑制药的复合制剂用于治疗产β-内酰胺酶的革兰氏阳性和革兰氏阴性细菌，主要包括：氨苄西林-舒巴坦、替卡西林-克拉维酸、阿莫西林-克拉维酸、哌拉西林-他唑巴坦和头孢哌酮-舒巴坦。

（二）氨基糖苷类

氨基糖苷类药物具有快速杀菌作用，其抗菌作用机制为多环节的复杂过程。氨基糖苷类主要作用于细菌体内的核糖体，抑制蛋白质合成，同时还能破坏细菌细胞膜的完整性。氨基糖苷类按其来源可分为：①由链霉菌属发酵滤液提取获得，如链霉素、卡那霉素等；②由小单孢菌属发酵滤液提取，如庆大霉素、阿司米星；③半合成氨基糖苷类，有阿米卡星、奈替米星、地贝卡星等。氨基糖苷类药物对大肠埃希菌、克雷伯菌属、肠杆菌属、变形杆菌属、志贺菌属等需氧革兰氏阴性杆菌有强大的抗菌活性；对沙雷菌属、气单胞菌属、产碱杆菌、卡他莫拉菌、不动杆菌属、沙门菌属、分枝杆菌属也有一定的活性；但对革兰氏阴性球菌（如淋病奈瑟菌）效果差；对革兰氏阳性球菌有一定的活性，对肠球菌单独用药无作用。

（三）喹诺酮类

喹诺酮类抗菌药物通过外膜孔蛋白和磷脂渗入细菌细胞，与 DNA 解旋酶 -DNA 复合体相结合，干扰 DNA 双螺旋的形成，阻碍遗传信息的复制，起到杀菌的作用。第一代喹诺酮类药物为窄谱抗生素，已较少在临床使用。第二代喹诺酮类药物对革兰氏阳性菌和阴性菌均有作用，常用的有环丙沙星、氧氟沙星、洛美沙星、氟罗沙星、培氟沙星、诺氟沙星。第三代喹诺酮类药物为超广谱类抗生素，对耐甲氧西林葡萄球菌（MRS）、多重耐药肺炎链球菌（PRSP）和肠球菌的作用优于第二代，对厌氧菌均有作用，有司帕沙星、妥舒沙星、左氧氟沙星、加替沙星、格帕沙星等。

（四）大环内酯类

大环内酯类抗生素的抗菌谱与青霉素相仿，主要作用于革兰氏阳性菌，对于流感嗜血杆菌、军团菌、支原体、衣原体等病原体有强大的抗菌作用。其抗菌机制主要是这类抗菌药物能够可逆地结合到细菌核糖体 50S 亚基，抑制细菌蛋白质的合成和肽链延伸。新一代大环内酯类药物具有免疫调节功能，能增强单核 - 吞噬细胞的吞噬功能。临床上常用的大环内酯类药物有红霉素、吉他霉素、麦迪霉素、乙酰螺旋霉素等。

（五）糖肽类

糖肽类药物能以较高的亲和力结合到敏感细菌细胞壁前体肽聚糖末端的丙氨酰，从而抑制细菌细胞壁的合成，导致细菌细胞壁缺损而杀灭细菌。糖肽类对金黄色葡萄球菌、链球菌属、李斯特菌、肠球菌属等革兰氏阳性菌和一些厌氧菌有抗菌作用。糖肽类药物包括万古霉素、替考拉宁、多黏菌素、杆菌肽等。值得注意的是，此类药物具有一定的肾、耳毒性，用药期间应定期复查尿常规与肾功能，监测血药浓度，注意听力改变，必要时监测听力。

（六）四环素类

四环素类抗菌药物能与细菌的 30S 核糖体亚基结合，抑制细菌蛋白质的合成。这类抗菌药物为广谱抗生素，包括对革兰氏阳性菌和革兰氏阴性菌如部分葡萄球菌、链球菌、肺炎链球菌、大肠埃希菌等有一定的抗菌作用。临床常用的四环素类药物有四环素、米诺环素、多西环素等。

（七）氯霉素类

氯霉素类药物作用于细菌核糖体的 50S 亚基，使肽链延长受阻而抑制细菌蛋白质合成，对多种革兰氏阳性菌、革兰氏阴性菌、支原体、衣原体和立克次体有抗菌活性。此类抗菌药物主要包括氯霉素、甲砜霉素。

（八）磺胺类

磺胺类药物可竞争性地与二氢叶酸合成酶结合，使细菌体内核酸合成受到抑制。常用的药物有：①肠道易吸收的磺胺药，有磺胺异噁唑、磺胺甲噁唑、磺胺甲氧嘧啶，主要用于全身感染；②肠道难吸收的磺胺药，在肠道保持较高的药物浓度，主要用于肠道感染如细菌性痢疾、肠炎等，如酞磺胺噻唑；③外用磺胺药，主要用于灼伤感染、化脓性创面感染等，如磺胺醋酰钠、磺胺嘧啶银、磺胺米隆（甲磺灭脓）。

（九）林可霉素类

林可霉素类药物作用于细菌核糖体，干扰细菌肽链延长和蛋白质的合成。林可霉素类药物包括林可霉素和克林霉素，主要对革兰氏阳性球菌和白喉棒状杆菌、破伤风梭菌等革兰氏阳性杆菌有抗菌作用。克林霉素是治疗肺部厌氧菌感染、衣原体感染的首选药物。

（十）合成抗菌药物

合成抗菌药物主要包括硝基呋喃类、硝基咪唑类、链阳霉素类、噁唑烷酮类。

二、抗菌药物的选择和分组原则

（一）抗菌药物的选择原则

抗菌药物使用必须要有适应证，对具有适应证的患者应该选择抗菌谱符合、安全性好、有效性高的药物。选择原则具体包括：

1. 按临床需要选择抗菌药物的种类。
2. 同类抗菌药物仅选一个作为代表。
3. 根据测定细菌的种属和感染部位选药。
4. 参考美国临床实验室标准化委员会（CLSI）的有关文件。

（二）抗菌药物的分组原则

抗菌药物在 CLSI 标准中分为 4 组（表 5-1 至表 5-4）。A 组为常规首选药物敏感试验药物；B 组为一些临床上重要的、针对医院感染的药物，也可用于常规试验，首选试验选择性报告药物；C 组为替代性或补充性抗微生物药物，在对 A、B 组过敏或耐药时选用；U 组为仅用于治疗泌尿道感染的抗微生物药物；O 组为对该组细菌有临床适应证但一般不允许常规试验并报告的药物。在全面监测医院感染分离菌株的耐药性时，A、B、C、U 组药物可选用。

表5-1　临床微生物实验室非苛养菌常规药物敏感试验的抗菌药物选择

分组	肠杆菌科	铜绿假单胞菌	葡萄球菌属	肠球菌属
A组首选试验并常规报告	氨苄西林 头孢唑林 庆大霉素 妥布霉素	头孢他啶 庆大霉素 妥布霉素 哌拉西林	阿奇霉素或克拉霉素或红霉素 克拉霉素 苯唑西林（头孢西丁） 青霉素 复方磺胺甲噁唑	氨苄西林 青霉素
B组首选试验选择性报告	阿米卡星 阿莫西林-克拉维酸 氨苄西林-舒巴坦 哌拉西林-他唑巴坦 替卡西林-克拉维酸 头孢呋辛 头孢替坦 头孢西丁 头孢噻肟或头孢曲松 环丙沙星 左氧氟沙星 多尼培南 厄他培南	阿米卡星 氨曲南 头孢吡肟 环丙沙星 左氧氟沙星 多利培南 亚胺培南 美罗培南 哌拉西林-他唑巴坦 替卡西林	达托霉素 利奈唑胺 泰利霉素 多西环素 四环素 万古霉素 利福平	达托霉素 利奈唑胺 万古霉素

续表

分组	肠杆菌科	铜绿假单胞菌	葡萄球菌属	肠球菌属
B组首选试验选择性报告	亚胺培南 美罗培南 哌拉西林 复方磺胺甲噁唑			
C组补充试验选择性报告	氨曲南 头孢他啶 氯霉素 四环素	氯霉素 环丙沙星或左氧氟沙星或氧氟沙星 莫西沙星 庆大霉素	庆大霉素（仅用于筛选高水平耐药株） 链霉素（仅用于筛选高水平耐药株）	
U组补充试验（仅用于泌尿道感染）	头孢噻吩 洛美沙星或氧氟沙星 诺氟沙星 呋喃妥因 磺胺异噁唑 甲氧苄啶	洛美沙星或氧氟沙星 诺氟沙星	洛美沙星 诺氟沙星 呋喃妥因 磺胺甲噁唑 甲氧苄啶	环丙沙星 左氧氟沙星 诺氟沙星 呋喃妥因 四环素

表5-2 临床微生物实验室其他非苛养菌常规药物敏感试验的抗菌药物选择

分组	不动杆菌属	洋葱伯克霍尔德菌	嗜麦芽窄食单胞菌	其他非肠杆菌科
A组首选试验并常规报告	氨苄西林-舒巴坦 头孢他啶 环丙沙星 左氧氟沙星 亚胺培南 美罗培南 庆大霉素 妥布霉素	复方磺胺甲噁唑	复方磺胺甲噁唑	头孢他啶 庆大霉素 妥布霉素 哌拉西林
B组首选试验选择性报告	阿米卡星 头孢吡肟 头孢噻肟 头孢曲松 多西环素 米诺环素 四环素 复方磺胺甲噁唑	头孢他啶 氯霉素 左氧氟沙星 美罗培南 米诺环素 替卡西林-克拉维酸	头孢他啶 氯霉素 左氧氟沙星 米诺环素 替卡西林-克拉维酸	阿米卡星 氨曲南 头孢吡肟 环丙沙星 左氧氟沙星 亚胺培南 美罗培南 哌拉西林-他唑巴坦 替卡西林-克拉维酸 复方磺胺甲噁唑
C组补充试验选择性报告				头孢他啶 头孢曲松 氯霉素
U组补充试验（仅用于泌尿道感染）				洛美沙星或氧氟沙星 诺氟沙星 磺胺异噁唑 四环素

表5-3 临床微生物实验室苛养菌常规药物敏感试验的抗菌药物选择

分组	流感嗜血杆菌属和副流感嗜血杆菌属	淋病奈瑟菌	肺炎链球菌	乙型溶血性链球菌	草绿色链球菌群
A组首选试验并常规报告	氨苄西林 复方磺胺甲噁唑组		红霉素 青霉素（苯唑西林纸片） 复方磺胺甲噁唑组	克林霉素 红霉素 加青霉素或加氨苄西林	氨苄西林 青霉素
B组首选试验选择性报告	氨苄西林-舒巴坦 头孢呋辛（注射） 头孢噻肟或头孢他啶或头孢曲松 氯霉素 美罗培南		头孢吡肟 头孢噻肟 头孢曲松 克林霉素 吉米沙星 左氧氟沙星 莫西沙星 氧氟沙星 美罗培南 泰利霉素 四环素 万古霉素	头孢吡肟或头孢噻肟或头孢曲松 万古霉素	头孢吡肟 头孢噻肟 头孢曲松 万古霉素
C组补充试验选择性报告	阿奇霉素 克拉霉素 氨曲南 阿莫西林-克拉维酸 头孢克洛 头孢丙烯 头孢地尼或头孢克肟或头孢泊肟 头孢呋辛（口服） 环丙沙星或左氧氟沙星或洛美沙星或莫西沙星或氧氟沙星 吉米沙星 厄他培南或亚胺培南 利福平 泰利霉素 四环素	头孢克肟或头孢泊肟 头孢噻肟或头孢曲松 头孢西丁 头孢呋辛 环丙沙星或氧氟沙星 青霉素 大观霉素 四环素	阿莫西林 阿莫西林-克拉维酸 头孢呋辛 氯霉素 厄他培南 亚胺培南 利奈唑胺 利福平	氯霉素 达托霉素 左氧氟沙星 氧氟沙星 利奈唑胺 喹奴普汀-达福普汀	氯霉素 克林霉素 红霉素 利奈唑胺

表5-4 临床微生物实验室厌氧菌常规药物敏感试验的抗菌药物选择

分组	脆弱拟杆菌群和其他革兰氏阴性厌氧菌	革兰氏阳性厌氧菌
A组首选试验并常规报告	阿莫西林-克拉维酸 氨苄西林-舒巴坦 哌拉西林-他唑巴坦 替卡西林-克拉维酸 克林霉素 多利培南 厄他培南 亚胺培南	氨苄西林 青霉素 阿莫西林-克拉维酸 氨苄西林-舒巴坦 哌拉西林-他唑巴坦 替卡西林-克拉维酸 克林霉素 多利培南

续表

分组	脆弱拟杆菌群和其他革兰氏阴性厌氧菌	革兰氏阳性厌氧菌
A 组首选试验并常规报告	美罗培南 甲硝唑	厄他培南 亚胺培南 美罗培南 甲硝唑
C 组补充试验选择性报告	青霉素 氨苄西林 头孢唑肟 头孢曲松 氯霉素 头孢替坦 头孢西丁 哌拉西林 替卡西林 莫西沙星	头孢唑肟 头孢曲松 头孢替坦 头孢西丁 哌拉西林 替卡西林 四环素 莫西沙星

第二节 抗菌药物敏感试验方法

常用的体外抗菌药物敏感试验主要有纸片扩散法、稀释法、E-试验法、联合药物敏感试验等。最低抑菌浓度（minimum inhibitory concentration，MIC）是指某抗菌药物所能抑制细菌肉眼可见生长的最低药物浓度。最低杀菌浓度（minimum bactericidal concentration，MBC）是指能够使试验菌减少 99.9% 以上的最低药物浓度。

通常根据 MIC 结合常用剂量时体内某抗菌药所能达到的血药浓度，划定细菌对各种抗菌药敏感或耐药的界限，给出 S（敏感）、I（中介）、R（耐药）等定性的结果，方便临床用药。敏感是指所分离菌株能被测试药物使用推荐剂量时在感染部位通常可达到的抗菌药物浓度所抑制；耐药是指所分离菌株不被测试药物常规剂量可达到的药物浓度所抑制，以及（或）证明所分离菌株可能存在某些特定的耐药机制，或治疗研究显示药物对分离菌株的临床疗效不可靠；中介是指抗菌药物在生理浓集的部位具有临床效果，还代表敏感与耐药之间的缓冲区，以避免微小的、不能控制的技术因素造成重大的结果解释错误。

一、纸片扩散法

纸片扩散法又称为 K-B 法，由于其操作简便、选药灵活，且成本低廉，被 WHO 推荐为定性药敏试验的基本方法，是目前应用最广泛的药物敏感试验方法。

（一）试验原理

将含有定量抗菌药物的纸片贴在已接种待检菌的琼脂平板上，纸片中所含的药物吸取琼脂中的水分而溶解并向纸片周围区域扩散，形成递减的抗菌药物浓度梯度，细菌生长被抑制的纸片周围会产生透明的抑菌圈，抑菌圈的大小与该药对待检菌的最低抑菌浓度（MIC）呈负相关

（图 5-1）。

（二）试验方法

1. 抗菌药物纸片 选择直径为 6.35 mm，吸水量为 20 μl 的专用药敏纸片，用逐片加样或浸泡法使每片含药量达规定所示。含药纸片密封贮存于 2～8 ℃或 -20 ℃无霜冷冻箱内，β-内酰胺类纸片应冷冻贮存，使用前将贮存器移至室温平衡 1～2 小时，避免开启贮存容器时产生冷凝水。

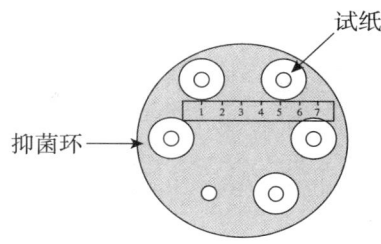

图 5-1 纸片扩散法示意图

2. 培养基 pH 为 7.2～7.4 的水解酪蛋白（MH）培养基是 CLSI 推荐用于兼性厌氧菌和需氧菌药物敏感试验的标准培养基，制备平板时，90 mm 内径的平板倾注 25 ml 琼脂，使琼脂厚度为 4 mm。对营养要求较高的细菌如链球菌属、肠球菌属、流感嗜血杆菌和脑膜炎奈瑟菌需加入相应的营养添加剂。

3. 细菌接种 试验菌株和标准菌株可采用液体生长法或直接菌落悬液法，调节菌液浓度至 0.5 MCF，含菌量约 1.5×10^8 CFU/ml，于 15 分钟内接种完毕。涂抹平板时用棉签蘸取菌液，从三个方向均匀抹琼脂表面（每次转动 60°）使菌液均匀分布，最后沿平板内缘涂抹一周。

4. 贴抗菌药物纸片 用纸片分配器或无菌镊子取纸片，贴于平板表面，注意使纸片贴平。纸片的间距不小于 24 mm，纸片的中心距平板的边缘不小于 15 mm，纸片贴好之后不可再移动。

5. 孵育并检测结果 将贴好纸片的平板于 35 ℃环境中孵育 16～18 小时后读取结果，苛养菌应孵育在含二氧化碳的环境中，葡萄球菌和肠球菌检测对苯唑西林和万古霉素的耐药性须孵育 24 小时。以肉眼见不到细菌明显生长为限，用游标卡尺或直尺先量取质控菌株抑菌圈的直径，再量取试验菌株抑菌圈直径，根据抑菌圈的大小（不同抗菌药其抑菌圈大小的标准不一致），参照 CLSI 标准，判断为敏感（S）、耐药（R）或中介（I），如表 5-5 所示。

表5-5 抗菌药物敏感试验判断标准

试验/报告分组	抗菌药	纸片中药物含量（μg）	抑菌圈直径（mm）		
			R	I	S
肠杆菌属					
A	头孢唑林	30	≤ 19	20～22	≥ 23
	氨苄西林	10	≤ 13	14～16	≥ 17
	庆大霉素	10	≤ 12	13～14	≥ 15
	妥布霉素	10	≤ 12	13～14	≥ 15
B	阿莫西林	20/10	≤ 13	14～17	≥ 18
	氨苄西林	10/10	≤ 11	12～14	≥ 15
	哌拉西林	100/10	≤ 20	21～24	≥ 25
	头孢呋辛	30	≤ 14	15～22	≥ 23
	头孢替坦	30	≤ 12	13～15	≥ 16
	头孢曲松	30	≤ 19	20～22	≥ 23
	头孢西丁	30	≤ 14	15～17	≥ 18
	头孢吡肟	30	≤ 18	19～24	≥ 25
	头孢噻肟	30	≤ 22	23～25	≥ 26

续表

试验/报告分组	抗菌药	纸片中药物含量（μg）	抑菌圈直径（mm）		
			R	I	S
B	多立培南	10	≤ 19	20 ~ 22	≥ 23
	亚胺培南	10/25	≤ 20	21 ~ 24	≥ 25
	美罗培南	20/10	≤ 14	15 ~ 17	≥ 18
	厄他培南	10	≤ 18	19 ~ 21	≥ 22
	阿卡米星	30	≤ 14	15 ~ 16	≥ 17
	阿奇霉素	15	≤ 8	9 ~ 15	≥ 16
	甲氧苄啶-磺胺甲噁唑	1.25/23.75	≤ 10	11 ~ 15	≥ 16
C	头孢他啶	30	≤ 17	18 ~ 20	≥ 21
	氨曲南	30	≤ 17	18 ~ 20	≥ 21
	四环素	30	≤ 11	12 ~ 14	≥ 15
	头孢罗膦	30	≤ 19	20 ~ 22	≥ 23
U	磺胺类	250 或 300	≤ 12	13 ~ 16	≥ 17
	甲氧苄啶	5	≤ 10	11 ~ 15	≥ 16
	磷霉素	200	≤ 12	13 ~ 15	≥ 16
	呋喃妥因	300	≤ 14	15 ~ 16	≥ 17
	依诺沙星	10	≤ 14	15 ~ 17	≥ 18
O	美西林	10	≤ 11	12 ~ 14	≥ 15
	替卡西林	75/10	≤ 14	15 ~ 19	≥ 20
	头孢孟多	30	≤ 14	15 ~ 17	≥ 18
	头孢美唑	30	≤ 12	13 ~ 15	≥ 16
	头孢尼西	30	≤ 14	15 ~ 17	≥ 18
	头孢哌酮	75	≤ 15	16 ~ 20	≥ 21
	头孢唑肟	30	≤ 21	22 ~ 24	≥ 25
	拉氧头孢	30	≤ 14	15 ~ 22	≥ 23
	氯碳头孢	30	≤ 14	15 ~ 17	≥ 18
	头孢克洛	30	≤ 14	15 ~ 17	≥ 18
	头孢地尼	5	≤ 16	17 ~ 19	≥ 20
	头孢克肟	5	≤ 15	16 ~ 18	≥ 19
	头孢泊肟	10	≤ 17	18 ~ 20	≥ 21
	头孢丙烯	30	≤ 14	15 ~ 17	≥ 18
葡萄球菌属					
A	青霉素	10 U	≤ 28	—	≥ 29
	阿奇霉素	15	≤ 13	14 ~ 17	≥ 18
	克拉霉素	15	≤ 13	14 ~ 17	≥ 18
	红霉素	15	≤ 13	14 ~ 22	≥ 23
	克林霉素	2	≤ 14	15 ~ 20	≥ 21

续表

试验/报告分组	抗菌药	纸片中药物含量（μg）	抑菌圈直径（mm）		
			R	I	S
B	头孢他啶	30	≤20	21~23	≥24
	四环素	30	≤14	15~18	≥19
	多西环素	30	≤12	13~15	≥16
	米诺环素	30	≤14	15~18	≥19
	利奈唑胺	30	≤20	—	≥21
	利福平	5	≤16	17~19	≥20
C	阿米卡星	30	≤14	15~16	≥17
	庆大霉素	10	≤12	13~14	≥15
	卡那霉素	30	≤13	14~17	≥18
	妥布霉素	10	≤12	13~14	≥15
	奈替米星	30	≤12	13~14	≥15
	环丙沙星	5	≤15	16~20	≥21
	左氧氟沙星	5	≤15	16~18	≥19
	莫西沙星	5	≤20	21~23	≥24
	氧氟沙星	5	≤14	15~17	≥18
	氯霉素	30	≤12	13~17	≥18
U	洛美沙星	10	≤18	19~21	≥22
	诺氟沙星	10	≤12	13~16	≥17
	磺胺类	250/300	≤12	13~16	≥17
	甲氧苄啶	5	≤10	11~15	≥16
	复方磺胺甲噁唑	1.25/23.75	≤10	11~15	≥16
	呋喃妥因	300	≤14	15~16	≥17
O	依诺沙星	10	≤14	15~17	≥18
	格帕沙星	5	≤14	15~17	≥18
	加替沙星	5	≤19	20~22	≥23
	司帕沙星	5	≤15	16~18	≥19
肠球菌属					
A	青霉素	10 U	≤14	—	≥15
	氨苄西林	10	≤16	—	≥17
B	万古霉素	30	≤14	15~16	≥17
	利奈唑胺	30	≤20	21~22	≥23
U	四环素	30	≤14	15~18	≥19
	环丙沙星	5	≤15	16~20	≥21
	左氧氟沙星	5	≤13	14~16	≥17
	诺氟沙星	10	≤12	13~16	≥17
	呋喃妥因	300	≤14	15~16	≥17

续表

试验/报告分组	抗菌药	纸片中药物含量（μg）	抑菌圈直径（mm）		
			R	I	S
O	多西环素	30	≤12	13～15	≥16
	米诺环素	30	≤14	15～18	≥19
	红霉素	15	≤13	14～22	≥23
	加替沙星	5	≤14	15～17	≥18
	氯霉素	30	≤12	13～17	≥18
	磷霉素	200	≤12	13～15	≥16
	利福平	5	≤16	17～19	≥20

（三）注意事项

1．与试验材料相关　①MH琼脂必须符合试验要求。②培养基酸碱度以室温pH 7.2～7.4最适宜。③药物纸片必须在有干燥剂的容器内低温保存，只拿出少量放4℃备日常工作用；装纸片的容器从冰箱取出后，必须室温放置1～2小时后才可打开，如立即打开，容易潮解。

2．与接种菌株相关　①质控菌株应调节菌液浓度至0.5 MCF。②接种时应保证涂菌均匀，厚薄适宜。

3．与结果判读相关　①仔细测量抑菌圈大小。②每次试验时，质控菌种的抑菌圈应完全符合表5-6所规定的范围。

4．对某些细菌抑菌圈的判读有特殊要求　①检测葡萄球菌或肠球菌对苯唑西林和万古霉素的抑菌圈需要用透射光（将平板对着光线），在苯唑西林纸片（葡萄球菌）或万古霉素纸片（肠球菌）周围的抑菌圈内有任何明显的菌落（包括针尖样菌落）或生长薄膜均提示耐药；②如抑菌圈内有独立生长的菌落，则提示可能有杂菌，需重新分离鉴定，若为高频突变耐药株，尚需进行药物敏感试验；③变形杆菌属可蔓延到某些抗菌药的抑菌圈内，所以在明显的抑菌圈内有薄膜样爬行生长可忽略不计；④某些细菌的磺胺类药抑菌圈内可能有微量的细菌生长，可忽略不计，应以外圈为准；⑤对于溶血性细菌如链球菌，应测量细菌生长受抑制区域而不是溶血区域；⑥对于产色素的细菌，需注意仔细测量细菌生长受抑制的区域。

（四）质量控制

采用标准菌株是进行药敏试验质量控制的主要措施。常用的标准菌株有金黄色葡萄球菌ATCC25923、大肠埃希菌ATCC25922、铜绿假单胞菌ATCC27853、粪肠球菌ATCC29212等。标准菌株应当每周传代1次，4℃保存。质控株应每天随临床分离株一起进行药物敏感试验：质控株的药物敏感试验结果如果在质控允许范围内（表5-6），说明试验条件符合要求，结果可信；质控株的药物敏感试验结果如果在质控允许范围外，则试验中可能存在差错。由于质控允许范围的最大值与最小值是质控株在标准条件下多次重复试验的95%置信区间，故20次连续质控结果中仅允许1次落在范围外，但不能偏离质控允许范围中间值［（最大值+最小值）/2］4个标准差。由于允许范围恰好包括4个标准差，故落在允许范围外的抑菌圈直径一定要在离中间值一个允许范围（中间值±1个允许范围）之内。此外，20次或更多次药物敏感试验结果的平均值应接近中间值。如果20次连续质控结果中有大于2次或30次连续质控结果中有大于4次结果超出允许范围，则提示试验过程中存在问题，必须查找原因并加以解决。

常规的药物敏感试验质控可按下法进行：连续测定某药对质控株的药物敏感试验结果，每天一次，共测 20 天或 30 天，取得 20 个或 30 个值。

1．如果 20 个值中仅有 1 个值，或 30 个值中仅有 3 个以下的值超出允许范围，则结果基本可信，可改质控每天进行一次为每周进行一次。此后，若某周出现 1 次质控值超出允许范围，则应于当天查找原因（包括用错纸片和质控株、菌株污染、孵育条件错误等），经纠正明显错误后重测，如结果在允许范围内可继续每周一次的质控。如未能找出明显原因则需立即采取纠正措施，并进行连续 5 天的质控，每天一次。若 5 次结果皆在允许范围以内，则继续每周一次的质控方式。5 次结果中只要有 1 次失控，则存在系统误差，需增加纠正措施并查找到原因，然后改每周一次质控为每天一次，完成 20（或 30）天质控，期间失控次数若在 1 次（20 天）或 3 次（30 天）以内，则再改为每周一次；如果有 2 个（20 天质控）或 4 个（30 天质控）以上质控检测值超过允许范围，则继续做每天一次的质控。

2．每当改变试剂、纸片和培养基等时，均要重新进行连续 20（或 30）天的质控。

3．每次失控均要查找原因，纠正后才能发出报告。

表5-6 纸片扩散法药物敏感试验质控菌株的抑菌圈允许范围

抗菌药物	纸片中药物含量（μg）	抑菌圈允许范围（mm）			
		金黄色葡萄球菌（ATCC25923）	大肠埃希菌（ATCC25922）	铜绿假单胞菌（ATCC27853）	粪肠球菌（ATCC29212）
阿米卡星	30	20～26	19～26	18～26	—
氨苄西林	10	27～35	16～22		
复方阿莫西林	20/10	28～36	19～25		
阿洛西林	75	—	—	24～36	
羧苄西林	10		23～29	18～24	
头孢孟多	30	26～34	24～35		
头孢唑林钠	30	29～35	23～29		
头孢美唑	30	22～28	25～39		
头孢哌酮	75	24～33	28～34	23～29	
头孢噻肟钠	30	25～31	29～35	18～22	
头孢噻吩钠	30	23～29	23～29		
头孢氨呋肟	30	27～35	20～26		
头孢他啶	30	16～20	25～32	22～29	
头孢唑肟	30	27～35	30～36	12～17	
头孢噻吩	30	29～37	17～22		
氯霉素	30	19～26	21～27		
恶喹酸	100	—	26～32		
克林霉素	2	24～30	—		
多西环素	30	23～29	18～24		
红霉素	15	22～30			
庆大霉素	10	19～27	19～26	16～21	
卡那霉素	30	19～26	17～25		
甲氧西林	5	17～22	—		

续表

抗菌药物	纸片中药物含量（μg）	抑菌圈允许范围（mm）			
		金黄色葡萄球菌（ATCC25923）	大肠埃希菌（ATCC25922）	铜绿假单胞菌（ATCC27853）	粪肠球菌（ATCC29212）
咪唑西林	75	—	23~29	19~25	—
米诺环素	30	25~30	19~25	—	—
拉氧头孢钠	30	18~24	28~35	17~25	—
萘啶酸	30	—	22~28	—	—
萘夫西林	30	22~31	22~30	17~23	—
呋喃妥因	300	18~22	20~25	—	—
苯唑西林	1	18~24	—	—	—
青霉素G	10	26~37	—	—	—
哌拉西林	100	—	24~30	—	—
链霉素	10	14~22	12~20	—	—
磺胺异噁唑	250或300	24~32	18~26	—	—
四环素	30	19~28	18~25	—	—
替卡西林	75	—	24~30	21~27	—
妥布霉素	10	19~29	18~26	19~25	—
甲氧苄啶	5	21~28	21~28	—	—
复方磺胺甲噁唑	1.25/23.75	24~32	24~32	—	24~32
万古霉素	30	15~29	—	—	—

要点提示：K-B法的试验方法、注意事项和质量控制

知识链接

美国临床实验室标准化委员会

美国临床实验室标准化委员会（CLSI）是一个国际性、跨学科、非营利、治理与发展操作标准的教育组织。其抗菌药物敏感试验小组委员会每年组织该领域的专家和药厂代表对药物敏感试验相关文件M100进行一次修订。目前我国的临床微生物实验室均以CLSI文件作为药物敏感试验指导文件进行试验操作和报告，其官方网站为http://clsi.org。

二、稀释法

稀释法是体外定量测定抗菌药物抑制待测菌生长活性的方法，根据CLSI提供的最低抑菌浓度（MIC）解释标准判断细菌对被测药物的敏感程度。优点是可直接定量检测抗菌药物在体外对致病菌的抑制或杀伤浓度，有利于临床根据MIC、药物代谢等拟订合理的治疗方案，也是目前对厌氧菌等的最佳测定方法，缺点是操作比较烦琐，不便在基层实验室中开展。

(一) 试验原理

在肉汤或琼脂中将抗菌药物进行不同浓度稀释后,定量接种待检菌,35 ℃孵育 24 小时后观察。以明显抑制细菌生长的最低药物浓度为测得的最低抑菌浓度 (MIC)。

(二) 试验方法

1. 肉汤稀释法 用 MH 肉汤将抗菌药物倍比稀释,接种细菌并孵育后以肉眼看不见细菌生长的最低药物浓度为 MIC。此方法定量测定抗菌药物杀灭受试菌的最低浓度为最低杀菌浓度。肉汤稀释法包括常量稀释法 (图 5-2) 和微量稀释法:前者使用无菌试管,每一抗菌药物浓度的量通常为 2 ml;后者使用微量稀释孔,每孔有 0.1 ml 肉汤。仪器配套商业化药敏板都是采用微量稀释法。

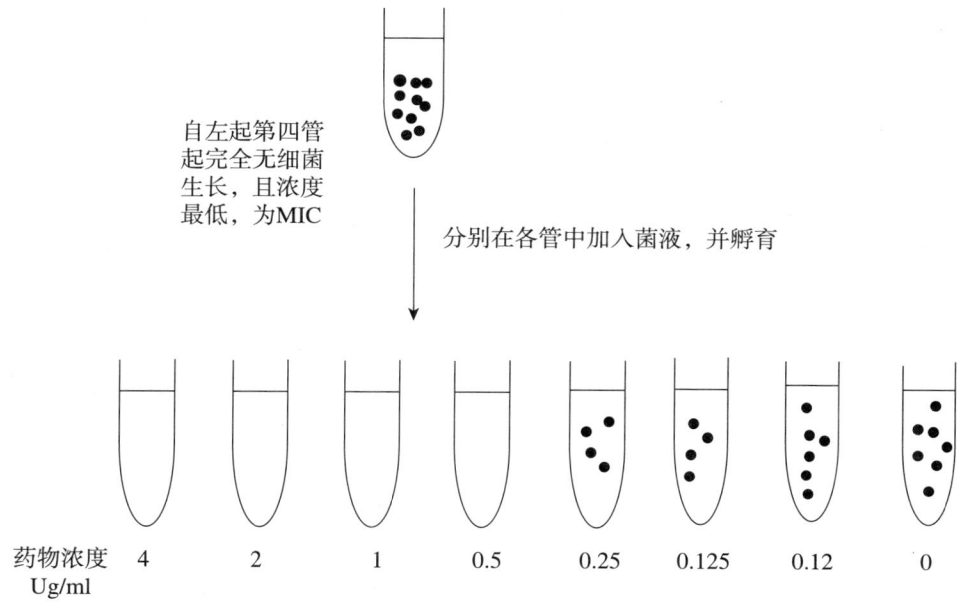

图 5-2 常量肉汤稀释法示意图

(1) 培养基:对于需氧菌、兼性厌氧菌推荐使用 MH 肉汤;而对于流感嗜血杆菌、链球菌则需在该培养液中补充营养成分。

(2) 药物稀释

1) 抗菌药物原液的配制:根据不同抗菌药物的性能选择蒸馏水、不同 pH 的磷酸盐缓冲液作为溶剂和稀释剂,按照以下公式进行配制。

重量 (mg) = 溶剂 (ml) × 浓度 (μg/ml) / 药物效价 (μg)

体积 (ml) = 重量 (mg) × 药物效价 (μg) / 浓度 (μg/ml)

2) 稀释抗菌药物的配制:以药物原液为基础,以 2 为倍数进行倍比稀释。

(3) 细菌接种:用生理盐水将待测菌配制成 0.5 MCF,再用 MH 肉汤进行 1:10 稀释,使之含菌量为 1×10^7 CFU/ml。加样后使每管或每孔的最终菌液浓度为 5×10^5 CFU/ml,置适宜的环境中进行孵育。

(4) 结果判断:以试管内或小孔内完全抑制细菌生长的最低药物浓度为该抗菌药物对待测菌的 MIC。微量稀释法时,常采用比浊仪判断是否有细菌生长。按 MIC 判断细菌的敏感性,应依据 CLSI 所提供的解释标准给出药物敏感试验结果。

(5) 质量控制:每次药物敏感试验应根据测试菌种类选用不同的标准菌株与待测菌在同

一条件下测定。标准菌株的 MIC 值应在 CLSI 允许的预期范围内。如超出该范围则应检查原因，及时纠正。

2. 琼脂稀释法 琼脂稀释法是将抗菌药物均匀稀释于 MH 琼脂培养基中，配制出 1:2、1:4、1:8 等连续稀释或倍比稀释的平板，每一平板为一个药物稀释度，接种细菌并孵育后观察细菌的生长情况，以肉眼所见无细菌生长的最低平板药物浓度为 MIC。其质量控制与肉汤稀释法相同，每个琼脂应同时接种标准菌株。

三、E-试验法

E-试验（E-test）是一种抗菌药物浓度梯度稀释法直接测量 MIC 的药物敏感试验，结合了稀释法和扩散法的原理和特点。E 试条是一种宽 5 mm、长 50 mm 的商品化塑料试条，一面固定有干化、稳定、浓度呈连续指数增长分布的抗菌药物，另一面有药物的浓度刻度读数（μg/ml）。

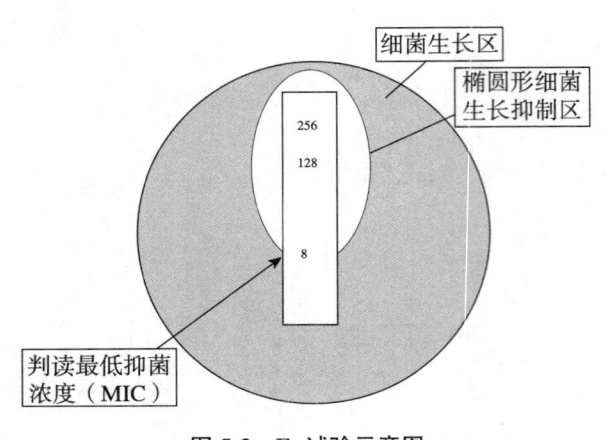

图 5-3　E-试验示意图

测定快速生长的需氧菌和兼性厌氧菌可用 MH 琼脂培养基，对于生长要求高的苛养菌，应根据其需要添加有关营养补充物。菌液准备、平板接种等同纸片扩散法。操作时，将有抗菌药物梯度面紧密贴在涂满细菌的琼脂板上，药物最高浓度处靠近平板边缘。适宜条件孵育后，抗菌药物在琼脂内向四周梯度递减扩散，可使敏感细菌在一定范围内的生长受到抑制，形成明显可见的椭圆形抑菌圈。圈的边缘与试条的横向相交点的浓度刻度即为测定抗菌药物对测试菌的抑菌浓度（IC）（图 5-3）。当 E 试条周围无抑菌环时，IC 值等于最大浓度；当抑菌环延伸至试条下方，与试条无交点，IC 值为小于等于最小浓度。

四、联合药物敏感试验

（一）试验意义

联合药物敏感试验（简称药敏试验）的目的在于：①扩大抗菌谱，治疗混合性感染；②预防或延迟细菌耐药性的发生；③减少用药剂量以避免达到毒性剂量；④联合用药比单一用药时常常效果更好。

> **要点提示**：联合药敏试验的意义和结果的判读

（二）试验方法

1. 纸片法联合药敏试验 纸片法联合药敏试验所用的培养基、药敏纸片、菌液和培养条件等均和抗菌药物敏感试验纸片法相同。先将试验菌液均匀涂布于培养基表面，盖好平皿，放置 5 分钟，待平板表面水分吸收后，将两种药敏纸片邻近贴在涂菌的琼脂平板上，使两纸片的中心距离恰好等于两药敏纸片单独试验时抑菌圈的半径之和，然后 37 ℃ 孵育过夜之后观察抑菌圈的形状改变，并据此判断两药联合药敏试验的结果。其结果一般表现有：协同作用，指两种药物联合作用的活性显著大于其单独作用的总和；拮抗作用，指两种药物联合作用显著低于单种药物的抗菌活性；累加作用，指两种药物联合作用时的活性等于两种药物单独作用时的抗菌活性之和；无关作用，指两种药物联合作用时的活性等于其单独活性。

2. 棋盘稀释法（定量） 棋盘稀释法包括微量棋盘稀释法、试管棋盘稀释法和琼脂棋盘稀释法三种。微量棋盘稀释法为常用的联合药敏试验方法之一，首先利用肉汤稀释法原理，分别测定拟联合的抗菌药物对检测菌的 MIC，再将每种抗菌药物最高从 2 倍 MIC 浓度开始用灭菌 MH 肉汤倍比稀释，得到 6～8 个浓度梯度，各取 50 μl 分别排列在无菌 96 孔平板的行与列上，然后在各微孔中加入 100 μl 液体，使最终接种量为 5×10^5 CFU/ml，将其过夜培养，以小孔内完全抑制细菌生长的最低药物浓度为该抗菌药物对待测菌的 MIC，以部分抑菌浓度指数（fractional inhibitory concentration，FIC）作为结局指标。

$$FIC = \frac{联合用药时甲药\ MIC}{单独用药时甲药\ MIC} + \frac{联合用药时乙药\ MIC}{单独用药时乙药\ MIC}$$

FIC 指数为 ≤ 0.5、>0.5～1、>1～2、>2 时分别表示协同、累加、无关、拮抗作用。

第三节　细菌耐药性检测

案例 5-1

患者李某，男，73 岁，曾多次诊断为慢性阻塞性肺疾病（COPD），20 天前因明显气促加重，咳黄脓痰进入当地卫生院，诊断为社区获得性肺炎。在医院治疗的 20 天内，先后使用过他唑巴坦、左氧氟沙星、头孢哌酮、哌拉西林，但均无效果。转入上级医院后，改变治疗措施，以哌拉西林 + 左氧氟沙星治疗 6 天后，情况有所好转。

思考题：

1. 为了避免患者出现抗菌药物使用无效而延误治疗的情况，可以采取什么措施？有哪些方法？

2. 抗菌药物联合应用时，药物之间是否存在相互作用？有哪些方法可以检测这些作用？

一、细菌耐药性与耐药机制

（一）细菌耐药性

细菌耐药性又称抗药性，是指细菌对抗菌药物不敏感的现象，是细菌自身生存过程中的一种特殊表现形式。细菌耐药性可分为固有耐药性和获得耐药性。

固有耐药性是指细菌对某种抗菌药物的天然耐药性。固有耐药性由细菌的种属特性所决定，是不会改变的，且代代相传。如厌氧菌对氨基糖苷类抗生素耐药，是氨基糖苷类抗生素必须经过氧依赖的转运机制所致。获得耐药性多由质粒介导，细菌通过改变自身的代谢途径而不被抗菌药物所杀灭。

（二）耐药机制

1. 细菌产生灭活酶 抗菌药物酶使抗菌药物作用于细菌之前即被酶破坏而失去抗菌作用，是细菌耐药性产生的重要机制之一。例如：β-内酰胺酶使 β-内酰胺环裂解而使该类抗菌药物丧失抗菌作用；细菌在接触氨基糖苷类抗生素后产生钝化酶，使氨基糖苷类的结构改变而失去抗菌活性。

2．改变靶位结构　细菌细胞内膜上与抗菌药物结合部位的靶蛋白发生改变，降低与抗菌药物的亲和力，使抗菌药物不能与其结合，导致抗菌作用失效。如肺炎链球菌对青霉素的高度耐药就是通过此机制产生的；细菌与抗菌药物接触之后产生一种新的原来敏感菌没有的靶蛋白，使抗菌药物不能与新的靶蛋白结合，从而产生高度耐药。耐甲氧西林金黄色葡萄球菌（MRSA）比敏感的金黄色葡萄球菌的青霉素结合蛋白组成多了青霉素结合蛋白2a（PBP2a），使靶蛋白数量的增加，即使药物存在时仍有足够量的靶蛋白可以维持细菌的正常功能和形态，导致细菌继续生长、繁殖，对抗抗菌药物而产生耐药。肠球菌对β-内酰胺类抗生素的耐药性是既产生β-内酰胺酶又增加青霉素结合蛋白的量，同时降低青霉素结合蛋白与抗生素的亲和力，形成多重耐药机制。

3．加强主动外排系统　某些细菌能将进入菌体的药物泵出体外，这种泵出系统需要能量，故称主动流出系统。由于这种主动流出系统的存在及它对抗菌药物选择性的特点，使大肠埃希菌、金黄色葡萄球菌、表皮葡萄球菌、铜绿假单胞菌、空肠弯曲杆菌对四环素类、氟喹诺酮类、大环内酯类、氯霉素、β-内酰胺类等抗菌药物产生多重耐药。

4．降低外膜通透性　很多广谱抗菌药都对铜绿假单胞菌无效或作用很弱，主要是此类药物不能进入铜绿假单胞菌菌体内，故产生天然耐药。细菌接触药物后，可以通过改变通道蛋白性质和数量来降低细菌的膜通透性而产生获得耐药性。

5．形成生物膜　细菌生物膜是指细菌黏附于固体或有机腔道表面，形成微菌落，并分泌细胞外多糖蛋白复合物将自身包裹其中而形成的膜状物。当细菌以生物膜形式存在时耐药性明显增强，还可诱导耐药性产生。

知识链接

抗菌药物滥用与细菌耐药的产生

在医疗活动中，长时间使用同一种抗菌药物，很容易产生大量的耐药菌株。青霉素最初应用的时候有良好的杀菌作用，但是由于当时人们缺乏合理用药的意识，导致葡萄球菌对青霉素产生了耐药性。自然界中存在的天然耐药菌只占少数，难与占大多数的优势敏感菌竞争，抗菌药物本身并不导致细菌产生耐药性，只有敏感菌因抗菌药物的选择作用而被大量杀灭后，耐药菌才能大量繁殖成为优势菌而产生耐药性。根据相关的调查，发达国家医院对抗菌药物的使用率是30%，美国是20%，我国在抗菌药物的使用方面达到60%~70%。过度使用和滥用抗菌药物，导致细菌的耐药问题十分严重，很多细菌已经对青霉素类、红霉素等抗菌药物产生耐药性。在对抗菌药物应用的过程中，应严格把握抗菌药物的适应证，对病毒感染患者减少抗菌药物的使用，对于有适应证的患者，需要对药物种类和用药时间进行把握；合理选择抗菌药物，制定对应的用药方案，对于一种药物适用的，就不要使用多种药物，以避免耐药性和二重感染的发生。

二、耐药表型的检测

（一）β-内酰胺酶检测

β-内酰胺酶检测主要有碘淀粉测定法和头孢硝噻吩纸片法。临床常用头孢硝噻吩纸片法，其操作步骤如下：将待测菌用接种环挑在头孢硝噻吩纸片上，于10分钟内纸片由黄色变为红色即阳性结果，表明待检菌产生β-内酰胺酶。β-内酰胺酶试验可快速检验流感嗜血杆菌、淋病奈瑟菌、卡他莫拉菌和肠球菌对青霉素的耐药性。如β-内酰胺酶阳性，表示上述细菌对青霉素、氨苄西林、阿莫西林耐药。

（二）超广谱β-内酰胺酶检测

超广谱β-内酰胺酶（extended spectrum beta-lactamase，ESBL）是一种能水解青霉素类、广谱头孢菌素类及单环β-内酰胺类的酶，主要由大肠埃希菌、肺炎克雷伯菌、鲍曼不动杆菌等细菌生产。当采用EBSL纸片法表型筛选时，出现以下情况的菌株为筛选试验阳性菌株：头孢泊肟抑菌圈≤17 mm或头孢他啶抑菌圈≤22 mm、氨曲南和头孢噻肟钠抑菌圈≤27 mm或头孢曲松钠抑菌圈≤25 mm。因克拉维酸钾可抑制ESBL，故筛选阳性菌用头孢他啶与头孢他啶-克拉维酸钾、头孢噻肟钠与头孢噻肟钠-克拉维酸钾两组纸片，同时检测两组中任何一组药物加克拉维酸钾与不加克拉维酸钾的抑菌环直径相比，增大值≥5 mm时判断为ESBL菌株。产生ESBL的克雷伯菌和大肠埃希菌不论体外药物敏感试验如何，应用青霉素、头孢菌素和氨曲南治疗无效。

（三）耐甲氧西林葡萄球菌检测

检测mecA基因或mecA基因所表达的蛋白（PBP2a）是检测葡萄球菌对甲氧西林耐药的最准确方法。基于苯唑西林或头孢西丁的方法均可用于检测葡萄球菌mecA介导的耐药性。金黄色葡萄球菌和路邓葡萄球菌（路邓葡萄球菌不做苯唑西林纸片扩散法）若出现以下试验结果，则视为耐甲氧西林葡萄球菌：① 1 μg苯唑西林纸片的抑菌圈直径≤10 mm；② 30 μg头孢西丁纸片的抑菌圈直径≤21 mm；③苯唑西林MIC≥4 μg/ml；④头孢西丁MIC≥8 μg/ml。凝固酶阴性葡萄球菌（路邓葡萄球菌除外）若出现以下试验结果则被视为耐甲氧西林葡萄球菌：① 30 μg头孢西丁纸片的抑菌圈直径≤24 mm；②苯唑西林MIC≥0.5 μg/ml。对于耐甲氧西林葡萄球菌（MRS），不论体外药物敏感试验结果如何，所有的β-内酰胺类药物和β-内酰胺类-β-内酰胺酶抑制药等可在体外显示活性，但临床上均显示无效；绝大多数MRS为多重耐药，耐药范围包括氨基糖苷类、大环内酯类、四环素类等。

（四）耐青霉素肺炎链球菌检测

1 μg苯唑西林纸片法抑菌圈直径≤20 mm或MIC≥0.06 μg/ml的菌株均应视为耐青霉素肺炎链球菌（PRSP）。临床治疗显示，氨苄西林、氨苄西林-舒巴坦、头孢克肟、头孢唑肟对PRSP的疗效很差，但应检测头孢曲松钠、头孢噻肟钠和美洛培南的MIC，以判断是否对这些抗菌药物敏感。

（五）D试验

D试验即诱导克林霉素耐药试验，适用于对红霉素耐药并且对克林霉素敏感或中介的葡萄球菌。纸片法D试验：使用MH平板或血琼脂平板，对于葡萄球菌，距15 μg红霉素纸片边缘15～26 mm处放置2 μg克林霉素纸片进行检测；对于乙型溶血性链球菌，将2 μg克林霉素和15 μg红霉素贴在相邻的位置，纸片边缘相距12 mm。35 ℃空气孵育16～24小时后，邻近红霉素纸片侧克林霉素抑菌环出现"截平"现象（称为D环），提示存在可诱导的克林霉素耐药，应报告分离株对其耐药，在报告中注明"通过诱导克林霉素耐药试验，推测此菌株对克林霉素耐药，克林霉素对某些患者可能仍有效"。

要点提示：常见耐药表型的检测方法和判读

案例 5-2

患者张某，男，28 岁，因交通事故造成左大腿开放性并粉碎性骨折，在当地医院做钢板内固定，术后感染，伤口脓液培养提示金黄色葡萄球菌阳性后取出股骨内固定，做病灶清除，并放入庆大霉素链珠，但处理后膝内侧多次破溃流脓。

思考题：
1. 该患者术后感染经过处理后，为何还会出现膝内侧破溃流脓的情况？
2. 针对这个原因如何检测？

三、耐药基因型检测

临床可检测的耐药基因主要有：葡萄球菌与甲氧西林耐药有关的 *mecA* 基因，肺炎链球菌与青霉素耐药有关的 *pbp* 基因；大肠埃希菌与 β-内酰胺类耐药有关的 *blaTEM*、*blaSHV*、*blaOXA* 基因；肠球菌与万古霉素耐药有关的 *vanA*、*vanB*、*vanC*、*vanD* 基因；红霉素耐药有关的红霉素甲基化酶 *erm* 基因，泵出基因 *mefA*、*mefE* 和 *msrA* 等；喹诺酮类药物耐药常与 *gyr* 和 *par* 基因突变有关。

检测抗菌药物耐药基因的方法主要有：聚合酶链反应（PCR）扩增、聚合酶链反应-限制性片段长度多态性（PCR-RFLP）分析、聚合酶链反应-单链构象多态性（PCR-SSCP）分析、PCR-线性探针分析、生物芯片技术及自动 DNA 测序等。

（陈　博）

自测题

一、选择题

1. 大环内酯类抗生素的灭菌机制为
    A. 阻止细胞壁合成　　　　　　　　　　B. 抑制四氢叶酸还原酶
    C. 影响细胞膜功能　　　　　　　　　　D. 与 RNA 聚合酶的 β 亚基结合
    E. 与核糖体小亚基结合
2. MIC 是指
    A. 最大抑菌浓度　　　　　　　　　　　B. 最小抑菌浓度
    C. 最大杀菌浓度　　　　　　　　　　　D. 最小杀菌浓度
    E. 半数死亡浓度
3. 下列可使 K-B 法抑制圈直径扩大的因素是
    A. 测量时未经过纸片中心　　　　　　　B. 接种细菌浓度为 1 MCF
    C. 孵育时间 36 小时　　　　　　　　　 D. 药敏纸片失效
    E. 培养基厚度为 3 mm
4. 关于 K-B 法中细菌的接种量对抑菌圈大小的影响，正确的是
    A. 增加接种量可使抑菌圈扩大　　　　　B. 增加接种量可使抑菌圈缩小

C．减少接种量可使抑菌圈缩小 D．接种菌涂抹不均匀对抑菌圈无影响
E．接种量的改变对抑菌圈的大小无影响
5．耐甲氧西林金黄色葡萄球菌是
A．MRS B．MRSA
C．MRSE D．MRCNS
E．SPA
6．下列既是ESBL的主要产生菌，又是泌尿系统感染主要致病菌的是
A．大肠埃希菌 B．肺炎克雷伯菌
C．阴沟肠杆菌 D．铜绿假单胞菌
E．伤寒沙门菌

二、案例讨论

小王是二甲医院检验科新进的工作人员。在一次纸片法药物敏感试验操作中，小王用棉签蘸取菌液涂平板时，并没有转动棉签，在粘贴纸片时觉得纸片之间的间距不均匀，于是轻轻移动了纸片。做好一切工作之后，小王将平板放在培养箱里面进行孵育。第二天，由于着急下班，小王将仅仅孵育了10小时的平板拿出来量取抑菌环的直径。你对于小王的工作态度认可吗？如果你是小王，应该具备怎样的工作态度？小王的上述操作规范吗？如果不规范，可能会对结果造成怎样的影响？

第六章

常见病原性球菌

第六章数字资源

学习目标

1. 掌握葡萄球菌属、链球菌属、奈瑟菌属的主要生物学特性、微生物学检验方法及鉴定依据。
2. 熟悉肠球菌属主要生物学特性、微生物学检验方法及鉴定依据。
3. 了解常见病原性球菌的临床意义。
4. 描述常见病原性球菌检验程序；实施常见病原性球菌检验标本的采集和处理；正确判断和分析试验结果并发出检验报告。

球菌是一大类常见的细菌，广泛分布于自然界、人和动物的皮肤及与外界相通的腔道中。根据革兰氏染色性的不同，将球菌分为革兰氏阳性球菌和革兰氏阴性球菌两类，前者主要包括葡萄球菌属、链球菌属及肠球菌属等，后者主要有脑膜炎奈瑟菌和淋病奈瑟菌等。引起人类疾病的球菌称为病原性球菌，此类细菌在临床上通常引起化脓性炎症，故又称化脓性球菌。

要点提示：常见的病原性球菌

第一节 葡萄球菌属

案例 6-1

某高校部分学生在进食某小吃店的煎饼后24小时内先后出现恶心、呕吐、腹泻、头晕、头疼等症状。多数学生有低热，约2/3的患者白细胞升高，经用抗感染药物及补液和对症治疗后，病情迅速好转，无死亡病例。采集学生呕吐物接种于血琼脂平板，35℃培养18～24小时后，平板上出现中等大小、圆形、凸起、表面光滑、边缘整齐、湿润不透明的金黄色菌落，菌落周围有透明溶血环。取菌落革兰氏染色后见革兰氏阳性球菌、葡萄串状排列。

思考题：
1. 该患者可能感染了哪种病原微生物？
2. 若要进一步鉴定，还需做什么试验？

葡萄球菌属（*Staphylococcus*）广泛分布在自然界，是一类革兰氏染色阳性的球菌，包括金黄色葡萄球菌、表皮葡萄球菌、溶血葡萄球菌、腐生葡萄球菌、人葡萄球菌等 45 个种，21 个亚种，因常堆积成葡萄串状而得名。葡萄球菌多为非致病菌，并形成人体正常菌群，少数可致化脓性感染、败血症等，如金黄色葡萄球菌是最常见的化脓性球菌，也是引起医院感染的常见微生物。近年来发现表皮葡萄球菌等凝固酶阴性的葡萄球菌在临床感染中呈上升趋势。

一、生物学特性

（一）形态与染色

葡萄球菌属革兰氏染色阳性，菌体球形，直径 0.5～1.5 μm；呈葡萄串状排列（图 6-1）；无鞭毛，无芽孢，某些菌株可形成荚膜。当其衰老、死亡、在陈旧培养物中或被白细胞吞噬后，菌体常转成革兰氏染色阴性。

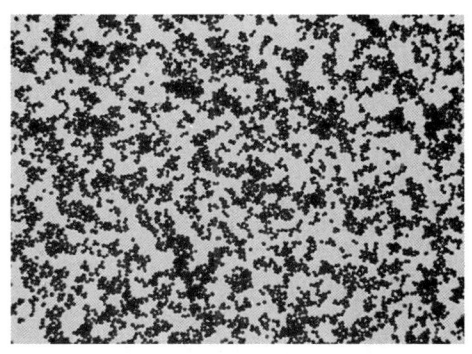

图 6-1 葡萄球菌显微镜下形态特征

要点提示：葡萄球菌属的形态和排列

（二）培养特性

葡萄球菌属为需氧或兼性厌氧菌，营养要求不高，在普通培养基上生长良好，最适生长温度为 35～37℃，最适 pH 7.4～7.6；在普通琼脂平板上孵育 24～48 小时后，可形成直径 2～3 mm 的圆形、凸起、表面光滑、边缘整齐、湿润不透明的菌落，不同种类的菌株可产生不同的脂溶性色素，如金黄色、白色、柠檬色色素等（图 6-2）。金黄色葡萄球菌在血琼脂平板上形成的菌落较大（图 6-3），为金黄色、光滑整齐、微隆起、不透明、周围有明显透明溶血（乙型溶血）环的菌落（图 6-4）。其中有小菌落变异株，生长缓慢，菌落较小，易与乙型溶血性链球菌的菌落相混淆。某些菌株耐盐性强，能在含 10%～15% NaCl 的培养基中生长。葡萄球菌属在肉汤中培养 24 小时后呈均匀浑浊生长。

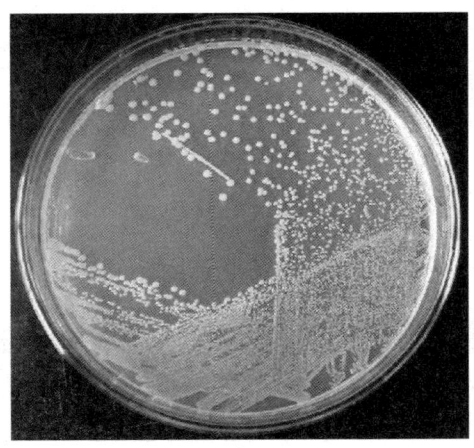

图 6-2 金黄色葡萄球菌在普通琼脂平板上的菌落形态

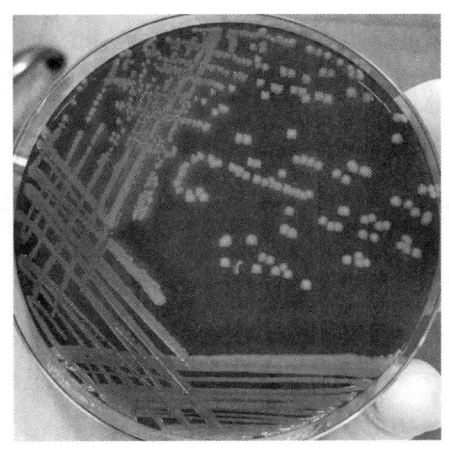

图 6-3 金黄色葡萄球菌在血琼脂平板上的菌落形态

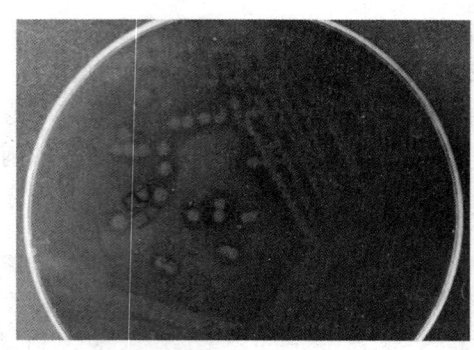

图 6-4　金黄色葡萄球菌在血琼脂平板上产生乙型溶血环

> **要点提示**：葡萄球菌属培养特性

（三）生化反应

葡萄球菌属的生化反应较活泼，过氧化氢酶试验呈阳性，能分解多种糖类如葡萄糖、麦芽糖和蔗糖，产酸不产气。致病菌株可分解甘露醇产酸，产生血浆凝固酶，耐热 DNA 酶试验阳性。

> **要点提示**：致病性葡萄球菌的鉴别要点

（四）抗原结构

1. 蛋白质抗原　主要为葡萄球菌 A 蛋白（staphylococcal protein A，SPA），存在于细胞壁表面。90% 以上的金黄色葡萄球菌有此抗原，但含量有差异，是具有种属特异性的完全抗原。SPA 具有抗吞噬作用，可与人类免疫球蛋白 G（IgG）的 Fc 段非特异性结合，而不影响 Fab 段与特异性抗原结合，故可作为载体，结合特异性抗体后，通过协同凝集试验检测多种微生物抗原。

2. 多糖抗原　属于半抗原，具有型特异性，存在于细胞壁中，是金黄色葡萄球菌的一种重要抗原。

（五）分类

葡萄球菌属可根据形态、色素、产生的酶与毒素、生化反应、DNA 中 G+C 含量、核酸杂交等方法进行分类。葡萄球菌属现有 30 多个种，临床上常见的主要有金黄色葡萄球菌、表皮葡萄球菌、腐生葡萄球菌、溶血性葡萄球菌和人葡萄球菌等。临床上常以是否产生血浆凝固酶将葡萄球菌分为凝固酶阳性和凝固酶阴性葡萄球菌（coagulase negative *staphylococcus*，CNS）两大类。

> **要点提示**：葡萄球菌属的分类

（六）抵抗力

葡萄球菌是无芽孢细菌中抵抗力最强的一种，耐热、耐干燥，80 ℃加热 30 分钟才能将其杀死，在干燥的脓液中可生存数月；耐盐性强，能在含 10%～15% NaCl 培养基中生长；在 5% 苯酚、0.1% 氯化汞中 10～15 分钟死亡；对青霉素、金霉素、红霉素等敏感，易产生耐药性。近年来，对青霉素 G 耐药的菌株已达到 90% 以上，尤其是耐甲氧西林金黄色葡萄球菌（MRSA）已成为医院感染最常见的致病菌。

> **要点提示**：葡萄球菌属的抵抗力

二、临床意义

金黄色葡萄球菌、表皮葡萄球菌、腐生葡萄球菌和溶血性葡萄球菌是引起临床感染常见的葡萄球菌。其中，金黄色葡萄球菌的致病性最强，它能产生多种毒素和酶。产生的毒素包括葡萄球菌溶血毒素、杀白细胞素、耐热肠毒素、表皮剥脱毒素、毒素休克综合征毒素等，产生的酶包括血浆凝固酶、耐热DNA酶、透明质酸酶、磷脂酶等。毒素和酶主要通过外源性或内源性感染两种途径引起下列疾病。

1. 侵袭性疾病 局部化脓性炎症：皮肤及软组织感染，如疖、痈、毛囊炎、中耳炎、蜂窝织炎、伤口化脓及脓肿；全身性感染，如败血症、脓毒血症、骨髓炎；呼吸道感染，如支气管肺炎、肺炎。

2. 毒素性疾病 可通过产生不同毒素，引起食物中毒、急性胃肠炎、烫伤样皮肤综合征、毒性休克综合征等。

凝固酶阴性葡萄球菌是人体皮肤黏膜的正常菌群，已成为重要的条件致病菌和免疫受损患者的感染菌，也是医院感染的主要致病菌之一。其中表皮葡萄球菌可引起人工瓣膜性心内膜炎、静脉导管感染、腹膜透析性腹膜炎、血管相关感染和人工关节感染等；腐生葡萄球菌主要引起女性泌尿系统感染、前列腺炎及败血症等。

> **知识链接**
>
> ### 耐甲氧西林葡萄球菌
>
> 耐甲氧西林葡萄球菌（MRS）的耐药机制是其染色体上携带 *mecA* 基因，该基因编码一种青霉素结合蛋白（PBP）。青霉素结合蛋白是一种参与细菌细胞壁合成的酶，也是β-内酰胺类药物的作用靶位。
>
> MRS呈多重耐药，除对所有头孢菌素类、碳青霉烯类、青霉素类+青霉素酶抑制药等抗菌药物均耐药外，还对大环内酯类、氨基糖苷类、喹诺酮类等抗菌药物耐药。多重耐药葡萄球菌包括耐甲氧西林金黄色葡萄球菌（MRSA）、耐甲氧西林表皮葡萄球菌（MRSE）和耐甲氧西林溶血葡萄球菌（MRSH）等。
>
> MRS是医院感染的重要致病菌，感染多发生于免疫缺陷患者、老弱患者及手术、烧伤后的患者等，极易导致感染暴发流行。

三、微生物学检验

（一）标本采集

根据葡萄球菌感染所致的疾病不同，可采集脓液、渗出液、伤口分泌物、血液、粪便、痰、穿刺液及脑脊液等。食物中毒时采集粪便、呕吐物或剩余食物。

（二）检验程序

葡萄球菌属检验程序如图6-5所示。

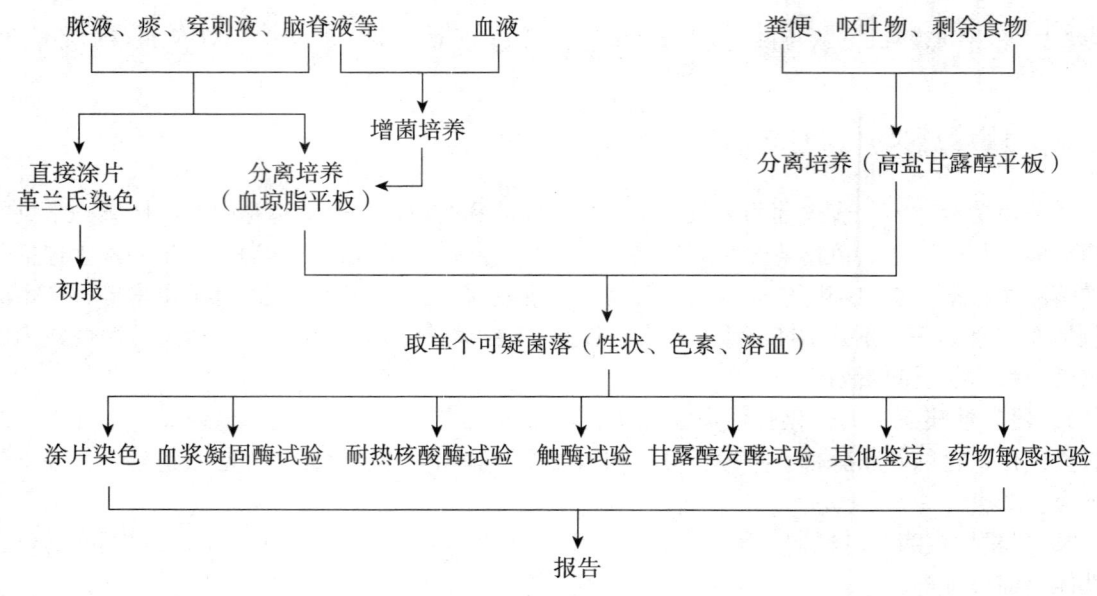

图 6-5 葡萄球菌属检验程序

（三）检验方法

1. 显微镜检查 取脓液、痰、渗出物和脑脊液（离心后取沉渣）涂片，经革兰氏染色后镜检，若查见革兰氏阳性球菌呈葡萄串状排列，可初步报告"找到革兰氏阳性球菌，呈葡萄串状排列，疑为葡萄球菌"，并进一步分离培养和鉴定。正常情况时无菌体液如脑脊液、关节穿刺液查见细菌有重要价值，其他体液标本若同时伴有炎性细胞也有参考价值。

2. 分离培养 血液标本（静脉血约 5 ml）注入 50 ml 葡萄糖肉汤中进行增菌培养，如增菌液发生浑浊、内有胶冻样凝块等现象，转种血琼脂平板进一步鉴定；若无细菌生长，需连续观察 7 天，并以血琼脂平板培养结果确定有无细菌生长。脓液、尿道分泌物、脑脊液离心沉淀物等标本直接接种于血琼脂平板（尿液标本必要时进行细菌菌落计数），35 ℃培养 18～24 小时，可见直径 2～3 mm 产生不同色素的菌落。有污染的标本如粪便、呕吐物，接种于高盐甘露醇平板，置 35 ℃培养。血琼脂平板上，金黄色葡萄球菌菌落为金黄色或柠檬色、周围有明显的乙型溶血环；表皮葡萄球菌菌落为无色或白色；腐生葡萄球菌菌落为白色或柠檬色。高盐甘露醇平板上，金黄色葡萄球菌菌落为黄色。取上述可疑菌落，经镜检证实为革兰氏阳性球菌、葡萄串状排列，则进行进一步鉴定。

3. 生化鉴定

（1）过氧化氢酶试验：葡萄球菌属试验结果为阳性，链球菌属试验结果为阴性。

（2）血浆凝固酶试验：血浆凝固酶是金黄色葡萄球菌所产生的一种与其致病性有关的侵袭性酶，分为游离型和结合型两种。两种类型可分别用试管法和玻片法检测。金黄色葡萄球菌检测结果为阳性，而表皮葡萄球菌、腐生葡萄球菌、溶血性葡萄球菌和人葡萄球菌检测结果为阴性。

（3）甘露醇发酵试验：金黄色葡萄球菌试验结果为阳性。

（4）新生霉素敏感试验：用于凝固酶阴性的葡萄球菌的鉴别，对新生霉素耐药者多为腐生葡萄球菌，敏感者为表皮葡萄球菌。

（5）肠毒素检测：从食物中毒标本中分离出的金黄色葡萄球菌还需检测肠毒素。①生物学试验：用幼猫腹腔注射肉汤培养物或呕吐物，4 小时内发生呕吐腹泻和体温升高或死亡等，提示金黄色葡萄球菌肠毒素存在；②琼脂扩散法或 ELISA 法：可快速检验肠毒素；③基因测定：应用 PCR 技术可直接分型测定。

（6）鉴别要点：葡萄球菌属与其他革兰氏阳性球菌的鉴别、葡萄球菌属主要种类的鉴别要点见表6-1、表6-2、表6-3。

表6-1　葡萄球菌属与微球菌属的鉴别要点

鉴定项目	葡萄球菌属	微球菌属
形态、排列	球菌以葡萄状排列为主	球菌以四联排列为主
发酵葡萄糖产酸	+	-
杆菌肽（0.04 μg/片）	S	R
呋喃唑酮（100 μg/片）	R	S

注：R为耐药，S为敏感

表6-2　葡萄球菌属与链球菌属、奈瑟菌属的鉴别要点

鉴定项目	葡萄球菌属	链球菌属	奈瑟菌属
革兰氏染色	G^+ 球菌	G^+ 球菌	G^- 球菌
过氧化氢酶试验	+	-	+
氧化酶试验	-	-	+

表6-3　葡萄球菌属主要种类的鉴别要点

菌名	血浆凝固酶试验	耐热DNA酶试验	脲酶试验	甘露糖发酵试验	新生霉素耐药试验	多黏菌素B耐药试验
金黄色葡萄球菌	+	+	d	+	-	+
表皮葡萄球菌	-	-	+	-	-	+
溶血葡萄球菌	-	-	-	+	-	-
腐生葡萄球菌	-	-	+	-	+	-

注：d指不定

要点提示：葡萄球菌属微生物学检验

第二节　链球菌属

链球菌属（*Streptococcus*）细菌种类多，分布广，大多数作为正常菌群存在于宿主的呼吸道、消化道、泌尿生殖道，少部分是引起化脓性感染的另一大类主要的病原性球菌。链球菌属中对人类致病的主要是A群链球菌和肺炎链球菌。A群链球菌引起人类各种化脓性炎症、猩红热、产褥热、新生儿败血症及链球菌变态反应性疾病如风湿热、肾小球肾炎等。肺炎链球菌是引起大叶性肺炎、脑膜炎和支气管肺炎的常见致病菌。

一、生物学特性

（一）形态与染色

链球菌属为革兰氏阳性菌，菌体呈球形或椭圆形，直径小于 2 μm，链状排列（图 6-6），链的长短与细菌的种类和生长环境有关，如在液体培养基中形成的链较长，在固体培养基中形

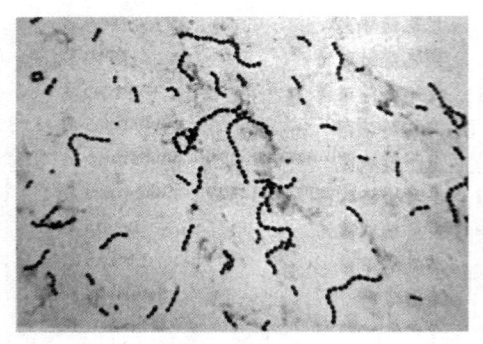

图 6-6 链球菌显微镜下形态特征

成的链较短。链球菌属无鞭毛、无芽孢,某些菌株在血清肉汤中可形成荚膜。肺炎链球菌形态呈矛尖状,宽端相对,尖端向外,成双排列,老龄菌或被吞噬细胞吞噬后的细菌可转为革兰氏阴性菌。

要点提示:链球菌属的形态和排列

(二)培养特性

链球菌属为需氧或兼性厌氧菌,少数微需氧及专性厌氧,对营养要求高,在普通培养基中加入血液、血清或腹水等可促进细菌生长。其最适 pH 为 7.4～7.6,最适生长温度为 35～37 ℃,在 5%～10% CO_2 环境中生长更好。在液体培养基如血清肉汤中,溶血性菌株呈絮状或颗粒状沉淀生长;不溶血性菌株则均匀浑浊生长。链球菌属在血琼脂平板上,经 35 ℃ 培养 18～24 小时后形成直径 0.1～0.75 mm 灰白色、圆形、凸起、表面光滑、边缘整齐、半透明或不透明的细小菌落。不同菌种在菌落周围出现不同的溶血现象。

肺炎链球菌在血琼脂平板上经 35 ℃ 培养 18～24 小时可形成细小、中央呈脐窝状、灰色扁平的菌落,周围形成草绿色溶血环,在液体培养中呈浑浊生长,培养时间过长,可因产生自溶酶而使培养基变澄清,管底沉淀。

要点提示:链球菌属的培养特性

(三)生化反应

链球菌属过氧化氢酶试验阴性,能分解多种糖类、蛋白质和氨基酸。有些链球菌水解七叶苷、马尿酸盐及淀粉等。还有些链球菌可耐受 6.5%NaCl 和胆汁。

A 群链球菌对杆菌肽敏感,L-吡咯烷酮-β-萘酚酰胺(PYR)试验阳性;B 群链球菌 CAMP 试验阳性;D 群链球菌七叶苷试验阳性;甲型溶血性链球菌不分解菊糖,对奥普托欣耐药;肺炎链球菌分解菊糖,对奥普托欣敏感,胆盐溶菌试验阳性,荚膜肿胀试验阳性。

要点提示:链球菌属的生化反应

(四)抗原结构

链球菌属抗原结构较复杂,主要有以下三种。

1. 多糖抗原 或称 C 抗原,具有群特异性,是细胞壁上的多糖成分。根据多糖抗原的不同,将链球菌分为 20 群,对人致病的 90% 为 A 群。

2. 蛋白质抗原 或称表面抗原,具有型特异性,位于 C 抗原外层,是细胞壁上的蛋白质成分。与人类致病性有关的蛋白质抗原是 M 抗原,它是 A 群链球菌的主要致病物质,还是引起变态反应性疾病的异嗜性抗原。

3. 核蛋白抗原 或称 P 抗原,无特异性,为各种链球菌所共有,并与葡萄球菌有交叉。肺炎链球菌有毒菌株有荚膜多糖抗原,存在于荚膜中,与毒力有关。

(五)分类

链球菌属的分类方法尚未统一，常用分类方法有下列两种。

1. 根据在血琼脂平板上形成的溶血现象不同分类

（1）甲型溶血性链球菌：其菌落形态为针尖样，由于细菌产生的代谢产物氧化红细胞中的血红蛋白（Hb），导致培养基中红细胞不完全溶解，在菌落周围出现 1～2 mm 宽的草绿色溶血环，称为甲型溶血或 α 溶血。该类菌又称草绿色链球菌，为条件致病菌。

（2）乙型溶血性链球菌：此菌产生溶血毒素导致红细胞完全溶解，菌落周围有 2～4 mm 宽的透明溶血环，称为乙型溶血或 β 溶血。该类菌又称溶血性链球菌，致病性强，常引起人类和动物多种疾病。

（3）丙型链球菌：其菌落周围不形成溶血环，称丙型溶血或 γ 溶血。该类菌又称非溶血性链球菌，一般不致病，常分布于乳类及粪便中。

2. 根据多糖抗原分类 即蓝氏（Lancefield）分类。Lancefield 将乙型溶血性链球菌分成 A～H、K～V 等 20 群。对人类致病的链球菌 90% 属 A 群，B、C、D、F、G 群致化脓性感染疾病较少见，在血琼脂平板上多呈现乙型溶血现象。

另外，还可根据链球菌对氧的需求进行分类，即需氧、厌氧、微需氧链球菌，亦可根据噬菌体及细菌素等进行分型。

> **要点提示**：链球菌属的分类

（六）抵抗力

链球菌属对外界抵抗力不强，60 ℃加热 30 分钟即可将其杀死，对常用消毒剂敏感。乙型溶血性链球菌对青霉素、红霉素、四环素及磺胺类药物敏感。

（七）变异性

有荚膜的肺炎链球菌经人工传代培养后可发生 S-R 的变异，同时随着荚膜的消失，毒力也随之减弱。

二、临床意义

（一）乙型溶血性链球菌

化脓性链球菌中 A 群和 B 群链球菌是两种重要的致病菌。C 群链球菌是咽喉炎的病原体。

1. A 群链球菌 A 群链球菌有较强的侵袭力，它能产生多种毒素，如溶血毒素和红疹毒素等；还能产生侵袭性的酶，如透明质酸酶（扩散因子）、链激酶（溶纤维蛋白酶）和链道酶（脱氧核糖核酸酶）等；还有自身的致病因子，如 M 蛋白和脂磷壁酸等。A 群链球菌引起的疾病约占人类链球菌感染的 90%，可经空气飞沫、皮肤伤口和污染食品引起感染，所致疾病主要有：①化脓性感染，如丹毒、痈、脓疱疮、淋巴管炎、淋巴结炎、蜂窝织炎、扁桃体炎、咽炎、鼻窦炎、中耳炎、乳突炎、脑膜炎及产褥热等；②中毒性疾病，如由致热外毒素引起的猩红热；③变态反应性疾病，主要有风湿热和急性肾小球肾炎。

A 群链球菌产生的溶血毒素有溶解红细胞、破坏白细胞和血小板的作用。根据 A 群链球菌对氧的稳定性，将其分为链球菌溶血素 O（streptolysin O，SLO）和链球菌溶血素 S（streptolysin S，SLS）两种。SLO 溶血活性易被氧灭活，其免疫原性很强，可刺激机体产生抗链球菌溶血毒素 O 抗体，检测抗链球菌溶血毒素 O 抗体可辅助诊断链球菌引起的变态反应性疾病如风湿热和链球菌感染后的肾小球肾炎。SLS 对氧稳定，无免疫原性，血琼脂平板的乙型溶血现象是由 SLS 所引起。

2. B 群链球菌（无乳链球菌） 正常寄居于阴道和人体肠道，这些部位带菌率可达 30% 左右；也可寄居在健康人鼻咽部。其致病物质与 A 群链球菌相似，是引起产妇产褥期脓毒血症、新生儿肺炎、菌血症、败血症和脑膜炎的常见菌，对成人侵袭力较弱，主要导致肿瘤患者及免疫力低下者的感染。

（二）非乙型溶血性链球菌

非乙型溶血性链球菌主要包括肺炎链球菌、草绿色链球菌和 D 群链球菌部分菌株。

1. 肺炎链球菌 肺炎链球菌寄生在正常人的口腔及鼻咽腔，一般不致病。当机体抵抗力下降时，尤其伴有病毒感染、吸入麻醉、胸部外伤及受凉等因素时可导致大叶性肺炎，肺炎后可继发胸膜炎、脓胸、急性或慢性支气管炎、中耳炎、脑膜炎及败血症等。

2. 草绿色链球菌 常为口腔和鼻咽部的正常菌群，其毒力虽低，但可因刷牙、拔牙等原因造成局部损伤后侵入血流，是引起心瓣膜异常患者亚急性细菌性心内膜炎最常见的致病菌，还可引起龋齿。严重感染患者如中性粒细胞减少的患者，草绿色链球菌可导致其发生致命性休克，以及肺部感染和继发感染，因此草绿色链球菌鉴定到群的水平，有助于临床抗感染治疗。

青霉素仍然是大多数链球菌临床分离菌株的首选治疗药物；窄谱的头孢菌素、红霉素或万古霉素是首选替代药物。A 群链球菌目前对青霉素 G 仍高度敏感，故针对 A 群链球菌感染青霉素 G 被列为首选药物；而 B 群链球菌的一些菌株对青霉素 G 的敏感性有所降低，临床治疗重症 B 群链球菌感染时常联用青霉素 G 和一种氨基糖苷类抗菌药物如庆大霉素。

特别注意肺炎链球菌已出现青霉素耐药（青霉素耐药的肺炎链球菌，PRSP）和多重耐药，广谱头孢菌素也被用于治疗肺炎链球菌引起的严重感染，但其耐药性也在增加，有些菌株也显示对其他抗菌药物的多重耐药。

草绿色链球菌对青霉素耐药频度增加，抗菌药物敏感性模式呈变化趋势。青霉素耐药菌株对其他非 β- 内酰胺类抗菌药物亦很少敏感。

D 群链球菌对青霉素敏感性较低，耐药菌株不断增加。

> **知识链接**
>
> **猪链球菌**
>
> 猪链球菌（S. suis）是一种人兽共患病致病菌，可感染人引起脑膜炎等。猪链球菌病由 C、D、E 及 L 群链球菌引起，表现为急性出血性败血症、心内膜炎、脑膜炎、关节炎、哺乳仔猪下痢和孕猪流产等。猪链球菌可感染特定人群，并有较高的死亡率，主要通过伤口、消化道等途径传染给人。

三、微生物学检验

（一）标本采集

根据不同病症和体征采集不同标本。对脓液、咽拭子、血液和痰液等标本应在采集后 2 小时内运到实验室，立即检查和接种。对 B 群溶血性链球菌，用无菌棉签采集第 35~37 周妊娠妇女的阴道分泌物，置于选择性培养肉汤中孵育 18~24 小时，再进行分离培养。对链球菌所致变态反应性疾病，如风湿热、急性肾小球肾炎等，应采集血清标本进行抗链球菌溶血毒素 O 抗体检测。

(二)检验方法

1. 显微镜检查 标本直接涂片,经革兰氏染色后进行显微镜检查,可见链状排列的革兰氏阳性球菌,或见革兰氏阳性矛头状球菌成双排列,菌体周围有透明环,即可做出"查见革兰氏阳性球菌,链状排列,疑为链球菌"或"查见革兰氏阳性矛头状球菌,成双排列,疑为肺炎链球菌"的初步报告。

2. 分离培养

(1) 血液等标本接种增菌液培养基进行增菌,增菌液如发生上层澄清、下层沉淀生长、红细胞出现溶血,或呈均匀浑浊,或有绿色荧光等现象,可进一步转种血琼脂平板进行分离培养。如无细菌生长,需培养7天后报告为阴性。如疑为草绿色链球菌引起的亚急性心内膜炎标本,增菌培养应延长至4周。

(2) 采用血琼脂平板培养有助于识别溶血特性和进一步鉴定。初代分离需用5%CO_2环境,35~37℃孵育24小时,观察菌落性状:菌落周围呈现透明溶血环的为乙型溶血性链球菌,菌落直径大于0.5 mm或小于0.5 mm;呈现草绿色溶血环的为甲型溶血性链球菌;有些菌落呈灰白色,不出现溶血环。

(3) 初步鉴定:取平板上生长的菌落周围呈现溶血或不溶血的单个菌落做涂片,革兰氏染色后镜检,如果为革兰氏阳性球菌,链状或短链状排列,进一步进行过氧化氢酶试验,结果为阴性,6.5%NaCl不生长者,可确定为链球菌属(表6-4)。

表6-4 链球菌属与肠球菌属鉴别要点

菌属	杆菌肽敏感试验	PYR试验	6.5% NaCl生长试验	45℃生长试验
链球菌属	S/R	−	−	−
肠球菌属	R	+	+	+

注:S为敏感;R为耐药;PYR为L-吡咯烷酮-β-萘酚酰胺

(4) 乙型溶血性链球菌的鉴定

1) 蓝氏群特异性抗原鉴定:根据蓝氏分群的要求提取各菌落的抗原,与相应的分群血清进行凝集试验。与B群抗血清凝集的菌株可直接确认为B群链球菌,与F群抗血清凝集并且菌落直径<0.5 mm的菌株可确定为米勒链球菌,与A、C、G群抗血清凝集的菌株不能确定种类,还需根据菌落大小和生化反应进一步鉴定(表6-5)。

表6-5 乙型溶血性链球菌的鉴定

蓝氏抗原群	菌落大小(mm)	菌种名	PYR试验	VP试验	CAMP试验	BGUR试验
A	>0.5	化脓性链球菌	+	−	−	
A	<0.5	米勒链球菌		+		−
B		B群链球菌	−		+	
C	>0.5	马链球菌				+
C	<0.5	米勒链球菌	−	+		−
F	<0.5	米勒链球菌		+		
G	>0.5	似马链球菌				+
G	<0.5	米勒链球菌		+		
未分群	<0.5	米勒链球菌		+		

注:PYR为L-吡咯烷酮-β-萘酚酰胺;BGUR为β-D-葡萄糖醛酸酶

2) PYR 试验：化脓性链球菌可产生吡咯烷酮芳基酰胺酶，能水解 L- 吡咯烷酮 -β- 萘酚酰胺（PYR）基质，产生 β- 萘酚酰胺，加入 N，N- 二甲氧基肉桂醛试剂后产生桃红色复合物。方法：用接种环将待检菌涂擦在含有 PYR 的纸片上，然后 35 ℃孵育 5 分钟，在纸片上滴加 PYR 试剂，观察纸片颜色的改变，如果纸片呈红色反应为阳性，不变色为阴性。本试验是一种快速筛选鉴定试验，可用于鉴别能产生吡咯烷酮芳基酰胺酶的细菌如肠球菌、A 群化脓性链球菌和某些凝固酶试验阴性的葡萄球菌等。

3) 杆菌肽敏感试验：A 群链球菌对杆菌肽几乎全部敏感，从临床分离的菌株中有 5%～15% 非 A 群链球菌如 B、C 和 G 群链球菌等对其也敏感，而其他群链球菌绝大多数对其耐药。因此杆菌肽敏感试验可作为 A 群链球菌的筛选试验，有别于其他 PYR 阳性的乙型溶血性细菌（猪链球菌、海豚链球菌）和 A 群小菌落乙型溶血性链球菌（米勒链球菌）。

4) VP 试验：该试验可鉴别 A、C、G 群乙型溶血的大、小两种不同菌落。

5) CAMP 试验：B 群链球菌（无乳链球菌）能产生 CAMP 因子，可增强金黄色葡萄球菌溶血能力，产生显著的协同溶血作用，CAMP 试验可作为 B 群链球菌的初步鉴定试验。

此外，乙型溶血性链球菌的鉴别试验还有 β-D- 葡萄糖醛酸酶试验（BGUR），C、G 群菌落为阳性反应，C、G 群米勒链球菌则为阴性反应。

(5) 非乙型溶血性链球菌的鉴定：通过血清学测定抗原群，可使 B 群链球菌、非乙型溶血的菌株和肺炎链球菌得以鉴定。蓝氏 D 群抗原可以存在于牛链球菌、肠球菌属和片球菌属，因此需要进行生化反应予以鉴别。不溶血和甲型溶血 C、G 群链球菌生化反应特征见表 6-6。

表6-6 非乙型溶血性链球菌的鉴定

菌种	甲型溶血试验	奥普托欣试验	胆汁溶菌试验	胆汁七叶苷试验
肺炎链球菌	+	S	+	−
草绿色链球菌	+	R	−	−
D 群链球菌	+/−	R	−	+

(6) 草绿色链球菌的鉴定：草绿色链球菌是人体正常菌群的一部分，通常不致病，目前借助常规方法鉴定到种有一定的困难，通常将其鉴定到群。根据 16S rRNA 可将其分为温和链球菌群、米勒链球菌群、变异链球菌群和唾液链球菌群，各群鉴别特征见表 6-7。

表6-7 草绿色链球菌群间鉴别

菌群	甘露醇发酵试验	山梨醇发酵试验	七叶苷试验	VP试验	精氨酸试验	脲酶试验
温和链球菌群	−	−	−	−	−	−
米勒链球菌群	+/−	−	+/−	+	+	−
变异链球菌群	+	+	+	+	−	−
唾液链球菌群	−	−	+	+/−	−	+/−

(7) 抗链球菌溶血素 O 抗体检测：常用于风湿热的辅助诊断，活动性风湿热患者抗链球菌溶血毒素 O 抗体效价一般超过 400 U。

要点提示：链球菌属微生物学检验

第三节 肠球菌属

肠球菌属（*Enterococcus*）是一群过氧化氢酶试验阴性的单个、成双或短链状排列的革兰氏阳性球菌，广泛分布在自然界，常栖居在人、动物的肠道和女性的生殖道，是重要的医院感染致病菌。

一、生物学特性

（一）形态与染色

肠球菌属为革兰氏阳性球菌，直径 0.5～1.0 μm，呈单个、成双或短链状排列，球杆状；在液体培养中呈卵圆形、链状排列；无芽孢，无荚膜，大多数无鞭毛（某些菌种有稀疏鞭毛）。

> **要点提示**：肠球菌属的形态

（二）培养特性

肠球菌属为需氧或兼性厌氧菌，最适生长温度为 35 ℃，大多数菌株在 10～45 ℃均能生长，营养要求高，在血琼脂平板上经 35 ℃培养 18～24 小时后，可形成灰白色、不透明、表面光滑、直径 0.5～1.0 mm 大小的圆形菌落，在血琼脂平板上不溶血或出现甲型溶血，少数出现乙型溶血。某些菌株在选择性培养基如 MAC 琼脂平板上可生长。肠球菌属在高盐（6.5% NaCl）、高碱（pH 9.6）、高胆汁（40%）培养基上能生长，此点可与链球菌属相鉴别。

> **要点提示**：肠球菌属的培养特性

（三）生化反应

肠球菌属过氧化氢酶试验阴性，能分解多种糖类产酸不产气，多数肠球菌 PYR 试验阳性，胆汁七叶苷试验阳性。

> **要点提示**：肠球菌属的生化反应

（四）分类

肠球菌属归于链球菌科，在蓝氏血清分类上属 D 群。根据 16S rRNA 序列分析和核酸杂交等，证实有 21 种肠球菌，分 5 群，临床标本分离的肠球菌多属于肠球菌属 Ⅱ 群，分离率最高的是粪肠球菌，其次是屎肠球菌。

（五）抵抗力

肠球菌属抵抗力较弱，但对大多数常用的抗菌药物呈天然耐药，第三代头孢菌素类对其无效。肠球菌属对青霉素、庆大霉素、万古霉素等抗生素也呈现不同程度的耐药，并有逐年增多的趋势。

二、临床意义

（一）致病物质

1. 表面黏附素 与细菌对上皮细胞或内皮细胞的黏附有关；可抵抗多形核白细胞和巨噬

细胞的吞噬作用；促进肠球菌对肠上皮细胞的黏附及肠腔内细菌易位，有利于细菌在尿道的定植和存活。其成分主要包括：聚集物质、肠球菌表面蛋白、粪肠球菌胶原黏附素、粪肠球菌心内膜炎抗原等。

2. 炎症调节因子 可激活补体、诱导白细胞释放肿瘤坏死因子和干扰素而引起组织损伤。

3. 毒素 60%的粪肠球菌可分泌溶细胞素。溶细胞素可作用于细菌、红细胞或哺乳动物的细胞膜，使细菌或细胞溶解。其杀菌活性主要针对革兰氏阳性细菌。此外，粪肠球菌也产生明胶酶。

（二）所致疾病

1. 泌尿系统感染 最常见的是尿路感染，多与尿路器械操作、留置导尿管和患者的尿路结构异常等有关，是重要的医院感染致病菌。

2. 心内膜炎 肠球菌是引起心内膜炎的第三位致病菌。

3. 腹膜炎 肝硬化、急性肝衰竭及肾病综合征等机体免疫受损的患者，由于肠道内细菌移位，可引起腹膜感染。腹膜感染中肠球菌检出率位居第三位。

4. 牙髓疾病 慢性根尖牙周炎患者封闭的牙根管中可分离出粪肠球菌。

此外，腹腔和盆腔创伤时肠球菌感染较常见。临床标本中分离出的肠球菌最常见的是粪肠球菌，占80%~90%，屎肠球菌占5%~10%，很少分离出肠球菌属的其他种。

三、微生物学检验

（一）标本采集

根据不同病症和体征采集不同标本，如采集血液、尿液、创伤标本、脓性分泌物等。

（二）检验方法

1. 显微镜检查 脓性标本、创伤标本或增菌液直接涂片，革兰氏染色后镜检见革兰氏阳性呈单、双或短链状排列的球菌，做出"查见革兰氏阳性球菌"的初步报告。

2. 分离培养

（1）血液等标本接种增菌液培养基进行增菌，24小时培养后每日观察增菌液变化。如无变化，培养至7天。如发生浑浊生长现象可进一步转种于血琼脂平板进行分离培养。

（2）脓液、创伤标本、尿液可直接接种于血琼脂平板，如果送检标本中含革兰氏阴性杆菌，可选用选择性培养基（叠氮钠胆汁七叶苷平板、MAC琼脂平板等）。

3. 生化反应 过氧化氢酶试验阴性，氧化酶试验阴性，分解甘露醇、蔗糖、精氨酸，PYR试验阳性，胆汁七叶苷试验阳性，在6.5% NaCl培养基上可生长，在10℃和45℃均能生长。

4. 血清学试验 与蓝氏D群链球菌抗血清发生凝集。

5. 鉴别要点

（1）与D群链球菌（非肠球菌）鉴别：肠球菌6.5% NaCl耐受试验为阳性反应，D群链球菌为阴性反应。

（2）常见肠球菌属种间鉴别：见表6-8。

表6-8 临床标本常见肠球菌属种间鉴别

菌种	山梨醇试验	阿拉伯糖试验	丙酮酸盐试验
粪肠球菌	+	-	+
屎肠球菌	-	+	-

要点提示：肠球菌属微生物学检验

第四节 奈瑟菌属

奈瑟菌属（*Neisseria*）是一群专性需氧革兰氏阴性球菌，奈瑟菌属中对人致病的只有脑膜炎奈瑟菌和淋病奈瑟菌，引起流行性脑脊髓膜炎和性病淋病。

一、脑膜炎奈瑟菌

脑膜炎奈瑟菌俗称脑膜炎球菌，是流行性脑脊髓膜炎（简称流脑）的病原体。人类是脑膜炎奈瑟菌的唯一宿主。脑膜炎奈瑟菌可定植在人类鼻咽部的黏膜上。在健康成人和儿童中脑膜炎奈瑟菌携带率可达 5%～15%，流行期间可高达 20%～90%。

（一）生物学特性

1. 形态与染色 脑膜炎奈瑟菌为革兰氏阴性球菌，呈肾形或咖啡豆形，凹面相对，成双排列，直径 0.6～1.5 μm（图6-7）；在脑脊液中常位于中性粒细胞内；培养物涂片检查可见圆形、卵圆形菌体，成双或不规则排列；无芽孢、无鞭毛，有菌毛，有荚膜。

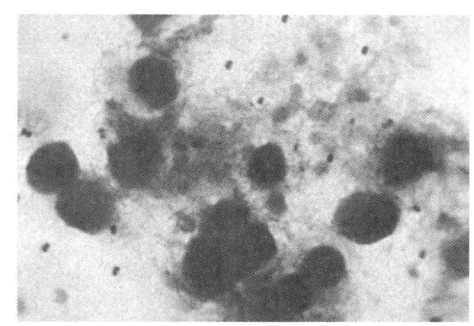

图 6-7 脑膜炎奈瑟菌显微镜下形态特征

要点提示：脑膜炎奈瑟菌的形态与排列

2. 培养特性 脑膜炎奈瑟菌专性需氧，初次培养需供给 5%～10% CO_2，并要保持一定湿度（50%）；营养要求高，在含有血清、血液或多种氨基酸、无机盐培养基上才能生长，＜30 ℃ 或 ＞40 ℃ 均不能生长，最适生长温度 35～37 ℃，最适 pH 7.4～7.6；在血琼脂平板、巧克力琼脂平板经 35～37 ℃ 培养 18～24 小时可见直径 1～2 mm，圆形、凸起、光滑湿润、灰褐色、半透明、边缘整齐的菌落，在血琼脂平板上不溶血；在卵黄双抗（EPV）琼脂平板（含多黏菌素 B 和万古霉素，可抑制一些 G^+ 和 G^- 菌）上菌落较大；菌落在盐水中易乳化；在血清肉汤中呈浑浊生长，培养时间过长，可因产生自溶酶而发生自溶现象。

要点提示：脑膜炎奈瑟菌的培养特性

3. 生化反应 绝大多数菌株能分解葡萄糖和麦芽糖产酸不产气，不分解乳糖、甘露醇、半乳糖和果糖。氧化酶试验阳性，过氧化氢酶试验阳性。

要点提示：脑膜炎奈瑟菌的生化反应

4. 抗原结构和分类 脑膜炎奈瑟菌主要有四种抗原：荚膜多糖抗原、外膜蛋白抗原、脂多糖抗原和核蛋白抗原。

荚膜多糖抗原具有群特异性,据此抗原不同,采用凝集反应和琼脂扩散试验可将脑膜炎奈瑟菌分为 A、B、C、D、H、I、K、L、X、Y、Z、29E 和 W135 等血清群,对人类致病的多属于 A、B、C 群,我国流行的菌株以 A 群为主,95% 以上病例由它引起,偶见 B 群、C 群引起散发病例。

外膜蛋白抗原和脂多糖抗原均具有型特异性。脑膜炎奈瑟菌根据外膜蛋白抗原不同各血清群又可分为若干血清型;根据脂多糖抗原不同分为 L1～L12 型,我国流行优势株是 A 群 L10 型。

> **要点提示**:脑膜炎奈瑟菌的分类

5. 抵抗力 脑膜炎奈瑟菌对外界环境和理化因素的抵抗力很弱,尤其对寒冷、干燥和热抵抗力弱,室温中仅存活 3 小时,55℃加热 5 分钟即死亡,对化学消毒剂极为敏感,1% 苯酚、75% 乙醇或 0.1% 苯扎溴铵溶液均可迅速使之死亡。脑膜炎奈瑟菌对磺胺类、青霉素、链霉素均敏感。

> **要点提示**:脑膜炎奈瑟菌的抵抗力

(二)临床意义

1. 致病物质 脑膜炎奈瑟菌的主要致病物质是荚膜、菌毛和内毒素。内毒素作用于小血管或毛细血管,可引起血栓、出血,表现为皮肤出血性瘀斑;大量内毒素可引起 DIC,导致休克;内毒素作用于肾上腺,可导致肾上腺出血。

2. 所致疾病 脑膜炎奈瑟菌主要引起流行性脑脊髓膜炎,该菌常寄居于人的鼻咽部、口腔黏膜上,通过呼吸道分泌物或空气微滴核经呼吸道传播,人群携带率为 5%～10%,冬末春初为流行性脑脊髓膜炎流行高峰,带菌率可高达 20%～90%。感染者年龄一般小于 5 岁,6 个月～2 岁婴幼儿发病率最高。潜伏期 1～4 天,其发展经过可分为三期:首先侵入鼻咽腔,引起上呼吸道感染,有时局部有炎症;继而少数细菌侵入血流,造成单纯菌血症,可有突然发作的恶寒、发热、恶心、呕吐等,并可有出血性或红斑性皮疹,或称瘀点;最后大量细菌侵入,由血液或淋巴到达脑脊髓膜,引起脑脊髓膜炎的症状与体征,如头痛、呕吐、颈项强直、发热等一般脑膜炎症状。脑膜炎奈瑟菌可相继存在于鼻咽腔、血液、瘀点及脑脊液等标本中。

此外,脑膜炎奈瑟菌可导致机体免疫缺陷患者的非脑脊髓膜炎、急性或慢性菌血症,也可引起老年人肺炎、结膜炎等,还可以在鼻咽部形成带菌状态。

(三)微生物学检验

1. 标本采集 根据临床症状和体征不同采集不同标本,如血液、瘀斑渗出液、脑脊液、鼻咽分泌物。由于脑膜炎奈瑟菌能产生自溶酶,且对低温和干燥敏感,故标本采集后应注意保温、保湿并及时送检,或床边接种,培养基要预温,标本不宜置冰箱中保存。

2. 检验方法

(1) 显微镜检查:取脑脊液离心后沉淀物涂片或刺破瘀斑血或组织液印片,革兰氏染色后镜检,发现中性粒细胞内、外革兰氏阴性双球菌,呈肾形成双排列,可报告"检出革兰氏阴性双球菌,疑似脑膜炎奈瑟菌",有助于流行性脑脊髓膜炎的早期诊断。

(2) 分离培养:①血液或脑脊液先在葡萄糖肉汤中增菌,24 小时培养后,每日观察增菌液变化。如无变化,培养至第 7 天。如发生浑浊生长现象,可转种于巧克力琼脂平板进行分离培养。②其他标本直接分离于血琼脂平板、巧克力琼脂平板或 EPV 琼脂平板,置 5%～10% CO_2 环境中,经 35～37℃培养 18～24 小时后观察菌落特征。

(3) 生化反应:氧化酶试验阳性,过氧化氢酶试验阳性,分解葡萄糖、麦芽糖产酸不产气。

(4) 血清学试验:荚膜多糖抗原直接凝集试验阳性。用脑膜炎奈瑟菌群抗血清与待检菌进行直接凝集试验，再用单价血清鉴定型别。

(5) 快速诊断方法：目前常用的方法有对流免疫电泳、SPA 协同凝集试验和 ELISA 等。

3. 鉴别要点

(1) 奈瑟菌属与其他相似菌属的鉴别要点：见表6-9。

表6-9　奈瑟菌属与其他相似菌属的鉴别要点

菌属	形态	菌落特征	氧化酶试验	过氧化氢酶试验	分解葡萄糖产酸	硝酸盐还原试验
奈瑟菌属	球形	灰白色，湿润	+	+	+	−
莫拉菌属	球杆状	灰白色，湿润	+	+	−	−
不动杆菌属	球杆状	灰白色，湿润	−	+	+	−
金氏菌属	球杆状	米黄色或灰棕色，湿润	+	−	+	+

(2) 奈瑟菌属与卡他莫拉菌的鉴别要点：见表6-10。

表6-10　奈瑟菌属与卡他莫拉菌的鉴别要点

菌名	菌落特征	荚膜	凝固酶试验	DNA酶试验	分解葡萄糖产酸	硝酸盐还原试验
奈瑟菌	灰白色，湿润，边缘整齐	+	−	−	+	−
卡他莫拉菌	灰白色或红棕色，较干燥，边缘不整齐，用接种环推之，易移动，触之易碎	−	+	+	−	+

卡他莫拉菌为革兰氏阴性双球菌，直径 0.6 ~ 1.0 μm，无芽孢，无鞭毛，形态上不易与脑膜炎奈瑟菌鉴别，营养要求不高，在普通培养上 18 ~ 20 ℃即可生长，借此可与脑膜炎奈瑟菌相鉴别；需氧，菌落光滑，直径 1 ~ 3 mm，不透明，灰白色，菌落易从培养基上刮下。氧化酶试验、过氧化氢酶试验阳性，产 DNA 酶，大部分菌株还原硝酸盐为亚硝酸盐，借此可与奈瑟菌属相鉴别。卡他莫拉菌是人体上呼吸道的正常菌群，为条件致病菌，可致中耳炎、鼻窦炎、肺炎、菌血症和脑膜炎。

(3) 脑膜炎奈瑟菌与淋病奈瑟菌的鉴别：前者发酵麦芽糖、过氧化氢酶试验不活泼，而后者不发酵麦芽糖、过氧化氢酶试验活泼。

要点提示：脑膜炎奈瑟菌的微生物学检验

二、淋病奈瑟菌

案例 6-2

患者张某，男，41岁，有不洁性生活史，因尿频、尿痛，尿道口有脓性分泌物而就诊。取脓性分泌物进行革兰氏染色，镜检显示有大量多形核白细胞，胞内外可见大量的革兰氏染色阴性双球菌。

思考题：
1. 张某可能患什么疾病？
2. 引起张某感染的最可能的微生物是哪种？
3. 应如何对该微生物进行鉴定？

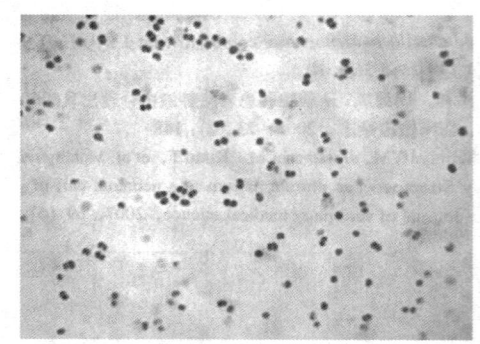

图 6-8 淋病奈瑟菌显微镜下形态特征

淋病奈瑟菌简称淋球菌,是人类淋病的病原体,人类是其唯一的天然宿主和传染源,主要引起人类泌尿系统黏膜的急、慢性化脓性感染。淋病是危害较大的性传播疾病,也是我国目前发病率最高的性传播疾病。

(一)生物学特性

1. 形态与染色 淋病奈瑟菌为革兰氏阴性球菌,呈球形或肾形,成双排列,凹面相对,形似咖啡豆,直径 0.6~0.8 μm(图 6-8)。在脓液标本中,此菌通常位于中性粒细胞内,而在慢性淋病患者体内常分布于中性粒细胞外。淋病奈瑟菌无芽孢、无鞭毛,从患者体内新分离的菌株有荚膜和菌毛。

> **要点提示**:淋病奈瑟菌的形态与排列

2. 培养特性 淋病奈瑟菌对营养的要求比脑膜炎奈瑟菌更高,只能在巧克力琼脂平板和专用选择性培养基中生长,初次分离需提供 5%~10% CO_2,最适生长温度 35~37 ℃,最适 pH 7.5。经 18~24 小时培养后,可见直径 0.5~1 mm、圆形、凸起、光滑湿润、边缘整齐、灰白色、半透明的菌落,在血琼脂平板上不溶血。淋病奈瑟菌可产生自溶酶,引起菌落自溶。

> **要点提示**:淋病奈瑟菌的培养特性

3. 生化反应 淋病奈瑟菌只分解葡萄糖产酸不产气,不分解其他糖类。氧化酶试验阳性,过氧化氢酶试验阳性。

> **要点提示**:淋病奈瑟菌与脑膜炎奈瑟菌的鉴别

4. 抗原结构 淋病奈瑟菌抗原主要有菌毛蛋白质抗原、脂多糖抗原和外膜蛋白抗原。

5. 抵抗力 淋病奈瑟菌对外界抵抗力极低,对干燥、寒冷、热和消毒剂极为敏感,干燥环境仅存活 1~2 小时,湿热 55 ℃加热 5 分钟死亡,室温下能活 1~2 天。淋病奈瑟菌在患者分泌物污染的衣裤、被褥、毛巾及厕所坐垫上能存活 18~24 小时。

(二)临床意义

1. 致病物质 淋病奈瑟菌致病物质主要包括菌毛、外膜蛋白、内毒素、IgA1 蛋白酶等。

2. 所致疾病 人类是淋病奈瑟菌的唯一天然宿主。淋病奈瑟菌主要通过性接触直接感染泌尿生殖道、口咽部和肛门直肠黏膜,也可通过毛巾、浴缸间接传播和母婴传播,引起下列疾病:①单纯性淋病,临床症状为尿频、尿急、尿痛,尿道口出现脓性分泌物,子宫颈红肿、阴道分泌物增多和排尿困难;②盆腔炎,表现为子宫内膜、输卵管、盆腔的淋菌性炎症;③口咽部和肛门直肠淋病;④淋菌性结膜炎,发生于新生儿产道感染,眼部出现大量脓性分泌物,如治疗不及时可致盲;⑤播散性淋病,常见于补体(C7、C8、C9)成分缺陷患者,表现为菌血症(畏寒、发热)、皮肤损害和关节炎症,少数患者可出现化脓性关节炎和脑膜炎。实验室工作者在操作过程中,偶然不慎感染淋病奈瑟菌可导致眼部疾患,若不予以及时适当治疗,可导致溃疡性角膜炎、角膜穿孔和失明。

（三）微生物学检验

1. 标本采集 采集脓性分泌物、尿道拭子、宫颈分泌物、结膜分泌物、血液。男性尿道炎急性期用无菌棉拭子蘸取脓性分泌物，非急性期用无菌细小棉拭子深入尿道 2～4 cm，转动拭子后取出；对女性患者应先用无菌棉拭子擦去宫颈口分泌物，再用另一棉拭子深入宫颈内 1 cm 处旋转取出分泌物；对新生儿结膜炎应取结膜分泌物。因淋病奈瑟菌对体外环境抵抗力极低且易自溶，故采集标本后应立即送检。在冬季运送过程中应采取保温措施。

2. 检验方法

（1）显微镜检查：标本采集后应立即涂片，革兰氏染色，显微镜检查。男性尿道分泌物和新生儿眼结膜分泌物标本中见到中性多形核细胞内、外较多的革兰氏阴性双球菌，可报告"检出革兰氏阴性双球菌，疑似淋病奈瑟菌"。由于女性阴道和直肠有许多正常菌群寄居，当女性宫颈或直肠拭子标本涂片中见到胞内、胞外大量革兰氏阴性双球菌时，必须由培养结果加以证实。男性尿道分泌物阳性检出率可达 98%，女性仅 50%～70%。

（2）分离培养：细菌培养仍是目前世界卫生组织推荐的筛选淋病患者的唯一可靠方法。采集的标本应及时接种在预温的巧克力琼脂平板或 Thayer-Martin（T-M）培养基，置于 5%～10% CO_2 环境中，经 35 ℃培养 24～48 小时后，取小而透明似水滴状、无色素易乳化菌落进一步鉴定。

（3）生化反应：氧化酶试验阳性，过氧化氢酶试验阳性，分解葡萄糖产酸。

（4）血清学试验：用协同凝集试验、直接荧光免疫显微技术可检测标本中的淋病奈瑟菌。

（5）分子生物学方法：通过核酸探针杂交技术或核酸扩增技术检测淋病奈瑟菌，可进行快速诊断和流行病学调查。

3. 鉴别要点 同脑膜炎奈瑟菌。

> **要点提示**：淋病奈瑟菌微生物学检验

（陈秀荣）

自测题

一、选择题

1. 鉴定葡萄球菌致病性的重要指标是
   A．葡萄糖发酵试验　　　　　B．乳糖发酵试验
   C．甘露醇发酵试验　　　　　D．血浆凝固酶试验
   E．新生霉素试验
2. 常引起猩红热的是
   A．A 群链球菌　　　　　　　B．B 群链球菌
   C．甲型溶血性链球菌　　　　D．D 群链球菌
   E．金黄色葡萄球菌
3. 生化反应中，氧化酶试验和过氧化氢酶试验均阳性的致病菌是
   A．葡萄球菌　　　　　　　　B．链球菌
   C．肠球菌　　　　　　　　　D．淋病奈瑟菌
   E．大肠埃希菌

4. 鉴别脑膜炎奈瑟菌和淋病奈瑟菌的试验是
   A. 葡萄糖发酵试验
   B. 乳糖发酵试验
   C. 果糖发酵试验
   D. 麦芽糖发酵试验
   E. 蔗糖发酵试验
5. 脑膜炎奈瑟菌的形态呈
   A. 肾形，坦面相背，成双排列
   B. 肾形，凹面相对，成双排列
   C. 矛尖状，成对排列
   D. 链状排列
   E. 椭圆形，链状排列
6. 矛尖状成双排列、宽端相对的革兰氏阳性球菌最可能为
   A. 金黄色葡萄球菌
   B. 大肠埃希菌
   C. 铜绿假单胞菌
   D. 肺炎链球菌
   E. 草绿色链球菌
7. 血液增菌培养结果呈均匀浑浊生长并有胶冻状凝块者，可能为
   A. 金黄色葡萄球菌
   B. 伤寒沙门菌
   C. 铜绿假单胞菌
   D. 肺炎链球菌
   E. 粪产碱杆菌
8. 各型链球菌中，致病力最强的是
   A. 甲型溶血性链球菌
   B. 乙型溶血性链球菌
   C. 丙型链球菌
   D. B 群链球菌
   E. D 群链球菌
9. 金黄色葡萄球菌生物学特性不包括
   A. 产生血浆凝固酶
   B. 菌落可呈金黄色
   C. 过氧化氢酶试验阴性
   D. 可发酵甘露醇
   E. 分解葡萄糖
10. 能在高盐（6.5% NaCl）、高碱（pH 9.6）和 40% 胆汁培养基上生长的细菌是
    A. 大肠埃希菌
    B. 草绿色链球菌
    C. 乙型溶血性链球菌
    D. 肠球菌
    E. 表皮葡萄球菌
11. 能产生自溶酶的细菌是
    A. 肺炎克雷伯菌
    B. 肺炎链球菌
    C. 金黄色葡萄球菌
    D. 卡他布兰汉菌
    E. 草绿色链球菌
12. 目前在我国脑膜炎奈瑟菌主要的流行血清群为
    A. A 群
    B. B 群
    C. C 群
    D. D 群
    E. Y 群
13. 肺炎链球菌菌落特点是
    A. 菌落周围形成透明溶血环
    B. 菌落似露滴状
    C. 菌落似脐状
    D. 菌落似乳酪状
    E. 菌落本身金黄色
14. 下列试验对鉴别肺炎链球菌和甲型链球菌没有意义的是
    A. 胆汁溶菌试验
    B. 菊糖发酵试验
    C. 奥普托欣敏感试验
    D. 菌落形态
    E. 甲型溶血

二、案例讨论

患儿，男，2岁，因发热、呕吐入院。查体：患儿面色苍白、烦躁、哭闹，T 39 ℃。血常规：白细胞 15×10^9/L，以中性多核细胞为主，有明显核左移现象，并有中毒颗粒出现。取患儿脑脊液标本涂片镜检，发现革兰氏阴性双球菌。作为检验工作者，你认为该患儿可能患什么疾病？引起该疾病的病原体是什么？鉴定该病原体的依据有哪些？

第七章 肠杆菌科

学习目标

1. 掌握肠杆菌科细菌的共同生物学特性，常见肠杆菌科细菌的生物学性状、临床意义、微生物学检验流程、鉴定依据。
2. 熟悉肠杆菌科细菌与其他革兰氏阴性杆菌的鉴别；肠杆菌科常见菌属之间的鉴别。
3. 了解肠杆菌科细菌的临床意义。
4. 描述肠杆菌科细菌检验操作步骤。

第一节 概 述

肠杆菌科（Enterobacteriaceae）是一大群生物学性状相似的革兰氏阴性杆菌，常寄居于人与动物肠道，也存在于自然界中。肠杆菌科细菌多数为肠道正常菌群的重要成员，可作为条件致病菌引起感染；少数为致病菌，可引起临床不同类型疾病。临床常见的肠杆菌科细菌有14个菌属，包括埃希菌属、沙门菌属、志贺菌属、克雷伯菌属、肠杆菌属、变形杆菌属、耶尔森菌属、枸橼酸杆菌属、爱德华菌属、哈夫尼亚菌属、摩根菌属、泛菌属、普鲁威登菌属、沙雷菌属等。

一、生物学特性

（一）形态与染色

肠杆菌科细菌为革兰氏阴性杆菌或球杆菌，无芽孢，多数有周鞭毛，能运动，致病性菌株常有菌毛。

（二）培养特性

肠杆菌科细菌为需氧或兼性厌氧菌，营养要求常不高，在普通琼脂平板和血琼脂平板上生长的菌落大多为灰白、湿润、光滑、凸起、边缘整齐的S型菌落，部分属种可在血琼脂平板上产生溶血反应。在肠道选择性培养基如MAC、EMB、SS琼脂平板上，肠杆菌科不同属种因分解乳糖能力不同，其菌落亦呈现出不同颜色。

(三) 生化反应

肠杆菌科细菌生化反应活跃,有共同生化反应特征:发酵葡萄糖产酸或产酸产气,氧化酶试验阴性,过氧化氢酶试验阳性,可还原硝酸盐为亚硝酸盐。不同菌属对糖、蛋白质的分解能力不同,代谢产物各不相同。临床常见肠杆菌科细菌的主要生化反应特征见表7-1。

(四) 抗原结构

肠杆菌科细菌抗原主要包括菌体(O)抗原、鞭毛(H)抗原、表面(K)抗原、菌毛抗原等。O抗原是细菌细胞壁成分,化学成分是脂多糖,耐热,100℃不被破坏;H抗原是不耐热鞭毛蛋白,60℃加热30分钟可被破坏;表面抗原是包裹在O抗原外侧的不耐热多糖抗原,因菌属不同其名称不同。O抗原和H抗原是肠杆菌科血清学分群及分型的主要依据。表面抗原可阻断O抗原与相应抗体的反应,加热或传代可去除表面抗原的阻断作用。

(五) 变异性

1. S-R变异 初次分离的细菌,菌落为光滑(S)型,经在人工培养基反复传代后,细胞壁上特异性多糖链消失而核心多糖仍保留,菌落变为粗糙(R)型。

2. H-O变异 有鞭毛的细菌失去鞭毛,动力也随之消失,称H-O变异,有时见于新分离的菌株中。

(六) 抵抗力

肠杆菌科细菌抵抗力不强,60℃加热30分钟可被杀死,对低温耐受,对干燥、化学消毒剂(漂白粉、酚类、甲醛和戊二醛等)敏感;对胆盐耐受,并在一定程度上抵抗多种染料的抑菌作用,这些特性被应用于制备肠道选择性培养基。

二、临床意义

(一) 致病物质

肠杆菌科细菌的毒力因子主要包括菌毛或菌毛样结构、荚膜或微荚膜、外膜蛋白、内毒素及外毒素等。

(二) 所致疾病

1. 肠道感染 肠杆菌科细菌是人和动物肠道感染的重要致病菌。部分埃希菌属、沙门菌属、志贺菌属、部分耶尔森菌属可引起急慢性肠道感染、食物中毒、旅行者腹泻及肠热症等。

2. 肠道外感染 除志贺菌属较少引起肠道外感染,其他肠杆菌科细菌大多可引起肠道外多部位感染,如泌尿道、呼吸道、败血症、伤口等感染。肠杆菌科细菌也是医院感染的常见致病菌。鼠疫耶尔森菌是我国甲类传染病鼠疫的病原体。

(三) 耐药性

由于临床抗菌药物的大量使用,肠杆菌科细菌的耐药性越来越严重,如埃希菌属和克雷伯菌属产超广谱β-内酰胺酶(ESBL)、肠杆菌属持续高产头孢菌素酶(AmpC酶)菌株的比例不断增加,甚至出现耐多种药物的多重耐药菌株,临床应根据药物敏感试验的结果合理使用抗菌药物。

表7-1 常见肠杆菌科细菌的主要生化反应特征

属种	KIA试验	GAS试验	H₂S试验	IND试验	MR试验	VP试验	CIT试验	MOT试验	URE试验	PAD试验	LYS试验	ORN试验	ARG试验	ONPG试验
埃希菌属														
大肠埃希菌	A(K)	A	-	+	+	-	-	+	-	-	+	+/-	-/+	+
沙门菌属														
多数沙门菌种	K	A	+	-	+	-	+	+	-	-	+	+	+/-	-
志贺菌属														
A、B、C群	K	A	-	-	-/+	-	-	-	-	-	-	-	-	-
D群	K	A	-	-	+	-	-	-	-	-	-	+	-	+
克雷伯菌属														
肺炎克雷伯菌	A	A	-	-	-	+	+	-	+	-	+	-	-	+
产酸克雷伯菌	A	A	-	+	-	+	+	+	+	-	+	+	+	+
肠杆菌属														
产气肠杆菌	A	A	-	-	-	+	+	+	-	-	+	+	-	+
阴沟肠杆菌	A	A	-	-	-	+	+	+	+/-	-	-	+	+	+
变形杆菌属														
奇异变形杆菌	K	A	+	-	+	-	+/-	+	+	++	+	+	-	-
普通变形杆菌	K	A	+	+	+	-	+	+	+	++	-	-	-	-
摩根菌属														
摩氏摩根菌	K	A	-	+	+	-	-	+	+	++	-	+	-	-
普鲁威登菌属														
雷氏普鲁威登菌	K	A	-	+	+	-	+	+	-	++	-	-	-	-

续表

试验项目

属种	KIA试验	GAS试验	H₂S试验	IND试验	MR试验	VP试验	CIT试验	MOT试验	URE试验	PAD试验	LYS试验	ORN试验	ARG试验	ONPG试验
枸橼酸菌属														
弗劳地枸橼酸菌	A (K)	A	+	+	-	+	-	+	+	-	-	-/+	+/-	+
异型枸橼酸菌	K	A	+	-	+	+	-	+	+	-	-	+	+/-	+
沙雷菌属														
黏质沙雷菌	A (K)	A	+	-	-	-/+	+	+	+	-	+	+	-	+
多源菌属														
聚团多源菌	A	A	-/+	-	-/+	-/+	+/-	-/+	+	-/+	-	-	-	+
爱德华菌属														
迟钝爱德华菌	K	A	+	+	+	-	-	+	+	-	+	+	-	-

注：KIA指克氏双糖铁琼脂；GAS指产气；H₂S指硫化氢；IND指吲哚；MR指甲基红；VP指伏-波；CIT指枸橼酸盐；MOT指动力；URE指脲酶；PAD指苯丙氨酸脱氨酶；LYS指赖氨酸脱羧酶；ORN指鸟氨酸脱羧酶；ARG指精氨酸双水解酶；ONPG指β-半乳糖苷酶；A代表产酸；K代表产碱；+代表产酸，++代表强阳性，+代表90%以上菌株阳性，-代表90%以上菌株阴性；+/-代表50%～90%菌株阳性；-/+代表50%～90%菌株阴性

三、微生物学检验

(一)标本采集

1. 肠道外标本 包括血液、中段尿、痰液、穿刺液、伤口分泌物等,采集后置于无菌容器中尽快送检。

2. 肠道标本 常采集粪便,应采集新鲜粪便的脓血、黏液部分,及时送检,如不能及时送检,可将粪便置于运送培养基或甘油缓冲盐水中冷藏保存。

(二)检验程序

肠杆菌科细菌检验程序见图 7-1。

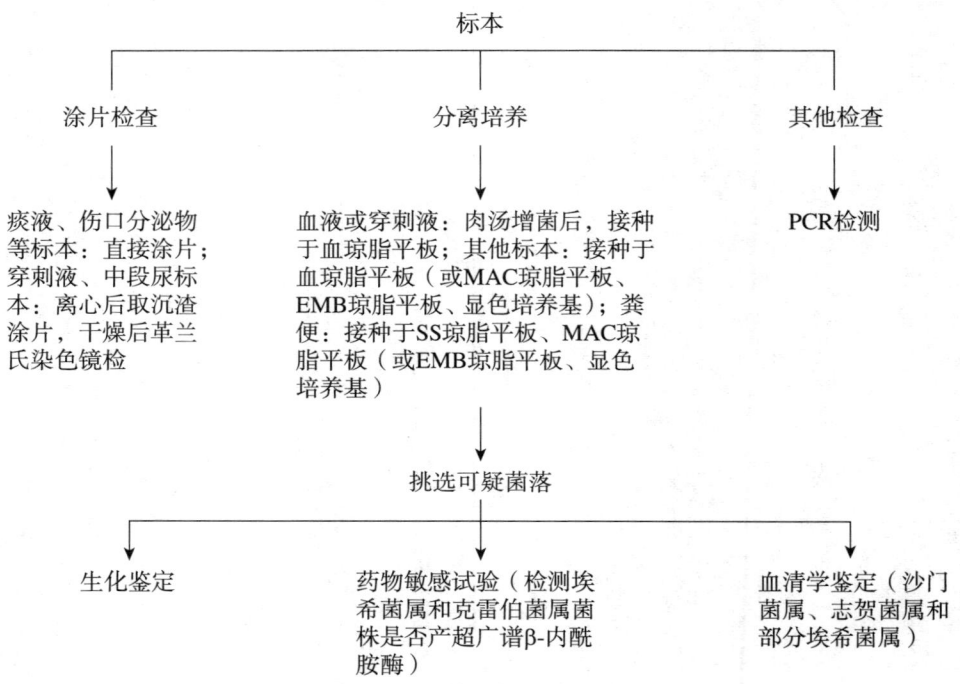

图 7-1 肠杆菌科细菌检验程序

(三)检验方法

常规生化鉴定为实验室最常用的肠杆菌科细菌检验方法,某些引起腹泻的致病菌尚需用血清分型作为最终鉴定。一般先根据葡萄糖氧化发酵试验、氧化酶试验、菌体形态和有无鞭毛等特征,将肠杆菌科与其他革兰氏阴性杆菌区分开(表 7-2),再根据不同属种的生物学、血清学等特征,将肠杆菌科细菌鉴定到属、种、群、型等。临床常利用细菌自动鉴定和药敏仪,或商品化生化反应试剂盒将肠杆菌科鉴定到种。

表7-2 肠杆菌科与其他革兰氏阴性杆菌的鉴别要点

细菌类别	发酵试验	氧化酶试验	形态	鞭毛
肠杆菌科	发酵	− −	杆状	周鞭毛或无
弧菌科	发酵	+	弧状、杆状	单鞭毛
非发酵革兰氏阴性杆菌	氧化或不分解	+*	杆状	单、丛、周鞭毛或无
巴斯德菌科	发酵	++	球杆状	无鞭毛

注:*代表不动杆菌、嗜麦芽窄食单胞菌氧化酶试验阴性

第二节 埃希菌属

案例 7-1

患者，男，6 岁，旅游途中吃小店出售的汉堡包，回家 3 天后，出现剧烈腹部痉挛疼痛和多次血便，伴发热、呕吐。入院后出现溶血性尿毒综合征。医护人员耐心安抚，通过个体化综合治疗，包括安置体位、氧气吸入及紧急用药，给予大剂量甲泼尼龙冲击、环磷酰胺冲击及丙种球蛋白等一系列治疗，最终转危为安。期间，取粪便标本进行细菌培养，培养出革兰氏阴性杆菌，该细菌有动力，发酵葡萄糖和乳糖。

思考题：
1. 导致患者腹痛、血便的致病菌是什么？该细菌感染有何特点？
2. 如何对该细菌进行检验？有何鉴定依据？

埃希菌属（Escherichia）包括大肠埃希菌（E. coli，EC，俗称大肠杆菌）、蟑螂埃希菌、弗格森埃希菌、赫尔曼埃希菌、伤口埃希菌等。其中大肠埃希菌是最常见的临床分离菌，也是肠道正常菌群的主要成员。本节以大肠埃希菌为代表种叙述。

一、生物学特性

（一）形态与染色

埃希菌属为革兰氏阴性短杆菌，多数有鞭毛，能运动，部分菌株有菌毛、荚膜及微荚膜（图 7-2）。

（二）培养特性

埃希菌属为兼性厌氧菌，营养要求不高，在普通培养基中生长良好，长成较大的圆形、湿润、呈灰白色的光滑菌落；在血琼脂平板上少数菌株产生乙型溶血环；在肠道选择性培养基上能发酵乳糖，依培养基指示剂不同而形成不同颜色的菌落。

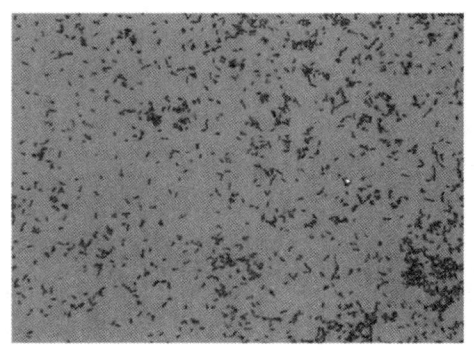

图 7-2 大肠埃希菌（革兰氏染色，×1000）

（三）生化反应

吲哚试验、甲基红试验、VP 试验、枸橼酸盐利用试验（四者合称为 IMViC 试验）结果分别为阳性、阳性、阴性、阴性（++ --）；KIA 试验结果为斜面和底层均产酸产气（AA ++），H_2S 试验阴性，MIU 试验结果分别为阳性、阳性、阴性（++ -）。其他生化反应特征见表 7-1。

（四）抗原结构

大肠埃希菌的抗原主要包括菌体（O）抗原、鞭毛（H）抗原和表面（K）抗原等，血清型命名一般按 O∶K∶H 的顺序排列，字母后加数字表示，如 O111∶K58∶H2、O157∶H7 等。

二、临床意义

（一）致病物质

1. 侵袭力　K抗原具有抗吞噬或抵抗抗体和补体的作用。菌毛可帮助细菌黏附于宿主黏膜表面而定植，继而侵犯宿主引起感染。

2. 内毒素　引起宿主发生发热、休克、DIC等反应。

3. 肠毒素　产生不耐热肠毒素（heat-labile toxin，LT）和耐热肠毒素（heat-stable toxin，ST），均可引起肠道细胞中cAMP水平升高，分泌大量肠液而导致腹泻。

（二）所致疾病

1. 肠道外感染　大肠埃希菌是临床标本中最常见的革兰氏阴性杆菌，也是医院感染常见的致病菌，可引起人体各部位感染，以泌尿系统感染最为常见，还可引起胆囊炎、新生儿脑膜炎、菌血症、脓毒症等。

2. 肠道内感染　大肠埃希菌是人类肠道正常菌群成员，但其中有些菌株能引起轻微腹泻至霍乱样严重腹泻，甚至引起致死性并发症如溶血性尿毒综合征。肠产毒素性大肠埃希菌（ETEC）是旅游者腹泻和婴幼儿腹泻的常见病因，导致恶心、腹痛、低热和类似轻型霍乱的急性水样腹泻。根据不同的血清型、毒力和所致临床症状的不同，可将致泻性大肠埃希菌分为以下五种类型。

1）肠产毒素性大肠埃希菌（enterotoxigenic E. coli，ETEC）：是引起婴幼儿腹泻和旅游者腹泻的重要致病菌，导致恶心、腹痛、低热和类似轻型霍乱的急性水样腹泻。

2）肠致病性大肠埃希菌（enteropathogenic E. coli，EPEC）：主要引起婴幼儿肠道感染，导致发热、呕吐、腹痛、大量水样腹泻、便中含有黏液但无血液。

3）肠侵袭性大肠埃希菌（enteroinvasive E. coli，EIEC）：引起类似志贺菌样的肠炎，侵犯肠黏膜，在黏膜上皮细胞内增殖破坏上皮细胞，导致发热、腹痛、水样腹泻或细菌性痢疾的典型症状，粪便常为脓血黏液便。

4）肠出血性大肠埃希菌（enterohemorrhagic E. coli，EHEC）：最具代表性的血清型是O157：H7，可引起出血性大肠炎，主要特征为腹痛、水样腹泻、血便，多无发热，主要见于婴幼儿，可出现暴发或流行。由EHEC引起的腹泻2%～7%可发展为溶血性尿毒综合征，主要表现为溶血性贫血、血小板减少性紫癜和急性肾功能不全，死亡率3%～5%。

5）肠集聚性大肠埃希菌（enteroaggregative E. coli，EAEC）：主要引起婴儿急性或慢性水样腹泻，严重者可伴脱水，偶有腹痛、发热和血便。

> **要点提示**：大肠埃希菌的致病性

（三）耐药性

临床分离的大肠埃希菌产生超广谱β-内酰胺酶（ESBL）的比例越来越高，产ESBL细菌对青霉素类、第一至第四代头孢菌素、氨曲南及青霉素类药物耐药，有的甚至产生多重耐药，仅对头霉素类、碳青霉烯类、β-内酰胺酶抑制药（克拉维酸）等抗菌药物敏感，ESBL型别包括TEM、SHV和CTX等类型。故应根据药物敏感试验合理用药，避免细菌产生耐药性。

> **知识链接**
>
> ### 超级细菌
>
> "超级细菌"不是特指某一种细菌,而是泛指那些对多种抗菌药物具有耐药性的细菌,它的准确名称应该是"多重耐药性细菌"。基因突变是产生超级细菌的根本原因。细菌耐药性的产生是临床上广泛应用抗菌药物的结果,而抗菌药物的滥用则加速了这一过程。抗菌药物的滥用使处于平衡状态的抗菌药物和细菌抗药性之间的矛盾被加剧,细菌逐步从单一耐药到多重耐药甚至泛耐药,最终成为耐药超级细菌。目前被特别关注的超级细菌主要有:耐甲氧西林金黄色葡萄球菌(MRSA)、耐多药肺炎链球菌(MDRSP)、耐万古霉素肠球菌(VRE)、多重耐药性结核分枝杆菌(MDR-TB)、多重耐药鲍曼不动杆菌(MRAB),以及最新发现的携带有NDM-1基因的大肠埃希菌和肺炎克雷伯菌等。

三、微生物学检验

(一)肠道外感染大肠埃希菌鉴定

1. 标本采集 根据不同疾病采集不同部位的标本。血液标本应以无菌技术采集静脉血5 ml,注入血液培养瓶;痰液标本取自清晨口腔清洁后从深部咳出的痰液;脓液、分泌物等标本用无菌棉拭子直接采取。

2. 鉴定

(1)标本直接检查:除血液标本外,其他标本均做涂片染色检查。尿液和其他各种体液以每分钟3000 r离心10分钟后取沉淀物做涂片。痰液、脓液、分泌物等可直接涂片,革兰氏染色后镜检。

(2)分离培养与鉴定

1)分离培养:血液标本接种肉汤增菌培养,待生长后移种于血琼脂(BA)平板;其他标本直接或离心取沉淀接种于血琼脂平板及肠道弱选择性培养基。尿液标本要同时做菌落计数。37 ℃孵育18~24小时观察菌落形态。大肠埃希菌在血琼脂平板上形成圆形、凸起、湿润、灰白色、光滑型菌落,某些菌株可产生乙型溶血环;大肠埃希菌发酵乳糖产酸,在EMB琼脂平板上为紫黑色有金属光泽的菌落,在MAC或SS琼脂平板上为红色或粉红色菌落(图7-3)。

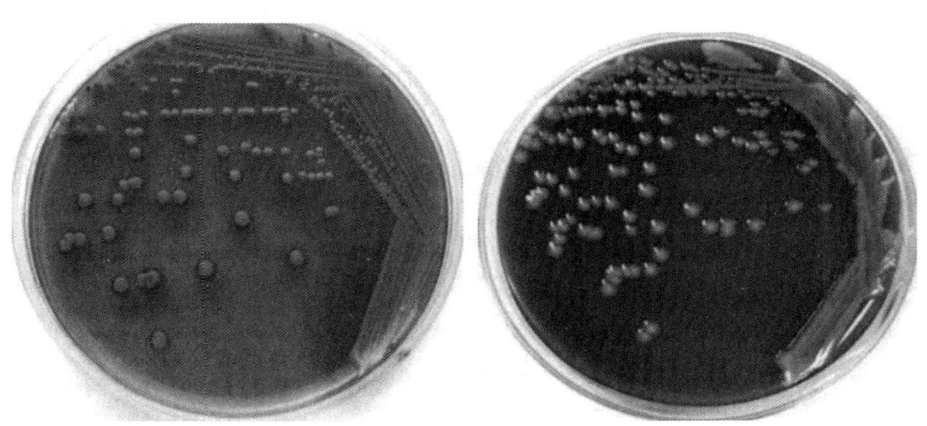

A. BA平板,24小时　　　　B. MAC琼脂平板,24小时

图7-3 大肠埃希菌菌落形态

2)鉴定:大肠埃希菌的典型生化反应特征为氧化酶试验阴性,硝酸盐还原试验阳性,发酵乳糖、葡萄糖产酸产气,一般不产生 H_2S,KIA 试验结果常为 AA+-,IMViC 试验结果为 ++--(图 7-4),动力试验阳性,脲酶试验阴性,MIU 试验结果常为 ++-。

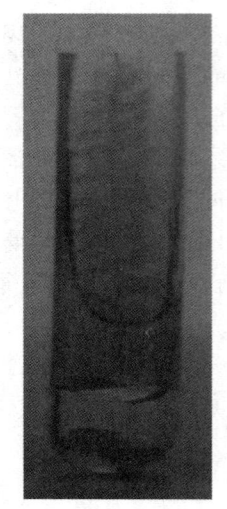
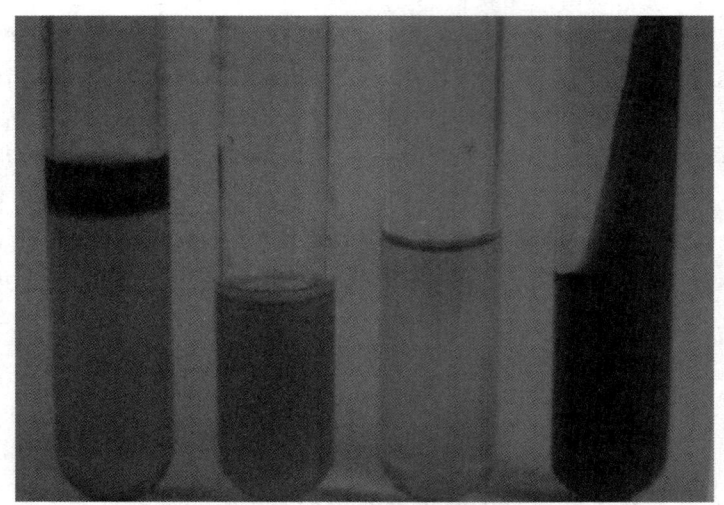

A. KIA试验结果(AA+-)　　　　　　B. IMViC试验结果(++--)

图 7-4　大肠埃希菌生化反应结果

(二)肠道内感染大肠埃希菌鉴定与鉴别诊断

1. 标本采集　腹泻和食物中毒应采集粪便、残留食物和肛拭子。

2. 检验方法

(1)分离培养:接种肠道选择性培养基,35℃孵育 18～24 小时。

(2)鉴定:引起腹泻的大肠埃希菌主要包括肠产毒素性大肠埃希菌、肠致病性大肠埃希菌、肠侵袭性大肠埃希菌、肠出血性大肠埃希菌(又称维罗毒素大肠埃希菌)、肠集聚性大肠埃希菌(又称肠黏附型大肠埃希菌),它们具有与肠道外感染的大肠埃希菌相似的生物学性状,但分别具有特殊的血清型、肠毒素或毒力因子。鉴定时,先参照肠道外标本的方法鉴定到大肠埃希菌种,再依据血清学试验、毒素检测等做进一步鉴定。若分离到上述 5 种致腹泻大肠埃希菌,除立即向临床发出报告外,还要及时上报当地疾病预防控制中心。

1)ETEC 鉴定:用生化反应、分型血清和肠毒素测定。生化反应符合大肠埃希菌的特征,需测定不耐热肠毒素(LT)和耐热肠毒素(ST),可选用兔肠结扎试验、乳鼠灌胃试验、细胞培养等生物学方法,或免疫学、分子生物学方法,但因检测方法比较复杂,在一般医院实验室难以开展。

2)EPEC 鉴定:生化反应和分型血清可帮助鉴定。取乳糖阳性的菌落用 EPEC 分型血清进行 O:H 分型,也可用酶联免疫吸附试验(ELISA)或细胞培养方法检测。

3)EIEC 鉴定:运用血清型分型和毒力进行测定。EIEC 与志贺菌相似,多数 EIEC 为动力阴性,乳糖不发酵或迟缓发酵,赖氨酸脱羧酶试验阴性。常用醋酸钠试验、葡萄糖铵利用试验和黏质酸盐产酸试验区分 EIEC 和志贺菌,EIEC 三者均为阳性反应,志贺菌均为阴性反应。以 EIEC 分型血清进行 O:H 分型。还可以利用豚鼠眼结膜试验检验毒力,将待检菌液接种于豚鼠结膜囊内,可引起典型角膜结膜炎症状,在角膜细胞内可见大量的细菌,即为毒力试验阳性。

4)EHEC 鉴定:用分型血清和生化反应鉴定。除不发酵或迟缓发酵山梨醇外,常见生化特性与其他大肠埃希菌相似。常用 EHEC 分型血清进行 O∶H 分型,目前 O157∶H7 血清型是临床实验室常规检测项目。

5) EAEC:常用液体培养-凝集试验检测 EAEC 对细胞的黏附性。

> **要点提示:** 大肠埃希菌的鉴定

第三节 志贺菌属

> **案例 7-2**
>
> 一名 5 岁女孩因高热、意识模糊而入院,查体发现患儿面色苍白,昏迷,时有惊厥,两瞳孔不等大,呼吸微弱,血常规显示白细胞升高,粪检有脓细胞 4 个,白细胞计数 $16×10^9$/L,脑脊液正常。医护人员及时诊断,耐心安抚患儿,应用地塞米松静脉滴注,采用头孢哌酮、阿米卡星抗感染治疗,同时扩充血容量、纠正酸中毒及应用东莨菪碱、多巴胺以调整微循环。患儿出院时症状体征消失,细菌培养转阴。期间取粪便标本,接种在 SS 培养基上培养,发现不分解乳糖的无色菌落,取菌落进行革兰氏染色,发现革兰氏阴性杆菌。
>
> **思考题:**
> 1. 患儿可能感染何种细菌?该细菌感染的临床类型有哪些?
> 2. 如何对该细菌进行检验?鉴定依据有哪些?

志贺菌属(*Shigella*)是人类及灵长类动物细菌性痢疾最常见的致病菌,又被称为痢疾杆菌。

一、生物学特性

(一)形态与染色

志贺菌属为革兰氏阴性杆菌,菌体短小,无芽孢,无荚膜,无鞭毛,多数有菌毛。

(二)培养特性

志贺菌属为需氧或兼性厌氧菌,无特殊营养要求,除宋内志贺菌个别菌株外,均不分解乳糖,故在肠道选择性培养基上形成无色透明或半透明的光滑菌落。

> **要点提示:** 志贺菌的生物学特性

(三)生化反应

志贺菌属详细生化反应特征见表 7-1。

(四)抗原结构

志贺菌属无 H 抗原,有 O 抗原,O 抗原又可分为型和群的特异性抗原,部分菌株有 K 抗原。根据生化反应特征和O抗原可将志贺菌属分为四群，即痢疾志贺菌群（A群）、福氏志贺菌群（B群）、鲍氏志贺菌群（C群）和宋内志贺菌群（D群），共40余个血清型（表7-3）。我国以B群志贺菌感染最常见，其次为D群。

表7-3　志贺菌属的分类

菌群	菌种	型	亚型
A	痢疾志贺菌	1—13	8a、8b、8c
B	福氏志贺菌	1—6，x、y变型	1a、1b、2a、2b、3a、3b、3c、4a、4b、4c
C	鲍氏志贺菌	1—18	
D	宋内志贺菌	1	

二、临床意义

（一）致病物质

1. 侵袭力　志贺菌通过菌毛黏附于肠黏膜上皮细胞，并穿入上皮细胞内生长繁殖，引起炎症反应。

2. 内毒素　志贺菌产生的内毒素作用于肠黏膜，使其通透性增高，促进对内毒素的吸收，导致发热、神志障碍、中毒性休克等中毒症状；内毒素破坏肠黏膜导致出现脓血黏液便；内毒素作用于肠壁自主神经系统使肠功能紊乱，出现腹痛、里急后重等症状。

3. 外毒素　A群志贺菌1型和2型能产生志贺样毒素（shiga toxin，ST），又称维罗毒素（verotoxin，VT）。具有肠毒性、神经毒性、细胞毒性，可引起水样腹泻、中枢神经系统麻痹和上皮细胞损伤。

（二）所致疾病

志贺菌引起细菌性痢疾（简称菌痢），传染源为患者和带菌者，主要通过粪-口途径传播。人类对志贺菌普遍易感。临床细菌性痢疾的常见类型如下。

1. 急性细菌性痢疾　包括典型细菌性痢疾、非典型细菌性痢疾和中毒型细菌性痢疾。典型细菌性痢疾临床症状典型，患者先出现腹痛、发热、水样便，后转为脓血黏液便，伴里急后重。非典型细菌性痢疾临床症状不典型，易漏诊。中毒型细菌性痢疾多见于小儿患者，发病急，常在腹痛、腹泻出现前呈现严重的全身中毒症状，病死率高。

2. 慢性细菌性痢疾　病程在2个月以上的为慢性细菌性痢疾，特点为迁延不愈或时愈时发。急性细菌性痢疾治疗不彻底、机体抵抗力低、营养不良或伴有其他慢性病时易转为慢性。

3. 带菌者　部分患者可成为带菌者，有恢复期带菌者、慢性带菌者及健康带菌者三种。带菌者具有高度传染性，是主要传染源，故细菌性痢疾带菌者不能从事餐饮业或保育工作。

病后机体免疫主要依赖肠道黏膜表面的SIgA（分泌型IgA）的作用，免疫维持时间短，也不牢固。

4. 耐药性　临床分离的志贺菌耐药性不断增高，常对磺胺类、四环素、氨苄西林耐药，常分离出多重耐药菌，故临床用药应重视，对疑为细菌性痢疾患者及时采集粪便标本进行培养鉴定及药物敏感试验，根据药物敏感试验结果合理使用抗菌药物。

要点提示：志贺菌属的临床类型

三、微生物学检验

（一）标本采集

志贺菌属细菌极少进入血流，因此可取粪便或肛拭子标本进行培养。志贺菌属细菌对理化因素的抵抗力较其他肠杆菌科细菌低，对酸较敏感。最好在使用抗菌药物前采集新鲜粪便中的脓血、黏液部分，床边接种或立即送检，如不能及时送检，可将标本置于甘油保存液或卡-布运送培养基内保存并尽快送检。

（二）检验方法

1. 显微镜检查 涂片革兰氏染色镜检显示志贺菌属为革兰氏阴性杆菌。

2. 分离培养 接种于肠道强、弱选择性培养基（SS 琼脂平板、EMB 或 MAC 琼脂平板），37℃培养 18~24 小时，若平板有不发酵乳糖的无色透明或半透明菌落生长，则需进一步鉴定（图 7-5）。

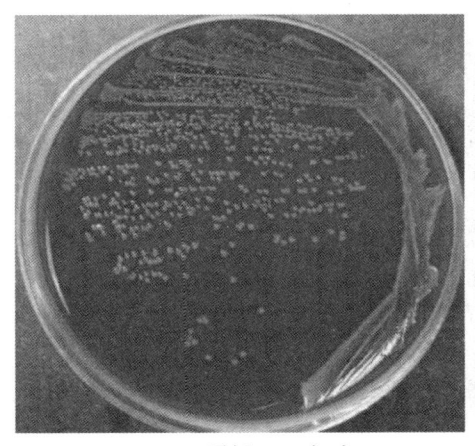
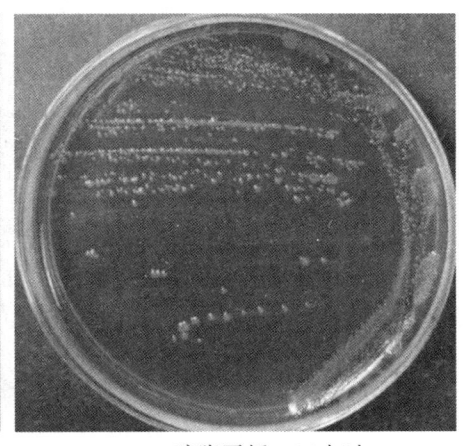

A．BA平板，24小时　　　　B．SS琼脂平板，24小时

图 7-5 痢疾志贺菌菌落形态

3. 生化鉴定 志贺菌属典型的生化反应包括：氧化酶试验阴性，硝酸盐还原试验阳性；KIA 试验斜面产碱、底层产酸、不产气（KA--），H_2S 试验阴性；IMViC 试验结果为 -/++--；MIU 试验结果为 --/+-；赖氨酸脱羧酶试验阴性（图 7-6）。

宋内志贺菌个别菌株迟缓发酵乳糖，福氏志贺菌 6 型发酵葡萄糖产酸和少量气体。

4. 血清学鉴定 先用志贺菌属四种多价血清（A 群 1、2 型，B 群 1—6 型，C 群 1—6 型和 D 群）做玻片凝集试验，如凝集再进一步做血清定型鉴定。我国以 B 群多见。

如生化反应符合志贺菌属的特征，而与上述四种多价血清不凝集的菌株，可能为 K 抗原阻断所致，可通过加热破坏 K 抗原，再进行凝集试验，如仍不凝集，则可能为 EIEC 菌株，需进一步鉴别。

5. 鉴别要点

（1）志贺菌属与肠侵袭性大肠埃希菌（EIEC）的鉴别：志贺菌与 EIEC 在血清学上有交叉反应，生化反应特征也相近。志贺菌分解葡萄糖产酸不产气，动力试验、赖氨酸脱羧酶试验、醋酸钠试验及黏液酸盐产酸试验均为阴性，可与 EIEC 相鉴别。

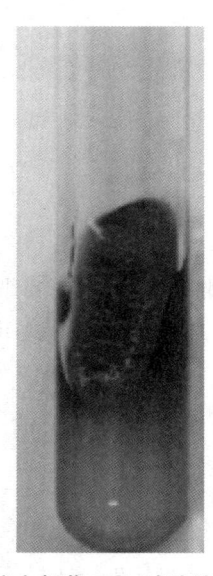

(2) 志贺菌属与类志贺邻单胞菌的鉴别：可用氧化酶试验、动力试验进行区别，志贺菌试验结果为阴性，后者试验结果为阳性。

(3) 志贺菌属与伤寒沙门菌的鉴别：可用动力试验、H_2S 试验和沙门菌血清鉴别，志贺菌试验结果均为阴性，而伤寒沙门菌试验结果均为阳性。

6. 免疫学检测 可用胶乳凝集试验、免疫荧光技术等快速检验志贺菌抗原。

> **要点提示**：志贺菌属的鉴定

图 7-6 痢疾志贺菌 KIA 试验结果（KA--）

第四节 沙门菌属

沙门菌属（*Salmonella*）细菌有多种血清型，其致病性有种系特异性，人类是伤寒沙门菌及甲、乙、丙型副伤寒沙门菌的天然宿主。有些沙门菌对人和动物均有致病性，如鼠伤寒沙门菌、猪霍乱沙门菌、肠炎沙门菌等；有些沙门菌只对人有致病性，如伤寒沙门菌、甲型副伤寒沙门菌、乙型副伤寒沙门菌等引起肠热症。

沙门菌属分类复杂，按 Kauffman-White 分类标准，有 2200 多种血清型。沙门菌属分为 6 个亚属，临床分离的沙门菌株 99% 以上为亚属 1，包括伤寒沙门菌、猪霍乱沙门菌、副伤寒沙门菌、鸡沙门菌。

一、生物学特性

（一）形态与染色

沙门菌属为革兰氏阴性杆菌，较细长，多数有周鞭毛，能运动，无荚膜，无芽孢。

（二）培养特性

沙门菌属为兼性厌氧菌，营养要求不高，因不发酵乳糖，在肠杆菌科选择性培养基上为透明或半透明的菌落，大多数菌株产生 H_2S，在 SS 琼脂平板上形成中心为黑色的菌落。

（三）生化反应

沙门菌属大多数血清型的主要生化反应特征见表 7-1。

（四）抗原结构

沙门菌属抗原主要包括菌体（O）抗原、鞭毛（H）抗原和表面（Vi）抗原，均具有分类鉴定意义（表 7-4）。

1. O 抗原 可耐受高热不被破坏的抗原，共有 58 种，是沙门菌分群的依据。每个沙门菌的血清型可具有 1 种或数种 O 抗原，将具有共同 O 抗原成分的血清型归纳为一个群，临床上常见的是 A～F 群。O 抗原刺激机体产生的抗体以 IgM 为主，与相应抗血清反应可产生颗粒状凝集。

2．H 抗原　不耐热的蛋白抗原，是沙门菌分型的依据。H 抗原分两相：第一相为特异相，用小写英文字母 a、b、c、d 表示，直至 z，z 以后用 z 加阿拉伯数字表示；第二相为沙门菌共有的非特异相，用 1、2、3、4 等数字表示。同时具有两相 H 抗原的称为双相菌，仅有一相 H 抗原的为单相菌。H 抗原刺激机体产生的抗体以 IgG 为主，与相应抗血清呈絮状反应。

3．Vi 抗原　不稳定抗原，常存在于伤寒沙门菌、丙型副伤寒沙门菌、部分都柏林沙门菌菌体最表层。Vi 抗原能阻断 O 抗原与相应抗体的凝集反应，加热可将其破坏，人工传代也可消失。故在沙门菌血清学鉴定时需事先加热破坏 Vi 抗原。

表7-4　沙门菌属常见菌种抗原结构

组	菌名	O抗原	H抗原 第一相	H抗原 第二相
A	甲型副伤寒沙门菌	1、2、12	a	—
B	肖氏沙门菌	1、4、5、12	b	1、2
	鼠伤寒沙门菌	1、4、5、12	i	1、2
C	希氏沙门菌	6、7、Vi	c	1、5
	猪霍乱沙门菌	6、7	c	—
D	伤寒沙门菌	9、12、Vi	d	—
	肠炎沙门菌	1、9、12	g、m	—
E	鸭沙门菌	3、10	e、h	1、6
F	阿伯丁沙门菌	11	i	1、2

要点提示：沙门菌属抗原结构

二、临床意义

（一）致病物质

有 Vi 抗原的沙门菌具有侵袭力，能穿过小肠上皮到达固有层，被吞噬细胞吞噬，Vi 抗原能保护细菌不被破坏，细菌可在细胞内继续生长繁殖，并被携带到机体其他部位。

沙门菌属细菌死亡时能释放较强的内毒素，可引起机体发热、白细胞变化（有时为降低）、中毒性休克等一系列病理生理变化。

某些沙门菌属细菌如鼠伤寒沙门菌能产生类似大肠埃希菌肠毒素，与早期水样腹泻有关。

（二）所致疾病

沙门菌属主要通过被污染的食品或水源经口感染，引起人和动物沙门菌病，主要表现为以下几种类型。

1．急性胃肠炎或食物中毒　是最为常见的沙门菌属感染。多因患者食入含有大量被鼠伤寒沙门菌、猪霍乱沙门菌等污染的食物，而引起轻型或暴发型腹泻，伴低热、恶心、呕吐等症状。

2．菌血症或败血症　由猪霍乱或 C 组副伤寒沙门菌等引起，无明显胃肠炎症状，多有高热、寒战等症状，常伴发胆囊炎、肾盂肾炎、骨髓炎等局部感染。血培养结果常为阳性而粪便培养结果为阴性。

3. 伤寒与副伤寒 由伤寒沙门菌及副伤寒沙门菌引起。两者发病机制和临床症状基本相似，副伤寒病情较轻，病程较短。细菌随污染的食物或饮水进入人体后，随血流进入肝、脾、胆囊、肾、骨髓、肠壁及淋巴结中大量繁殖。第一次进入血流（菌血症），患者临床表现为发热、不适等症状。第二次进入血流，患者常出现寒战、持续高热、肝脾大，可出现全身中毒症状、皮肤玫瑰疹、迟发型变态反应等症状，胆囊中的细菌随胆汁进入肠腔，可经粪便排出，肾中的细菌随尿排出体外。并发症包括肠穿孔、血栓性静脉炎和心内膜炎等。本病潜伏期7~20天，典型病程为3~4周，发病2周后机体出现免疫反应，病情好转，但同时也可引起迟发型变态反应，导致肠壁孤立和集合淋巴结的坏死和溃疡，严重感染可危及生命。

伤寒患者感染后能获得牢固免疫，极少发生再次感染。治愈后约3%的患者可成为带菌者，可持续粪便排泄细菌达1年或以上，为重要传染源。

知识链接

"伤寒玛丽"事件

"伤寒玛丽"事件发生在20世纪初的美国。事件的主人公玛丽·梅隆，是一名来自爱尔兰的移民，主要从事厨师家政服务工作。玛丽的身体一直非常健康，但她体内却携带高浓度的伤寒沙门菌，因而导致雇主家庭多人相继感染伤寒。美国公共卫生部门将玛丽定义为首例"健康带菌者（伤寒沙门菌）"，玛丽因此被终身隔离在纽约附近的北兄弟岛上。关于玛丽"身体"的发现，颠覆了民间广泛流传的"传染说"观点，即致病原由患者传播，健康的人不会传播疾病，认同"健康带菌者"乃社会的"患者"。"伤寒玛丽"事件，使新细菌学理论获得了主导公共卫生管理的合法性，在政策实践中赢得了专业、权威的话语权。

要点提示：沙门菌属的临床类型

（三）耐药性

近年来，沙门菌属已出现对多种抗菌药物的耐药现象，鼠伤寒沙门菌耐药性最为突出、多重耐药菌比例最高。临床分离的沙门菌属细菌常对氯霉素、链霉素、呋喃类、磺胺类、氨苄西林和四环素耐药，应根据细菌培养鉴定和药物敏感试验结果合理使用抗菌药物。

三、微生物学检验

（一）标本

根据疾病类型、病情和病程不同分别采集不同标本，最好在使用抗菌药物前采集。如疑为伤寒沙门菌感染，可于第1周采集血液，第2、3周采集粪便，第3周采集中段尿，全程可采集骨髓。血清学诊断应在病程的不同时期分别采集2~3份标本。胃肠炎型感染应采集粪便、呕吐物和可疑食物。

要点提示：沙门菌属的标本采集

(二) 检验方法

1. 显微镜检查　标本涂片染色镜检显示沙门菌属为革兰氏阴性杆菌。

2. 分离培养　分离沙门菌属细菌常用肠道选择性培养基（SS、MAC、EMB 培养基等）和强选择性培养基（孔雀绿琼脂和亚硫酸铋琼脂培养基等）。分离伤寒、副伤寒沙门菌以外的其他沙门菌，用孔雀绿琼脂效果较好，而分离伤寒沙门菌则用亚硫酸铋琼脂效果较好。此外，在暴发流行或筛选带菌者时，在标本中菌量较少的情况下，可用亚硒酸盐或革兰氏阴性菌（GN）肉汤进行增菌。

（1）血液和骨髓液：取血液 5 ml 或骨髓液 0.5 ml，加入 50 ml 胆汁葡萄糖肉汤增菌培养，若有生长则移种至血琼脂平板和 SS 琼脂平板。

（2）尿液和体液：中段尿标本经每分钟 3000 r 离心后，取沉淀增菌或定量接种于血琼脂平板和肠道选择性平板。

（3）粪便或肛拭子：粪便标本如量较少，可先用亚硒酸盐增菌肉汤增菌后再接种于平板，也可直接接种于肠道选择性平板如 MAC、EMB、SS 琼脂平板。

（4）可疑食物：研磨后加 10 倍量的无菌生理盐水混匀，接种于增菌肉汤和肠道选择性平板。

如 MAC 或 EMB 琼脂平板上生长出无色透明或半透明的菌落，或 SS 琼脂平板上生长出无色透明或半透明中心呈黑色的菌落，则高度怀疑为沙门菌属，可进一步用生化反应和血清凝集试验鉴定种型（图 7-7）。

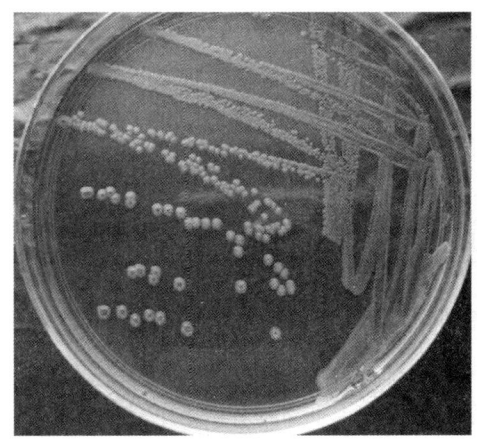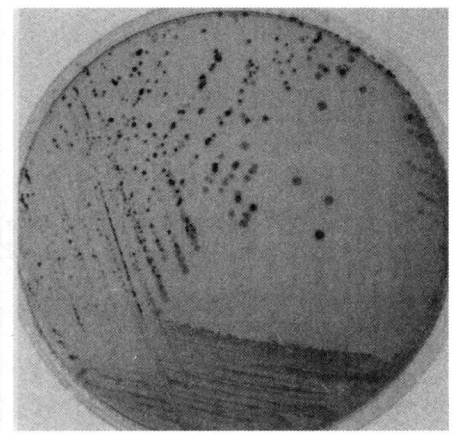

图 7-7　伤寒沙门菌属菌落形态（SS 琼脂平板，24 小时）

3. 鉴定

（1）生化鉴定：沙门菌属典型生化反应为氧化酶试验阴性，硝酸盐还原试验阳性，KIA 试验斜面产碱、底层产酸、产气或不产气（KA+/–+/–）（图 7-8），H_2S 试验多为阳性，IMViC 试验结果为 –+–+/–，MIU 结果为 +– –，赖氨酸脱羧酶试验阳性。伤寒沙门菌、鸡沙门菌可出现发酵葡萄糖不产气，甲型副伤寒沙门菌可出现 H_2S 试验阴性，甲型副伤寒沙门菌、猪霍乱沙门菌可出现赖氨酸脱羧酶试验阴性，猪霍乱沙门菌、伤寒沙门菌可出现枸橼酸盐利用试验阴性。

（2）血清分型鉴定：常用沙门菌 O 多价血清和 O、H 因子血清与疑为沙门菌属的细菌进行血清凝集试验。从临床标本中分离出的沙门菌 95% 以上属于 A～F 群，故先用 A～F 群多价 O 血清进行玻片凝集试验，确定为 A～F 群后，用单价 O 因子血清鉴定到具体的群，再用 H 因子血清第一相（特异相）定型，最后用 H 因子血清第二相（非特异相）辅助定型。如果细菌的生化反应符合沙门菌属的特征，但与 A～F 多价 O 血清不产生凝集现象，则可能有表

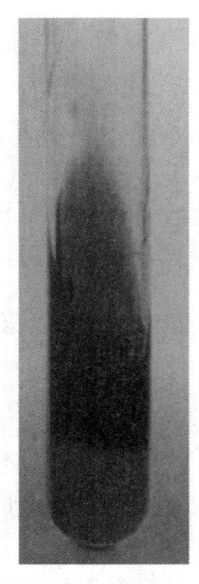

图 7-8 伤寒沙门菌 KIA 试验结果
(KA-+)

面抗原（Vi）存在，可通过加热或传代培养去除 Vi 抗原后再进行凝集试验。如去除 Vi 抗原后仍不凝集，则可能为 A～F 以外的菌群。

4. 免疫学诊断 肥达试验（Widal test）是用已知伤寒沙门菌 O 抗原、H 抗原及副伤寒沙门菌 H 抗原，检测受检血清中有无相应抗体的半定量凝集试验，可辅助诊断伤寒和副伤寒，与细菌培养同时进行或在前者失败后进行。O 抗原刺激机体产生 IgM，出现较早，在血清中存在时间较短；H 抗原刺激抗体产生 IgG，出现较迟，持续时间较长。

凡血清最高稀释度出现明显凝集者为凝集效价。一般伤寒沙门菌 O 凝集效价≥80，H 凝集效价≥160，副伤寒沙门菌 A、B、C 的 H 凝集效价≥80 才有临床意义。应在疾病早期及中后期分别采集两次血清，若第二份血清比第一份的凝集效价增高≥4 倍有诊断意义。一般 O、H 凝集效价均升高，则伤寒、副伤寒可能性大；O 凝集效价不升高而 H 凝集效价升高可能为感染过、预防接种或回忆反应等；O 凝集效价升高而 H 凝集效价不升高则可能为感染早期或与伤寒沙门菌 O 抗原有交叉反应的其他沙门菌感染等，可于 1 周后复查，如 H 凝集效价升高则可诊断。

> **要点提示**：沙门菌属的检验方法

（邓晶荣）

第五节　其他肠杆菌科细菌

肠杆菌科其他菌属临床常见的还有耶尔森菌属、枸橼酸杆菌属、克雷伯菌属、变形杆菌属和肠杆菌属。

一、耶尔森菌属

耶尔森菌属（*Yersinia*）通常先引起啮齿类、小动物和鸟类感染，人类通过吸血节肢动物叮咬或食物等途径受感染。人类常见致病菌为鼠疫耶尔森菌、小肠结肠炎耶尔森菌和假结核耶尔森菌。

（一）鼠疫耶尔森菌

鼠疫耶尔森菌俗称鼠疫杆菌，是鼠疫的病原体。历史上曾发生过三次世界性大流行，造成大批患者死亡，我国将其列为甲类传染病。鼠疫是一种主要在野生啮齿动物间传播的烈性传染病，人通过与感染动物接触或鼠蚤叮咬而感染。

1. 生物学特性

（1）形态与染色：鼠疫耶尔森菌为革兰氏阴性短小杆菌，呈球杆状，两端钝圆，两极浓染，有荚膜，无鞭毛，无芽孢。

(2)培养特性：鼠疫耶尔森菌为兼性厌氧菌，最适生长温度为 25～28 ℃，在普通营养平板上能够生长，但生长缓慢。在血琼脂平板上生长良好，24～48 小时后形成柔软、黏稠的粗糙菌落，在 MAC 琼脂平板上菌落较小、无色。在肉汤培养基中开始为浑浊生长，24 小时后为絮状或片状沉淀，48 小时后形成菌膜，稍加摇动后菌膜呈"钟乳石"状下垂，此特征有一定的鉴别意义。

(3)生化反应：鼠疫耶尔森菌典型的生化反应为氧化酶试验阴性，硝酸盐还原试验阳性；KIA 试验斜面产碱、底层产酸、不产气，H_2S 试验阴性；IMViC 试验结果为 -+--；MIU 试验结果为 ---；赖氨酸、鸟氨酸脱羧酶、苯丙氨酸脱氨酶试验均为阴性，不液化明胶，当进行穿刺培养时，培养物表面呈膜状，细菌沿穿刺线呈纵树状生长。

2. 临床意义 鼠疫耶尔森菌的致病性主要与 F1 抗原（荚膜抗原）、V/W 抗原、鼠毒素（MT）和内毒素有关。

鼠疫耶尔森菌主要存在于鼠类和其他啮齿类动物体内，通过鼠蚤吸血传播。一般先在鼠类间发病和流行，当大批病鼠死亡后，失去宿主的鼠蚤转向人群，引起人类鼠疫。人患鼠疫后，又可通过人蚤或呼吸道等途径在人群间传播。临床常见的鼠疫有三种类型。①腺鼠疫：临床以急性淋巴结炎为特征，最常侵犯腹股沟淋巴结或腋窝淋巴结，触之坚硬，有剧烈疼痛。如不及时治疗，则淋巴结很快化脓，最后溃破。病死率高达 50%～90%。②肺鼠疫：原发性肺鼠疫由吸入带有鼠疫杆菌的尘埃引起。继发性肺鼠疫由腺鼠疫或败血症型鼠疫蔓延而致。患者表现为高热寒战、咳嗽、胸痛、咳嗽血痰。痰最初稀薄，很快转为大量泡沫样血痰，内含大量鼠疫耶尔森菌。患者多因呼吸困难或全身衰竭而死亡，死后皮肤常呈黑紫色，故有"黑死病"之称。③败血症型鼠疫：常继发于腺鼠疫或肺鼠疫之后，细菌侵入血流，发生败血症，病情凶险，起病迅速，患者表现为高热，昏迷，呼吸急促，发生休克和 DIC，皮肤黏膜出现出血点或瘀斑，呕血、咯血、血尿、血便等均可出现，病死率极高。

发现疑为鼠疫耶尔森菌感染患者，应立即向当地疾病预防控制中心报告，并将标本及菌种送到疾病预防控制中心鼠疫专业实验室进一步鉴定。对确诊的鼠疫患者立即进行隔离治疗，常用氨基糖苷类、磺胺类抗菌药。对疫区及与患者接触人员立即采取有效的预防隔离和监测，防止疫情扩散。高效价鼠免疫血清在治疗上有效，可与抗菌药并用。

3. 微生物学检验

(1)标本采集：取疑为鼠疫患者的血液、痰和淋巴结穿刺液等标本。尸检常取心、肝、肺和淋巴结等病变组织，对腐烂尸体可取骨髓或脑脊髓。小鼠标本采集前，应严格消毒小鼠体表，再进行采集。

鼠疫为甲类烈性传染病，标本采集时要严格无菌操作，操作者注意生物安全防护，标本必须送当地疾病预防控制中心的专业实验室进行检验。

(2)鉴定特征

1)显微镜检查：标本涂片革兰氏染色镜检，可见革兰氏阴性球杆菌，两极浓染，无芽孢。鼠疫耶尔森菌在慢性病灶或陈旧培养物内可呈多形态，在动物体内可形成荚膜。

2)分离培养：未污染标本接种于血琼脂平板，污染标本可接种于甲紫溶血亚硫酸钠琼脂等选择性平板，27～30 ℃培养 24～48 小时后，挑取可疑菌落进一步鉴定到属和种。

根据菌落特征、菌体形态、肉汤中生长特点、典型生化反应特征，结合临床和流行病学资料综合分析，可初步诊断。最后鉴定须经噬菌体裂解试验、动物实验及免疫学方法判定。动物实验有助于检测鼠疫耶尔森菌的毒力，常皮下注射，如菌株为产毒株则动物一般于 3～7 天后死亡，如 7 天仍不死亡，应将其处死后取肝、脾等进一步培养鉴定。

（二）小肠结肠炎耶尔森菌

小肠结肠炎耶尔森菌是引起人类腹泻的常见致病菌，可寄居在鼠、家畜等多种动物体内，人可通过污染的食物和饮水，或因接触感染致病菌的动物而感染。

1. 生物学特性

（1）形态与染色：小肠结肠炎耶尔森菌为革兰氏阴性菌，球杆状；无芽孢、无荚膜；25 ℃培养形成周鞭毛，呈翻滚螺旋状运动，37 ℃培养时无动力。

（2）培养特性：小肠结肠炎耶尔森菌为兼性厌氧菌，耐低温，4 ℃可生长，最适温度为20～28 ℃。在普通营养平板上生长良好，某些型别的菌株在血琼脂平板上菌落周围可出现溶血环，在MAC琼脂平板或耶尔森菌选择性琼脂平板上，通常不发酵乳糖，菌落无色、半透明，但有乳糖阳性菌株存在。

（3）生化反应：小肠结肠炎耶尔森菌基本生化反应特征是枸橼酸盐利用试验阴性，脲酶试验阳性，苯丙氨酸脱氨酶试验阴性，氧化酶试验阴性，吲哚试验阴性或阳性，鸟氨酸脱羧酶试验阳性；动力试验、VP试验和ONPG试验结果与培养温度有关，在22～25 ℃时阳性，35～37 ℃时阴性；绝大多数菌株不发酵乳糖和鼠李糖，能分解葡萄糖和蔗糖产酸不产气，H_2S试验阴性。

2. 临床意义 小肠结肠炎耶尔森菌通过侵袭力或产生毒素引起肠道感染，部分菌株能产生耐热肠毒素。某些菌株的O抗原与人体组织有共同抗原，刺激机体产生自身抗体，引起自身免疫性疾病。

小肠结肠炎耶尔森菌为人兽共患病的致病菌，常通过污染的食物或饮水感染人类引起肠道疾病，临床表现以小肠炎、结肠炎多见，严重者可引起菌血症。患者可出现发热、黏液便或水样便，易与细菌性痢疾相混淆。该菌感染还可由交叉抗原引起结节性红斑、关节炎等自身免疫性疾病。

3. 微生物学检验

（1）标本采集：常采集粪便及食物，也可采集血液、尿液等标本。

（2）鉴定方法：标本直接涂片，革兰氏染色，镜检可见革兰氏阴性球杆菌。标本接种血琼脂平板、MAC琼脂平板或耶尔森菌专用选择性培养基（CIN），25 ℃培养。在CIN平板上的分离效果较好，培养48小时后，菌落为粉红色，偶见有一圈胆盐沉淀。还可对标本进行冷增菌，如粪便标本或食物标本需磨碎后用15 mmol/L磷酸盐缓冲液（pH 7.4～7.8），4 ℃增菌培养，于7天、14天、21天取冷增菌培养物接种于上述平板。小肠结肠炎耶尔森菌典型的生化反应特征为氧化酶试验阴性，硝酸盐还原试验阳性；KIA试验斜面产碱或产酸、底层产酸，不产气，H_2S试验阴性；枸橼酸盐利用试验阴性，脲酶试验阳性，吲哚试验阴性或阳性，鸟氨酸脱羧酶试验阳性；动力试验、VP试验结果与孵育温度有关，25 ℃时阳性，37 ℃时阴性。

二、枸橼酸杆菌属

枸橼酸杆菌属（*Citrobacter*）是人类肠道正常寄居菌。常见的菌种有弗劳地枸橼酸杆菌（*C. freundii*）、丙二酸盐利用试验阴性枸橼酸杆菌（*C. amalonaticus*）等。

（一）生物学特性

1. 形态与染色 枸橼酸杆菌属为革兰氏阴性杆菌，无荚膜，有周鞭毛，无芽孢，有菌毛。

2. 培养特性 枸橼酸杆菌属为兼性厌氧菌，营养要求不高。在普通培养基上的菌落一般直径2～4 mm，灰白色、湿润、隆起，表面有光泽，边缘整齐，偶尔可见黏液或粗糙型菌落。

3. 生化反应 枸橼酸杆菌属三糖铁琼脂（TSIA）试验结果为AA++或KA++，H_2S试验阳性，枸橼酸盐利用试验阳性，脲酶试验阴性或阳性，吲哚试验阳性或阴性，动力试验阳性，VP试验阴性，鸟氨酸试验阳性或阴性，精氨酸双水解酶试验阳性，赖氨酸脱羧酶试验阴性。

（二）临床意义

枸橼酸杆菌属是条件致病菌，是医院感染中的常见细菌，常见于土壤、水、污水和食物中，可引起呼吸道感染、尿路感染、脑膜炎、中耳炎及败血症等。枸橼酸杆菌属常为粪便污染水源的卫生学检查指标菌之一。

（三）微生物学检验

标本涂片革兰氏染色镜检可见革兰氏阴性杆菌，血液或穿刺液标本常接种于增菌液中，其他标本接种于血琼脂平板和MAC琼脂平板上，35℃孵育18～24小时，观察菌落，挑取可疑菌落制成涂片，革兰氏染色后镜检，并进一步鉴定到属和种。生化鉴定包括氧化酶试验阴性，过氧化氢酶试验阳性，发酵葡萄糖、乳糖产酸产气，甲基红试验阳性，VP试验阳性，能利用柠檬酸盐作为唯一碳源，硝酸盐还原试验阳性，赖氨酸脱羧酶试验阴性，苯丙氨酸脱氨酶试验、明胶液化试验、脂肪酶试验和DNA酶试验阴性。弗劳地枸橼酸杆菌H_2S试验阳性，与沙门菌属的细菌鉴别要点可参考赖氨酸脱羧酶试验及其他生化试验。

三、克雷伯菌属

克雷伯菌属（Klebsiella）为条件致病菌，主要包括肺炎克雷伯菌、产酸克雷伯菌。临床感染中以肺炎克雷伯菌多见，肺炎克雷伯菌亚种包括肺炎亚种、臭鼻亚种和鼻硬结亚种。

（一）生物学特性

1．形态与染色 克雷伯菌属为革兰氏阴性菌，菌体呈卵圆形或球杆状，菌体外有明显的荚膜，无鞭毛，无芽孢，有菌毛。

2．培养特性 克雷伯菌属为兼性厌氧菌，营养要求不高，血琼脂平板上形成较大、圆形、凸起、灰白色、不溶血、黏液状菌落，用接种环挑起菌落可拉起长丝。在MAC或SS等肠道选择性平板上因发酵乳糖产酸，形成较大、黏稠的粉红色菌落。

3．生化反应 克雷伯菌属氧化酶试验阴性，发酵葡萄糖产酸产气，IMViC试验结果为－－++，动力试验阴性，脲酶试验、赖氨酸脱羧酶试验阳性。

（二）临床意义

克雷伯菌属为医院感染中常见的条件致病菌，临床分离率仅次于大肠埃希菌。克雷伯菌属所致的原发性肺炎可使肺部广泛性出血，产生铁锈色或红色果酱状痰，常并发胸膜炎，引起胸痛，还可引起肺外感染，如尿道感染、败血症、伤口感染、脑膜炎等。臭鼻亚种可致臭鼻症，尚可引起败血症、泌尿道感染和软组织感染。鼻硬结亚种可使人鼻咽、喉及其他呼吸道结构发生慢性肉芽肿，使组织坏死。

克雷伯菌属对氨苄西林天然耐药，而且是最主要的产超广谱β-内酰胺酶（ESBL）的细菌之一，导致第三代头孢菌素治疗失败，造成临床治疗困难。

（三）微生物学检验

根据发病部位采集痰液、血液、脓液等标本。采用血琼脂和（或）MAC等肠道选择性培养基，37℃孵育，挑选可疑菌落（MAC上粉红色黏稠的菌落；SS上红色或粉红色，或具有粉红色中心的无色菌落）。将可疑菌落进一步鉴定到属和种。

克雷伯菌属的基本生化反应特征是氧化酶试验阴性，发酵葡萄糖产酸产气，吲哚试验阴性（产酸克雷伯菌阳性），KIA 试验结果为 AA+-，枸橼酸盐利用试验阳性，脲酶试验阳性或阴性，吲哚试验阴性，VP 试验阳性，动力试验阴性，鸟氨酸脱羧酶试验阴性，丙二酸盐利用试验阳性，DNA 酶试验阴性。

四、变形杆菌属

变形杆菌属（Proteus）是一群动力活泼、产硫化氢、可形成迁徙生长、苯丙氨酸脱氨酶试验和脲酶试验均阳性的细菌。广泛存在于自然界，以及动物、人体肠道中，包括普通变形杆菌、奇异变形杆菌、产黏变形杆菌、潘氏变形杆菌和豪氏变形杆菌。

（一）生物学特性

1. 形态与染色　变形杆菌属为革兰氏阴性杆菌，呈多形性，有周鞭毛，运动活泼，无芽孢、无荚膜。

2. 培养特性　变形杆菌属为兼性厌氧菌，营养要求不高，在普通营养平板和血琼脂平板上，普通变形杆菌和奇异变形杆菌大多数菌株可呈波纹薄膜状生长，即迁徙生长，此现象可以被苯酚或胆盐所抑制，在血琼脂平板上有溶血现象。在肠道选择性培养基如 MAC 和 SS 琼脂平板上，因不发酵乳糖而形成无色透明或半透明的菌落，产 H_2S 的菌株在 SS 琼脂平板上菌落中心可呈黑色。

3. 生化反应　变形杆菌属的生化反应特征是发酵葡萄糖产酸产气，个别菌株发酵乳糖，吲哚试验、H_2S 试验多为阳性，苯丙氨酸脱氢酶试验阳性，脲酶试验阳性。

4. 抗原结构　普通变形杆菌 X_{19}、X_2、X_k 等类型的 O 抗原与立克次体有共同抗原成分，可发生交叉反应。临床上常用变形杆菌的 O 抗原代替立克次体的抗原，与患者的血清进行凝集试验，即外斐反应（Weil-Felix reaction），以辅助诊断立克次体病。

（二）临床意义

临床分离的变形杆菌属中以奇异变形杆菌和普通变形杆菌为主，可引起人体多个部位感染，常见于泌尿系感染，也可引起腹泻、食物中毒。脲酶可分解尿素产氨，使尿液 pH 升高呈碱性，有利于细菌生长和泌尿道结石的形成。

临床分离的变形杆菌属对磺胺类、四环素、氨苄西林和羧苄西林的耐药率均较高，对喹诺酮类、第二代头孢菌素类、第三代头孢菌素类、氨基糖苷类敏感率较高，应根据变形杆菌药物敏感试验结果合理使用抗菌药物。

（三）微生物学检验

采集尿液、血液、脓液等标本做细菌学检查。

1. 显微镜检查　涂片革兰氏染色镜检可见革兰氏阴性杆菌，鞭毛染色检查可见周鞭毛。

2. 分离培养　血液和穿刺液标本先用肉汤增菌培养，其他标本接种于血琼脂平板、MAC 琼脂平板或 SS 琼脂平板上，35~37℃孵育 18~24 小时后，挑取迁徙生长的菌落，继续鉴定到属和种。

3. 生化鉴定　变形杆菌属典型生化反应特征为氧化酶试验阴性，硝酸盐还原试验阳性，KIA 试验结果为 KA++，IMViC 试验结果为 -/++--，MIU 试验结果为 +-/++，苯丙氨酸脱氨酶试验阳性。普通变形杆菌吲哚试验阳性、鸟氨酸脱羧酶试验阴性，而奇异变形杆菌相反。主要鉴别试验见表 7-5。

表7-5 变形杆菌菌属间鉴别

鉴别试验	奇异变形杆菌	潘氏变形杆菌	普通变形杆菌	豪氏变形杆菌
吲哚试验	−	−	+	+
鸟氨酸试验	+	−	−	−
七叶苷试验	−	−	+	−
麦芽糖试验	−	+	+	+
木糖试验	+	+	+	+
水杨苷试验	−	−	+	−
氯霉素敏感试验	S	R	V	S

五、肠杆菌属

肠杆菌属（*Enterobacter*）包括14个种，临床上常见的有产气肠杆菌、阴沟肠杆菌和阪崎肠杆菌。

（一）生物学特性

1. 形态与染色　肠杆菌属为革兰氏阴性粗短杆菌，有周鞭毛，运动活泼，无芽孢，有些菌株有荚膜。

2. 培养特性　肠杆菌属为兼性厌氧菌，营养要求不高；在MAC和SS琼脂平板上因发酵乳糖形成较大的红色菌落。

3. 生化反应　肠杆菌属的基本生化反应特征：KIA试验结果为AA+−，枸橼酸盐利用试验阳性，脲酶试验阳性，吲哚试验阴性，动力试验阳性，鸟氨酸脱羧酶试验阳性，IMViC试验结果为−−++。

（二）临床意义

肠杆菌属是肠杆菌科中最常见的环境菌群，是肠道正常菌群，是医院感染常见的致病菌。临床分离的肠杆菌属中最常见的是阴沟肠杆菌和产气肠杆菌，可引起人体各部位感染，如泌尿道、呼吸道和伤口感染，亦可引起菌血症。阪崎肠杆菌分布在土壤、水和日常食品中，能引起新生儿脑膜炎和败血症，病死率较高。

临床分离的肠杆菌属细菌耐药性不断增高，常分离出产AmpC酶菌株，尤以阴沟肠杆菌多见。AmpC酶属于Bush Ⅰ型β-内酰胺酶（又称诱导酶或C类头孢菌素酶），可导致阴沟肠杆菌对第一至第三代头孢菌素、单环β-内酰胺类、头霉素类及含酶抑制药的复合制剂耐药。针对产AmpC酶菌株，临床首选第四代头孢（如头孢吡肟）和碳青霉烯类抗菌药物。

（三）微生物学检验

1. 鉴定

（1）显微镜检查：标本涂片镜检可见革兰氏阴性粗短杆菌。

（2）分离培养：血液和穿刺液标本先用肉汤增菌培养，其他标本接种于血琼脂平板、MAC琼脂平板35～37℃孵育18～24小时后，挑取可疑的菌落，继续鉴定到属和种。

（3）生化鉴定：肠杆菌属典型的生化反应特征为氧化酶试验阴性，硝酸盐还原试验阳性；KIA试验结果为AA++，H_2S试验阴性；IMViC试验结果为−−++；MIU试验结果为+−−/+，脲酶试验结果因不同菌种而有差异。

2. 鉴别要点 通过 IMViC 试验与大肠埃希菌鉴别，大肠埃希菌试验结果为 ++--，肠杆菌属试验结果多数为 --++。通过动力试验和鸟氨酸脱羧酶试验与肺炎克雷伯菌鉴别，肺炎克雷伯菌试验结果均为阴性，肠杆菌属试验结果多数为阳性。肠杆菌属的部分生化反应特征及产气肠杆菌的荚膜抗原与肺炎克雷伯菌相似，应注意鉴别。

（韩洪达）

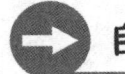
自测题

一、选择题

1. 肠道致病菌与非致病菌的初步鉴别试验常选用
   A. 吲哚试验
   B. 脲酶试验
   C. 乳糖发酵试验
   D. H_2S 试验
   E. 胆汁溶解试验

2. 鉴定肠杆菌科的主要试验不包括
   A. 葡萄糖氧化发酵试验
   B. 过氧化氢酶试验
   C. 氧化酶试验
   D. 硝酸盐还原试验
   E. 出芽试验

3. 从尿路感染患者尿中分离到革兰氏阴性杆菌，可区分该菌为大肠埃希菌或普通变形杆菌的试验是
   A. 动力试验
   B. 葡萄糖发酵试验
   C. 脲酶试验
   D. 吲哚试验
   E. 甲基红试验

4. 下列沙门菌属抗原为双相的是
   A. Vi 抗原
   B. H 抗原
   C. O 抗原
   D. M 抗原
   E. S 抗原

5. 肥达试验有诊断价值的抗体凝集效价通常是
   A. O 凝集效价 ≥ 40，H 凝集效价 ≥ 40
   B. O 凝集效价 ≥ 80，H 凝集效价 ≥ 160
   C. O 凝集效价 > 40，H 凝集效价 ≥ 160
   D. O 凝集效价 ≥ 160，H 凝集效价 ≥ 80
   E. O 凝集效价 ≥ 80，H 凝集效价 ≥ 80

6. 常出现迁徙生长现象的细菌为
   A. 大肠埃希菌
   B. 普通变形杆菌
   C. 伤寒沙门菌
   D. 宋内志贺菌
   E. 肺炎克雷伯菌

7. 克雷伯菌属在普通培养基上的菌落特点是
   A. 菌落大，呈黏液性，相互融合，以接种环挑之易拉成丝
   B. 常扩散生长，出现迁徙生长现象
   C. 中等大小、圆形、扁平、灰白色、干燥菌落
   D. 圆形、扁平、光滑、湿润、不透明，几经转种菌落呈黄色、白色或柠檬色
   E. 扁平粗糙型菌落

8. 在临床上可引起类似志贺样腹泻症状的大肠埃希菌是
   A. ETEC
   B. EPEC
   C. EIEC
   D. EHEC
   E. EAEC
9. 常产生 ESBL 的细菌是
   A. 痢疾志贺菌
   B. 肺炎链球菌
   C. 金黄色葡萄球菌
   D. 肺炎克雷伯菌
   E. 阴沟肠杆菌
10. 可迟缓发酵乳糖的志贺菌是
    A. 福氏志贺菌
    B. 宋内志贺菌
    C. 鲍氏志贺菌
    D. 痢疾志贺菌
    E. B 群志贺菌 Y 变种
11. 在 37 ℃培养无动力，25 ℃培养有动力的细菌是
    A. 普通变形杆菌
    B. 奇异变形杆菌
    C. 小肠结肠炎耶尔森菌
    D. 摩氏摩根菌
    E. 大肠埃希菌
12. 能发酵乳糖的肠道杆菌是
    A. 伤寒沙门菌
    B. 痢疾志贺菌
    C. 大肠埃希菌
    D. 普通变形杆菌
    E. 小肠结肠炎耶尔森菌
13. 在 SS 琼脂培养基上菌落中心呈黑色的是
    A. 鼠伤寒沙门菌
    B. 大肠埃希菌
    C. 福氏志贺菌
    D. 白喉棒状杆菌
    E. 副溶血性弧菌
14. 下面可用来筛选 O157∶H7 的依据是
    A. 发酵葡萄糖
    B. 不发酵山梨醇
    C. 过氧化氢酶试验阳性
    D. 氧化酶试验阴性
    E. 硝酸盐还原试验阳性
15. 伤寒发病第一周时阳性检出率最高的是
    A. 粪便培养
    B. 血液培养
    C. 尿液培养
    D. 肥达试验
    E. 骨髓培养

二、案例讨论

患者王某，男，63 岁，入院后经气管插管手术 48 小时后出现发热、咳嗽、咳痰，X 线检查显示有较新炎症病灶，初步判断为肺部感染。取患者痰液标本送检验科微生物室检验。患者痰液呈砖红色似果酱样，黏稠。该患者可能是何种致病菌感染？将如何鉴定？

第八章数字资源

第八章

非发酵革兰氏阴性杆菌

学习目标

1. 掌握铜绿假单胞菌的生物学特性、微生物学检验方法及鉴定依据。
2. 熟悉不动杆菌属和产碱杆菌属的主要生物学特性、微生物学检验方法及鉴定依据。
3. 了解常见非发酵革兰氏阴性杆菌的临床意义。
4. 描述非发酵菌属间的鉴别依据。

非发酵革兰氏阴性杆菌是一群不能利用葡萄糖或仅以氧化形式利用葡萄糖的需氧或兼性厌氧、无芽孢的革兰氏阴性杆菌。非发酵革兰氏阴性杆菌主要包括假单胞菌属、不动杆菌属、产碱杆菌属、莫拉菌属、窄食单胞菌属等。这些细菌多为条件致病菌,近年来从住院患者的痰液、尿液、血液、体液标本中的分离率日渐增高,已成为引起医院感染的重要致病菌,并且耐药性也呈增高趋势,给临床治疗带来极大困难。

主要非发酵革兰氏阴性杆菌生化反应特征见表 8-1。

表8-1 主要非发酵革兰氏阴性杆菌生化反应特征

菌属	氧化酶试验	葡萄糖OF试验	动力试验	过氧化氢酶试验	硝酸盐还原试验	MAC培养基生长试验
假单胞菌属	+	O/-	+	+	+/-	+
不动杆菌属	-	O/-	-	+	-	+
产碱杆菌属	+	-	+	+	+/-	+
莫拉菌属	+	-	-	+	+/-	-
窄食单胞菌属	-	O	+/-	+	+	+

注:O 代表氧化;F 代表发酵;+ 代表 90% 以上阳性;− 代表 90% 以上阴性;+/− 代表约 70% 阳性;O/− 代表大部分菌种不利用葡萄糖,少部分氧化葡萄糖

要点提示:非发酵革兰氏阴性杆菌的概念

第一节 假单胞菌属

假单胞菌属（Pseudomonas）是一群无芽孢、散在排列的革兰氏阴性杆菌，广泛分布于土壤、水和空气等自然界中。菌体直或微弯曲状，有单鞭毛或丛鞭毛，运动活泼。假单胞菌属严格需氧，营养要求不高，普通培养基上均能生长。目前发现的假单胞菌属菌种已超过200个，属于条件致病菌。人感染假单胞菌属主要来源于环境、污染的医疗器械、输液或注射等，成为医院感染的主要致病菌。在人类非发酵菌感染中，假单胞菌属占70%~80%，主要为铜绿假单胞菌，其次为恶臭假单胞菌、荧光假单胞菌等。

一、铜绿假单胞菌

案例 8-1

患者，女，45岁，背部大片烫伤，抗感染治疗3天后，体温升高，创面感染。体格检查：T 39.6 ℃，急性发热面容，精神差，创面约 18 cm×30 cm，表面有黄绿色分泌物，其他未见异常。取创面分泌液涂片镜检发现革兰氏阴性杆菌。

思考题：
1. 该患者感染的可能是何种微生物？
2. 如何对该微生物进行检验？

铜绿假单胞菌（P. aeruginosa）是假单胞菌属的代表菌种，由于在生长过程中能产生水溶性色素绿脓素，故又称绿脓杆菌。铜绿假单胞菌广泛分布于自然界、人的体表、胃肠道、呼吸道、泌尿生殖道等处，为条件致病菌，一般为继发性感染，如大面积烧伤的创面感染、中耳炎、尿路感染，并可经血液传播，导致菌血症和败血症，是医院感染常见致病菌之一，常引起ICU、血液科及神经内科等病房患者的感染。

要点提示：铜绿假单胞菌的生物学特性

（一）生物学特性

1. 形态与染色 铜绿假单胞菌为革兰氏阴性杆菌，呈直杆状或微弯曲状，菌体大小为 (1.5~5.0)μm×(0.5~1.0)μm，两端钝圆，散在排列，无芽孢，无荚膜，有端鞭毛或丛鞭毛，运动活泼，大多数菌株有菌毛。

2. 培养特性 铜绿假单胞菌为专性需氧菌，营养要求不高，普通培养基上可以生长。可生长的温度范围为 25~42 ℃，最适生长温度为 35 ℃，在 4 ℃时不生长而在 42 ℃时生长是该菌的一个鉴别特点。

铜绿假单胞菌在普通培养基上有典型的生姜气味，可产生多种水溶性色素，主要为绿脓素和荧光素，两者结合后为亮绿色，弥散于整个培养基；在血琼脂平板上可形成不同形态的菌落，典型菌落为灰绿色，大小不一，扁平湿润，边缘不规则，呈伞状伸展，表面常可见金属光泽及透明溶血环；在 MAC 琼脂平板上形成细小无光泽半透明菌落；在 SS 琼脂平板上可形成类似沙门菌中心为黑色的菌落；在液体培养基中呈浑浊生长，表面可形成菌膜。

3. 生化反应 铜绿假单胞菌氧化酶试验阳性，氧化分解葡萄糖、木糖产酸不产气，能液化明胶，还原硝酸盐并产生氮气，能利用枸橼酸盐，精氨酸双水解酶试验阳性，乙酰胺酶试验阳性，液化明胶，吲哚试验阴性。

4. 抗原结构　铜绿假单胞菌有菌体（O）抗原和鞭毛（H）抗原。O 抗原有两种成分：一种是外膜蛋白，为保护性抗原，具有属特异性；另一种为脂多糖（LPS），具有型特异性，可用于细菌分型。H 抗原也具有特异性，根据抗原成分可将铜绿假单胞菌分为 20 个血清型。

5. 抵抗力　铜绿假单孢菌对外界环境抵抗力较强，在潮湿处能长期生存；对干燥、紫外线不敏感，湿热 56℃加热 30 分钟可被杀灭；对某些消毒剂敏感，1%苯酚处理 5 分钟即可被杀死。

（二）临床意义

1. 主要致病物质　铜绿假单胞菌有多种致病因子，主要有内毒素、外毒素、菌毛、荚膜、胞外酶和溶血物质等。内毒素可致发热、休克、DIC 等；外毒素 A 和胞外酶 S 可抑制多种脏器易感细胞的蛋白质合成；荚膜多糖有抗吞噬作用；菌毛对宿主细胞有黏附作用；溶血物质可溶解红细胞，对肺泡有毒性作用。

2. 所致疾病　铜绿假单胞菌为条件致病菌，广泛存在于环境中，也存在于正常人体的肠道、皮肤及外耳道。当宿主正常防御机制被改变或损伤时，如烧伤、留置导尿管、气管切开插管时，以及免疫机制缺损如患有肿瘤或器官移植时，铜绿假单胞菌可导致皮肤、呼吸道、泌尿道、眼部及烧伤创面等感染，也可导致菌血症、败血症、心内膜炎、囊性纤维变性及婴幼儿严重腹泻等。在假单胞菌属感染中，由铜绿假单胞菌引起的约占 70%。

3. 免疫特点　铜绿假单胞菌感染后可以刺激机体产生特异性抗体，具有一定的抗感染作用。此外，中性粒细胞的吞噬作用在抗铜绿假单胞菌感染中也起着重要作用。

4. 药物敏感性　铜绿假单胞菌对抗假单胞菌青霉素类、氨基糖苷类、环丙沙星、头孢吡肟、头孢他啶、美罗培南、亚胺培南敏感。医院获得性铜绿假单胞菌较社区分离株有较高的耐药性，常显示多重耐药。

知识链接

铜绿假单胞菌的耐药机制简介

铜绿假单胞菌（PA）俗称绿脓杆菌。近年来，PA 成为支气管扩张、慢性支气管炎、囊性肺纤维化等基础疾病继发感染的重要致病菌。随着抗菌药的广泛应用，PA 对临床常用抗菌药出现不同程度的耐药且耐药率呈逐年上升趋势。PA 的耐药机制十分复杂，包括外膜通透性障碍、作用靶位改变、产生灭活酶、形成生物膜和主动外排系统等。

PA 耐药机制中作用靶位改变主要是改变靶位青霉素结合蛋白（penicillin binding protein，PBP）和 DNA 拓扑异构酶的结构。产生的灭活酶有 β-内酰胺酶、氨基糖苷类修饰酶等，其中 β-内酰胺酶包括超广谱 β-内酰胺酶、头孢菌素酶（AmpC 酶）、金属酶及其他酶类。主动外排系统由外膜通道蛋白、内膜蛋白、联结蛋白或辅助蛋白三部分组成。

（三）微生物学检验

1. 标本采集　假单胞菌属对外界环境抵抗力较强，对标本采集、运送和储存无特殊要求。按疾病和检验目的，分别采集不同类型的标本，如血液、痰液、脑脊液、胸腔积液、腹水、尿液、脓液、分泌液、粪便。医院感染检测可采集医院环境中的各种标本，如水、空气、物体表面采样。

2. 检验程序　假单胞菌属检验程序见图 8-1。

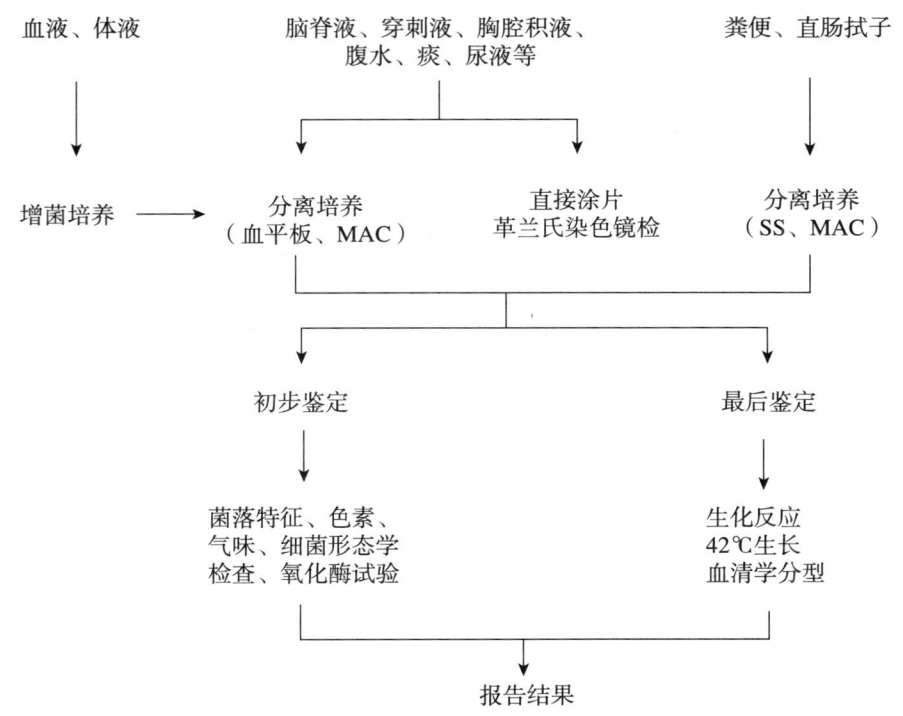

图 8-1 假单胞菌属检验程序

3．检验方法

（1）显微镜检查：脑脊液、胸腔积液、腹水离心后取沉淀物涂片，绿色脓液、分泌物直接涂片，革兰氏染色镜检，可见革兰氏阴性杆菌，有鞭毛。

（2）分离培养：血液和体液标本可先增菌后再转种于血琼脂平板和 MAC 琼脂平板；脓液分泌物、中段尿等可直接接种于上述培养基中。铜绿假单胞菌在普通琼脂平板上生长良好，经 18～24 小时培养可形成伸展和扁平、大小不一、边缘不整齐、光滑、湿润且常呈融合状态的菌落，琼脂被其产生的水溶性色素染成绿色，还可出现多种形态的菌落，如黏液性菌落等。在血琼脂平板上经 18～24 小时培养，菌落周围有透明溶血环。在 MAC 琼脂平板上经 18～24 小时培养可形成微小、无光泽半透明菌落，48 小时后菌落中心常呈棕绿色，有特殊的生姜气味。

（3）生化鉴定：铜绿假单胞菌氧化酶试验阳性，过氧化氢酶试验阳性，氧化分解葡萄糖产酸不产气，液化明胶，还原硝酸盐并产生氮气，能利用枸橼酸盐，精氨酸双水解酶试验阳性。

4．鉴别要点
铜绿假单胞菌与其他假单胞菌的鉴别见表 8-2。

表8-2　铜绿假单胞菌与其他假单胞菌的鉴别

试验	铜绿假单胞菌	荧光假单胞菌	恶臭假单胞菌	产碱假单胞菌	维罗纳假单胞菌
氧化酶试验	99	97	100	96	100
溴棕三甲胺试验	94	89	81（6）	15	ND
6.5% NaCl 生长试验	65	43	100	41	ND
42℃生长试验	100	0	0	0	0
硝酸盐还原试验	98	19	0	54	100
绿脓素试验	65	96	93	0	100

续表

试验	铜绿假单胞菌	荧光假单胞菌	恶臭假单胞菌	产碱假单胞菌	维罗纳假单胞菌
精氨酸试验	100	97	100	12	100
脲酶试验	48（9）	21（31）	31（44）	0	25
明胶液化试验	82	100	0	0	13
葡萄糖氧化发酵试验	97	100	100	0	100
枸橼酸盐利用试验	95	93	94（6）	57（8）	ND

注：结果为阳性率；括号内表示延迟反应；ND 表示无资料

要点提示：铜绿假单胞菌的微生物学检验

二、其他假单胞菌

假单胞菌属中，与人类关系密切的除铜绿假单胞菌以外，还有荧光假单胞菌、恶臭假单胞菌、产碱假单胞菌等，虽然其他假单胞菌在临床标本中分离比较少见，但也与某些感染相关，尤其是菌血症患者。来自血液、无菌体液的假单胞菌，排除污染的情况下，有临床意义。

（一）荧光假单胞菌

荧光假单胞菌（*P. fluorescens*）为假单胞菌属革兰氏阴性杆菌，大小为（0.7～0.8）μm×（2.3～2.8）μm，有鞭毛，无芽孢，有数根极端鞭毛；需氧，最适生长温度是25～30℃，4℃时生长，42℃时不生长；在血琼脂平板上30℃孵育24小时后形成灰白色、扁平稍隆起、湿润、光滑边缘整齐的菌落，无溶血，挑取菌落呈黏丝状；能分泌黄绿色荧光色素发出荧光，能产生抗生素、水解酶等代谢产物。

荧光假单胞菌广泛分布于自然界，如土壤、水、植物及动物活动环境中，在4℃时繁殖速度很快，是导致奶类、蛋类在低温条件下保存腐败变质的主要细菌之一，作为嗜冷菌是牛奶中危害最大的微生物。

由于荧光假单胞菌具有嗜冷性，可在血库储存的血中繁殖，若输入含有此种细菌的库存血液或血制品，可导致败血症、感染性休克或血管内凝血等严重后果，其内毒素的磷脂部分，可导致输血后不可逆的休克。可从患者伤口、痰、胸腔积液、尿和血液中分离出荧光假单胞菌，由于现有的许多抗菌药对荧光假单胞菌都不敏感，所以一旦感染此菌，病死率很高。

荧光假单胞菌生化反应能力活跃，氧化酶试验阳性，过氧化氢酶试验阳性，大多数菌株硝酸盐还原试验阴性，能利用葡萄糖和果糖，不分解乳糖，有些菌株能从蔗糖合成果聚糖，液化明胶。在4℃时生长和液化明胶（4～7天）这两个特性可与恶臭假单胞菌相鉴别，后者均为阴性结果。

荧光假单胞菌与其他假单胞菌的鉴别见表8-2。

（二）恶臭假单胞菌

恶臭假单胞菌（*P. putida*）为革兰氏阴性杆菌；有些菌株为卵圆形，单端丛毛菌，运动活泼；专性需氧，最适生长温度为25～30℃，4℃和42℃时均不生长，在血琼脂平板上形成光滑湿润、边缘整齐的灰色菌落，不溶血，菌落与铜绿假单胞菌相似，但只产生荧光素，不产生绿脓素，借此可与铜绿假单胞菌相区别；其陈旧培养物有腥臭味。

恶臭假单胞菌为鱼的一种致病菌，常从腐败的鱼中检出，可作为人类咽部的正常菌群，是人类少见的条件致病菌，偶从人类尿道感染、皮肤感染和骨髓炎标本中分离出，分泌物有腥臭味。恶臭假单胞菌感染通常病情较重，因为该菌自溶后可释放出内毒素而致中毒症状。

恶臭假单胞菌氧化酶试验、过氧化氢酶试验、枸橼酸盐利用试验阳性，精氨酸双水解酶试验阳性，硝酸盐还原试验、鸟氨酸脱羧酶试验、赖氨酸脱羧酶试验、明胶液化试验、脲酶试验、VP试验、吲哚试验阴性。鉴定中注意与其他假单胞菌相区别：只产生荧光素不产生绿脓素，42 ℃不生长可与铜绿假单胞菌区别；不液化明胶、不产生卵磷脂酶、陈旧培养物上有腥臭味，有别于荧光假单胞菌。对诺氟沙星、妥布霉素、卡那霉素、庆大霉素敏感。

恶臭假单胞菌与其他假单胞菌的鉴别见表8-2。

（三）产碱假单胞菌

产碱假单胞菌（*P. alcaligenes*）为革兰氏阴性杆菌，直径0.5 μm×（2～3）μm；有极端单鞭毛，最适生长温度为35 ℃，专性需氧，在血琼脂平板上形成圆形、边缘整齐、隆起、表面光滑、湿润的菌落。

产碱假单胞菌为自然界腐生菌，对常用抗菌药均耐药，可从塘水、河水和游泳池中分离出来，广泛存在于多种水源中，是医疗用水污染的主要原因，如污染新生儿温箱湿化用水和氧气湿化用水，极容易导致新生儿呼吸道感染甚至败血症等。产碱假单胞菌还可引起化脓性脑膜炎、尿道炎、肺炎、心内膜炎、新生儿败血症、脓胸、眼部感染及脓肿等感染性疾病。

产碱假单胞菌与其他假单胞菌的鉴别见表8-2。

第二节　其他非发酵革兰氏阴性杆菌

一、不动杆菌属

不动杆菌属（*Acinetobacter*）是一群氧化酶试验阴性、不发酵糖类、无动力的革兰氏阴性杆菌。不动杆菌属广泛分布于自然界中，在非发酵菌引起的感染中，其在临床标本中的分离率占第二位，仅次于铜绿假单胞菌，也是引起医院感染的主要致病菌之一。不动杆菌属根据DNA杂交技术可以至少分为21个基因种，临床标本中能够分离到的有醋酸不动杆菌（*A. calcoaceticus*）、鲍曼不动杆菌（*A. baumannii*）、溶血不动杆菌（*A. haemolyticus*）、琼氏不动杆菌（*A. junii*）、约翰逊不动杆菌（*A. johnsonii*）、洛菲不动杆菌（*A. lwoffii*）等，临床分离到的不动杆菌绝大多数都是鲍曼不动杆菌。

要点提示：不动杆菌属的生物学特性

（一）生物学特性

1. 形态与染色　不动杆菌属为革兰氏阴性杆菌，菌体呈球状或球杆状，菌体大小为(1.5～2.5)μm×(0.9～1.6)μm，常成双排列；革兰氏染色不易脱色，故血培养阳性标本直接涂片染色须与革兰氏阳性球菌区分；无芽孢、鞭毛，多数菌株有荚膜。

2. 培养特性　不动杆菌属为专性需氧菌，营养要求不高，在普通培养基及MAC培养基上生长良好，在液体培养基上可形成菌膜。最适生长温度为35 ℃，鲍曼不动杆菌可以在42 ℃下生长。在血培养基上经18～24小时培养可形成边缘整齐、光滑、圆形凸起、直径2～3 mm的灰白色菌落，部分菌落呈黏液状；洛菲不动杆菌菌落较小，直径1～1.5 mm。溶血不动杆菌在血琼脂培养基上形成透明溶血环（乙型溶血）。不动杆菌属一般不产生色素，只有少数菌株可在 MAC 培养基上形成粉红色菌落。

3．生化特性 不动杆菌属氧化酶试验阴性，动力试验阴性，过氧化氢酶试验阳性，硝酸盐还原试验阴性。部分菌株可以氧化分解葡萄糖，吲哚试验、甲基红试验、H_2S 试验、VP 试验均为阴性，过氧化氢酶试验阳性（表 8-3）。

表8-3　常见不动杆菌属细菌的生化反应特征

生化试验	醋酸钙不动杆菌	鲍曼不动杆菌	溶血不动杆菌	琼氏不动杆菌	约翰逊不动杆菌	洛菲不动杆菌
葡萄糖氧化试验	+	+	+/–	–	–	–
木糖氧化试验	–	+	+/–	–	–	–
乳糖氧化试验	+	+	–	+	+	+
精氨酸双水解酶试验	+	+	+	+	–/+	–
鸟氨酸脱羧酶试验	–	–	–	–	–	–
苯丙氨酸脱氨酶试验	+	+	–	–	–	–
丙二酸盐利用试验	+	+	+	–	–/+	–
柠檬酸盐利用试验	+	+	+	+/–	–	–
明胶液化试验	–	–	+	–	–	–
37 ℃生长试验	+	+	+	+	–	+
42 ℃生长试验	+	+	–	–	–	–

注：+ 代表阳性；– 代表阴性；+/– 代表 70% 以上阳性；–/+ 代表 70% 以上阴性

4．抗原结构 不动杆菌属抗原结构比较复杂，目前已知的有菌体抗原、荚膜抗原和 K 抗原。血清学分型可以将醋酸钙不动杆菌分为 30 个血清型，鲍曼不动杆菌分为 34 个血清型，约翰逊不动杆菌分为 26 个血清型，但临床上一般使用 DNA 杂交试验进行分型。

5．抵抗力 不动杆菌属在 20～30 ℃环境下生长良好，抵抗力强，在干燥的物体表面，鲍曼不动杆菌可存活 25 天，远远超过其他革兰氏阴性杆菌。

（二）临床意义

不动杆菌属广泛存在于自然界和医院环境中，也能存在于人体的皮肤、呼吸道、泌尿道等环境中，甚至在干燥的物体表面生存。不动杆菌属中以鲍曼不动杆菌、醋酸钙不动杆菌和洛菲不动杆菌的致病力较强，其致病的毒力因子较少，主要可能与细菌素、荚膜、菌毛等有关。

鲍曼不动杆菌是在临床标本中最常分离到的不动杆菌属细菌。该菌是引起医院感染的主要致病菌之一，主要引起医院获得性肺炎特别是呼吸机相关性肺炎（VAP）、创伤感染、尿路感染、菌血症等。近年来多重耐药甚至泛耐药鲍曼不动杆菌菌株的分离率不断升高，导致该菌引起的呼吸机相关性肺炎和菌血症的患者死亡率较高。另外，鲍曼不动杆菌对氨苄西林、第一代头孢菌素、第二代头孢菌素和第一代喹诺酮类抗菌药固有耐药。对复方磺胺甲噁唑、派拉西林 - 他唑巴坦、多西环素和氟喹诺酮类较敏感。

要点提示：不动杆菌属的微生物学检验

（三）微生物学检验

1. 标本采集 按疾病和检验目的分别采集不同类型的标本，如血液、脑脊液、痰液、尿液及脓液等标本。

对疑为菌血症或脑膜炎的患者可采集血液、脑脊液进行增菌培养；对呼吸道、泌尿道及化脓性感染的患者可采集痰液、尿液及脓液等标本。医院感染检测可采集医院病区或手术室的空气、水、地面、门把手、诊疗器械、被单及日常生活用品等标本。

2. 检验方法

（1）直接镜检：脑脊液、尿液离心取沉淀物涂片，脓液和痰液可直接涂片染色镜检，可见革兰氏阴性球杆菌呈双排列，细胞内外均可见。不动杆菌属革兰氏染色时因菌体难以脱色，常被染成假阳性，多数菌株有荚膜。

（2）分离培养：对疑为菌血症或脑膜炎的血液、脑脊液标本增菌后再转种于血琼脂平板进行分离培养；对呼吸道、泌尿道及化脓性感染的痰液、尿液及脓液等标本可直接接种于血琼脂平板或MAC琼脂平板进行培养。经18～24小时培养后挑取可疑菌落进行涂片染色及生化反应鉴定。

（3）鉴定：根据菌落特征、菌体形态及主要生化反应进行鉴定：氧化酶试验阴性，不发酵葡萄糖，硝酸盐还原试验阴性，无动力，可初步判定为不动杆菌属细菌。对常见不动杆菌的鉴定，可参考表8-3。

二、产碱杆菌属

产碱杆菌属（*Alcaligenes*）广泛分布于自然界中，可在水、土壤、人体及动物肠道中分离出，是人体的正常菌群，也是医院感染的临床致病菌之一。常见菌种有粪产碱杆菌（*A. faecalis*）、水产碱杆菌（*A. aquatilis*）、广泛产碱杆菌（*A. latus*）、真养产碱杆菌（*A. eutrophus*）等，其中与临床有关的为粪产碱杆菌。原归属产碱杆菌属的皮氏产碱杆菌、脱硝产碱杆菌和木糖氧化产碱杆菌现归于无色杆菌属，分别称为皮氏无色杆菌、脱硝无色杆菌和木糖氧化无色杆菌。

（一）生物学特性

1. 形态与染色 产碱杆菌属为革兰氏阴性短杆菌，单个或成双排列，有周鞭毛，无芽孢，多数菌株无荚膜。

2. 培养特性 产碱杆菌属为专性需氧菌，营养要求不高，在普通培养基上生长良好，在液体培养基上呈均匀浑浊生长，表面常形成菌膜，管底有黏性沉淀。最适生长温度为25～35℃。在血培养基上经18～24小时培养可形成边缘薄、光滑、扁平、灰白色的菌落，部分菌株有特殊水果香味。在MAC琼脂平板和SS琼脂平板上形成无色透明菌落。该菌属最大的特点是在含蛋白胨的肉汤培养基中产生氨，使pH升高到8.6，为本菌的鉴别特征。

3. 生化反应 产碱杆菌属氧化酶试验、过氧化氢酶试验结果均为阳性，动力试验阳性，葡萄糖氧化发酵试验结果为产碱型，不液化明胶，脲酶试验、精氨酸双水解酶试验、丙氨酸脱氨酶试验结果均为阴性（表8-4）。

（二）临床意义

临床标本分离中最常见的是粪产碱杆菌，主要来自潮湿环境，如雾化器、呼吸机和灌洗液等，呼吸道、尿液、血液和脑脊液中均能分离出，致病物质主要是菌体成分，如内毒素等。该菌易引起抵抗力低下患者发生菌血症，也可引起呼吸道、泌尿道及中枢神经系统感染。

(三）微生物学检验

1. 标本采集 按疾病和检验目的分别采集不同类型的标本，菌血症采集血液标本进行增菌培养。

2. 检验方法

（1）显微镜检查：脑脊液、尿液离心取沉淀涂片，脓液和痰液可直接涂片，革兰氏染色镜检，可见革兰氏阴性短杆菌，有周鞭毛。

（2）分离培养：血液、脑脊液标本需肉汤增菌后再转种于固体培养基，脓液、分泌物、尿液可直接接种于血琼脂平板和MAC琼脂平板。

（3）鉴定：根据菌落特征，菌体形态，氧化酶和过氧化氢酶试验结果，结合其他生化反应进行鉴定。本菌与产碱假单胞菌极为相似，二者的主要区别在于前者有周鞭毛，后者为极端鞭毛菌。不动杆菌属与无色杆菌属的鉴别要点见表8-4。

表8-4 不动杆菌属与无色杆菌属的鉴别要点

试验	粪产碱杆菌	皮乔特无色杆菌	粪产碱杆菌Ⅱ型	木糖氧化无色杆菌
硝酸盐还原试验	−	+	−	+
亚硝酸盐还原试验	+	−	−	+
丙二酸盐同化试验	+	+	−	+
木糖同化试验	−	−	−	+
42 ℃生长试验	−	−	−	+

注：+代表全部阳性；−代表全部阴性

除上述两类非发酵革兰氏阴性杆菌外，临床上还可见到其他非发酵革兰氏阴性杆菌，如莫拉菌属（*Moraxella*）、金黄杆菌属（*Chryseobacterium*）、伯克霍尔德菌属（*Burkholderia*）、丛毛菌属（*Comamonas*）、食醋菌属（*Acidovorax*）、寡养单胞菌属（*Stenotrophomonas*）等，它们的主要特性见表8-5。

表8-5 其他非发酵革兰氏阴性杆菌主要特性

试验	莫拉菌属	金黄杆菌属	伯克霍尔德菌属	丛毛菌属	食醋菌属	寡养单胞菌属
氧化酶试验	100	100	72	100	100	0
MAC生长试验	40	90	91	100	100	100
42 ℃生长试验	33	50	35	68	50	48
硝酸盐还原试验	55	33	65	96	100	39
硝酸盐产气试验	0	0	33	0	33	0
精氨酸双水解酶试验	0	0	50	0	67	0
赖氨酸脱羧酶试验	0	0	20	0	0	93
鸟氨酸脱羧酶试验	0	100	15	0	0	1
H_2S试验	67	98	V	0	100	95
脲酶试验	10	60	60	7	83	3
明胶液化试验	0	60	70	0	33	93
葡萄糖产酸试验	0	80	100	0	100	85

续表

试验	莫拉菌属	金黄杆菌属	伯克霍尔德菌属	丛毛菌属	食醋菌属	寡养单胞菌属
乳糖产酸试验	0	70	67	0	0	60
枸橼酸盐利用试验	0	60	V	47	33	34
动力试验	0	0	77	100	100	100

（韩洪达　卢龙涛）

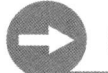

自测题

一、选择题

1. 患者，女，45岁，背部大面积烫伤后感染，创面脓液为绿色，有特殊的甜腥臭味。该患者感染的细菌可能是
   A．金黄色葡萄球菌　　　　　B．溶血性链球菌
   C．大肠埃希菌　　　　　　　D．铜绿假单胞菌
   E．变形杆菌

2. 铜绿假单胞菌和荧光假单胞菌的鉴别试验可选择
   A．过氧化氢酶试验　　　　　B．氧化酶试验
   C．42 ℃生长试验　　　　　　D．硝酸盐还原试验
   E．葡萄糖氧化发酵试验

3. 铜绿假单胞菌可产生的物质是
   A．脂溶性色素　　　　　　　B．水溶性色素
   C．抗生素　　　　　　　　　D．分枝菌酸
   E．脂质

4. 在肉汤培养基表面形成菌膜的是
   A．鲍曼不动杆菌　　　　　　B．铜绿假单胞菌
   C．草绿色链球菌　　　　　　D．普通变形杆菌
   E．恶臭假单胞菌

5. 下列对粪产碱杆菌的描述，错误的是
   A．革兰氏阴性小杆菌　　　　B．专性需氧
   C．42 ℃生长　　　　　　　　D．有周鞭毛，有动力
   E．氧化酶试验阳性

6. 下列可在含有蛋白胨的肉汤培养基中产氨，使 pH 上升至 8.6 的细菌是
   A．假单胞菌属　　　　　　　B．不动杆菌属
   C．产碱杆菌属　　　　　　　D．黄杆菌属
   E．莫拉菌属

7. 初步鉴定不动杆菌的主要依据为
   A．氧化酶试验阳性，硝酸盐还原试验阳性，动力试验阴性
   B．氧化酶试验阳性，硝酸盐还原试验阴性，动力试验阴性
   C．氧化酶试验阴性，硝酸盐还原试验阴性，动力试验阴性
   D．氧化酶试验阴性，硝酸盐还原试验阳性，动力试验阴性
   E．氧化酶试验阴性，硝酸盐还原试验阴性，动力试验阳性

二、案例讨论

患者，男，50岁，12天前因劳累后突起畏寒、发热39.7 ℃，伴有咳嗽、咳痰，食欲减退，乏力。20小时前突然咳出大量黄绿色脓痰，伴咯血，立即转院。体格检查：T 38.7 ℃，发热面容。右下肺叩诊浊音，可闻及啰音。胸部X线检查示右中下肺有一5 cm×4 cm空洞，并可见厚液平，空洞四周为浓密的炎症浸润阴影。该患者可能患何种疾病？可能是什么细菌感染？如何进行微生物学检验以辅助诊断病情？

第九章 弧菌科

第九章数字资源

学习目标

1. 掌握弧菌属的生物学特性、临床意义及微生物学检验方法。
2. 熟悉弧菌属的分类；气单胞菌属和邻单胞菌属的生物学特性、临床意义和微生物学检验。
3. 了解气单胞菌属和邻单胞菌属的分类。
4. 描述弧菌属、气单胞菌属和邻单胞菌属的鉴别依据。

弧菌科细菌是一大群菌体短小、弯曲成弧形或直杆状的革兰氏阴性菌；兼性厌氧，能利用葡萄糖，大多数菌株氧化酶试验阳性；具有单端鞭毛、运动活泼；大多数菌株生长需要 2%～3% NaCl。弧菌科细菌广泛分布于自然界中，以水中居多，人体肠道中偶有此类细菌存在。弧菌科包括弧菌属（Vibrio）、气单胞菌属（Aeromonas）、邻单胞菌属（Plesiomonas）和发光杆菌属（Photo-bacterium），其中发光杆菌属主要存在于海水中，对人类不致病。

本节主要叙述弧菌属、气单胞菌属和邻单胞菌属，其主要特性见表 9-1。

表9-1　弧菌科主要菌属的特性

试验	弧菌属	气单胞菌属	邻单胞菌属
甘露醇产酸试验	+/-	+	-
明胶液化试验	+	+	-
鸟氨酸试验	+/-	-	+
精氨酸试验	+/-	+/-	+
O/129 敏感试验	S	R	S
TCBS 生长试验	+	-	-
嗜盐性试验	+/-	-	-
黏丝试验	+	-	-

注：TCBS 指硫代硫酸盐-枸橼酸盐-胆盐-蔗糖；O/129 指二氨基二异丙基蝶啶；S 指敏感；R 指耐药；+/- 指 90% 阳性

第一节 弧菌属

弧菌属广泛分布于自然界中,以淡水及海水中最多,共有36个种,有12个种与人类感染有关。弧菌属根据抗原性、生化反应、DNA同源性、致病性及耐盐性等不同分为O1群霍乱弧菌、不典型O1群霍乱弧菌、非O1群霍乱弧菌和其他弧菌。其中以霍乱弧菌和副溶血性弧菌最为重要,它们分别引起霍乱和食物中毒。临床上常见弧菌及所致疾病见表9-2。

要点提示:弧菌属的分类

表9-2 临床上常见弧菌及所致疾病

种	所致疾病	临床意义	标本来源
O1群霍乱弧菌	霍乱	主要致病菌	粪便
O139群霍乱弧菌	霍乱	主要致病菌	粪便
非O1群霍乱弧菌	胃肠炎	主要致病菌	粪便、血液
副溶血性弧菌	胃肠炎	主要致病菌	粪便、伤口
创伤弧菌	败血症、伤口感染	主要致病菌	粪便、伤口
少女弧菌	伤口感染	散发感染	伤口
溶藻弧菌	伤口感染	散发感染	耳、伤口
霍利斯弧菌	胃肠炎	散发感染	粪便
拟态弧菌	胃肠炎	散发感染	粪便
河弧菌	胃肠炎	罕见感染	粪便
麦氏弧菌	胃肠炎	罕见感染	粪便
氟尼斯弧菌	胃肠炎	罕见感染	
辛辛那提弧菌	菌血症、脑炎	罕见感染	
鲨鱼弧菌	伤口感染	罕见感染	

弧菌属(*Vibrio*)细菌的共同生物学特性要点如下:①革兰氏阴性、弧形(短杆)、动力试验阳性;②兼性厌氧,营养要求不高;③除麦氏弧菌外,氧化酶试验阳性、还原硝酸盐;④发酵葡萄糖产酸、罕见产气;⑤钠离子能刺激其生长,部分菌株嗜盐;⑥对O/129敏感(近年出现抗性株)。

一、霍乱弧菌

案例 9-1

患者,男,20岁,因饮用不洁河水1天后突发剧烈腹泻,继而呕吐,吐泻物呈米泔水样,无腹痛。查体:T(体温)36.8℃,BP(血压)95/70 mmHg,腹部无明显压痛,心脏无异常,标本涂片镜检可见鱼群状排列的革兰氏阴性菌。

思考题:
1. 该病最有可能的致病菌是什么?
2. 该致病菌的致腹泻机制是什么?
3. 遇到腹泻的患者应该如何指导其留取标本?

霍乱弧菌（*V. cholerae*）是引起烈性肠道传染病霍乱的病原体。该菌分为古典生物型和埃尔托（El Tor）生物型。霍乱发病急，传染性强，死亡率高。

霍乱自 1817 年以来，已发生过 7 次世界性大流行，前 6 次均由霍乱弧菌古典生物型引起，1961 年开始的第 7 次大流行由霍乱弧菌埃尔托生物型引起。1992 年在印度、孟加拉等国发现一个新的流行株 O139。

（一）生物学特性

1. 形态与染色　霍乱弧菌为革兰氏阴性杆菌（图 9-1），从患者标本中新分离的霍乱弧菌典型形态呈弧形、月牙形或逗点状，有荚膜，无芽孢，周身菌毛，有长为菌体 3～5 倍的单鞭毛（图 9-2），运动活泼。取患者米泔水样粪便标本悬滴观察可见该菌穿梭样或流星状运动；做涂片染色镜检可见如"鱼群状"排列的革兰氏阴性弧菌（图 9-3）。

> **要点提示**：霍乱弧菌的形态

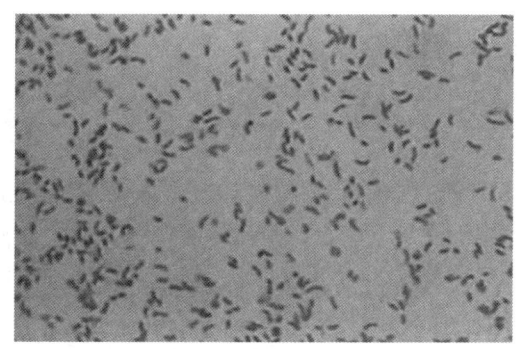

图 9-1　霍乱弧菌革兰氏染色

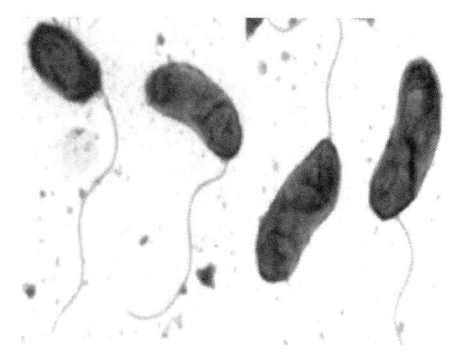

图 9-2　霍乱弧菌鞭毛（电镜）

2. 培养特性　霍乱弧菌为兼性厌氧菌，最适生长温度为 35 ℃，耐碱不耐酸，在 pH 6.8～10.2 能生长，尤其在 pH 8.4～9.2 碱性蛋白胨水或碱性琼脂平板上生长良好；营养要求不高，在普通营养琼脂上生长良好。初次分离时常用碱性蛋白胨水增菌，由于其他杂菌受到抑制，而霍乱弧菌经 6～8 小时可在液体表面大量繁殖，形成菌膜（图 9-4）；在碱性琼脂平板上，经 18～24 小时培养，形成较大、圆形、扁平、无色透明或半透明似水滴状的菌落；在选择性培养基硫代硫酸盐 - 枸橼酸盐 - 胆盐 - 蔗糖（TCBS）琼脂平板上，霍乱弧菌可形成较大的

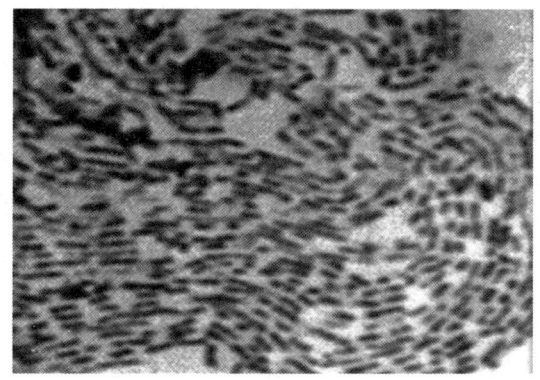

图 9-3　霍乱弧菌"鱼群状"排列

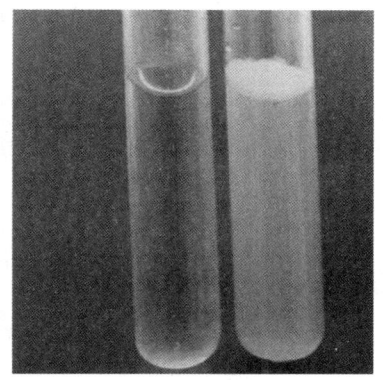

图 9-4　霍乱弧菌在碱性蛋白胨水中形成菌膜

菌落,因发酵蔗糖产酸而使菌落呈黄色(图9-5);在含亚碲酸钾的琼脂平板上,因还原亚碲酸钾成金属碲,形成中心呈灰褐色的菌落,较易辨认(图9-6);在血琼脂平板(BAP)上形成的菌落较大,埃尔托生物型可产生乙型溶血环;在SS琼脂平板上通常不长,MAC琼脂平板上多可生长。

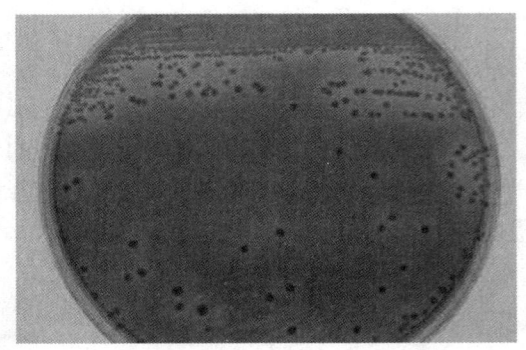

图 9-5　霍乱弧菌在 TCBS 琼脂平板上形态

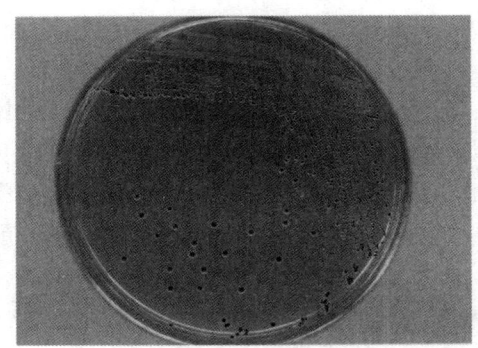

图 9-6　霍乱弧菌在含亚碲酸钾的琼脂平板上形态

要点提示:霍乱弧菌的培养特性

3. 生化反应　霍乱弧菌氧化酶试验阳性,动力试验阳性,赖氨酸、鸟氨酸脱羧酶试验阳性,精氨酸双水解酶试验阴性,分解甘露醇、葡萄糖、蔗糖、麦芽糖产酸不产气,迟缓发酵乳糖,不分解阿拉伯糖,明胶液化试验和ONPG试验阳性,霍乱红反应(即亚硝基吲哚试验)阳性。

要点提示:霍乱弧菌的生化反应

4. 抗原结构与分型　霍乱弧菌具有耐热的O抗原和不耐热的H抗原。H抗原为弧菌属所共有,无特异性。O抗原特异性高,具有群特异性和型特异性,是分群和分型的基础。根据O抗原的不同可把霍乱弧菌分成200多个血清群。其中O1群、O139群引起霍乱;O2群~O138群只引起人类的胃肠炎,不引起霍乱流行,称为非O1群霍乱弧菌。

非O1群霍乱弧菌广泛分布于地面水中,可引起人类胃肠炎,但从未引起过霍乱流行。因这些血清群的细菌均不与O1群抗血清发生凝集,故称为非O1群霍乱弧菌,以往又称为不凝集弧菌。

O1群霍乱弧菌包括霍乱弧菌的古典生物型和埃尔托生物型,其生物学特性见表9-3。

表9-3　霍乱弧菌的生物分型

生物学特性	古典生物型	埃尔托生物型
VP 试验	−	+
羊红细胞溶血试验	−	+
鸡红细胞凝集试验	−	+
多黏菌素 B 敏感试验	S	R
第Ⅳ组噬菌体裂解试验	+	−
第Ⅴ组噬菌体裂解试验	−	+

注:S代表敏感;R代表耐药

根据O1群霍乱弧菌菌体抗原含有A、B、C三种抗原因子的不同,又可将其分为小川型、稻叶型、彦岛型三个血清型。三型特点见表9-4。

表9-4 霍乱弧菌O1群血清型

血清型（抗原组分）	O1多克隆抗体	O1单克隆抗体			出现频率	造成流行
		A	B	C		
小川型（A、B）	+	+	+	−	常见	是
稻叶型（A、C）	+	+	−	+	常见	是
彦岛型（A、B、C）	+	+	+	+	极少见	未知

要点提示：霍乱弧菌的分型

5．抵抗力 霍乱弧菌对热、干燥、日光和常用消毒剂敏感，但耐碱力较强。100 ℃煮沸1～2分钟可将其杀灭。霍乱弧菌怕酸，在正常胃液中仅存活4分钟，以1份含氯石灰加4份水处理患者的排泄物或呕吐物1小时可达消毒目的。埃尔托生物型在自然界中的生存能力较古典生物型强，其在河水、井水及海水中可存活1～2周。霍乱弧菌对链霉素、氯霉素和四环素敏感，但埃尔托生物型对一定浓度的多黏菌素B及庆大霉素有耐受性（可作为分型依据）。

（二）临床意义

霍乱弧菌可引起烈性肠道传染病霍乱。霍乱为我国法定的甲类传染病。人类是霍乱弧菌的唯一易感者，传染源是患者和带菌者。

细菌通过污染的水或食物经口进入机体而使人感染，进入人体小肠内的霍乱弧菌借助其鞭毛的运动及弧菌黏蛋白溶解酶和黏附素的作用穿过黏液层，并通过菌毛黏附于肠黏膜上皮细胞上，大量繁殖，产生霍乱肠毒素，该毒素作用于肠黏膜表面受体，使肠黏膜细胞的分泌功能亢进，造成肠液的大量分泌，致使患者出现剧烈腹泻与呕吐，泻出物与呕吐物呈米泔水样，可致严重脱水、电解质紊乱和代谢性酸中毒。如治疗不及时，患者常因肾衰竭和休克而死亡，若及时补充液体和电解质，则大多数患者可在数日内恢复。霍乱弧菌古典生物型所致疾病较埃尔托生物型严重。近年来，由O139群霍乱弧菌引起的霍乱暴发流行有上升的趋势，应给予高度重视。

霍乱病后机体可获得牢固免疫力，主要是体液免疫。发病数天后，血液和肠腔中出现保护性抗体，同时小肠内出现SIgA，保护肠黏膜免受霍乱弧菌及肠毒素的侵袭。

改善卫生条件，加强水源、食品、粪便的卫生管理，不生食贝壳类水产品等是预防霍乱弧菌感染和霍乱流行的重要措施，还应加强国境检疫，同时有计划地进行疫苗接种，提高人群免疫力，及时发现、隔离、治疗患者。治疗的关键是补液，纠正水、电解质紊乱，预防大量失水导致的低血容量休克和酸中毒，同时使用有效抗菌药物进行治疗。

> **知识链接**
>
> **霍乱疫情**
>
> 霍乱是由霍乱弧菌引起的急性肠道传染病，属于国际检疫传染病之一，也是中国法定管理的甲类传染病。是可以在世界上任何地方传播的。霍乱的第一次世界大流行开始于1817年，历时7年，其疫源地是印度恒河三角洲地区，它被称为"人类霍乱的故乡"，由其引起6次世界大流行，给人类造成巨大的灾难。1883年，正值霍乱第5次世界大流行，德国微生物学家郭霍从此次流行中发现了霍乱的病原体——霍乱弧菌。从1817年至1923年的百余年，霍乱蔓延到亚、非、欧、美各大洲，形成6次世界大流行，以后则局限于亚洲地区流行。在1961年，从印尼的苏拉威西岛传出了由埃尔托霍乱弧菌引起的霍乱，且在几年内席卷了世界各地，形成了第7次世界大流行，它已波及130余个国家和地区。埃尔托霍乱弧菌本是1905年德国学者戈茨利西在埃及西奈半岛埃尔托边防检疫站上首次发现的，1962年世界卫生大会把其定为国境检疫病种。1820年霍乱首次传到我国，从1820年至1948年的128年中，有史可查的全国大流行有百余次。

（三）微生物学检验

1. 检验程序 霍乱弧菌的检验程序见图9-7。

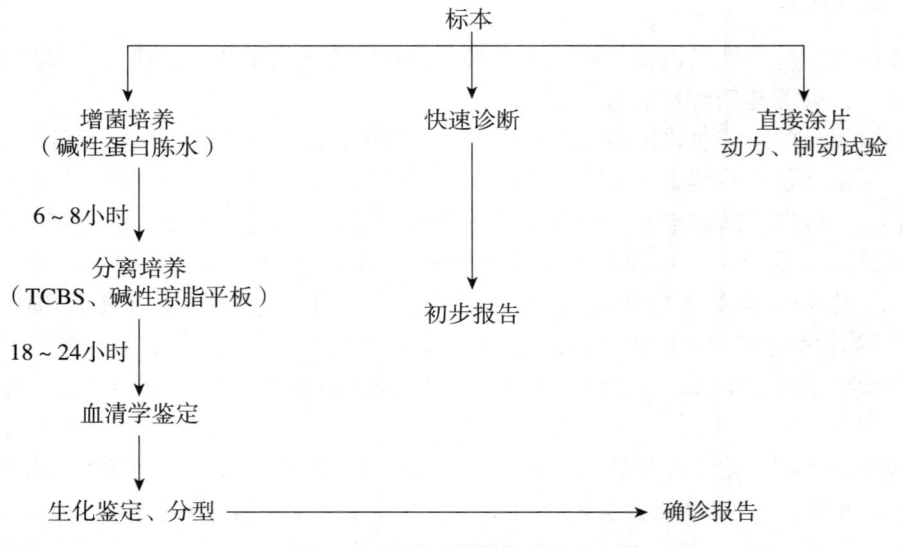

图9-7 霍乱弧菌的检验程序

2. 标本采集与运送 霍乱是烈性传染病，尽量在发病早期及使用抗菌药物前采集标本。可采集患者米泔水样粪便，也可采集患者呕吐物或肛拭子等标本。标本应避免接触消毒液。采集的标本应及时接种，不能及时接种者，可将标本置于文-腊氏保存液内或卡-布保存液内运送。应避免使用甘油盐水缓冲运送培养基，送检标本应装在密封且不易破碎的容器中，由专人运送。对于带菌者的检查，可用无菌棉签挑取粪便标本或肛拭子标本置于碱性蛋白胨水或卡-布运送培养基，35℃增菌6~8小时。

3. 检验方法

（1）直接涂片：取标本直接涂片，干燥固定后革兰氏染色，油镜下见鱼群状排列的革兰氏阴性弧菌可初步报告。

（2）动力及制动试验：取米泔水样粪便制备悬滴（或压滴）标本，观察细菌动力，可见穿梭及流星状运动的细菌。同法另制备一标本片，加入 1 滴 O1 群霍乱弧菌多价诊断血清（效价 1：64），可见运动活泼的细菌停止运动，并发生凝集，此为制动试验阳性。

（3）快速诊断：包括免疫荧光菌球法、SPA 协同凝集试验、溶原性噬菌体检查等。

（4）分离培养：将标本直接接种于碱性蛋白胨水中，35 ℃培养 6～8 小时后，接种至 TCBS 琼脂平板或庆大霉素琼脂平板，35 ℃培养 12～18 小时形成黄色菌落，均为可疑菌落。

（5）血清鉴别：霍乱弧菌的鉴定按以下步骤进行（图 9-8）。

1）确定血清群：与 O1 群抗血清进行凝集试验，鉴定 O1 群、非 O1 群。

2）确定血清型：与分型血清 A、B、C 凝集。

3）生物分型：做生化试验，鉴定古典生物型、埃尔托生物型。

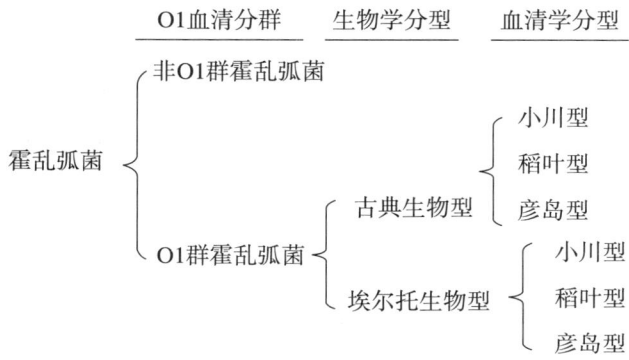

图 9-8　霍乱弧菌的分群及分型

（6）抗体的测定：可用于霍乱的回顾性诊断和培养不能确定的霍乱病例的辅助诊断。血清学试验主要测定杀菌抗体和抗毒素抗体。在感染发生后的 10 天内，特异性杀菌抗体和抗毒素抗体升高，在非流行地区杀菌抗体的效价将在 1～6 个月内降至原来的基础水平，而抗毒素抗体则可维持 1～2 年后下降，但不会降至原来的基础水平。

4．霍乱弧菌鉴别试验

（1）霍乱红试验：霍乱弧菌有色氨酸酶和硝酸盐还原能力。当将霍乱弧菌培养于含硝酸盐的蛋白胨水中时分解培养基色氨酸产生吲哚，同时，还原硝酸盐成为亚硝酸盐，两种产物结合成亚硝酸吲哚。滴加浓硫酸后呈现蔷薇色，视为霍乱红试验阳性。

（2）黏丝试验：将 0.5% 去氧胆酸钠水溶液与霍乱弧菌混匀成浓悬液，1 分钟内悬液由浑变清，并变黏稠，以接种环挑取时有黏丝形成，弧菌属均有此反应。

（3）O/129 敏感试验：参照标准药物敏感试验的方法进行。将 O/129（2,4- 二氨基 -6,7- 二异丙基蝶啶）药敏纸片 10 μg 及 150 μg 的纸片贴在接种有待测菌的琼脂平板，经 35 ℃培养 18～24 小时后，纸片周围有任何大小的抑菌环均表示为敏感。

（4）鸡红细胞凝集试验：古典生物型结果为阳性，埃尔托生物型结果为阴性。在洁净的玻片上滴加生理盐水 1 滴，取 18～24 小时的细菌斜面培养物与生理盐水混匀成浓厚菌悬液。加入用生理盐水洗涤 3 次的 2.5% 新鲜鸡红细胞盐水悬液 1 滴充分混匀，1 分钟内出现凝集者为阳性。

（5）多黏菌素 B 敏感试验：在 50 ℃的普通琼脂中加入 50 μg/ml 多黏菌素 B，混匀后倾注于平板中，凝固后备用，取被测菌株的 3 小时的肉汤培养物，接种于平板表面，35 ℃培养 8～24 小时后观察有无细菌生长。古典生物型不生长（为敏感），埃尔托生物型生长（为不敏感）。

(6) 第Ⅳ组、第Ⅴ组噬菌体裂解试验：第Ⅳ组噬菌体可裂解古典生物型，不能裂解埃尔托生物型；第Ⅴ组噬菌体可裂解埃尔托生物型，不能裂解古典生物型。

(7) 耐盐培养试验：霍乱弧菌能在不含 NaCl 和含 6% NaCl 培养基中生长。NaCl 浓度高于 6% 则不生长。

5．鉴别依据

(1) 若细菌的菌落及形态典型，涂片为革兰氏阴性弧菌或杆菌，运动活泼，氧化酶试验、吲哚试验和黏丝试验阳性，与 O1 群霍乱弧菌的多价诊断血清发生明显的凝集，可诊断为霍乱弧菌。

(2) 若细菌的菌落、形态及生化反应与霍乱弧菌相似，但与 O1 群霍乱弧菌多价诊断血清不凝集，应进一步鉴定，以确定是否为非 O1 群霍乱弧菌或其他类似弧菌。

(3) 根据流行病学调查的需要，可进一步用霍乱弧菌的单价诊断血清做血清学分型。必要时还可做噬菌体分型和生物分型。

> **要点提示**：霍乱弧菌的实验室检查

二、副溶血性弧菌

案例 9-2

某市一度假村举办一场婚宴，就餐人员约 390 人，其后 3 日内，上述就餐人员中有 168 例出现腹痛、腹泻、恶心、呕吐等症状，粪便多为水样，到医院就诊，经调查，患者在同一时间进食，均食用海产品或腌制食品等食物，未进餐者不发病。腹泻患者中分离到的多数菌株为神奈川现象阳性。

思考题：
1．该病最有可能的致病菌是什么？
2．现场应采集哪些标本作为待测物？
3．面对这类标本，检验人员的责任和义务是什么？

副溶血性弧菌（*Vibrio parahaemolyticus*）是一种嗜盐性弧菌，广泛分布于近海的海水、海底的沉积物、鱼类或贝类海产品及盐浸食品中，主要引起食物中毒，是我国沿海地区食物中毒最常见的致病菌。

（一）生物学特性

1．形态与染色 副溶血性弧菌为革兰氏阴性杆菌，随培养基不同菌体形态差异较大，有卵圆形、棒状、球杆状、梨状、弧形等多种形态，无芽孢，无荚膜，该菌两极浓染，有周鞭毛或极端鞭毛，运动活泼。

> **要点提示**：副溶血性弧菌形态

2．培养特性 副溶血性弧菌营养要求不高，需氧或兼性厌氧，在 3.5% NaCl 的培养基中生长良好，无盐或 NaCl 浓度高于 8% 不生长，最适生长温度为 35 ℃，最适 pH 7.7 ~ 8.0，但 pH 9.5 时仍可生长。在碱性蛋白胨水中 35 ℃ 培养 6～9 小时后呈均匀浑浊生长，并形成菌膜；在 TCBS 琼脂平板上形成 0.5～2.0 mm、不发酵蔗糖的绿色或蓝绿色菌落（图 9-9）；在 3.5% 琼脂平板上菌落呈圆形、隆起、边缘不整齐、光滑、湿润、不透明，并呈蔓延生长；在血琼脂平板上形成较大（直径 2～3 mm）圆形隆起、湿润并略带灰色或黄色的菌落，某些菌株可呈乙型溶血；在 SS 琼脂平板上，部分菌株不生长，能生长的菌落较小（1～2 mm）、扁平、无色半透明、蜡滴状，有辛辣味，不易挑起；初次分离时，该菌不能在 EMB 琼脂或中国蓝琼脂上生长，部分菌株可在 MAC 琼脂平板上生长，菌落呈圆形、边缘整齐、半透明或浑浊状。

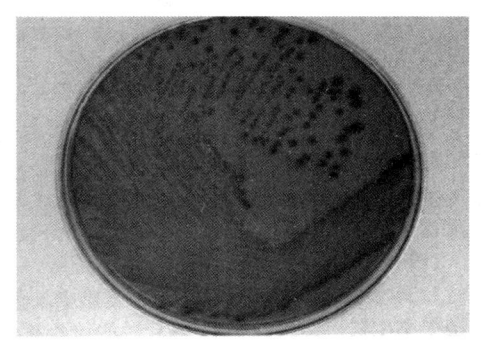

图 9-9　副溶血性弧菌在 TCBS 琼脂平板上的菌落特征

> 要点提示：副溶血性弧菌的培养特性

3. 生化反应　副溶血性弧菌的生化反应培养基中需加入 3.5% NaCl。几乎所有来自患者粪便中分离的致病性菌株都能溶解人和兔红细胞，不溶解马红细胞，称神奈川现象（Kanagawa phenomenon，KP）。而从海水及海产品中分离的非致病菌株多不能溶解人和兔红细胞。副溶血性弧菌的生化特性见表 9-5。

表 9-5　副溶血性弧菌的生化特性

生化试验	结果	生化试验	结果
氧化酶试验	+	葡萄糖	+
吲哚试验	+	乳糖	−
甲基红试验	+	麦芽糖	+
VP 试验	−	蔗糖	−
枸橼酸盐利用试验	−	阿拉伯糖	+/−
脲酶试验	+/−	甘露醇	+
硫化氢试验	−	0%NaCl 中生长试验	−
精氨酸双水解酶试验	−	1%NaCl 中生长试验	+
鸟氨酸脱羧酶试验	+	7%NaCl 中生长试验	+
赖氨酸脱羧酶试验	+	10%NaCl 中生长试验	−

注：+ 代表 90% 以上为阳性；− 代表 90% 以上为阴性；+/− 代表大多数阳性

4. 抗原结构　副溶血性弧菌有菌体（O）抗原、荚膜（K）抗原及鞭毛（H）抗原。O 抗原共有 13 种，是副溶血性弧菌分群的依据。K 抗原有 68 种，可根据 K 抗原和 O 抗原的组合进行定型。

5. 抵抗力　副溶血性弧菌抵抗力弱，对氯、苯酚（石炭酸）、甲酚皂（来苏尔）等消毒剂敏感，不耐热，90 ℃ 加热 1 分钟即被杀死；在淡水中生存不超过 2 天，但在海水中能生存 47 天以上，盐渍酱菜中存活 30 天以上；耐碱不耐酸，在 1% 醋酸或 50% 食醋中 1 分钟死亡；对氯霉素敏感，对新霉素、链霉素、多黏菌素、呋喃西林、吡哌酸中度敏感，对青霉素、磺胺嘧啶耐药。

（二）临床意义

1. 致病物质 从致病性副溶血性弧菌中可分离出两种致病因子。

（1）耐热直接溶血素：其作用是通过增加上皮细胞内的 Ca^{2+} 而引起 Cl^- 的分泌，实验表明，该溶血素还具有细胞毒和心脏毒的作用。

（2）耐热相关溶血素：其作用与耐热直接溶血素相似，此外，黏附素与黏附素酶也与致病性有关。

2. 所致疾病 人因食入被副溶血性弧菌污染而烹饪不当的海产品（如海蜇、海鱼、海虾、海贝等）或盐渍食物（如咸菜、咸肉、咸鱼等）而引起食物中毒。潜伏期平均24小时，患者可出现腹痛、腹泻、呕吐、发热等症状，粪便多为水样或糊状，少数为血水样，多发于夏秋季节，一般恢复较快。病后机体获得的免疫力不强。

副溶血性弧菌偶尔引起肠道外感染，如中耳炎、伤口感染等。

（三）微生物学检验

1. 检验程序 见图9-10。

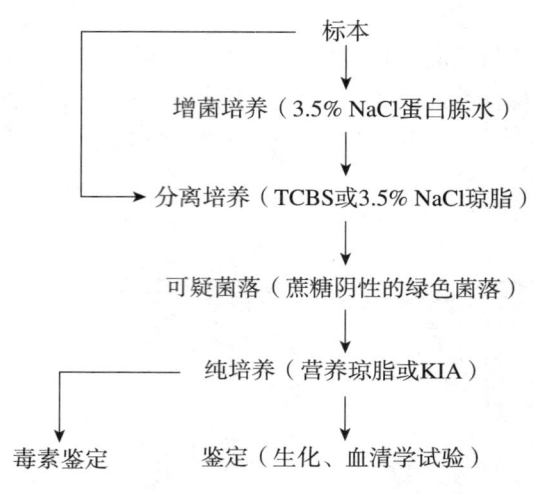

图9-10 副溶血性弧菌的检验程序

2. 标本采集 常规标本为患者粪便、肛拭子、可疑食物。副溶血性弧菌对干燥敏感，标本采集后应立即送检，如不能及时送检，应将标本置于1% NaCl的碱性蛋白胨水或含3.5% NaCl的蛋白胨水中，35℃增菌培养6~8小时，挑取菌膜或表面生长物进一步分离培养。

3. 检验方法

（1）增菌培养：取0.5~1 ml标本接种到含1% NaCl的碱性蛋白胨水或含3.5% NaCl的蛋白胨水中，35℃增菌培养6~8小时。若有副溶血性弧菌存在，一般数小时后会出现明显浑浊，待挑取菌膜或表面生长物进一步分离培养。

（2）分离培养：将标本或上述增菌液接种于TCBS琼脂平板或3.5%NaCl琼脂平板或SS琼脂平板上，35℃培养18~24小时后，观察菌落特征。

（3）鉴定：副溶血性弧菌在不含NaCl和含10% NaCl的蛋白胨水中不生长，在含3% NaCl和含7% NaCl的蛋白胨水中生长；赖氨酸和鸟氨酸脱羧酶试验阳性，精氨酸双水解酶试验阴性，脲酶试验多为阴性，少数为阳性。从腹泻患者中分离到的多数菌株神奈川现象阳性。

（4）与溶藻弧菌鉴别：由于从食物和粪便中经常能分离到溶藻弧菌，该菌在海水和海产品中分布也较多。溶藻弧菌主要引起伤口感染和中耳炎，也可引起食物中毒和败血症。溶藻弧菌和副溶血性弧菌同属弧菌属6群，其生化反应非常相似，应注意两者之间的鉴别（表9-6）。

表 9-6　溶藻弧菌和副溶血性弧菌的鉴别

试验	溶藻弧菌	副溶血性弧菌
蔗糖发酵试验	+	-
VP 试验	+	-
7% NaCl 中生长试验	+	+
10% NaCl 中生长试验	+	-

第二节　气单胞菌属和邻单胞菌属

一、气单胞菌属

气单胞菌属隶属气单胞菌科，广泛存在于自然界，可从土壤、水源及人的粪便中分离出来，与人类疾病相关的主要有豚鼠气单胞菌、嗜水气单胞菌、简氏气单胞菌、维氏气单胞菌、舒氏气单胞菌和易损气单胞菌等。冷血动物为其重要宿主，是人类感染的主要来源。以往认为气单胞菌属是毒力较弱的条件致病菌，但目前已陆续发现该菌属与人类疾病有关，尤其当机体防御功能减退时，更易引起严重感染。

（一）生物学特性

1. 形态与染色　气单胞菌属为革兰氏阴性直杆菌，也可呈球杆状或丝状，大小为（0.3～1.0）μm×（1.0～3.5）μm，除杀蛙气单胞菌外，均有单端鞭毛，呈穿梭状运动。

> **要点提示**：气单胞菌属的形态

2. 培养特性　气单胞菌属为需氧或兼性厌氧菌，营养要求不高，生长温度范围较宽，嗜中温菌为 0～45 ℃，嗜低温菌生长温度为 10～15 ℃，35 ℃不生长。

气单胞菌属能在普通培养基上生长，经 35 ℃培养 24～48 小时形成 1～3 mm 大小、微白色、半透明的菌落；在 TCBS 培养基中不生长；在血琼脂平板上经 35 ℃培养 24～48 小时，形成白色、光滑、稍凸起、直径 2 mm 左右的菌落，嗜水气单胞菌可形成乙型溶血环；在 MAC 及 SS 琼脂平板上形成扁平无色、稍浑浊、无臭味的乳糖不发酵菌落。

杀鲑气单胞菌在含有苯丙氨酸或酪氨酸的琼脂平板上产生棕色或黑色色素。

氨苄血琼脂（羊血琼脂中加入氨苄西林 30 μg/ml）可作为气单胞菌属选择性培养基，其中氨苄西林可抑制杂菌生长，对气单胞菌属有刺激生长的作用，其菌落直径约 2 mm，灰白色，湿润状。

3. 生化反应　气单胞菌属氧化酶试验、过氧化氢酶试验阳性，发酵葡萄糖产酸，在含 6% NaCl 培养基中不生长。

> **要点提示**：气单胞菌属的生化反应

4. 抗原结构　气单胞菌属抗原结构复杂，基因种的血清分型显示出血清学上的异质性。许多抗原能在多种细菌中存在。O：11、O：34 和 O：16 似乎在人类的感染中特别重要。易损气单胞菌和霍乱弧菌 O139 群有交叉反应。

(二) 临床意义

1. 肠道内感染 以气单胞菌属温和生物变种所致感染最多见，主要表现为急性腹泻。患者常为 5 岁以下儿童和成人。气单胞菌属是夏季腹泻的第二、第三位致病菌，主要致病物质为溶血毒素和细胞毒素等。

2. 肠道外感染 主要为伤口感染和菌血症，也可引起心内膜炎、脑膜炎、肺炎、骨髓炎、腹膜炎、关节炎、血栓性静脉炎和胆囊炎等。皮肤和软组织感染主要由亲水气单胞菌和维隆气单胞菌引起。90% 以上菌血症由亲水气单胞菌和维隆气单胞菌引起，通常发生在免疫低下人群。

3. 药物敏感试验 绝大多数气单胞菌产生 β-内酰胺酶，对青霉素、氨苄西林、羧苄西林、替卡西林耐药，但对广谱的头孢菌素、氨基糖苷类抗生素、氯霉素、四环素、复方磺胺甲噁唑和喹诺酮类药物敏感。绝大多数维隆气单胞菌温和生物型对头孢噻吩敏感，而嗜水气单胞菌和豚鼠气单孢菌对头孢噻吩耐药。

(三) 微生物学检验

1. 标本采集 根据感染部位不同采集不同的标本。对腹泻患者采集粪便或肛门拭子；对肠道外感染患者采集血液、脓液、脑脊液或尿液标本。

2. 检验程序 见图 9-11。

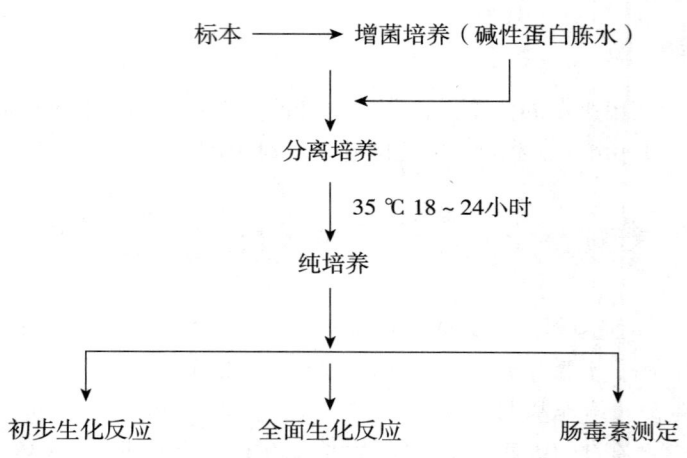

图 9-11 气单胞菌属的检验程序

3. 检验方法

(1) 直接涂片：取浓液、分泌物及尿沉渣等标本直接涂片，可见革兰氏阴性短杆菌。用悬滴法可观察到细菌运动活泼。

(2) 分离培养：脓液标本可直接接种于血琼脂平板；血液标本先经肉浸液或胰化酪蛋白大豆肉汤增菌，再转种于血琼脂平板；粪便标本接种于肠道选择性培养基；部分标本可接种于磷酸盐缓冲液（PBS），置 4 ℃增菌，于 1 天、3 天、7 天、14 天后接种到琼脂平板上，置 35 ℃培养 24 ~ 48 小时后观察菌落。

(3) 鉴定试验：取生长在血琼脂平板上的菌落进行氧化酶试验、OF 试验、吲哚试验等生化反应。一般按以下步骤鉴定。

1) 与肠杆菌科细菌和非发酵菌的鉴别：弧菌科的细菌氧化酶试验结果均为阳性，OF 试验结果为发酵型。故气单胞菌属可用氧化酶试验与肠杆菌科细菌相鉴别，用 OF 试验与非发酵菌相鉴别。

2）与邻单胞菌属和弧菌属的鉴别：见表 9-1。

3）气单胞菌属之间的鉴别：见表 9-7。

表9-7 临床常见气单胞菌及类志贺邻单胞菌的主要鉴定特征

特性	嗜水气单胞菌	豚鼠气单胞菌	维隆气单胞菌温和型	维隆气单胞菌维隆型	简达气单胞菌	舒伯特气单胞菌	易损气单胞菌	类志贺邻单胞菌
脱氧核糖核酸酶试验	+	+	+	+	+	−		
脲酶试验	−	−	−	−	−	−	−	−
KCN 生长试验	+	+	V	V	−			
吲哚试验	+	+	+	+	+	−	+	+
葡萄糖产气试验	+	+	+	+	−	−		
精氨酸双水解酶试验	+	+	+	+	+	+		+
赖氨酸脱羧酶试验	+	−	+	+	+	+	+	+
鸟氨酸脱羧酶试验	−	−	−	+	−	−	−	+
VP 试验	+	−	+	+	+	−		
产酸试验								
阿拉伯糖	+	+	−	−	+	+	−	−
乳糖	−	+	−	−	−	−	−	−
蔗糖	+	+	+	+	+	−	−	−
纤维二糖	V	+	V	V	−	−	+	−
肌醇	−	−	−	−	−	−	−	+
甘露醇	+	+	+	+	+	−	+	−
水杨苷	+	+	−	+	−	−	−	V
七叶苷	+	+	+	+	+	−	+	−
羊血琼脂平板乙型溶血试验	+	−	+	+	+	V	V	−
头孢噻吩敏感试验	−	−	+	+	−	+	−	+
氨苄西林敏感试验	−	−	−	−	−	−	+	+
O/129（10 μg/150 μg）	−/−	−/−	−/−	−/−	−/−	−/−	−/−	+/+

注：V 代表不定

二、邻单胞菌属

邻单胞菌属（*Plesiomonas*）只有一个菌种即类志贺邻单胞菌（*P. shigelloides*）。该菌存在于自然界的水源及人和动物的肠道中，也曾从人类血液、脑脊液及骨髓中分离到该菌。该菌引起人类水样腹泻和食物中毒，在机体免疫力下降时，也可引起肠道外感染。

> **知识链接**
>
> **邻单胞菌属的归类**
>
> 邻单胞菌属归类于弧菌科，由于邻单胞菌属的 16S rRNA 序列较接近于肠杆菌科，又因其含有肠杆菌共同抗原，因此，在第三版《全国临床检验操作规程》中，将邻单胞菌属列于肠杆菌科中，进行尝试性观察，第四版继续将其列入肠杆菌科。但该菌属氧化酶试验阳性，而肠杆菌科氧化酶试验阴性，且与肠杆菌科中典型大肠埃希菌的相关性疏远，所以本教材仍将该菌属列于弧菌科介绍。

（一）生物学特性

1. 形态与染色 邻单胞菌属为革兰氏阴性杆菌，成双或短链状排列，有 1~5 根极端鞭毛，运动活泼，无芽孢，无荚膜。

2. 培养特性 邻单胞菌属为兼性厌氧菌，生长温度范围广，可在 8~45℃生长，最适生长温度为 35℃。在 0%~5% 的 NaCl 中可生长，pH 范围为 4.0~8.0；在普通培养基及多种肠道选择性培养基上均能生长；于血液琼脂平板上培养 18~24 小时，形成灰白色、不溶血的菌落；在肠道选择性培养基上形成不发酵乳糖的无色半透明或透明菌落。

3. 生化反应 邻单胞菌属氧化酶试验和过氧化氢酶试验阳性，发酵葡萄糖产酸不产气，赖氨酸、鸟氨酸和精氨酸试验结果均为阳性。发酵肌醇，不发酵乳糖和甘露醇。

4. 抗原性 邻单胞菌属具有 O 抗原和 H 抗原，可用 O 抗原分型。同时因其具有与志贺菌属相似的抗原，可与志贺菌属诊断血清发生交叉凝集反应（志贺菌属氧化酶试验阴性，动力试验阴性，可以此鉴别）。

（二）临床意义

邻单胞菌属普遍存在于水和土壤中，可寄生于淡水鱼、贝壳类、蟾蜍、蛇、家禽等动物体内。感染主要与食入生的海产品有关，主要引起肠胃炎，好发于夏季，通常为散发流行，临床症状是短时间的水样泻或病程较长的痢疾样腹泻，感染人群无年龄差别；也可引起肠道外感染，多见于机体抵抗力下降人群，主要引起败血症和脑膜炎。邻单胞菌脑膜炎常见于助产分娩的婴儿，偶尔也可在伤口分泌液、胆汁、关节液、淋巴结等标本中分离到此菌，其感染率低但死亡率很高。

（三）微生物学检验

1. 标本采集 根据不同疾病分别采集患者粪便、肛拭子、血液、伤口分泌物和脑脊液等标本。

2. 检验方法 邻单胞菌属检验程序及鉴定方法同气单胞菌属。

3. 鉴别要点 邻单胞菌属与气单胞菌属鉴别方法见表 9-7。

（窦　迪）

自测题

一、选择题

1. 霍乱弧菌分离培养的平板是
   A. SS 琼脂平板
   B. MAC 琼脂平板
   C. EMB 琼脂平板
   D. TCBS 琼脂平板
   E. 中国蓝琼脂平板

2. 我国沿海地区最常见的一种食物中毒的病原体是
   A. 沙门菌
   B. 金黄色葡萄球菌
   C. 肉毒梭菌
   D. 副溶血性弧菌
   E. 产气荚膜梭菌

3. 气单胞菌属和邻单胞菌属的鉴别试验常用
   A. 脲酶试验
   B. O/129 敏感试验
   C. 吲哚试验
   D. 氧化酶试验
   E. 过氧化氢酶试验

4. 患者，男，32岁，因剧烈吐泻，肌肉痉挛就诊。在实验室高倍镜下查见来回穿梭似流星状运动的细菌，应怀疑为
   A. 大肠埃希菌
   B. 奇异变形杆菌
   C. 霍乱弧菌
   D. 产气肠杆菌
   E. 铜绿假单胞菌

5. 患者，女，35岁，使用海鲜后突发腹痛、腹泻、呕吐，大便呈水样，查体：T 37.5 ℃，该患者最可能感染的是
   A. 霍乱弧菌
   B. 肠致病性大肠埃希菌
   C. 副溶血性弧菌
   D. 铜绿假单胞菌
   E. 金黄色葡萄球菌

6. 患者，男，38岁，因急性腹泻就诊，粪便涂片观察动力见穿梭样运动的菌体，疑似霍乱弧菌感染。该菌的主要致病物质是
   A. 鞭毛
   B. 荚膜
   C. 霍乱毒素
   D. 索状因子
   E. 氧化酶

7. 关于气单胞菌属的叙述中，不正确的是
   A. 过氧化氢酶试验阳性，氧化酶试验阴性
   B. 革兰氏阴性短杆状，0～45 ℃的培养环境均生长
   C. 可以引起腹泻、伤口感染及菌血症
   D. 单端鞭毛，动力活泼
   E. 血琼脂上形成灰色、光滑、湿润、凸起菌落。

8. 食用被污染的盐腌制品后引起急性胃肠炎的细菌是
   A. 副溶血性弧菌
   B. 大肠埃希菌
   C. 脆弱拟杆菌
   D. 肺炎链球菌
   E. 艰难梭菌

9. 不属于霍乱弧菌检查的试验是
   A. 动力观察
   B. 庆大霉素琼脂培养

C．制动试验   D．碱性蛋白胨水增菌培养
E．荚膜肿胀试验

10．对疑为霍乱的患者进行初步诊断应采取的检查是
   A．粪便常规检查   B．粪便标本进行直接悬滴检查
   C．尿常规检查   D．取外周血进行白细胞计数
   E．碱性蛋白胨水接种

11．目前已知的最强的致泻毒素是
   A．志贺样毒素   B．霍乱肠毒素
   C．耐热肠毒素   D．不耐热肠毒素
   E．气单胞菌不耐热肠毒素

12．运输霍乱弧菌的保存培养基为
   A．碱性蛋白胨水   B．EPV 琼脂
   C．SS 琼脂   D．EC 肉汤
   E．GN 增菌液

13．霍乱患者的大便性状为
   A．黏液便   B．米泔水样便
   C．鲜血便   D．脓血便
   E．胶冻状便

14．霍乱弧菌在碱性蛋白胨水中增菌 6～8 小时后，在培养液中菌量分布最多的部位是
   A．上层   B．中部
   C．底层   D．上层和中层
   E．中层和下层

二、案例讨论

   某日晚 8 时起，某区中心医院肠道门诊部在较短时间内，相继接诊 20 余名前来就诊患者，均有恶心、呕吐、腹痛和腹泻等临床表现，进行急诊治疗。作为医务工作者你首先考虑这可能是什么原因引起的？如何紧急处理？如果怀疑是食物中毒，应如何确诊？可以询问哪些问题？你需要做些什么？

第十章 弯曲菌属与螺杆菌属

学习目标

1. 掌握螺杆菌属的生物学特性及微生物学检验方法。
2. 熟悉弯曲菌属的生物学特性及微生物学检验方法；螺杆菌的临床意义。
3. 了解弯曲菌属、螺杆菌属的分类及弯曲菌属的临床意义。
4. 描述正确采集和处理常见弯曲菌属和螺杆菌属检验标本的办法。

第一节 弯曲菌属

弯曲菌属（*Campylobacter*）属于弯曲菌目、弯曲杆菌科，广泛分布于动物界，常定居于家禽和野鸟的肠道内，目前已经发现了 33 个种和 14 个亚种。弯曲菌属引起人类疾病的比较重要的菌株包括空肠弯曲菌（*C. jejuni*）、结肠弯曲菌（*C. coli*）、胎儿弯曲菌（*C. fetus*）和乌普萨拉弯曲菌（*C. upsaliensis*），以空肠弯曲菌最为多见。

弯曲菌属是引起人类腹泻的常见细菌，免疫力低下人群可引发全身感染，可诱发格林-巴利综合征（Guillain-Barre Syndrome，GBS）和反应性关节炎等自身免疫性疾病。

一、生物学特性

1. 形态与染色 弯曲菌属为革兰氏阴性菌，菌体细长弯曲，呈逗点状、弧形、螺旋形、S 形或海鸥状（图 10-1），陈旧培养物上可呈球形或长丝状；无芽孢，一端（胎儿弯曲菌亚种）或两端（空肠弯曲菌、大肠弯曲菌）有单鞭毛，运动活泼，呈"投镖式"或"螺旋式"运动。

要点提示：弯曲菌属的形态结构

2. 培养特性 弯曲菌属为微需氧菌，初次分离时，需在含 5% O_2、10% CO_2、85% N_2 的气体环境中生长。最适生长温度随菌种而异，可用于菌种鉴别：空肠弯曲菌和大肠弯曲菌最适生长温度为 42 ℃，25 ℃不生长，一般培养 72 小时后观察菌落；胎儿弯曲菌 42 ℃不生长，最适生长温度为 37 ℃，一般培养至少 72 小时到 7 天后观察菌落。

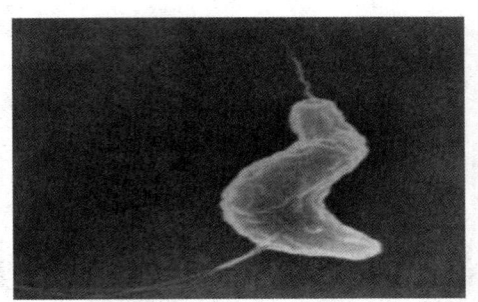

图10-1 空肠弯曲菌的形态（扫描电镜图）

弯曲菌属营养要求高，需在含血液或血清的培养基中生长，为抑制肠道正常菌群的生长，培养基大多含有抗菌药（主要为头孢哌酮）。常用的弯曲菌属选择性培养基有改良的CAMP-BAP培养基和Skirrow培养基等。弯曲菌属在CAMP-BAP培养基上出现一种扁平、湿润、灰或蓝灰白色、边缘不整齐、沿接种线扩散生长的菌落，也可形成圆形、凸起、湿润、周围有黏液样外观的单个细小菌落，两种菌落均不溶血；在布氏肉汤中呈浑浊生长。

3. 生化反应 弯曲菌属生化反应不活泼，氧化酶试验和过氧化氢酶试验均阳性，还原硝酸盐，不分解糖类，不液化明胶，不分解尿素。弯曲菌属对外界抵抗力不强，在潮湿的环境中4℃可存活数周，在室温下则迅速死亡；对热和消毒剂敏感，56℃经5分钟即可被杀死。

4. 抗原结构与分型 弯曲菌属有耐热菌体（O）抗原、不耐热抗原（HL）和鞭毛（H）抗原。根据O抗原不同，可将空肠弯曲菌和大肠弯曲菌分为65个血清型；根据HL系统将空肠弯曲菌、大肠弯曲菌和海鸥弯曲菌至少分为160个血清型。

二、临床意义

弯曲菌属感染的人和动物的粪便中的活菌可以污染环境，临床上未经处理的食物、水和生牛乳是人类感染弯曲菌属的主要来源。

弯曲菌属可借助鞭毛和特异性外膜蛋白与空肠、回肠上皮细胞结合，然后侵入上皮细胞生长繁殖，产生肠毒素、细胞毒素、内毒素等致病物质，引起人类肠道感染，感染多呈自限性，一般不需抗菌药物治疗，也可引起肠道外感染。空肠弯曲菌是散发性肠炎最常见的菌种之一，主要临床表现是腹泻。胎儿弯曲菌主要引起肠外感染，其中胎儿亚种是人类的主要致病菌，可引起菌血症、心内膜炎、活动性关节炎、脑膜炎、胸膜炎等。

感染弯曲菌属细菌后机体能产生特异性抗体，可通过调理作用和活化补体作用增强吞噬细胞的吞噬、杀菌作用。早期血清中可查出IgM，恢复期患者血清可检出IgG和IgA。目前尚无特异性疫苗，通过注意饮水和食品卫生，加强人、畜、禽类的粪便管理进行预防。空肠弯曲菌、大肠弯曲菌对大环内酯类、喹诺酮类、氨基糖苷类、四环素类药物敏感。胎儿弯曲菌可选用红霉素、阿莫西林、氨基糖苷类和氯霉素等药物治疗。

三、微生物学检验

（一）标本采集

取腹泻患者新鲜粪便或肛拭子立即送检。如在2小时内不能及时送检，粪便标本应接种于卡-布（Cary-Blair）运送培养基中，置4℃可保存3周。血液或脑脊液标本应立即接种于布氏肉汤中增菌。弯曲菌属为微需氧菌，对理化因子抵抗力不强，故标本采集后应立即接种，尽量减少其在空气中的暴露时间。

（二）检验方法

1. 直接镜检 粪便和肛拭子可直接涂片后进行革兰氏染色，镜下可见菌体细长弯曲，呈逗点状、弧形、螺旋形、S形或"海鸥状"的革兰氏阴性菌。悬滴法暗视野显微镜或相差显微镜可观察有无"投镖式"或"螺旋式"运动的细菌。

2. 分离培养 将粪便或肛拭子等标本直接接种于弯曲菌选择性平板；血液或脑脊液标本应先接种于布氏肉汤中增菌，然后转种于弯曲菌选择性平板，根据培养条件进行培养。为避免漏检，临床标本需分别置于37 ℃和42 ℃培养。选取可疑菌落进行下一步鉴定。

3. 生化反应 弯曲菌属不分解糖类，氧化酶试验和过氧化氢酶试验均阳性，能还原硝酸盐。

4. 免疫学试验 特异性抗体包被乳胶颗粒，可鉴定空肠弯曲菌和大肠弯曲菌；也可采用酶联免疫吸附试验测定粪便中弯曲菌属抗原进行诊断；血清中抗体的测定用于流行病学调查。

5. 核酸检查 采用PCR方法检测粪便中细菌的核酸序列。

（三）鉴别要点

弯曲菌属主要致病菌种的鉴别特征见表10-1。

表10-1 弯曲菌属主要致病菌种的鉴别特征

种类	过氧化氢酶试验	硝酸盐还原试验	脲酶试验	硫化氢试验	马尿酸水解试验	醋酸吲哚酚水解试验	生长温度		在含下列成分中生长			敏感性(30 μg)	
							25 ℃	42 ℃	3.5% NaCl	1%甘氨酸	MAC琼脂	萘啶酸	头孢菌素
胎儿弯曲菌													
胎儿亚种	+	+	-	-	-	+	V	-	+	V	V	S
性病亚种	V	+	-	-	-	-				V	V	S
空肠弯曲菌													
空肠亚种	+	+	-	-	+	+	-	+	-	+	V	R
多伊尔亚种	V	-	-	-	++	-	V	-	+	-	S	S
大肠弯曲菌	+	+	-	V	-	+	-	+	+	+	V	R

注：+代表大部分菌株阳性；-代表大部分菌株阴性；V代表不定；S代表敏感；R代表耐药

第二节　螺杆菌属

案例 10-1

患者，女，35岁，近期感觉胃不舒服、口臭就医。医生详细耐心地询问患者的症状及生活习惯，建议患者做了 ^{14}C 检测，诊断为幽门螺杆菌感染，并告知患者幽门螺杆菌会通过用餐、亲吻传染给家人，特别是得知患者家里的两个孩子还小，告诫患者不能经常亲吻孩子，以免将此病传染给孩子，更要注意口腔卫生。

思考题：

1. 幽门螺杆菌传播途径有哪些？
2. 幽门螺杆菌快速检验方法有哪些？

螺杆菌属（Helicobacter）于20世纪末从原弯曲菌属中划分出来，成为一个新的菌属，属于弯曲菌目、螺杆菌科。目前发现的螺杆菌属共有35个种，多数定居于哺乳动物的胃肠道，其中幽门螺杆菌（Helicobacter pylori，Hp）与人类疾病关系最为密切。本节重点叙述幽门螺杆菌。

知识链接

幽门螺杆菌

澳大利亚珀斯皇家医院的研究人员Warren与消化科医生Marshall通过微需氧技术从慢性胃炎患者胃黏膜活检标本中分离出幽门螺杆菌，并证明此菌与人类慢性胃炎、胃溃疡和十二指肠溃疡有关。此菌原归属于弯曲菌属，因在胃窦部多见，故命名为幽门弯曲菌。1989年Goodwin等根据其在电子显微镜下的形态、超微结构、RNA序列、生长条件、抗菌药敏感性等不同于弯曲菌属的特点，将其从弯曲菌属中划分出来，归属于为螺杆菌属，更名为幽门螺杆菌。Warren与Marshall由此获得了2005年诺贝尔生理学或医学奖。

一、生物学特性

1. 形态与染色 幽门螺杆菌为革兰氏阴性菌（图10-2），菌体细长弯曲，呈S形、螺旋形或海鸥展翅状（图10-3）；一端或两端有数根带鞘鞭毛，运动活泼，在胃黏膜层中常呈鱼群样排列；无芽孢，无荚膜。该菌在陈旧培养物中可呈球杆形，表明处于休眠状态；在体外难以传代培养，但在体内适宜环境下可转化为螺旋形的繁殖体。

> **要点提示：幽门螺杆菌的形态结构**

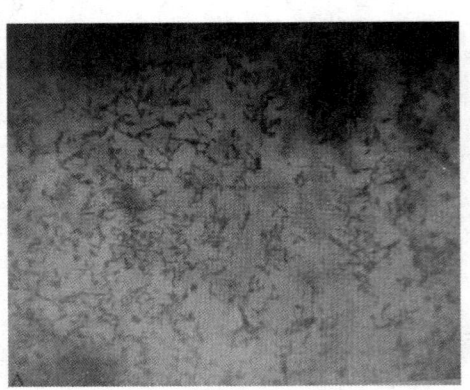 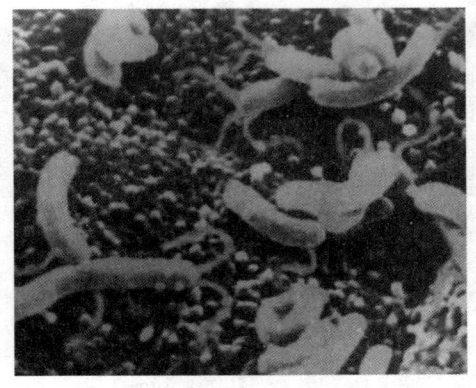

图10-2　幽门螺杆菌的形态（革兰氏染色）　　图10-3　幽门螺杆菌的形态（扫描电镜）

2. 培养特性 幽门螺杆菌为微需氧菌，在5% O_2、10% CO_2和85% N_2的气体环境及相对湿度98%以上的环境中生长良好，在大气中和绝对厌氧条件下不生长；最适生长温度为35～37℃，最适pH为7.0；营养要求较高，一般在含血液或血清的培养基中才能生长，培养3～5天，可见圆形、凸起、针尖状、半透明菌落，有轻度的乙型溶血。

3. 生化反应 幽门螺杆菌生化特性不活跃，不能利用糖类，氧化酶试验和过氧化氢酶试验阳性。该菌可产生丰富的脲酶，迅速分解尿素释放NH_3，脲酶试验呈强阳性，可作为鉴定的重要依据。

4. 抵抗力 幽门螺杆菌脲酶分解尿素释放的 NH_3 可中和胃酸，并破坏黏液蛋白完整性，削弱屏障作用，使其具有抗酸能力并能定植于胃部。1% 胆盐可抑制幽门螺杆菌的生长。幽门螺杆菌抵抗力弱，在空气中 3 小时即死亡，对热和消毒剂敏感。

二、临床意义

幽门螺杆菌为一种只能生活于胃黏膜的细菌，存在于胃黏膜上皮表面和黏液底层，胃窦为幽门螺杆菌定植的最佳部位，幽门螺杆菌在胃窦部的数量较多，在胃体和胃底部的数量较少。幽门螺杆菌的传染源主要是患者，主要传播途径是粪-口、口-口、医源性传播。

幽门螺杆菌感染十分普遍，全球有 50% 以上人口被幽门螺杆菌感染。研究表明该菌感染存在地区差异，与经济条件、生活习惯、职业等因素有关，发展中国家的感染比发达国家高，有些地区感染率可达 90%，我国人群感染率达 60% 以上。

要点提示：幽门螺杆菌传播途径

知识链接

幽门螺杆菌的致病性

幽门螺杆菌主要通过其特殊结构、毒力因子等损伤胃黏膜细胞而致病，确切致病机制目前尚不清楚，可能与下列因素有关：①该菌利用其特征性的螺旋形菌体和端鞭毛结构穿透胃黏膜层，并利用菌体表面菌毛样网状结构稳固定居于胃黏膜上皮细胞表面，引起炎症；②幽门螺杆菌具有大量高活性的胞外脲酶，可迅速分解胃液中的尿素产生大量的 NH_3，中和菌体周围的胃酸，保护其不被胃酸杀灭，在菌体周围形成碱性微环境，有利于细菌定植，同时 NH_3 对组织细胞有毒性作用，加重胃黏膜上皮细胞的损伤；③幽门螺杆菌产生细胞空泡毒素等，可损伤胃黏膜上皮细胞，形成溃疡；④幽门螺杆菌可将其产生的细胞毒素相关蛋白注入胃黏膜上皮细胞中，影响胃黏膜上皮细胞的基因表达，诱导上皮细胞产生多种细胞因子，促使炎症细胞释放多种酶类而导致胃组织损伤；⑤研究表明细胞毒素相关蛋白与消化道溃疡及胃癌的发生密切相关。

幽门螺杆菌的感染与萎缩性胃炎或慢性浅表性胃炎之间的病因关系已确立，流行病学资料表明该菌的感染与胃窦和胃体部位的胃腺癌密切相关。1994 年世界卫生组织国际癌症研究机构将其列为 I 类致癌原。此外，幽门螺杆菌还和胃黏膜相关 B 细胞淋巴瘤密切关联，针对该菌的治疗可以使淋巴瘤得到缓解。

三、微生物学检验

（一）标本采集与处理

取近幽门部、胃窦部或病变的邻近处多位点胃黏膜活检标本，立即接种或置运送培养基（如 Stuart 运送培养基）内送检，4 ℃中保存不超过 5 小时，防止干燥。组织标本可放入含 20% 甘油的半胱氨酸布鲁氏（Brucella）肉汤中，-70 ℃冷冻保存。受检者需术前停服铋剂或抗菌药物 1 周。

（二）检验方法

1. 直接显微镜检查 ①直接涂片革兰氏染色镜检：将活检的黏膜组织涂片后，革兰氏染色镜检，发现典型形态的Hp即可诊断。②镜下运动状态观察：将活检的组织切碎并研磨均匀，涂片或悬滴，置暗视野或相差显微镜下观察，Hp形态典型，呈典型"投镖式"运动。③组织切片特殊染色镜检：组织块经固定、切片后经W-S银染色、Giemsa染色、HE染色或荧光染色等染色后镜检Hp。④免疫组化检查：可检出胃黏膜组织切片中完整的Hp及破碎的菌体或抗原成分。

2. 快速脲酶试验 将研磨均匀的活检组织标本接种于含有尿素和酸碱指示剂的培养基中，阳性者指示剂变色。

3. 尿素呼气试验 给患者服用含同位素 ^{13}C 或 ^{14}C 的尿素，Hp产生的高活性脲酶可以使尿素分解产生标有同位素的 CO_2，用液体闪烁计数器或气体核素质谱仪检测 ^{13}C 或 ^{14}C 标记的 CO_2，即进行幽门螺杆菌感染的诊断。该法快速、简便且灵敏，广泛应用于临床诊断和流行病学调查。

4. 免疫学试验 ①粪便抗原检查：采用单克隆或多克隆抗体检测粪便中的幽门螺杆菌抗原。此检查标本易收集，阳性标本可反映活动性感染，适用于不能进行胃镜检查和 ^{13}C 或 ^{14}C 标记尿素呼吸试验的患者。②血清抗体检测：采集血清标本，采用ELISA、间接免疫荧光法等免疫学方法检测血清中幽门螺杆菌的IgG，结合胃黏膜标本的形态学观察或快速脲酶试验等，协助诊断感染。单独检测抗体仅用于幽门螺杆菌感染的流行病学调查，不能够用于现症感染诊断。

5. 分离培养 宜用新鲜配制的培养基，非选择性培养基可用巧克力琼脂和含5%～10%羊血的布鲁氏琼脂，选择性培养基可用Skirrow琼脂和改良的Thayer-Martin琼脂。将研磨均匀的标本接种于培养基后在微需氧、湿润的环境中培养72～96小时，可见圆形、凸起、针尖状、半透明的光滑菌落。

6. 生化反应 氧化酶和过氧化氢酶试验均阳性，脲酶试验呈强阳性。

7. PCR检查 从克隆的Hp染色体DNA的特异性片段中构建引物或从Hp脲酶A基因序列中构建引物，用PCR扩增并结合限制性酶切多态性分析技术鉴别Hp，可检测出不能分离培养的Hp。

> **要点提示**：幽门螺杆菌快速鉴定方法

（三）鉴别要点

主要根据生长培养特点、菌落特征、典型的菌体形态与染色性、氧化酶试验和过氧化氢酶试验均阳性、脲酶试验强阳性、对萘啶酸耐药、对头孢噻吩敏感等进行鉴定。幽门螺杆菌主要生物学特性见表10-2。

表10-2 幽门螺杆菌生物学特性

鉴定试验	结果
脲酶试验（快速）	+
氧化酶试验	+
过氧化氢酶试验	−
硫化氢试验	−
（G+C）mol%	37

续表

鉴定试验	结果
形态	弧形或螺形
硝酸盐还原试验	V
马尿酸水解试验	−
头孢噻吩敏感试验	+
萘啶酸敏感试验	−
42 ℃生长试验	V
37 ℃生长试验	+
25 ℃生长试验	−
醋酸吲哚酚水解试验	−

注：+ 代表阳性；− 代表阴性；V 代表不定

(石文静)

自测题

一、选择题

1. 幽门螺杆菌感染的快速诊断可依据
   A．OF 试验 B．硫化氢试验
   C．脲酶试验 D．胆汁溶菌试验
   E．明胶液化试验

2. 区分空肠弯曲菌和胎儿弯曲菌可用的方法有
   A．氧化酶试验和过氧化氢酶试验 B．在 37 ℃和 42 ℃同时培养
   C．革兰氏染色镜检形态 D．暗视野观察运动状态
   E．区别患者临床症状

3. 幽门螺杆菌属于
   A．厌氧芽孢杆菌 B．兼性厌氧菌
   C．微需氧菌 D．需氧芽孢杆菌
   E．厌氧菌

4. 患者，女，40 岁，有 13 年慢性胃炎史，近期上腹疼痛加重，来医院就诊，胃镜检查结果为胃大弯部溃疡。胃内容物涂片染色镜检，发现 G⁻ 弯曲菌，呈 S 形、螺旋状或海鸥形。此菌应考虑为
   A．空肠弯曲菌 B．幽门螺杆菌
   C．变形杆菌 D．霍乱弧菌
   E．副溶血性弧菌

二、案例讨论

患者，男，54 岁，因头晕伴巩膜黄染 5 年，反复发热、肢体乏力、间断性腹泻 2 个月余，近 1 周出现发热，伴双下肢水肿，反复出现腹泻入院。双歧杆菌活菌胶囊和盐酸洛哌丁胺胶囊等治疗无效，而大便常规未发现有潜血及白细胞升高。取粪便镜检，见细长弯曲，呈逗点状、弧形革兰氏阴性菌。暗视野悬滴法镜检见"投镖式"运动的细菌。该患者可能是什么菌感染？如何进一步鉴定以确诊？

第十一章 其他革兰氏阴性杆菌

学习目标

1. 掌握嗜血杆菌属、鲍特菌属、军团菌属、布鲁氏菌属的微生物学检验方法。
2. 熟悉流感嗜血杆菌、布鲁氏菌的主要生物学特性及临床意义。
3. 了解鲍特菌属、军团菌属的主要生物学性状及临床意义。
4. 描述正确采集和处理常见苛养菌检验标本及进行相关检测的方法。

有些革兰氏阴性杆菌由于分离培养难度较大，不易被检出，随着分离培养鉴定技术水平的提高才被逐渐认识，这些菌类被称为苛养菌。临床上常见的革兰氏阴性苛养菌有嗜血杆菌属、军团菌属、布鲁氏菌属、鲍特菌属、弗朗西斯菌属等。

判断革兰氏阴性苛养菌的依据有：①在血琼脂平板上菌落细小，在 MAC 琼脂平板、EMB 琼脂平板和中国蓝琼脂平板上不生长，提示为苛养菌；②革兰氏阴性杆菌在血琼脂平板上 18～24 小时不生长，48～72 小时生长，提示为苛养菌；③临床表现疑似细菌感染，但普通培养不生长（排除厌氧菌），应怀疑为苛养菌。苛养菌应采用高营养培养基，延长培养时间。标本初次培养或次代培养一定要置于 CO_2 环境中，保持一定的湿度。

第一节 嗜血杆菌属

嗜血杆菌属（*Haemophilus*）在人工培养时必须提供新鲜血液或血液成分才能生长。目前该属内有 21 个种，是呼吸道常见菌，也可在肠道和阴道分离到，与临床相关的菌种有 9 种：流感嗜血杆菌、副流感嗜血杆菌、溶血嗜血杆菌、副溶血嗜血杆菌、杜克雷嗜血杆菌、埃及嗜血杆菌、嗜沫嗜血杆菌、副嗜沫嗜血杆菌、惰性嗜血杆菌。代表菌种为流感嗜血杆菌。其生物学特性见表 11-1。

表11-1　主要嗜血杆菌的生物学特性

菌种	生长需要			溶血	致病性
	X因子	V因子	CO_2		
流感嗜血杆菌	+	+	−	−	原发性化脓感染或继发感染
副流感嗜血杆菌	−	+	−	−	口腔、咽部、阴道正常菌群，偶引起心内膜炎、尿道炎

续表

菌种	生长需要			溶血	致病性
	X因子	V因子	CO_2		
溶血性嗜血杆菌	+	+	−	+	鼻咽部正常菌群,很少致病
副溶血性嗜血杆菌	−	+	−	+	口咽部正常菌群,偶引起咽炎、口腔炎、心内膜炎
嗜沫嗜血杆菌	+	+	+	−	口腔、咽部正常菌群,龈缘菌斑中常见,偶致脑脓肿、心内膜炎
副嗜沫嗜血杆菌	−	+	+	−	口腔、咽部、阴道正常菌群,偶引起脑脓肿、甲沟炎
杜克雷嗜血杆菌	+	−	+	−	软下疳
埃及嗜血杆菌	+	+	−	−	急性、慢性结膜炎,儿童巴西紫癜热

流感嗜血杆菌,俗称流感杆菌,是1892年从流感患者鼻咽部分离出的一种革兰氏阴性小杆菌,当时认为是流感的病原体,因此命名为流感杆菌。直至1933年分离到流感病毒,才明确流感的真正病原体是病毒。流感嗜血杆菌是流感继发感染的常见细菌。

一、生物学特性

1. 形态与染色 嗜血杆菌属为革兰氏阴性菌,在新鲜感染灶中形成短小球杆状,但在陈旧培养物中呈双球形、短丝状等明显多形态(图11-1);无芽孢,无鞭毛,大多有菌毛,有毒菌株有明显荚膜,毒力较强,大部分感染均由荚膜菌株引起。

2. 培养特性 嗜血杆菌属为需氧或兼性厌氧菌,最适生长温度为35～37℃,最适pH 7.6～7.8,在补充5%～10% CO_2 的大气中生长良好。杜克雷嗜血杆菌最佳生长温度为33℃。嗜血杆菌属对营养有特殊要求,生长需要X因子(氯化血红素)、V因子[辅酶Ⅰ(NAD)和辅酶Ⅱ(NADP)]。嗜血杆菌属最佳培养基是巧克力琼脂平板,培养24小时,可形成无色透明、露滴状小菌落,48小时后,菌落增大,呈灰

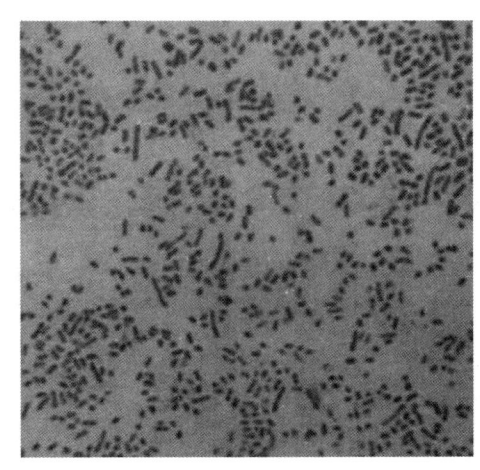

图11-1 流感嗜血杆菌形态

白色,光滑型,无溶血,继续培养因产生自溶酶,菌落中心凹陷。葡萄球菌和肠球菌也可在血琼脂平板释放V因子,在血琼脂平板上点种葡萄球菌或肠球菌也可促进嗜血杆菌属生长。

要点提示:嗜血杆菌属的培养特性

知识链接

X因子和V因子

X因子是细菌合成过氧化氢酶、过氧化物酶、细胞色素氧化酶等呼吸酶的辅基,耐热,120℃加热30分钟不被破坏。V因子是辅酶Ⅰ(NAD)和辅酶Ⅱ(NADP),在细菌呼吸中起递氢体作用,耐热性较X因子稍差,120℃加热15分钟即被破坏。

血液中含有X因子、V因子。新鲜血液中V因子常处于被抑制状态，经80~90℃加热10分钟，破坏红细胞膜上不耐热的抑制物后，可将V因子释放出来，故流感嗜血杆菌在巧克力琼脂平板上生长良好。待细菌荚膜消失后，菌落变为粗糙型。

3．抵抗力 嗜血杆菌属抵抗力较弱，50℃加热30分钟可被杀死。在人工培养基上易死亡，应每隔4~5天转种一次，室温保存比在4℃或37℃下存活时间更长。

4．血清型分型 流感嗜血杆菌根据其对吲哚、脲酶及鸟氨酸脱羧酶试验的反应不同可分为8个生物型（生化型）；根据荚膜多糖抗原的不同分为a、b、c、d、e、f共6个血清型，其中b型的致病性最强，f型次之。

知识链接

流感嗜血杆菌脑膜炎的预防与治疗

b型流感嗜血杆菌荚膜多糖疫苗对18个月以上儿童免疫效果较好，一年保护率在90%以上。纯化多糖与蛋白载体偶联制备的疫苗，可对6周龄婴儿进行预防接种，可产生保护性抗体，能有效降低儿童化脓性脑膜炎的发病率。b型流感嗜血杆菌对新的头孢菌素类药物敏感，特异性免疫血清与磺胺类药物合用，疗效较好。快速诊断和抗菌治疗可降低神经和智能缺陷的发生率。晚期脑膜炎的突出表现是硬脑膜下积液，需要外科引流。

二、临床意义

嗜血杆菌属存在于正常人上呼吸道，定植率可达正常人群的50%。其中有荚膜的b型定植较少，在健康儿童中定植率为3%~5%。该菌属可引起上呼吸道感染、尿路感染、脑膜炎、菌血症等感染性疾病。

三、微生物学检验

（一）标本采集

可采取血液、脑脊液、鼻咽分泌物、痰、脓液等标本。

（二）检验方法

1．形态检查 标本涂片，革兰氏染色后镜检，可看到革兰氏阴性短小杆菌或多形态杆菌，结合临床症状，可做初步诊断。痰、脓液或鼻咽分泌物可直接涂片，脑脊液标本可离心后取沉渣涂片。

2．抗原检查 用酶联免疫的方法检测标本中的抗原成分。

3．核酸检查 采用DNA杂交的方法检查核酸。在囊性纤维化患者的痰中，可用DNA杂交及单克隆标记法检查流感嗜血杆菌的外膜蛋白。

4．分离培养 将标本接种于巧克力琼脂培养基，在35~37℃、含5% CO_2湿润的气体环境中孵育18~24小时，可形成直径为1~2 mm、浅灰色、圆形、光滑、半透明的小菌落，其中，有荚膜的菌株呈黏液样，无荚膜的菌株菌落更小，呈浅黄色（图11-2）。临床标本中通常含有大量杂菌，为提高该菌属的检出率，可在巧克力琼脂中加入抗菌药物万古霉素、杆菌肽、克林霉素等。若在液体培养基中培养，有荚膜的菌株均匀浑浊生长，而无荚膜的菌株呈颗粒状沉淀生长。

要点提示：流感嗜血杆菌的检验方法

当流感嗜血杆菌与金黄色葡萄球菌一起培养时，可见到靠近葡萄球菌菌落的流感嗜血杆菌菌落较大，而远离葡萄球菌菌落的流感嗜血杆菌菌落较小或不生长，这种现象称为卫星现象（satellite phenomenon）。这一试验也称为卫星试验（图 11-3）。

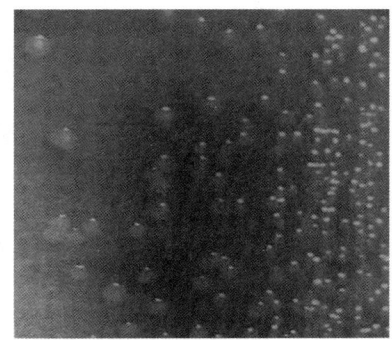

图 11-2　流感嗜血杆菌菌落

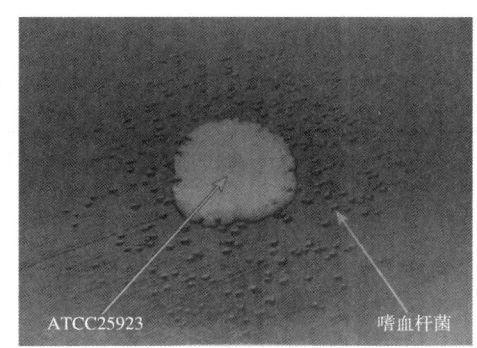

图 11-3　卫星试验结果

第二节　鲍特菌属

鲍特菌属（bordetella）是一类革兰氏阴性短杆菌，常寄居于人和动物的上呼吸道，主要包括百日咳鲍特菌（B. pertussis）、副百日咳鲍特菌（B. parapertussis）、支气管败血鲍特菌（B. bronchiseptica）、鸟鲍特菌（B. avium）、欣氏鲍特菌（B. hinzii）、霍氏鲍特菌（B. holmesii）、创口鲍特菌（B.trematum），其中前三种 DNA 的同源性高达 72%～94%，是临床常见的致病菌，可引起急性呼吸道感染，其他鲍特菌较少引起人类感染。本节主要介绍百日咳鲍特菌。

一、生物学特性

1．形态与染色　百日咳鲍特菌为革兰氏阴性短杆菌，两端着色较深，多次传代后形态呈多形性；无鞭毛，不形成芽孢，致病菌株有荚膜和菌毛。

2．培养特性　百日咳鲍特菌为专性需氧菌，最适生长温度为 35～37 ℃，最适 pH 6.8～7.0。初次分离细菌对营养要求较高，需用含甘油、马铃薯、血液的鲍 - 金培养基，但在木炭 - 马血（CHB）琼脂（添加 10% 去纤维马血的木炭琼脂基质）平板上生长更好。35 ℃培养 3～5 天可形成细小、光滑、灰色不透明的露滴状菌落，并有乙型溶血环；在液体培养基中呈均匀浑浊生长，管底有少量沉淀。

百日咳鲍特菌常发生菌落由 S 型至 R 型变异。新分离的百日咳鲍特菌为 S 型，有荚膜，毒力强，菌落光滑，称 I 相菌，II 相、III 相菌株为过渡相菌，逐渐变为 R 型的 IV 相菌。制备疫苗应选用 I 相菌。

3. 生化反应 百日咳鲍特菌一般不发酵糖类，但分解蔗糖和乳糖，产酸不产气；过氧化氢酶试验阳性；吲哚试验、枸橼酸盐利用试验、脲酶试验均为阴性。

4. 抵抗力 百日咳鲍特菌抵抗力不强，对一般消毒剂和抗菌药敏感，但对青霉素不敏感，在培养基中加入青霉素可抑制杂菌生长。

5. 抗原结构 百日咳鲍特菌具有耐热的菌体抗原（O抗原）和不耐热的荚膜表面抗原（K抗原）。O抗原为本菌属的共同抗原，K抗原由多种凝集因子组成，其中因子7为百日咳鲍特菌、副百日咳鲍特菌和支气管败血鲍特菌所共有。三种常见鲍特菌的抗原因子见表11-2。

表11-2 三种常见鲍特菌的抗原因子

菌株	种特异因子	其他因子
百日咳鲍特菌	1	2、3、4、5、6、7
副百日咳鲍特菌	14	8、9、11、7
支气管败血鲍特菌	12	8、9、10、11、7

二、临床意义

百日咳鲍特菌是百日咳的病原体，细菌首次感染人体后黏附于支气管和支气管上皮细胞上迅速繁殖，干扰上皮细胞纤毛运动并产生毒素，引起局部炎症、坏死，上皮细胞纤毛运动受抑制或破坏，黏稠分泌物增多不能及时排出，导致剧烈咳嗽。整个病程中百日咳鲍特菌不进入血流。

百日咳鲍特菌可通过飞沫传播，引起百日咳，一年四季均有散发，冬春季节发病较多，以儿童多见，患者是唯一的传染源。隐性感染、病后及预防接种后机体可产生较持久的免疫力，再次感染少见。气管黏膜局部的SIgA的抗感染作用比血清中的抗体更为重要。

副百日咳鲍特菌也可引起百日咳与急性呼吸道感染，但症状较轻，病程持续时间短。支气管败血鲍特菌主要引起动物的呼吸道感染，人接触感染动物后也能引起百日咳。

百日咳鲍特菌感染临床治疗首选红霉素、氨苄西林等，次选氨曲南及复方磺胺甲噁唑（SMZ-TMP），该菌对青霉素不敏感。百日咳鲍特菌的感染控制以预防接种为主。

三、微生物学检验

（一）标本采集

在感染百日咳鲍特菌的早期采集标本可提高阳性检出率。采集法：①咳碟法，将鲍-金培养基平板打开，患者对准培养基平板咳嗽数次，直接收集患者咳出的飞沫进行培养；②鼻咽拭子法，固定患儿头部，将拭子通过鼻孔探入鼻咽部采集标本。

> **要点提示**：百日咳鲍特菌患者标本采集方法

（二）检验方法

1. 形态检查 可取患者鼻咽分泌物与咳痰标本直接涂片后革兰氏染色镜检，但阳性率低，临床标本直接染色镜检意义不大，仅作为参考。

2. 分离培养与鉴定

（1）分离培养：将标本接种在鲍-金培养基35℃培养，注意保持湿度。大部分百日咳鲍特菌3~5天可检出菌落，副百日咳鲍特菌2~4天可检出，3~5天形成小、光滑、隆起、有特征性珠光色泽、乳酪样黏稠的菌落（图 11-4）。涂片染色，按其生物学特性进行鉴定。若无菌落长出，至少需要孵育 7 天才可报告阴性。

（2）鉴定：有以下几种方法。

1）直接荧光抗体检查法：在荧光显微镜下，外周呈绿色荧光、中心暗的球杆菌为阳性。

2）单克隆抗体检测：采用 ELISA 法可检测百日咳鲍特菌的可溶性抗原毒素丝状血细胞凝集素（FHA）、百日咳毒素（PT）及特异性脂多糖。

3）抗体检查：用 ELISA 法检查患者血清中所含该菌的 FHA 和 PT 的抗体（IgM 及 IgA），其中 IgA 在感染早期出现，不受接种疫苗干扰，利于早期诊断。

4）生化反应：过氧化氢酶试验阴性，不发酵糖类，分解蔗糖和乳糖，产酸不产气，吲哚试验、枸橼酸盐利用试验、脲酶试验均为阴性。

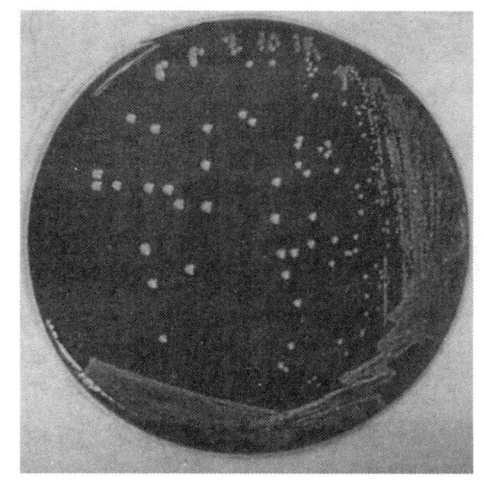

图 11-4　百日咳鲍特菌

5）核酸检查：百日咳鲍特菌的 DNA 有高度特异性，16S rRNA 测序可有效用于菌株的鉴定。

第三节　军团菌属

军团菌属（*Legionella*）属于军团菌科（*Legionellaceae*），该菌属比较复杂，包括 39 个菌种和 61 个血清型，其中超过一半的细菌与人类疾病有关，绝大多数病例均由嗜肺军团菌引起。

知识链接

军团菌

1976 年美国费城的退伍军人大会期间暴发流行一种原因不明的肺炎，导致 34 人死亡，当时称为军团病。此后从死亡者肺组织中分离出一种革兰氏阴性杆菌，被称为军团菌，1984 年将其列为军团菌科军团菌属。研究表明军团菌是自然界普遍存在的一群细菌，各种天然水源及人工冷、热水管道系统是其主要储存场所，31～36 ℃ 的水温及水中丰富的有机物质的存在，可使之长期存活和定居。

一、生物学特性

1. 形态与染色　军团菌属为革兰氏阴性杆菌，菌体形态易变，在组织中呈短杆状（图 11-5），在人工培养基上呈多形性；由于革兰氏染色不易着色，显色较浅，常用 Dieterle 镀银染色（菌体呈黑褐色）或 Giemsa 染色（菌体呈红色）；有 1 根或数根端鞭毛或侧鞭毛，有菌毛和微荚膜，不形成芽孢。

2. 培养特性　军团菌属为专性需氧菌，2.5%～5% 的 CO_2 可促进生长，最适生长温度为 35 ℃，最适 pH 6.7～7.0。其营养要求苛刻，生长缓慢，生长环境中必须含半胱氨酸和甲硫氨酸等必需氨基酸，铁、钙、镁、锰、锌和钼等元素可促进其生长。常用培养基为缓冲液 - 活性炭 - 酵母浸液琼脂（buffer-carbo-yeast extract agar，BCYE 琼脂）。军团菌属生长缓慢，3～5 天形

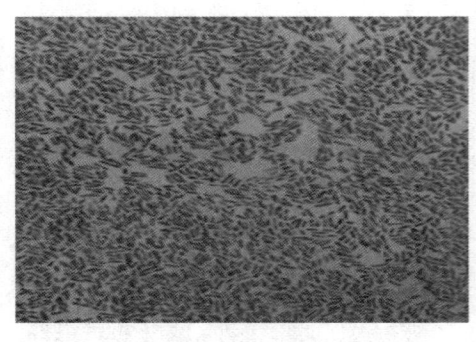

图 11-5　嗜肺军团菌形态

成 1～2 mm、圆形凸起、灰白色有光泽的菌落，培养物有特殊臭味。

3．生化反应　军团菌属过氧化氢酶试验阳性，氧化酶试验阳性，可液化明胶，能水解马尿酸，不分解糖类，脲酶试验阴性，硝酸盐还原试验阴性，不分解糖类。

4．抗原结构　军团菌属具有 O 抗原和 H 抗原，O 抗原有特异性，H 抗原无特异性。根据 O 抗原可将嗜肺军团菌分成 15 个血清型，我国分离较多的嗜肺军团菌为 1 型和 6 型。

5．抵抗力　嗜肺军团菌的生存能力较强，在蒸馏水中可存活 100 天以上，在下水道污水中可存活 1 年，医院空调冷却水中常存在此菌。该菌对常用化学消毒剂、干燥、紫外线敏感，1% 甲酚处理数分钟可被杀死，但对酸的抵抗力强，在 pH 2.0 的 HCl 中可存活 30 分钟，利用这一特点处理标本，可去除杂菌，提高该菌检出率。

> 要点提示：军团菌的抵抗力特征

知识链接

嗜肺军团菌

嗜肺军团菌生存力极强，只要环境适宜可长期存活，在相对湿度 80% 的环境下相当稳定，36～70 ℃ 热水中能够成活；能与一些常见原虫、微生物形成共生关系，与蓝绿藻伴随生长，可利用藻的代谢产物作为碳源和能源，还可被阿米巴原虫吞噬并在其体内繁殖，同时能保持致病活力；在下水道污染水中和自来水龙头上可以存活 1 年，如果存在供水系统处理不当，就可能以气溶胶方式传播感染人群。

二、临床意义

军团菌属致病物质主要是产生的多种酶类、毒素物质和溶血素，如磷酸酶、核酸酶和细胞毒素等，可直接损伤宿主。

军团菌属存在于水和土壤中，由空气传播，带菌飞沫、气溶胶可被直接吸入下呼吸道而造成感染，多流行于夏秋季节。肺炎型（重症）感染主要由嗜肺军团菌（LP），特别是 LP1、LP6 血清型及米克戴德军团菌引起，潜伏期 2～10 天，除呼吸道症状外还有明显的多器官损害，头痛、畏寒、发热，伴消化道及神经系统症状及体征，致死率高。非肺炎型感染症状较轻，其临床表现为肌肉痛、发热、寒战、头痛等，症状持续 3～5 天，预后良好。

军团病的临床表现多种多样，易侵犯患有慢性器质性疾病或免疫功能低下的患者，如恶性肿瘤、慢性支气管炎或肺气肿等患者，以及使用激素、免疫抑制药者。嗜肺军团菌也是医院感染的致病菌之一，医院中央空调冷却塔污染的循环水形成气溶胶是病菌的主要来源。

军团菌是胞内感染菌，细胞免疫在抗菌感染过程中起重要作用，由细胞因子活化的单核细胞可抑制细胞内细菌的生长繁殖，抗体及补体则促进中性粒细胞对细胞外细菌的吞噬杀灭。

军团病的治疗首选红霉素，对治疗效果不佳者可联合使用利福平及其他抗菌药。

三、微生物学检验

(一)标本采集

临床标本以痰、呼吸道分泌物、肺活检组织、血液和胸腔积液为主。其中除血液和胸腔积液外,均混有正常菌群及其他致病菌,从临床或环境分离军团菌时,需先对标本做酸处理,并使用含抗菌药的选择性培养基,以去除杂菌。病理组织标本,如尸体或活检组织及实验动物的肝、脾等标本必须制成悬液,再进行涂片和分离培养。环境污染标本、水标本应先浓缩再接种,土壤标本加入无菌水中振荡 30 分钟取水样,参照水标本处理。

(二)检验方法

1. 形态学检查 军团菌属为革兰氏阴性小杆菌,苏丹黑染色可显蓝黑色或蓝灰色脂肪滴。

2. 核酸检查 DNA 探针及 PCR 扩增 rRNA 的方法均可用于军团菌的快速诊断。原位杂交技术可利用特异性核酸作为探针对组织细胞进行杂交,以确定有无军团菌感染。

3. 分离培养与鉴定

(1)分离培养:军团菌属在活性炭-酵母浸液(BCYE)琼脂培养基上 3~5 天形成直径为 1~2 mm 的光泽菌落;在 F-G(Feeley-Garman)琼脂培养基上,生长缓慢,3~5 天可见针尖大小的菌落,直径 1~2 mm,颜色多变,有光泽,湿润,半透明,有特殊臭味,在紫外线照射下可产生荧光。

(2)鉴定

1)色素产生试验:军团菌在 MH-LH 琼脂上可产生褐色色素。

2)抗体检查:检查患者血清中抗军团菌 IgM 及 IgG 可以做出特异性诊断。IgM 阳性提示为近期感染,IgG 可在体内持续数月,供流行病学调查用。常采用的检查方法包括免疫荧光试验(IFA)、微量凝集试验(MAA)、血试管凝集试验(TAT)、ELISA 等。

(三)鉴别要点

常见军团菌主要生化反应特征见表 11-3。

表11-3 常见军团菌主要生化反应特征

试验	嗜肺军团菌	米克戴德军团菌	长滩军团菌	瓦兹俄斯军团菌	佐丹军团菌	博杰曼军团菌	杜莫夫军团菌	高曼军团菌	安绥军团菌
氧化酶试验	+	+	+	−	+	+/−	−	−	−
过氧化氢酶试验	+	+	+	+	+	+	+	+	+
明胶液化试验	+	+	+	+	+	+	+	+	+
血琼脂生长试验	−	−	−	−	−	−	−	−	−
BCYE生长试验	+	+	+	+	+	+	+	+	+
半胱氨酸需要试验	+	+	+	+	+	+	+	+	+
马尿酸水解试验	+	−	−	−	−	−	−	−	−
β-内酰胺酶试验	+	−	+/−	+	+	+/−	+	+	+
自发荧光试验	−	−	−	−	−	+	+	+	+

第四节 布鲁氏菌属

> **案例 11-1**
>
> 患者，女，41 岁，因发热、头晕，伴有左膝关节疼痛等症状入院。采集患者血液进行细菌培养，5 天后培养物变浑浊，取培养物涂片染色，镜检发现革兰氏阴性小球杆菌，患者血清中布鲁氏菌特异性抗体阳性。
>
> 思考题：
> 1. 该患者可能感染何菌？
> 2. 如何对该菌进行检验？

布鲁氏菌属（Brucella）是引起人类、家畜和其他动物布鲁氏菌病的原菌体，主要储存宿主是羊、牛、猪。布鲁氏菌属使人致病菌种的包括羊布鲁氏菌（B. melitensis）、牛布鲁氏菌（B. abortus）、猪布鲁氏菌（B. suis）、犬布鲁氏菌（B. canis）等。布鲁氏菌在全世界范围内广泛分布，我国流行的主要有羊布鲁氏菌、牛布鲁氏菌和猪布鲁氏菌，尤以羊布鲁氏菌最常见。

> **知识链接**
>
> **布鲁氏菌病**
>
> 1887 年由英国医师 David Bruce 首先在马耳他岛从一名"马耳他热"死亡患者脾中分离出一种细菌，将其命名为布鲁氏菌，故布鲁氏菌病（brucellosis）又称马耳他热（Malta fever）。2000 年以来布鲁氏菌病流行有逐年增加的趋势，目前全世界每年新增病例超过 50 万。我国内蒙古、黑龙江、山西等省 2000 年以来累计新发病人数均已逾万。

一、生物学特性

1. 形态与染色 布鲁氏菌属为革兰氏阴性球杆菌或短杆菌，两端钝圆，偶见两极浓染；常单个存在，少数聚集成小团状排列；无鞭毛，不形成芽孢；光滑型菌株有微荚膜；革兰氏染色着色不佳，可被碱性染料染色，用柯兹罗夫斯基染色法染色，布鲁氏菌属呈鲜红色，背景呈绿色。

2. 培养特性 布鲁氏菌属为专性需氧菌，营养要求较高，培养基中宜含有维生素 B_1、烟酸、生物素等物质。初次分离培养时需 5%～10% 的 CO_2，最适生长温度为 35～37 ℃，最适 pH 6.6～6.8。该菌生长缓慢，新分离的初代菌培养需 1 周左右才出现微小、无色透明、中央稍凸起的光滑型（S）菌落；传代培养 48 小时可形成菌落，多次传代后可转变成粗糙型（R）菌落；在血琼脂平板上不溶血；强毒株比弱毒株生长慢。

3. 生化反应 布鲁氏菌属分解葡萄糖产酸，不分解阿拉伯糖，多数布鲁氏菌氧化酶属于阳性，能还原硝酸盐，脲酶属于阳性。大多能分解尿素和产生 H_2S。根据产生 H_2S 的多少和在含有碱性染料培养基中的生长情况，可鉴别羊布鲁氏菌、牛布鲁氏菌、猪布鲁氏菌。

4. 抗原结构 布鲁氏菌属抗原结构复杂，目前临床用于诊断的主要有 A 抗原和 M 抗原。两种抗原在不同布鲁氏菌中含量不同：羊布鲁氏菌以 M 抗原为主（A：M 约为 1：20）；

牛布鲁氏菌以 A 抗原为主（A∶M 约为 20∶1），猪布鲁氏菌介于二者之间（A∶M 约为 2∶1）。用相应的 A 与 M 因子抗血清进行凝集试验，可以鉴别三种布鲁氏菌（表 11-4）

表11-4　三种布鲁氏菌的主要生物学特性与鉴别

菌种	CO_2需要试验	脲酶试验	H_2S试验	含染料培养基中生长试验		凝集试验	
				复红（1∶50 000）	硫堇（1∶20 000）	抗A因子	抗M因子
羊布鲁氏菌	−	不定	−	+	+	−	+
牛布鲁氏菌	+/−	+	+	+	−	+	−
猪布鲁氏菌	−	+	+/−	−	+	+	+

5．抵抗力　布鲁氏菌属抵抗力较强，在土壤、毛皮、病畜的脏器和分泌物、肉和乳制品中可生存数周至数月。该属细菌对低温的抵抗力强，但对湿热、紫外线、常用消毒剂均较敏感，湿热 60 ℃或紫外线直接照射 20 分钟即可死亡；对常用消毒剂均较敏感，如用 3% 甲酚皂溶液（来苏水）、0.1% 苯扎溴铵作用数分钟可杀死布鲁氏菌。布鲁氏菌属对利福平、多西环素、链霉素、四环素等广谱抗菌药敏感。牛奶中的布鲁氏菌可用巴氏消毒法灭菌。

二、临床意义

布鲁氏菌属不产生外毒素，但有较强的内毒素，是多糖类脂蛋白复合物，可以引起发热反应。布鲁氏菌属有较强的侵袭力，细菌可以通过完整的皮肤和黏膜进入宿主体内，并在体内具有很强的繁殖和扩散能力，这与其产生的透明质酸酶和过氧化氢酶有关。

布鲁氏菌属动物宿主广泛，包括家畜、家禽及野生动物。布鲁氏菌病一年四季均可发病，但以家畜分娩季节为多。流行区在发病高峰季节（春末夏初）可呈点状暴发流行。人类患病率与职业有密切关系，畜牧兽医工作人员、屠宰场工人、皮毛工等明显高于一般人群，发病年龄以青壮年为主。人类对布鲁氏菌属普遍易感，病畜的分泌物、排泄物、流产物及乳汁中含有大量病菌，是人类最危险的传染源。患者也可以从粪便、尿液、乳汁向外界排菌，但人传人的实例很少见。因此，布鲁氏菌病主要通过接触病畜及其分泌物或被污染的畜产品，经皮肤、呼吸道、消化道、眼结膜、生殖道等多种途径感染。由于布鲁氏菌属对人有极强的致病力，常导致实验室获得性感染，因此所有标本处理应在生物安全 2 级以上水平实验室中进行。

布鲁氏菌属细菌侵入人体后，出现菌血症，临床表现为轻度发热。随后病菌进入肝、脾、骨髓、淋巴结等处繁殖并多次进入血液循环。如此反复形成的菌血症，使患者的发热型呈波浪式，临床上称波状热。病程一般持续数周至数月。感染可在全身各处引起迁徙性病变，体征有肝、脾大，肌肉与关节疼痛，少数患者尚可出现心血管症状等。本病潜伏期相对较长，易转为慢性，常反复发作。

布鲁氏菌属细菌进入人体后，被中性粒细胞和巨噬细胞吞噬，成为胞内寄生菌，故人体以细胞免疫为主，但特异性 IgM 和 IgG 可发挥免疫调节作用。布鲁氏菌属各菌种或生物型的抗体有交叉保护作用。初期的免疫为有菌免疫，但随着免疫力不断增强，可转变为无菌免疫。

布鲁氏菌病为乙类传染病，一旦发现，应在 24 小时内向有关部门报告。治疗原则为早期应用足量抗菌药，疗程较长，必要时可重复疗程。临床治疗首选利福平与多西环素联合使用，或利福平与四环素联合使用；神经系统受累者可联合使用四环素与链霉素，同时应采用支持疗法和对症处理。对慢性病患者，抗菌药治疗仍然有效，同时应辅以免疫增强药并配合综合治疗措施，可明显提高治愈率。

三、微生物学检验

(一)标本采集

常用血液标本,发热的血液标本培养阳性率很高。急性、亚急性和慢性期患者均可取骨髓分离。此外,尿液、关节液、脑脊液、乳汁等也能分离到布鲁氏菌,也可采集病畜的羊水、子宫分泌物,流产动物的肝、脾、淋巴结、骨髓等标本进行检验。

(二)检验方法

1. 形态检查 临床标本直接染色镜检,但意义不大。

2. 分离培养与鉴定

(1)分离培养:在血琼脂平板上培养 5~7 天可形成微小、不溶血菌落。菌落为无色、半透明、圆形、表面光滑、边缘整齐、中央稍凸起、直径 2~3 mm,有时可出现黏液样或干燥的硬皮样菌落(图 11-6)。液体培养基呈轻度浑浊,有沉淀,不形成菌膜。如未生长,应延长培养时间超过 30 天才能报告。分离培养物涂片染色可见革兰氏阴性小球杆菌,因不能很好地被碱性复红染色,着色弱,呈现细砂状。

(2)鉴定:布鲁氏菌属有以下几种鉴定方法。

1)抗原检测:采用玻片凝集及试管凝集法,此法敏感性高,但特异性低。

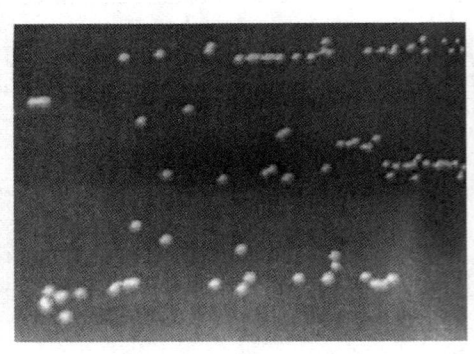

图 11-6 羊布鲁氏菌菌落形态

2)生化反应:多数菌种过氧化氢酶试验、氧化酶试验阳性,分解葡萄糖产酸,能还原硝酸盐,脲酶试验阳性。

3)血清学检查:血清学检查是诊断布鲁氏菌病常用的方法,特别是对于慢性病患者,不仅可以诊断,还可以确定是否复发。人感染布鲁氏菌后,发病 2 周后血中开始出现抗体,因为是不完全抗体需要用抗人球蛋白检查,且在病程进展中抗体浓度不断升高。发病 3 周后出现 IgG,此时可用补体结合试验检查抗布鲁氏菌 IgG,其特异性较高,也可用荧光免疫技术及 ELISA 检查抗体。

4)PCR 检测:布鲁氏菌属的 DNA 检测是近年来建立的诊断方法。

(石文静)

 自测题

一、选择题

1. 布鲁氏菌病的发热类型是
   A. 弛张热　　　　　　　　　　　B. 稽留热
   C. 间日热　　　　　　　　　　　D. 波浪热
   E. 持续热

2. 最有可能分离出流感嗜血杆菌的标本是
   A. 痰液　　　　　　　　　　　　B. 腹腔液
   C. 烧伤分泌物　　　　　　　　　D. 粪便
   E. 血液

3. 对于布鲁氏菌病的人群易感性说法正确的是
   A. 老人和儿童易感
   B. 男性易感
   C. 身体衰弱或有慢性疾病的人易感染
   D. 人群对布鲁氏菌普遍易感
   E. 女性易感
4. 布鲁氏菌病诊断的金标准是
   A. 试管凝集试验
   B. 虎红凝集试验
   C. 荧光定量 PCR 方法
   D. 分离培养布鲁氏菌
   E. ELISA
5. 关于军团菌，下列说法正确的是
   A. 军团菌只引起肺炎症状
   B. 军团菌属中只有嗜肺军团菌致病
   C. 军团菌普遍存在于自然界中
   D. 军团菌革兰氏染色阳性
   E. 军团菌只有 O 抗原
6. 关于布鲁氏菌感染途径的描述，正确的是（多选）
   A. 可通过呼吸道吸入传播
   B. 可通过消化道食入传播
   C. 可以经过体表皮肤黏膜接触传播
   D. 人与人之间相互传播
   E. 布鲁氏菌病是乙类传染病
7. 流感嗜血杆菌生长所需因子有（多选）
   A. X 因子
   B. Y 因子
   C. V 因子
   D. T 因子
   E. R 因子

二、案例讨论

1. 患儿，女，1 岁，因阵发性严重咳嗽而入院。发作时，连续咳嗽 5～20 次，呼吸困难，口鼻流出大量黏液性带泡分泌物。患者咳嗽终止前，随着空气最后涌入肺部，发出喘鸣音。其他临床症状有：鼻和眼结膜出血，眶膜水肿，淋巴细胞性白细胞增多。患者无发热，咽喉部无假膜。该患儿尚未接受常规计划免疫。引起该患儿疾病的最可能的病原体是什么？已与该患儿有密切接触的未免疫儿童及成人，应采取哪些药物进行预防性治疗？应如何进一步鉴定该菌？分离培养该病原体应采用什么培养基？

2. 患者，男，55 岁，烟瘾严重，患有肺气肿，因急性肺部剧烈疼痛、干咳、高热和水样便而入院。患者严重嗜睡和精神错乱。在随后几天内，他开始不间断地咳出黏液性脓痰，X 线检查显示单侧肺炎，肺下叶呈模糊状阴影，在痰液中发现含有嗜中性白细胞，用革兰氏染色法镜检，未发现病菌，气管引流物在普通血琼脂平板和巧克力琼脂平板上培养未见细菌生长，但在富含 L-半胱氨酸的活性炭酵母浸液琼脂培养基上培养 4 天后长出菌落，呈蓝绿色，含有革兰氏阴性短杆菌。该病最可能的致病菌是什么？诊断依据是什么？该菌常存在于哪些环境中？治疗首选药物是什么？控制该病流行的措施有哪些？

第十二章 常见革兰氏阳性需氧或兼性厌氧杆菌

学习目标

1. 掌握白喉棒状杆菌和产单核细胞李斯特菌的生物学特性、微生物学检验及临床意义。
2. 熟悉炭疽芽孢杆菌和阴道加特纳菌的生物学特性、微生物学检验及临床意义；白喉棒状杆菌异染颗粒的染色方法和鉴定，炭疽芽孢杆菌与蜡样芽孢杆菌的鉴别。
3. 了解蜡样芽孢杆菌和红斑丹毒丝菌的生物学特性、微生物学检验及临床意义。
4. 描述白喉棒状杆菌和产单核细胞李斯特菌的鉴别依据。

第一节 革兰氏阳性无芽孢杆菌

一、白喉棒状杆菌

白喉棒状杆菌（*Corynebacterium diphtheriae*）是引起急性呼吸道传染病白喉的病原体，该菌主要侵犯上呼吸道，在局部形成灰白色假膜。

（一）生物学特性

1. 形态与染色 白喉棒状杆菌为革兰氏阳性菌，菌体细长略弯曲，其一端或两端膨大呈棒状，排列不规则，常呈V、Y、L等形或栅栏状排列，无荚膜，无鞭毛，无芽孢。白喉棒状杆菌经奈瑟染色（菌体黄褐色，颗粒呈紫黑色）或阿氏染色（菌体蓝绿色，颗粒呈蓝黑色）后，菌体一端、两端或中央可见明显浓染颗粒，称为异染颗粒，是白喉棒状杆菌的主要鉴别特征（图12-1）。

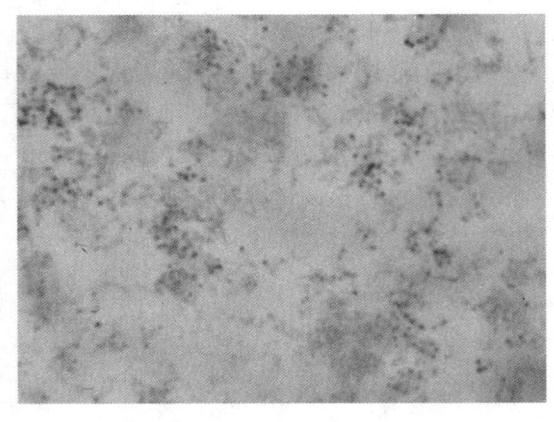

图12-1 白喉棒状杆菌（奈瑟染色，×1000）

要点提示： 白喉棒状杆菌的形态

2. 培养特性 白喉棒状杆菌为需氧或兼性厌氧菌，最适生长温度为 35 ℃，最适 pH 为 7.2～7.8。该菌营养要求较高，在吕氏血清培养基或鸡蛋斜面培养基上生长迅速，12～18 小时即形成细小、灰白色、湿润、圆形、凸起的光滑型菌落，菌体镜下形态典型，有明显的异染颗粒。白喉棒状杆菌在含 0.03%～0.04% 胱氨酸-亚碲酸钾培养基上可形成黑色或灰黑色菌落（白喉棒状杆菌能使亚碲酸钾还原成元素碲），根据在亚碲酸钾培养基上的菌落特征、溶血及淀粉分解情况可将其分为三种类型：轻型、中间型和重型。在液体培养基上因型别不同而有所差异，生长时重型倾向于形成膜状，轻型呈分散生长，中间型有颗粒沉淀。

3. 生化反应 白喉棒状杆菌过氧化氢酶试验、硝酸盐还原试验阳性；氧化酶试验、脲酶试验和吲哚试验阴性；发酵葡萄糖和麦芽糖，产酸不产气。

4. 抵抗力 白喉棒状杆菌对干燥、寒冷和紫外线的抵抗力较其他无芽孢细菌强。对湿热的抵抗力较弱，100 ℃加热 1 分钟或 60 ℃加热 10 分钟即可死亡。对青霉素等 β-内酰胺类药物及常用广谱抗菌药敏感，但对磺胺类药物不敏感。

（二）临床意义

1. 致病物质 白喉棒状杆菌的致病物质主要有白喉外毒素、索状因子和 K 抗原。其中以白喉外毒素最重要，白喉外毒素为棒状杆菌 β-噬菌体 tox 基因表达产物，其结构由 A、B 两个亚单位组成，通过 B 亚单位与细胞上的受体结合，然后 A 亚单位进入细胞，抑制细胞蛋白质的合成，引起细胞变性坏死。

2. 所致疾病 白喉棒状杆菌的主要传染源是患者及带菌者，其传播途径是经飞沫或污染物品传播。该菌侵入机体上呼吸道后，在鼻咽部黏膜大量繁殖并产生毒素，破坏局部上皮细胞，引起局部毛细血管扩张、充血，纤维蛋白质渗出将炎症细胞、坏死组织和细菌聚集在一起，形成灰白色膜状物，称为"假膜"。气管或支气管内的假膜容易脱落而引起阻塞，导致呼吸困难或窒息，这是白喉早期致死的主要原因。此外，该菌的外毒素可入血引起毒血症，进入血液循环后与易感组织细胞结合，抑制蛋白质合成，引起细胞损伤，临床常导致心肌炎、软腭肌麻痹及肝、肾组织病变。

3. 免疫性 机体对白喉棒状杆菌的免疫主要以体液免疫为主，通过显性、隐性感染和预防接种均可获得免疫力。新生儿可从母亲体内获得抗体，出生后抗体逐渐消失，故易感人群为 1～5 岁儿童。

要点提示：白喉棒状杆菌的致病性

（三）微生物学检验

1. 检验程序 见图 12-2。

2. 标本的采集与处理 用无菌棉拭子采集标本，取患者口咽、鼻咽、扁桃体黏膜、假膜边缘或其他可疑病灶处的分泌物。标本应在用药前进行采集。不能及时检查时，应将标本保存于生理盐水或 15% 甘油盐水中。

3. 检验方法

（1）直接涂片镜检：取患者标本涂片 2 份，分别进行革兰氏染色和亚甲蓝或奈瑟染色后镜检。若镜下找到革兰氏阳性棒状杆菌，且有明显的异染颗粒，形态典型，可做初步报告："镜下可见革兰氏阳性杆菌，呈棒状，有异染颗粒。"

（2）分离培养：将标本接种于吕氏血清培养基或胱氨酸-亚碲酸钾血琼脂平板上，35 ℃培养 18～24 小时即可见典型菌落，挑取可疑菌落再涂片染色镜检。

（3）生化鉴定：挑取可疑菌落进行系统生化鉴定。过氧化氢酶试验、硝酸盐还原试验阳

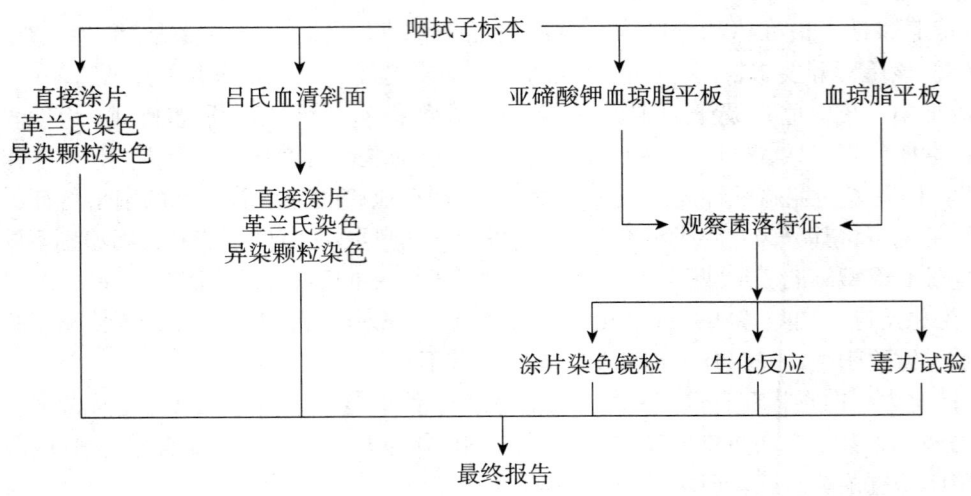

图 12-2 白喉棒状杆菌的检验程序

性;氧化酶试验、脲酶试验和吲哚试验阴性;发酵葡萄糖和麦芽糖,产酸不产气。

(四)防治原则

预防白喉的关键是接种疫苗,目前我国主要使用百日咳菌苗、白喉类毒素、破伤风类毒素的混合制剂"百白破混合疫苗"进行人工自动免疫,新生儿出生后3个月初次接种,3~4岁和6~8岁时分别加强免疫一次。与白喉患者密切接触的易感儿童需肌内注射1000~2000 U 白喉抗毒素进行紧急预防,注射前应做皮肤试验,同时注射白喉类毒素。

对白喉患者的治疗要早期、足量注射白喉抗毒素,同时应用敏感抗菌药物。

二、产单核细胞李斯特菌

案例 12-1

患者,男,40小时,早产儿,出现新生儿呼吸窘迫综合征,主要临床表现为反应差,发绀,呻吟,吐沫,三四征(+),双肺呼吸音粗,可闻及较密集的水泡音,呼吸70次/分,心率130次/分。血培养呈阳性,直接涂片染色镜检可见G^+球杆菌,血琼脂平板培养24小时形成光滑、灰白色、半透明、有狭窄乙型溶血环的菌落,该菌在半固体培养基中25℃培养时,细菌沿穿刺线向外蔓延生长,呈倒伞状,在37℃培养时无动力现象,CAMP试验阳性。

思考题:
1. 该病最有可能的病原体是什么?
2. 如何对该病原体进行微生物学检验?
3. 鉴定该病原体的依据有哪些?

产单核细胞李斯特菌(*L. monocytogenes*)属于李斯特菌属,李斯特菌属主要包括产单核细胞李斯特菌、伊氏李斯特菌、无害李斯特菌、威尔斯李斯特菌、西尔李斯特菌、格氏李斯特菌和默氏李斯特菌,其中只有产单核细胞李斯特菌对人和动物致病。

(一)生物学特性

1. 形态与染色 产单核细胞李斯特菌为革兰氏阳性短杆菌或球杆菌,长0.5~2.0 μm,

宽 0.4～0.5 μm，直或略弯，多数菌体一端膨大，似棒状，常呈 V 形排列，有的呈丝状，偶尔可见双球状排列；陈旧培养物培养后呈阴性；无芽孢，在 20～25 ℃环境可形成 1～5 根鞭毛，运动活泼，37 ℃运动缓慢或无运动，一般无荚膜，在含血清的葡萄糖蛋白胨水中可形成荚膜。

2. 培养特性 产单核细胞李斯特菌为兼性厌氧菌，最适生长温度为 30～37 ℃，能在 4 ℃下生长（故可进行冷增菌）。该菌营养要求不高，可在普通琼脂培养基中生长，但在血琼脂培养基或胰酪胨琼脂上生长更好。加入 0.2%～1%（W/V）的葡萄糖及 2%～3%（V/V）的甘油生长更佳。在血琼脂平板上形成圆形、光滑、有狭窄乙型溶血环的较小菌落，溶血环常不超出菌落边缘，移去菌落才可见。在半固体培养基中，20～25 ℃环境下细菌有动力现象，沿穿刺线呈倒伞状生长，37 ℃时失去动力或动力缓慢，呈"线状"生长。在液体培养基中为浑浊生长，表面可形成薄膜。

> **要点提示**：产单核细胞李斯特菌的形态与菌落特征

3. 生化反应 产单核细胞李斯特菌过氧化氢酶试验阳性，氧化酶试验阴性，CAMP 试验阳性，能发酵多种糖类（葡萄糖、麦芽糖和果糖等），产酸不产气，VP 试验和甲基红试验阳性，吲哚试验阴性，水解七叶苷、精氨酸，不分解尿素，不液化明胶。

4. 抵抗力 产单核细胞李斯特菌对理化因素抵抗力较强。该菌对碱和盐的抵抗力强，常规的巴氏消毒法不能被杀灭，60～70 ℃加热 10～30 分钟可被杀死。体外药物敏感试验显示该菌对青霉素、氨苄西林、四环素均敏感，对磺胺类、枯草杆菌素和多黏菌素耐药。

（二）临床意义

产单核细胞李斯特菌是一种强致病性的食源性致病菌，广泛分布于自然环境中，在水、土壤、粪便和干草内能长期存活。

1. 主要致病物质 包括李斯特菌溶血素、磷脂酰肌醇-特异性磷脂酶 C 和菌体表面成分（表面侵袭蛋白）等。

2. 所致疾病 产单核细胞李斯特菌能引起人兽共患的李斯特菌病，该病的潜伏期为 3～90 天，感染后通常表现为脑膜炎、败血症、单核细胞增多等症状。该病的传染源是健康带菌者，传播途径是粪-口途径，也可经胎盘或产道引起新生儿感染，还可通过眼及破损皮肤、黏膜进入体内而造成感染。该菌在 4 ℃可缓慢生长，污染食品（特别是冷藏、冷冻食品）后，引起人类肠道感染。

> **知识链接**
>
> **"冰箱杀手"**
>
> 据报道，健康人粪便中产单核细胞李斯特菌的携带率为 0.6%～16%，有 4%～8% 的水产品、5%～10% 的奶及奶制品、30% 以上的肉制品、15% 以上的家禽均可被该菌污染。
>
> 产单核细胞李斯特菌能在 2～42 ℃环境中生存，它能在冰箱冷藏室内较长时间生长繁殖，若人们在未经高温彻底加热处理的情况下食用这些被污染的食物，就可能出现感染症状，因而李斯特菌病又称为"冰箱病"。
>
> 如何远离"冰箱病"？研究显示，李斯特菌通过高温即可被杀灭。日常生活中，可以做的具体预防措施包括：尽量避免生食肉类、蔬菜和变质的食品，生食瓜果应洗净，冰箱食品的储存应生熟食分开；冰箱存放的食品在食用前应高温加热；孕妇与免疫力低下者，应避免食用未经巴氏消毒的乳制品、果汁或蔬菜汁等，其他食物应彻底煮熟后再食用。

> 要点提示：产单核细胞李斯特菌的致病性

（三）微生物学检验

1. 标本采集 可采集血液、脑脊液、分泌物及病变组织等标本。

2. 检验方法

（1）直接涂片镜检：取标本进行压片或做悬滴片，在油镜或相差显微镜下观察，该菌呈轻微旋转或翻滚样的运动。脑脊液等液体标本，离心弃去上清液后取沉淀涂片，其他标本可直接涂片。若镜下找到革兰氏阳性球杆菌，形态典型，可做初步报告。

（2）分离培养：①血液标本，先增菌培养后，再接种于血琼脂平板，置于5% CO_2 环境中35 ℃培养18～24小时后观察结果。②脑脊液标本，离心后弃上清液取沉淀物，接种于血琼脂平板，5% CO_2 35 ℃培养18～24小时后观察结果。③咽拭子、组织和粪便等其他标本，则将其接种于肉汤培养基中，于4 ℃冰箱中进行冷增菌，然后转种于血琼脂平板上培养18～24小时后观察结果。

（3）动力试验：挑取纯化的可疑单菌落穿刺接种于半固体培养基中，于25～30 ℃培养48小时，产单核细胞李斯特菌有动力，在半固体培养基上方呈倒伞状生长，如倒伞状生长不明显，可继续培养5天，再观察结果。

（4）生化鉴定：挑取可疑菌落进行生化鉴定。产单核细胞李斯特菌过氧化氢酶试验阳性，CAMP试验阳性，发酵葡萄糖产酸不产气，VP试验和甲基红试验阳性，吲哚试验阴性，胆汁七叶苷试验阳性。CAMP试验是鉴定产单核细胞李斯特菌或其他李斯特菌的重要试验之一，该菌CAMP试验（金黄色葡萄球菌）的加强溶血区域是长方形，应与B群链球菌的CAMP试验（箭头状）相区别。

三、红斑丹毒丝菌

丹毒丝菌属（*Erysipelothrix*）目前发现的菌种有猪红斑丹毒丝菌（*E. rhusiopathiae*）和扁桃体丹毒丝菌（*E. tonsillarum*），代表菌种为猪红斑丹毒丝菌。

（一）生物学特性

1. 形态与染色 红斑丹毒丝菌为革兰氏阳性短小杆菌，形态与放线菌相似；无芽孢，无鞭毛，无荚膜。

2. 培养特性 红斑丹毒丝菌为兼性厌氧菌，最适生长温度为30～35 ℃；在血琼脂平板上培养24小时，可观察到两种菌落：一种为较小的光滑型菌落，透明、凸起、边缘整齐，另一种为较大的粗糙型菌落，扁平、不透明、粗糙（表面呈颗粒状）、边缘不齐。光滑型菌落呈杆状、球杆状或细长，单个菌体可排成链状。粗糙型菌落呈长链丝状。在亚碲酸钾血琼脂平板上可形成黑色菌落。

3. 生化反应 红斑丹毒丝菌氧化酶试验、过氧化氢酶试验均为阴性；缓慢发酵葡萄糖不产气；分解乳糖、阿拉伯糖；VP试验、甲基红试验、吲哚试验、七叶苷试验和脲酶试验均为阴性；在三糖铁琼脂培养基上大部分菌株产 H_2S。

4. 抵抗力 猪红斑丹毒丝菌具有耐烟熏、耐盐、耐干燥、耐日光等特性，对湿热和常用消毒剂敏感，对头孢菌素、四环素、氯霉素和红霉素等抗菌药敏感，对氨基糖苷类、磺胺类等抗菌药不敏感。

（二）临床意义

1. 致病物质 主要是外毒素。

2. 所致疾病 猪红斑丹毒丝菌是人兽共患病的致病菌之一，能引起人的类丹毒。其传染源是已感染的鱼类、家畜、家禽等动物，渔业工人、兽医及屠宰工人等人员通过接触感染的病鱼、病兽经破损的皮肤进入机体而感染此菌，感染后 2~7 天发病，以局部感染为主，感染局部表现为皮肤发红、肿胀、疼痛或有痒感，2~4 周可康复，有时病程长达数月，可发展为淋巴管炎、关节炎，也可引起败血症和心内膜炎。

（三）微生物学检验

1. 标本采集 猪红斑丹毒丝菌主要是通过受损的皮肤感染人，因此采集受损部位的组织活检标本，是检测类丹毒的最佳标本来源。对可疑心内膜炎或败血症的病例应采集血液标本。

2. 检验方法

（1）直接涂片染色镜检：可见革兰氏阳性短小杆菌，形态与放线菌相似。

（2）分离培养：病变组织标本可直接接种在血琼脂平板、巧克力琼脂平板上，也可将其接种于 1% 的葡萄糖肉汤中增菌培养，35 ℃ 需氧或 5%~10% CO_2 培养 24~48 小时，培养 7 天未生长才可报告阴性结果。血液标本先进行增菌培养，再接种于血琼脂平板上分离培养。

（3）生化鉴定：挑取可疑菌落进行生化鉴定。若生化反应结果与红斑丹毒丝菌一致，特别是在三糖铁琼脂培养基上产 H_2S，可初步鉴定为该菌。

四、阴道加特纳菌

加特纳菌属（*Gardnerella*）只有阴道加特纳菌（*G. vaginalis*）一个菌种。该菌可存在于健康男女及儿童的肛门及直肠中，也是妇女阴道内正常菌群。阴道加特纳菌也是引起非特异性细菌性阴道炎（BV）的致病菌之一。

（一）生物学特性

1. 形态与染色 阴道加特纳菌的细胞壁只含一层肽聚糖，其革兰氏染色结果在不同情况下有所不同，临床标本中的细菌一般呈革兰氏阳性，而实验室保藏菌种一般呈革兰氏阴性，镜下菌体具有多形性，呈细小杆状或球状，无荚膜，无鞭毛，无芽孢。

2. 培养特性 阴道加特纳菌大多数菌株为兼性厌氧，营养要求较高，最适生长温度为 35~37 ℃，可在 25~42 ℃ 生长，最适 pH 6.0~6.5，通常用 5% 人血琼脂平板分离阴道加德纳菌，在 35~37 ℃ 及 3%~5% 的 CO_2 环境中培养 24~48 小时，可形成极小的灰白色、圆形、光滑、不透明菌落。该菌在人或兔血琼脂培养基上培养 48~72 小时可产生乙型溶血。

3. 生化反应 阴道加特纳菌氧化酶试验、过氧化氢酶试验阴性；无动力现象；缓慢发酵葡萄糖和麦芽糖；能水解马尿酸钠；甘露醇试验、吲哚试验、硝酸盐还原试验、吲哚试验、VP 试验、明胶液化试验均为阴性。

4. 抵抗力 阴道加特纳菌抵抗力不强，对热和一般消毒剂敏感，对氨苄西林、羧苄西林、苯唑西林、青霉素、万古霉素和甲硝唑敏感，对萘啶酸、新霉素、多黏菌素和磺胺类药物耐药。

（二）临床意义

阴道加特纳菌是阴道正常菌群，可通过性关系传播，其在阴道内过度生长会造成阴道菌群失调，引起非特异性细菌性阴道炎（BV）。临床表现以无炎症病变和白细胞浸润的病理变化为主。BV 可以导致多种严重的妇科并发症，如子宫全切的术后感染、绒毛膜炎、羊水感染、早产和产后子宫内膜炎等,部分还能引起新生儿败血症和软组织感染。

(三)微生物学检验

1. 检验程序 见图12-3。

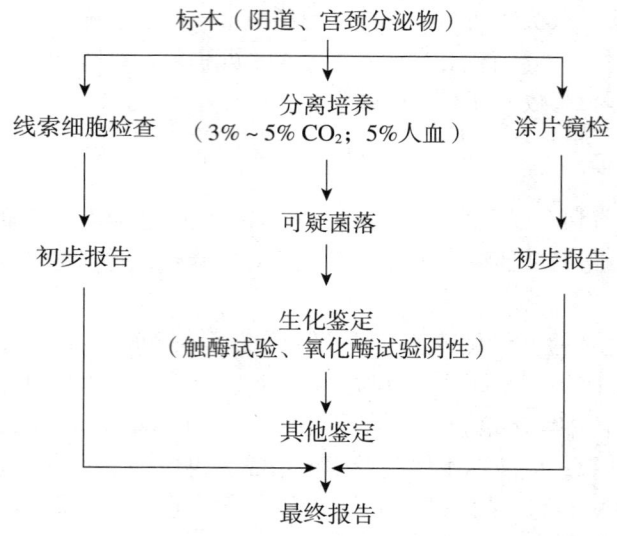

图12-3 阴道加特纳菌的检验程序

2. 标本采集 根据疾病和感染部位的不同,采集不同标本。

3. 检验方法 阴道加特纳菌的分离培养较为困难,一般不进行分离培养。

BV的诊断依据:染色镜检看到乳酸杆菌减少,其他细菌增加;阴道分泌物过多,pH > 4.5;找到线索细胞;胺试验阳性。

第二节 革兰氏阳性需氧芽孢杆菌属

芽孢杆菌属(Bacillus)是一大群需氧或兼性厌氧、革兰氏阳性大杆菌,由于在有氧条件下可形成芽孢,故常以芽孢的形式广泛存在于土壤、水、空气尘埃中。芽孢杆菌属中致病的菌种主要有炭疽芽孢杆菌、蜡样芽孢杆菌等,分别引起炭疽病和食物中毒,其余多数为腐生菌,偶尔引起人类疾病,如在机体免疫力低下时,枯草芽孢杆菌可引起败血症及虹膜炎等。

一、炭疽芽孢杆菌

炭疽芽孢杆菌(Bacillus anthracis),俗称炭疽杆菌,是人类历史上第一个被发现的致病菌,主要引起动物及人类的炭疽病。炭疽病为人兽共患的急性传染病,常在牧区暴发流行。牛、羊等草食动物发病率最高,患病人群有明显的职业性和地区性。

(一)生物学特性

1. 形态与染色 炭疽芽孢杆菌是致病菌中最大的革兰氏阳性杆菌,大小为(5~10)μm×(1~3)μm,两端平切(图12-4);取自患者或病畜的新鲜标本直接涂片时,细菌常呈单个或短链状排列,经培养后则呈长链似竹节状;在有氧条件下形成椭圆形芽孢,位于菌体中央,不膨出;有毒菌株在人或动物体内或含血清的培养基中可形成荚膜。

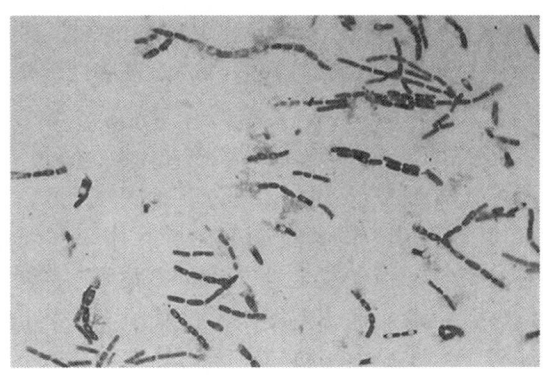

图 12-4 炭疽芽孢杆菌（革兰氏染色，×1000）

要点提示：炭疽芽孢杆菌的形态特征

2. 培养特性 炭疽芽孢杆菌为需氧或兼性厌氧菌，最适生长温度为 30～35 ℃，无毒菌株在普通培养基上培养 24 小时，可形成直径 2～4 mm、灰白色、无光泽、不透明、扁平、边缘不整齐的粗糙型菌落，在低倍镜下观察菌落边缘呈卷发状；在血琼脂平板上不溶血；在明胶培养基中经 37 ℃培养 24 小时后，表面液化成漏斗状，细菌沿穿刺线向四周扩散呈倒置的松树状；有毒菌株在含碳酸氢钠的血琼脂平板上，置 5% CO_2 环境中培养 24～48 小时后，可因产生荚膜而形成黏液型菌落；在肉汤培养基中由于形成长链而呈絮状沉淀生长。

3. 生化反应 炭疽芽孢杆菌过氧化氢酶试验阳性；能发酵葡萄糖、麦芽糖等，产酸不产气；硝酸盐还原试验阳性；吲哚试验、硫化氢试验、枸橼酸盐利用试验和脲酶试验均为阴性。

4. 抗原结构 炭疽芽孢杆菌的抗原有三种。①荚膜抗原：由 D- 谷氨酸多肽组成，与细菌毒力有关；②菌体抗原：由 D- 葡萄糖胺和 D- 半乳糖组成，与毒力无关，耐热，加热后仍可与相应抗体发生沉淀反应，称为阿斯卡利（Ascoli）热沉淀反应；③炭疽毒素：由保护性抗原、致死因子和水肿因子组成，将其注射给实验动物可引起实验动物出现炭疽病的典型中毒症状。

5. 抵抗力 炭疽芽孢杆菌繁殖体的抵抗力不强，但其芽孢的抵抗力很强，在室温干燥环境中能存活 20 余年，在皮革中能存活数年，牧场一旦被污染，可保持传染性数十年；对化学消毒剂抵抗力也很强，如 5% 苯酚需 5 天才可杀死芽孢；100 ℃加热 10 分钟、140 ℃干热 3 小时、高压蒸汽灭菌 15 分钟、1∶2500 碘液作用 10 分钟、0.5% 过氧乙酸作用 10 分钟可杀死芽孢。该菌对青霉素、先锋霉素、链霉素、卡那霉素和多西环素高度敏感。

（二）临床意义

1. 致病物质 炭疽芽孢杆菌主要致病物质是荚膜和炭疽毒素。荚膜由 pOX2 质粒编码，炭疽毒素由 pOX1 质粒编码，丢失两种质粒则失去形成荚膜和产生毒素的能力，成为弱毒或无毒株。荚膜具抗吞噬作用，利于细菌在机体内生存、繁殖和扩散；炭疽毒素主要是导致微血管的内皮细胞损伤，增强血管壁的通透性，使有效血容量不足，致微循环灌注量减少，血液呈高黏滞状态，易引起 DIC 和感染性休克而导致患者死亡。

2. 所致疾病 炭疽芽孢杆菌主要为草食动物（如牛、羊、马等）炭疽病的病原体，可经皮肤、呼吸道和胃肠道等多种方式侵入机体引起炭疽病。人 - 人传播非常少见。目前炭疽病在世界各地仍有散发流行，主要发生在发展中国家，尤以非洲最为严重。由于动物疫苗的接种和卫生条件的改善，人类炭疽病的发病率明显下降，据世界卫生组织统计，全球每年有 2 万～10 万炭疽病例发生。人类炭疽病是典型的动物源性疾病，由于感染途径不同，表现为不同的临床类型。

(1) 皮肤炭疽：最常见，接触病畜或污染的皮毛等物品时，病菌或芽孢通过皮肤微小伤口侵入，在局部出现丘疹，并迅速变为水疱、脓疱，进而发展成无痛性、周围水肿、中央呈黑色坏死的焦痂，故名炭疽。患者常伴有发热、寒战等全身症状，轻症 2～3 周可治愈。

(2) 肠炭疽：因食入未煮熟的病畜肉制品或奶制品引起。临床表现有连续性呕吐、血便、腹痛、腹泻等。全身症状严重，可于 2～3 天发展为毒血症而死亡。

(3) 肺炭疽：因吸入炭疽芽孢杆菌的芽孢引起的肺感染，多发生于皮革工人。患者病初似感冒，以后可发展成严重的支气管肺炎及全身中毒症状而死亡。

上述三种感染类型，均可并发败血症，偶发炭疽性脑膜炎，死亡率极高。病后机体可获得持久免疫力，再次感染者甚少，主要是由于机体产生特异性抗体和吞噬细胞作用加强。

（三）微生物学检验

炭疽病是一种死亡率较高的烈性传染病，其检测需要在三级生物安全实验室进行。在采集标本、送检及检验过程中，要注意个人防护和环境保护，检验时严格按照甲类传染病检验操作规则进行。

1. 标本采集 根据炭疽的不同类型分别采集渗出液、脓液、痰、粪便及血液送检。对皮肤炭疽患者，早期取病灶渗出液，后期取血液；对肠炭疽患者，取粪便、血液或可疑畜肉；对肺炭疽者则取痰液、血液、胸腔渗出液；对脑膜炎患者，可取脑脊液。炭疽动物尸体严禁剖检，必要时可割取耳朵或舌尖组织送检。

2. 检验方法

(1) 直接涂片镜检：渗出液、血液可直接涂片，新鲜组织做印片，先用 1∶1000 汞液固定 5 分钟以杀死芽孢，而后做革兰氏染色、镜检，若发现有荚膜的典型竹节状排列的革兰氏阳性粗大杆菌，结合临床症状可做初步诊断。涂片也可用特异性荧光抗体染色法或荚膜肿胀试验进行检查。

(2) 分离培养与鉴定：将待检标本接种于普通琼脂平板、血液琼脂平板和碳酸氢钠平板上，37℃培养 24 小时后，根据炭疽芽孢杆菌菌落特征，挑取可疑菌落进一步做青霉素串珠试验及动物试验等进行鉴定。青霉素串珠试验是炭疽芽孢杆菌在含微量青霉素（0.05～0.5 U/ml）的培养基上，细胞壁合成受阻，细胞膜受到细胞质的压力作用而膨出，细菌形态变异形成大而均匀的圆球形、链状排列，而其他需氧芽孢杆菌无此现象。

（四）防治原则

预防人类炭疽病的根本措施是加强病畜的管制。对疫区及炭疽病常发地区的牲畜进行疫苗接种，控制畜间炭疽传播。病畜应严格隔离或处死深埋，病畜尸体严禁剥皮或煮食，必须焚烧或加大量生石灰深埋于 2 m 以下。

对疫区牧民、兽医、牲畜屠宰人员、皮革毛纺工人，应使用炭疽减毒活疫苗进行特异性预防接种，接种半个月后产生免疫力，可维持 1 年左右。与牲畜经常接触者应每年接种一次。青霉素是治疗炭疽病的首选药物，应早期应用，也可采用其他抗菌药及抗炭疽血清的综合疗法。

二、蜡样芽孢杆菌

蜡样芽孢杆菌广泛分布于空气、土壤、水、淀粉或乳制品中，可引起食源性疾病和机会性感染。因其在普通琼脂平板上形成类似融蜡状粗糙型菌落而得名。

（一）生物学特性

1．形态与染色　蜡样芽孢杆菌为革兰氏阳性大杆菌，菌体两端稍钝圆，单个或长链状排列；培养 6 小时后即可形成芽孢，芽孢位于菌体中央，椭圆形、不膨出；形态与炭疽芽孢杆菌相似，不同的是蜡样芽孢杆菌有周鞭毛，具有动力。

2．培养特性　蜡样芽孢杆菌在普通琼脂培养基中生长旺盛，形成较大、灰白色、不透明、边缘不整齐、表面粗糙似白蜡状菌落；在血琼脂培养基上形成浅灰色、毛玻璃样菌落，有草绿色或透明溶血环；在液体培养基中呈浑浊生长。

3．生化反应　蜡样芽孢杆菌能发酵葡萄糖、麦芽糖、蔗糖、水杨酸和海藻糖等；明胶液化试验阳性；VP 试验阳性；淀粉水解试验阳性；吲哚试验阴性。

（二）临床意义

1．致病物质　蜡样芽孢杆菌致病物质主要是外毒素，分为耐热肠毒素和不耐热肠毒素。

2．所致疾病　蜡样芽孢杆菌感染主要是引起人类食源性疾病，引起的食物中毒以夏、秋季多见，也可引起机会性感染。

（1）食物中毒：由蜡样芽孢杆菌引起的食物中毒可分为两种类型。

1）腹泻型：由一种不耐热的肠毒素复合物引起，其特征是在摄入污染食物 6～16 小时后发病，临床表现为腹痛、腹泻和里急后重，偶有呕吐或发热。

2）呕吐型：由耐热的肠毒素引起，其特征是在进食 1～6 小时后，患者出现恶心、呕吐症状，仅部分有腹泻，平均病程不超过 10 小时，类似葡萄球菌的食物中毒。

（2）眼部感染：蜡样芽孢杆菌也是外伤后眼部感染的常见致病菌，由蜡样芽孢杆菌引起的眼内炎是一种严重的病症，对眼具有穿透性损伤或可造成血源性扩散，且进展得非常迅速，引起的全眼炎常需进行眼球摘除。

（3）其他部位感染：蜡样芽孢杆菌还可引起其他部位的感染，如心内膜炎、败血症和脑膜炎等。

3．药物敏感性　蜡样芽孢杆菌对红霉素、氯霉素和庆大霉素敏感，对青霉素及磺胺类药物耐药。

（三）微生物学检验

1．标本采集　根据疾病和感染不同采集不同标本，可采集患者呕吐物、粪便、剩余食物等。

2．检验方法

（1）直接涂片染色镜检：将待检标本用无菌生理盐水制成菌悬液直接涂片染色镜检，观察其形态特征。

（2）分离培养：将粪便、剩余食物制成无菌乳悬液，接种在营养琼脂平板上，呕吐物可直接接种，35 ℃培养 18～24 小时，观察菌落特点。

（3）活菌计数：将残余食物用生理盐水稀释 10～100 倍。采用涂布法或平板倾注法进行细菌计数。将两个平板计数得到的菌落数（平均值）乘以稀释倍数，即为每毫升或每克样品中所含活菌数。一般认为蜡样芽孢杆菌 $>10^5$ CFU/g 或 $>10^5$ CFU/ml 时，即有发生食物中毒的可能性。

（刘　霜）

自测题

一、选择题

1. 下列可作为白喉棒状杆菌主要鉴别特点的是
   - A．质粒
   - B．染色质粒
   - C．异染颗粒
   - D．硫磺样颗粒
   - E．包涵体

2. 人体感染后可形成支气管假膜的是
   - A．白喉棒状杆菌
   - B．分枝杆菌
   - C．炭疽芽孢杆菌
   - D．蜡样芽孢杆菌
   - E．产单核李斯特菌

3. 在血琼脂平板上呈浅灰白色似毛玻璃样菌落并有乙型或甲型溶血环的细菌最可能是
   - A．白喉棒状杆菌
   - B．枯草杆菌
   - C．蜡样芽孢杆菌
   - D．产单核李斯特菌
   - E．星形诺卡菌

4. 炭疽芽孢杆菌的致病力取决于
   - A．细菌大量生长繁殖填塞毛细血管
   - B．菌体粗大，不易被吞噬细胞消化
   - C．内毒素
   - D．荚膜形成和毒素的协同作用
   - E．侵袭性酶

5. 在半固体培养基内可出现倒伞状生长的细菌是
   - A．红斑丹毒丝菌
   - B．产单核细胞李斯特菌
   - C．阴道加特纳菌
   - D．炭疽芽孢杆菌
   - E．蜡样芽孢杆菌

二、案例讨论

患者，女，1.5岁，因发热、声音嘶哑、喉痛伴咳嗽收治入院。查体：T 38 ℃，咽后壁、腭弓和腭垂等处发现灰白色膜状物，心律失常。灰白色膜状物涂片有异染颗粒。作为医务工作者你应考虑这可能是什么问题？如何处理？应如何确诊？你需要做些什么？

第十三章 分枝杆菌属、放线菌属与诺卡菌属

学习目标

1. 掌握结核分枝杆菌的生物学特性、微生物学检验,抗酸染色过程及报告方式;诺卡菌的生物学特性、分类、微生物学检验及临床意义。
2. 熟悉结核分枝杆菌的分类及临床意义;结核菌素试验的临床意义;麻风分枝杆菌的生物学特性、微生物学检验及临床意义;放线菌的生物学特性、分类、微生物学检验及临床意义。
3. 了解非典型分枝杆菌的生物学特性及临床意义。
4. 描述结核分枝杆菌的鉴别依据。

分枝杆菌属与放线菌属都属放线菌目(Actinomycetales)。分枝杆菌属(Mycobacterium)是一类细长稍弯曲、呈分枝状生长的杆菌。其主要特点有:细胞壁脂类含量多,与其染色性、生长特性、抵抗力、致病性等密切相关;一般染色方法很难着色,需经加温或延长时间才能着色;一旦着色后能抵抗盐酸乙醇的脱色作用,故又名抗酸杆菌(acid-fast bacillus,AFB)。

放线菌(Actinomycetes)是一类在生物学特性上介于真菌与细菌之间的原核细胞型微生物,与分枝杆菌、棒状杆菌等有亲缘关系,对人致病的主要有不含分枝菌酸的放线菌属和含分枝菌酸的诺卡菌属。

要点提示:分枝杆菌属的特点

第一节 结核分枝杆菌

案例 13-1

患者,男,25岁,因发热、胸痛、咳嗽、咳血痰1周入院。近2个月来经常性低热、无力,有明显厌食、消瘦,夜间盗汗。查体:T(体温)38℃,P(脉搏)102次/分,R(呼吸)26次/分,胸部X线检查可见双肺纹理增粗,右肺尖有片状阴影。取痰标本经抗酸染色显示阳性,结核菌素试验强阳性。

思考题：
1. 此患者可能为何种致病菌感染？该菌有哪些传播途径？
2. 通过哪些实验室检查可以确诊？检查过程中应注意什么？
3. 在生活中应怎样预防该类疾病的发生？

结核分枝杆菌（M. tuberculosis），俗称结核杆菌，是结核病最重要的病原体，可侵犯全身各器官，以肺结核最常见。1882年3月24日科赫（Koch）发现并证实此菌是结核病的病原体，因此获得1905年诺贝尔生理学或医学奖。

一、生物学特性

（一）形态与染色

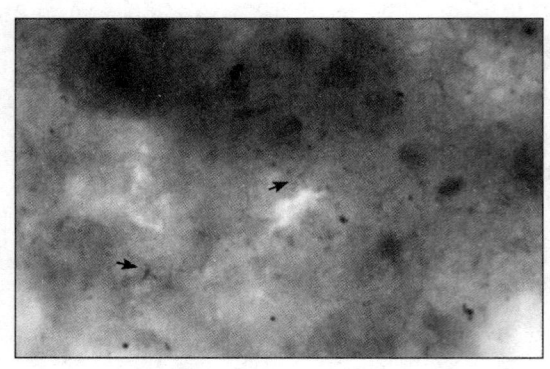

图 13-1　结核分枝杆菌（抗酸染色，×1000）

结核分枝杆菌为细长略微弯曲的杆状菌，革兰氏染色阳性，大小为（1～4）μm×（0.3～0.6）μm，呈单个或分枝状散在排列。菌体两端钝圆，无芽孢，无鞭毛，有微荚膜。在陈旧病灶和培养物中及抗结核药物作用下，形态常不典型，如颗粒状、串球状、短棒状和长丝形等。用齐-内（Ziehl-Neelsen）抗酸染色法染色，结核分枝杆菌被染成红色，而其他非结核分枝杆菌、细胞、杂质等均被染成蓝色（图13-1）。

要点提示：结核分枝杆菌形态

（二）培养特性

结核分枝杆菌为专性需氧菌，营养要求较高，最适生长温度为35～37 ℃，最适pH 6.5～6.8，5%～10% CO_2 能促进生长，在含蛋黄（促进生长）、甘油、马铃薯和孔雀绿（抑制杂菌）等的罗氏培养基中生长良好。由于该菌细胞壁脂类含量较多，影响营养物质的吸收，因此生长缓慢，15～20小时分裂1次，在固体培养基上2～4周才可观察到菌落，典型菌落为粗糙型，呈颗粒状、结节状或菜花状，边缘薄且不规则，不透明，乳白色或淡黄色；在液体培养基中形成菌膜，若培养液中加入吐温-80或震荡培养可使细菌分散呈均匀浑浊生长，有毒菌株在液体培养基中呈索状生长。

（三）生化反应

结核分枝杆菌硝酸盐还原试验阳性，不发酵糖类，耐热过氧化氢酶试验和耐热磷酸酶试验阴性（68 ℃加热后丧失活性），可以据此与非结核分枝杆菌相鉴别。烟酸合成试验、吡嗪酰胺试验和硝酸盐还原试验为阳性，据此能与牛型结核分枝杆菌相鉴别。

（四）抵抗力

结核分枝杆菌因细胞壁含有大量脂类，故对外界环境与理化因素的抵抗力比一般细菌繁殖体强。结核分枝杆菌在阴暗干燥的痰中可存活 6~8 个月；3℃环境可存活 1 年；可耐受青霉素、酸、碱及碱性染料等。干热 160~180℃ 1~2 小时、湿热 60℃ 30 分钟、煮沸可杀死结核分枝杆菌。日光照射 2 小时、紫外线照射 20 分钟可杀灭物体表面和空气中的结核分枝杆菌，70%~75% 乙醇 5 分钟可将其杀灭。结核分枝杆菌对脂溶性溶剂敏感，过氧乙酸、二氧化氯、苯酚、次氯酸钠、甲醛等消毒剂能有效将其杀灭。

（五）变异性

结核分枝杆菌的形态、菌落、毒力及耐药性均可发生变异。在不良环境中菌落可由粗糙型变为光滑型。卡介苗（Bacille Calmette-Guerin vaccine，BCG vaccine）是由 Calmette 和 Guerin 医生于 1908 年将有毒的牛分枝杆菌培养于含甘油、胆汁、马铃薯的培养基中，经 13 年 230 次传代而获得的毒力变异株，作为减毒活菌株用于结核病的防治。大部分结核分枝杆菌对链霉素、异烟肼、利福平等较易形成耐药性。

> **知识链接**
>
> **结核病的流行病学**
>
> 1982 年在纪念发现结核分枝杆菌 100 周年时，WHO 倡议将 3 月 24 日作为"世界防治结核病日"。据估计，全球 1/3 人口感染了结核分枝杆菌，其中 5%~10% 可成为结核病患者。据 WHO 数据，2017 年结核病仍是全球十大死因之一，新发结核病患者 1040 万，其中 30 个结核病高负担国家占 87.2%，160 万人由于结核病而死亡；我国在占新发病例 50% 的 4 个国家里排位第二（8.9%），也是全球 30 个耐多药结核病流行严重的国家之一。据 2010 年全国第五次结核病流行病学抽样调查结果显示，我国结核病年发病人数约为 130 万，占全球发病的 14.3%，其中每年新发耐多种抗结核药物患者数约为 12 万。结核病是严重的全球性公共卫生问题之一。

二、临床意义

（一）致病物质

结核分枝杆菌不产生内、外毒素，也无侵袭性酶类，其致病作用主要与菌体成分及其诱发的变态反应、引起的炎症反应有关。结核分枝杆菌主要致病物质有以下几种。

1. 脂质 占菌体干重的 20%~40%，细胞壁干重的 60%，其含量与细菌毒力呈正相关，大多与蛋白质或多糖结合以复合物形式存在于细胞壁中。其成分主要包括磷脂、索状因子、硫脑苷脂和蜡质 D。

（1）磷脂：能刺激单核细胞增生，引起结核结节和干酪样坏死。

（2）索状因子：是分枝菌酸与海藻糖结合的糖脂，因与有毒结核分枝杆菌在液体培养基中呈索状排列有关而得名。其主要毒性作用包括损伤细胞线粒体、抑制氧化磷酸化、抑制白细胞的游走和引起慢性肉芽肿。

（3）硫脑苷脂：是有毒菌株细胞壁上的一种成分，能抑制溶酶体与吞噬体的结合，减缓溶酶体酶对结核分枝杆菌的分解、杀伤作用，使细菌能在吞噬细胞内长期存活。

（4）蜡质 D：是分枝菌酸与肽糖脂形成的复合物，能引起迟发型变态反应，并具有佐剂作用。

2. 蛋白质 结核分枝杆菌菌体结构中含有多种蛋白质，同时细菌也能产生多种分泌性蛋白质。其中重要的是由多种蛋白质组成的结核菌素,能与蜡质 D 结合而使机体发生迟发型变态反应,引起组织坏死和全身中毒症状。

3. 荚膜 主要成分为多糖,部分为脂质和蛋白质。荚膜的致病作用主要包括:①能与吞噬细胞表面的补体受体 3(CR3)结合,有助于细菌在宿主细胞上的黏附与入侵;②有多种酶可降解宿主组织中的大分子物质,为细菌繁殖提供所需的营养;③保护细菌,能防止对细菌有害的物质进入菌体。

> **要点提示**:结核分枝杆菌主要致病物质

(二)所致疾病

结核分枝杆菌可经呼吸道、消化道、破损的皮肤黏膜等多种途径进入机体,侵犯多种组织器官而引起结核病,其中以肺结核最为常见。

1. 肺部感染 通过吸入含菌的飞沫微粒或尘埃而感染,细菌极易进入肺泡。根据感染与发病时间等的不同,肺结核可分为原发感染和继发感染两大类。

(1)原发感染:是首次感染结核分枝杆菌,常见于儿童。结核分枝杆菌侵入肺泡后可被巨噬细胞吞噬,由于菌体含有丰富的类脂,能抵抗巨噬细胞的吞噬作用而大量生长繁殖,最终引起细胞裂解死亡,释出的细菌再被吞噬细胞吞噬而重复上述过程,引起肺泡渗出性炎性反应,称为原发病灶。原发病灶好发于胸膜下通气较好的部位,一般多见于肺上叶下部和肺下叶上部。

此时,人体缺乏对细菌的特异性免疫力,故病灶局部反应轻微。原发灶内的细菌常沿淋巴管扩散到肺门淋巴结,引起肺门淋巴结肿大和淋巴管炎,称为原发复合征。随着特异性免疫的建立,原发感染大多可经纤维化和钙化而自愈。但原发灶内可长期潜伏一定量的结核分枝杆菌,机体处于带菌状态,称为潜伏结核感染者。一旦免疫力下降,则潜伏的结核分枝杆菌大量繁殖,结核复发,成为日后内源性感染的来源。

(2)继发感染(原发后感染):常见于成年人,多为内源性感染,多由原发病灶中潜伏的结核分枝杆菌引起,在人体抵抗力下降时,残存的结核分枝杆菌再度大量繁殖而发病;也可由外界的结核分枝杆菌再次侵入而发病。继发感染时机体已建立了对结核分枝杆菌的特异性免疫应答能力,因此病灶多局限,一般不累及邻近淋巴结,主要表现为慢性肉芽肿性炎症,形成结核结节,但易发生干酪样坏死和形成空洞,此时痰中可带大量的结核分枝杆菌,称为开放性肺结核。

2. 肺外感染 当机体免疫力低下时,结核分枝杆菌可经血液、淋巴液扩散侵入肺外组织器官,引起相应的脏器感染,常见于脑、肾、骨、关节、生殖系统等脏器。在极少数抵抗力极弱的个体(如原发感染患儿)或免疫功能严重受损者(如艾滋病患者)中,可形成全身粟粒性结核或播散性结核、结核性脑膜炎等。另外,肺结核患者痰菌被咽入或正常人饮用带菌奶品也可引起肠结核、腹膜结核等。此外,结核分枝杆菌通过破损的皮肤伤口感染也可导致皮肤结核。

(三)免疫性与变态反应

1. 免疫性 人类结核分枝杆菌的感染率很高,但发病率却较低,这表明人体感染结核分枝杆菌可获得一定的抗结核免疫力。结核分枝杆菌是胞内感染菌,感染后机体虽可产生抗体,但无保护作用,因此机体的抗结核免疫主要是细胞免疫,包括致敏的 T 细胞和被激活的巨噬细胞。抗结核免疫力的持久性,依赖于结核分枝杆菌或其组分在机体内的存在,一旦体内结核分枝杆菌或其组分消失,免疫力也随之消失,这种免疫称为有菌免疫或传染性免疫。

2. 免疫与变态反应 机体获得对结核分枝杆菌的免疫力后,再次感染时,细胞免疫与变态反应同时存在,二者均为T细胞介导的结果。机体对结核分枝菌再次感染与初感染表现出不同反应,称为科赫现象,这一现象可以从动物实验中看到。将结核分枝杆菌初次注入健康豚鼠皮下,10~14天后局部发生坏死溃疡,深而不易愈合,附近淋巴结肿大,结核分枝杆菌扩散至全身,表现为原发感染的特点。若以同种等量的结核分枝杆菌对已感染过的豚鼠进行再感染,则在1~2天内局部迅速发生坏死溃疡,但此溃疡较浅且易愈合,附近淋巴结不肿大,结核分枝杆菌亦很少扩散,表现为继发感染的特点。可见再感染时机体已有一定免疫力,但再感染时炎症反应发生迅速,溃疡发生快,说明机体在产生抗感染免疫的同时有变态反应发生。

近年来研究表明结核分枝杆菌诱导机体产生免疫和变态反应的物质不同。变态反应主要由结核菌素蛋白和蜡质D共同引起,而免疫则主要由结核分枝杆菌核糖体RNA引起。免疫和变态反应是由不同抗原成分激活不同的T细胞亚群释放不同的淋巴因子所致的不同结果。

(四)结核菌素试验

1. 原理 结核菌素试验是应用结核菌素来测定机体对结核分枝杆菌能否发生迟发型变态反应及有无免疫力的一种皮肤试验,可作为临床诊断结核病的参考指征。

结核菌素为结核分枝杆菌蛋白质,目前推行的是纯蛋白衍生物(purified protein derivative,PPD)。PPD有两种:由人结核分枝杆菌制成的PPD-C和由卡介苗制成的BCG-PPD。目前多采用PPD-C法。

2. 方法、结果及意义 分别将5单位PPD-C和BCG-PPD注入两前臂皮内,48~72小时后观察局部有无红肿硬结,测量局部硬结反应的横径和竖径。如果注射部位无红肿硬结或硬结平均直径<5 mm为阴性,硬结平均直径≥5 mm为阳性,≥15 mm为强阳性。PPD-C侧红肿大于BCG-PPD侧为感染。反之,BCG-PPD侧大于PPD-C侧,可能是卡介苗接种所致。

(1)阴性反应:表明受试者可能未感染结核分枝杆菌或未接种过卡介苗。但应考虑以下情况:感染初期;老年人;严重结核病患者或正患有其他传染病如麻疹导致的细胞免疫低下;获得性细胞免疫低下如细胞免疫缺陷、艾滋病、应用免疫抑制药者等。

(2)阳性反应:表明机体已感染过结核分枝杆菌或卡介苗接种成功,对结核分枝杆菌有迟发型变态反应及一定的特异性免疫力。

(3)强阳性反应:表明可能有活动性结核病,主要适用于儿童,成人应进一步进行其他检查。

要点提示:结核菌素试验结果、意义

三、微生物学检验

1. 标本采集 根据感染部位的不同可采集痰、支气管灌洗液、尿、粪、脑脊液、胸腔积液、腹水等。肺结核采集痰液(最好取晨痰),当患者痰少时,可采用高渗盐水超声雾化导痰。合格的痰标本应是患者深呼吸后,由肺部深处咳出的分泌物。肾或膀胱结核采集无菌导尿或中段尿液,肠结核采集粪便,结核性脑膜炎进行腰椎穿刺采集脑脊液,脓胸、肋膜炎、腹膜炎或脊髓结核等穿刺取渗出液或脓液。如果标本含菌量较少,可先集菌以提高检测的阳性率。无其他杂菌污染的脑脊液、胸腔积液、腹水等标本,可直接离心沉淀集菌。有杂菌的标本如痰、尿、粪等标本,需先经N-乙酰-L-半胱氨酸液化,再用4% NaOH、3% HCl或6% H_2SO_4处理15~30分钟,以杀死杂菌并使黏稠性有机物溶解,再离心沉淀集菌。沉淀物可直接涂片镜检。若需进一步培养或动物接种,应先中和酸或碱后再离心沉淀。

2. 涂片镜检 标本直接涂片或集菌后涂片，用齐-内抗酸染色后镜检，如查到抗酸染色阳性菌，结合临床症状可以初步诊断，为提高镜检阳性率，可重复3次痰涂片检查。镜检时应仔细查遍整个涂片，至少连续观察300个视野，根据检查出的细菌个数初步报告（表13-1）；也可经金胺O染色，染色后用荧光显微镜观察，镜下结核分枝杆菌呈金黄色荧光。涂片染色阳性只能说明抗酸杆菌阳性，不能区分是结核分枝杆菌还是非结核分枝杆菌，也不能区分活菌和死菌。

表13-1 齐-内抗酸染色镜检结果报告标准

报告	镜检结果
抗酸杆菌阴性（−）	连续观察300个不同视野未发现抗酸杆菌
抗酸杆菌阳性	1～8条抗酸杆菌/300视野
抗酸杆菌阳性（+）	1～3条抗酸杆菌/100视野
抗酸杆菌阳性（++）	1～9条抗酸杆菌/10视野
抗酸杆菌阳性（+++）	1～9条抗酸杆菌/视野
抗酸杆菌阳性（++++）	≥10条抗酸杆菌/视野

注：报告"+"时至少观察300个视野，报告"++"时至少观察100个视野，报告"+++""++++"时至少观察50个视野

要点提示：齐-内抗酸染色镜检结果报告

3. 分离培养 将处理后的标本接种于改良罗氏培养基上，以蜡封口防止干燥。37℃培养，每周观察一次，3～4周后检查结果。根据菌落特征、镜下形态进行鉴定并报告（表13-2）。如菌落、菌体染色都不典型，则可能为非典型分枝杆菌，应进一步鉴别。

表13-2 结核分枝杆菌培养分级报告标准

报告方式	培养结果
分枝杆菌培养阴性	斜面无菌落生长
分枝杆菌培养阳性（+）	菌落生长占斜面面积的1/4
分枝杆菌培养阳性（++）	菌落生长占斜面面积的1/2
分枝杆菌培养阳性（+++）	菌落生长占斜面面积的3/4
分枝杆菌培养阳性（++++）	菌落生长布满整个斜面

注：分枝杆菌培养阴性应以"培养阴性"报告，不得以"−"表示。菌落生长不足斜面面积1/4者，报实际菌落数

4. 动物试验 将集菌后的标本注入易感动物豚鼠腹股沟皮下，3～4周后若出现局部淋巴结肿大，结核菌素试验阳性，即可进行解剖检查，观察淋巴结、肝、脾、肺等有无结核病变，并可涂片镜检或分离培养进行鉴定。若6～8周不见发病，也应进行解剖检查，以排除结核病变。

5. 其他诊断方法 细菌学基因诊断是通过PCR和核酸探针应用于结核分枝杆菌的诊断技术。PCR技术具有高度的敏感性和特异性，不需要培养，可用于结核病的早期和快速诊断。病理学检测可通过活检或手术标本，用组织切片做齐-内抗酸染色或免疫组织化学染色，分别检测抗酸杆菌或其特异性抗原，有助于辅助诊断。

四、防治原则

1. 预防　接种卡介苗（BCG）是目前预防结核的最有效措施，是我国计划免疫项目之一。接种对象主要是新生儿和结核菌素试验阴性的儿童，接种后 2~3 个月应再做结核菌素试验，以确定免疫效果。若为阴性需再次接种。接种后获得的免疫力可维持 3~5 年。

2. 治疗　结核病是一种慢性病，确诊后应合理营养、注意休息，并选用敏感抗结核药物进行治疗。目前治疗药物包括利福平、异烟肼、乙胺丁醇、链霉素等一线药物。利福平与异烟肼合用可以减少耐药性的产生。对严重感染，可以吡嗪酰胺与利福平、异烟肼合用。抗结核治疗应坚持早期、规律、全程、适量、联合和使用敏感药物的原则。

第二节　麻风分枝杆菌

麻风分枝杆菌（*M. Leprae*），俗称麻风杆菌，1873 年由挪威学者 Armauer Hansen 从患者皮肤结节中发现。麻风分枝杆菌引起的麻风病是一种慢性传染病，流行广泛，目前全世界主要分布在亚洲、非洲和拉丁美洲。

一、生物学性状

1. 形态与染色　麻风分枝杆菌的形态、染色与结核分枝杆菌相似，细长略弯曲，常呈束状排列或呈多形态，无芽孢，无荚膜，无鞭毛，抗酸染色阳性（图 13-2）。麻风分枝杆菌是典型的胞内菌。某些患者的渗出物标本中可见感染细胞内有大量的麻风分枝杆菌，这种细胞的细胞质呈泡沫状，称为泡沫细胞（foam cell）或麻风细胞，这对麻风分枝杆菌与结核分枝杆菌的鉴别有重要意义。

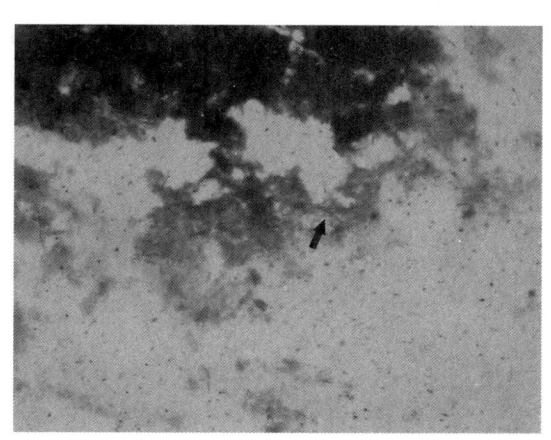

图 13-2　麻风分枝杆菌（抗酸染色，×1000）

要点提示：麻风分枝杆菌的形态

2. 培养特性　麻风分枝杆菌目前尚不能在人工培养基中生长，在组织培养中仅能生存几代。将麻风分枝杆菌注入小鼠足垫或犰狳的皮内或静脉，建立动物模型，可见麻风分枝杆菌繁殖并传代。动物模型主要用于麻风分枝杆菌的药物筛选和免疫防治研究。

3. 抵抗力　麻风分枝杆菌在干燥环境中 7 天以内仍有繁殖能力，低温环境中存活时间较长，-60~-13 ℃可存活数月，0 ℃可存活 3 周，在阳光下照射 3 小时或 60 ℃加热 1 小时活性消失。

二、临床意义

麻风分枝杆菌的传染源主要为麻风患者和带菌者，主要通过呼吸道和破损的皮肤、黏膜密切接触等方式传播，以家庭内传播多见。人对麻风分枝杆菌有较强的抵抗力，因其是胞内寄生菌，故以细胞免疫为主。根据机体的免疫状态、病理变化和临床表现可将大多数麻风患者分为瘤型和结核样型，少数患者处于两型之间的界线类和未定类，这两类可向两型转化。

1. 瘤型麻风　瘤型麻风为开放性麻风，病情严重且传染性强，患者有细胞免疫缺损，巨噬细胞功能低下，但体液免疫正常。该型主要侵犯皮肤、黏膜，导致红色或黄红色斑疹，局部触觉、痛觉、温度觉减退或消失，鼻黏膜肿胀、充血；若不及时治疗，病情继续恶化，将累及神经系统。患者血清内的抗菌抗体和自身抗体形成的免疫复合物，可沉淀在皮肤或黏膜下，形成红斑和结节，称为麻风结节，面部结节融合可呈"狮面状"，是重症瘤型麻风的特征性表现。

2. 结核样型麻风　该型麻风为良性麻风，细菌检查常为阴性，传染性低，细胞免疫正常，细胞内很少见麻风分枝杆菌，此型传染性小，很少侵犯内脏。

3. 界限类麻风　该类麻风兼有瘤型和结核样型麻风的特点，病变部位可见含菌的麻风细胞，有传染性，病情加重则向瘤型麻风发展，变轻则转变为结核样型麻风。

4. 未定类麻风　此类麻风为麻风病的前期病变，病灶中很少找到致病菌，大多数病例转变为结核样型麻风。

三、微生物学检验

微生物学诊断主要采用涂片镜检法。取患者皮肤损伤处及鼻黏膜刮取物涂片，进行抗酸染色后镜检，欲提高检出率，也可采用金胺 O 染色后进行荧光显微镜观察。一般瘤型麻风患者标本细胞内找到抗酸染色阳性杆菌有诊断意义，而结核样型麻风患者标本中很少找到细菌。由于麻风分枝杆菌抗酸性较结核分枝杆菌弱，故脱色时间宜短。

用 PCR 检测麻风分枝杆菌特异性基因，特异性较好，比传统方法更敏感。

四、防治原则

麻风病目前尚无有效的特异性预防手段。早发现、早隔离和早治疗是麻风病防治的关键。因麻风分枝杆菌与结核分枝杆菌有共同抗原，某些麻风病高发国家和地区采用卡介苗来预防麻风病，取得一定效果。

治疗麻风病的药物主要有氨苯砜、利福平和氯法齐明（氯苯吩嗪）。单一用药易形成耐药菌株，因此 WHO 建议麻风病的治疗宜采用多种药物联合治疗。

第三节　非典型分枝杆菌

非典型分枝杆菌又称非结核分枝杆菌，它不是分类学上的名称，是指除结核分枝杆菌复合群和麻风分枝杆菌以外的分枝杆菌。因其在染色反应上具有抗酸性，故又称非典型抗酸菌。

根据菌落色素、生长速度和生化反应的特点，将非结核分枝杆菌分为四组。第 Ⅰ、Ⅱ、Ⅲ 组长出菌落时间需 2～3 周，为迟缓生长菌；第 Ⅳ 组在 1 周内长出，为迅速生长菌。

1. 第 Ⅰ 组（光产色分枝杆菌）　在暗处培养时菌落颜色不明显，在增殖期接触光线 1 小时后菌落呈柠檬黄色。

2. 第 Ⅱ 组（暗产色分枝杆菌）　在暗处培养时菌落呈橘黄色，光滑型。长期曝光培养则呈赤橙色。

3. 第 Ⅲ 组（不产色分枝杆菌）　一般无色素产生，可引起人类结核样病变；可产生毒素，引起皮肤无痛性溃疡。

4. 第 Ⅳ 组（速生分枝杆菌）　生长迅速，分离培养 5～7 天、传代培养 3 天可长出菌落。本组细菌多为杂菌，可引起皮肤创伤后脓肿，偶引起淋巴结炎和肺结核样感染。

非结核分枝杆菌的致病性可用抗煮沸试验加以鉴别。非致病菌煮沸1分钟即失去抗酸性，而致病菌可耐煮沸10分钟，甚至高压蒸汽灭菌也不失去抗酸性。除耐热过氧化氢酶试验外，烟酸试验、硝酸盐还原试验均可用于结核分枝杆菌和非结核分枝杆菌的鉴别。

非结核分枝杆菌多数呈现耐药性，有的患者经多年治疗不愈，用利福平、异烟肼、乙胺丁醇联合用药长期治疗有一定效果。目前尚无疫苗预防非结核分枝杆菌感染。

第四节　放线菌属与诺卡菌属

案例 13-2

患者，男，37岁，因其左膝皮肤出现溃疡病变数周而入院就诊。取病变处脓液进行革兰氏染色和抗酸染色，发现革兰氏阳性丝状菌，抗酸染色阴性，病灶组织中可见黄色硫磺状小颗粒；真菌涂片检查、细菌培养均为阴性。

思考题：
1. 此患者可能为何种病原体感染？
2. 通过哪些实验室检查可以确诊？检查过程中应注意什么？
3. 在生活中该怎样预防该类疾病的发生？

一、放线菌属

放线菌属（*Actinomyces*）能形成有分枝的长丝，缠绕成团，为微需氧或厌氧菌，致病性较弱，多引起内源性感染，且引起的疾病常呈慢性经过。

放线菌属有35种，为人和动物口腔、上呼吸道、胃肠道和泌尿生殖道正常菌群。对人致病的主要有以下五种：衣氏放线菌（*A. israeli*）、牛放线菌（*A. bois*）、内氏放线菌（*A. naeslundii*）、黏液放线菌（*A. viscosus*）和龋齿放线菌（*A. odontolyticus*）。其中对人致病性较强的是衣氏放线菌，也是引起感染最常见的致病株。

（一）生物学性状

1. 形态与染色　放线菌属为革兰氏阳性菌，丝状或链状，无芽孢、荚膜和鞭毛，可形成细长无隔的分枝状菌丝，直径0.5～0.8 μm，长0.4 μm至数微米，易断裂成球状或短杆状。在患者的病灶组织和脓液中可找到肉眼可见的黄色小颗粒，称为硫磺样颗粒，是放线菌属细菌在组织中形成的菌落。放线菌属不形成气生菌丝（图13-3）。

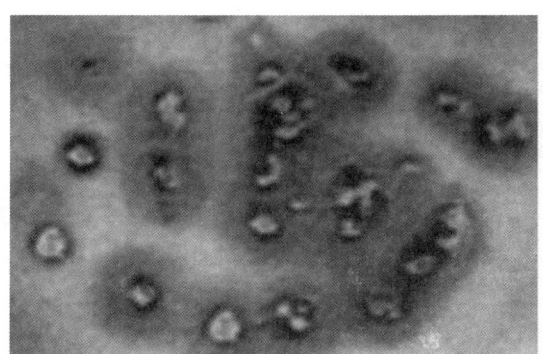
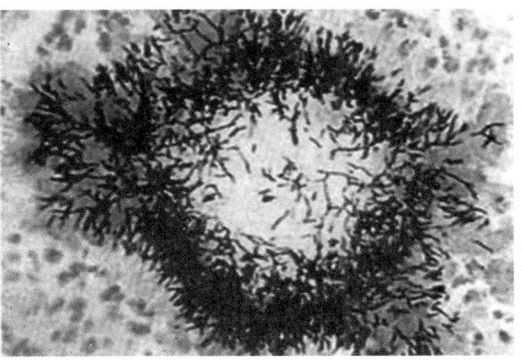

图13-3　硫磺样颗粒压片镜检（革兰氏染色，×1000）

要点提示：放线菌属的形态特征

2. 培养特性 放线菌属为厌氧或微需氧，培养较困难。初分离时加入 5% CO_2 能促进其生长；在血液琼脂平板上，37℃培养 4～6 天后，可形成灰白色或淡黄色的粗糙型小菌落，不溶血；在含糖的肉汤中生长可形成球形小颗粒沉淀物。

3. 生化反应 除黏液放线菌外，其他放线菌过氧化氢酶试验均为阴性。衣氏放线菌分解葡萄糖、木糖、棉子糖、甘露糖和甘露醇，产酸不产气，不水解淀粉，能将硝酸盐还原为亚硝酸盐（80% 阳性）。

（二）临床意义

放线菌属可存在于口腔、齿垢、齿龈、扁桃体与咽部，为人体正常菌群。机体抵抗力减弱、口腔卫生不良、拔牙或外伤时可引起内源性感染，导致软组织化脓性炎症，称为放线菌病，若无继发感染则大多呈慢性无痛性过程，常伴有多发性瘘管形成，可见硫磺样颗粒，最常见的是面颈部感染。若通过吞咽或吸入感染，多发生于腹部或胸部。腹部感染也可因为腹壁外伤或阑尾穿孔引起，也可继发盆腔感染。

放线菌病患者血清中可测到多种抗体。抗体对机体无保护作用，亦无诊断价值。机体对放线菌的免疫主要靠细胞免疫。

（三）微生物学检验

1. 标本采集 采集瘘管、窦腔中的脓液、痰液、渗出物病灶组织或活检组织等。

2. 检验方法 在痰和脓液中寻找硫磺样颗粒，先用肉眼寻找有无硫磺样颗粒，发现可疑颗粒制成压片，革兰氏染色，镜下检查是否有呈放射状排列的菊花状菌丝；必要时取标本接种于不含抗菌药的沙氏葡萄糖琼脂培养基及血琼脂平板上做厌氧培养，放线菌生长缓慢，需于 37℃培养 1～2 周以上，定期观察菌落生长情况并做涂片检查；也可取活组织做切片检查。

（四）防治原则

注意口腔卫生、及时治疗牙病与牙周病。患者的脓肿与瘘管应进行外科清创处理。放线菌对多种抗菌药敏感，其中青霉素为首选，应大剂量、长时间应用（6～12 个月）。此外，克林霉素、红霉素与林可霉素等均可用于治疗。

二、诺卡菌属

诺卡菌属（*Nocardia*）广泛分布于土壤，不属于人体正常菌群，是一群需氧性放线菌，多数为腐物寄生性非致病菌。诺卡菌属对人致病的主要有星形诺卡菌（*N. asteroides*）、巴西诺卡菌（*N. brasiliensis*）、豚鼠诺卡菌（*N. caviae*）、鼻疽诺卡菌（*N. farcinica*）与南非诺卡菌（*N. transvalensis*）五种。其中星形诺卡菌致病力最强，在我国最为常见。

（一）生物学性状

1. 形态与染色 诺卡菌属形态基本上与衣氏放线菌相似，为革兰氏阳性菌，但分枝末端不膨大；抗酸染色呈弱阳性反应，但仅用 1% 盐酸乙醇或延长脱色时间则变为阴性，据此可与典型的结核分枝杆菌相区别。

> 要点提示：诺卡菌的形态特征

2. 培养特性 诺卡菌属与放线菌属不同，为专性需氧菌，能形成气生菌丝；营养要求不高，在普通培养基上于室温或 37 ℃均可生长，但繁殖速度慢，一般需 1 周以上始见菌落，菌落可呈干燥或蜡样，颜色有红、粉红、黄、白或紫色不等；诺卡菌在液体培养基中形成菌膜，浮于液面，液体澄清。

3. 生化反应 诺卡菌属过氧化氢酶试验阳性，可分解糖类。

（二）临床意义

1. 星形诺卡菌 该菌引起的感染为外源性感染，多见于 T 细胞缺陷者（如白血病或艾滋病患者）及器官移植后使用免疫抑制药治疗者。细菌主要通过呼吸道侵入肺部，引起原发性、化脓性感染，出现类似肺结核的症状。细菌可从肺部病灶转移至皮下组织，引起脓肿和多发性瘘管，也可扩散至其他脏器，引起腹膜炎、脑膜炎、脑脓肿等。

2. 巴西诺卡菌 可因外伤侵入皮下组织，形成结节、脓肿或慢性瘘管。从瘘管中可流出许多小颗粒，即诺卡菌的菌落。巴西诺卡菌感染好发于足部和腿部，故又称为足菌肿。

（三）微生物学检验

收集患者脓、痰、支气管灌洗液、脑脊液、活检组织等标本，涂片和压片检查，可见有革兰氏阳性和部分抗酸性分枝菌丝。若见散在的抗酸性杆菌，应与结核分枝杆菌相区别（星型诺卡菌革兰氏染色性强，抗酸染色性弱，盐酸乙醇易脱色，结核分枝杆菌则相反）。可用沙氏葡萄糖琼脂培养基或脑心浸液琼脂平板分离，用生化反应鉴定。诺卡菌入侵肺部后可变为 L 型，常需反复检查才能证实。

（四）防治原则

对脓肿和瘘管局部治疗主要采用手术清创，切除坏死组织。各种感染应用磺胺类药物治疗，有时还可加用环丝氨酸。一般治疗时间不少于 6 周。

（刘 霜）

自测题

一、选择题

1. 分枝杆菌属最主要的特点是
   A．细胞壁含大量脂质　　　　　　　　B．无特殊结构
   C．有分枝生长趋势　　　　　　　　　D．一般不易着色
   E．抵抗酸性乙醇脱色

2. 在人工培养基上生长繁殖速度相当缓慢的是
   A．链球菌　　　　　　　　　　　　　B．霍乱弧菌
   C．破伤风梭菌　　　　　　　　　　　D．结核分枝杆菌
   E．淋病奈瑟菌

3. 不能在人工培养基上生长的是
   A．放线菌　　　　　　　　　　　　　B．霍乱弧菌
   C．麻风分枝杆菌　　　　　　　　　　D．结核分枝杆菌

E．链球菌
4. 在放线菌感染的病灶组织及脓样物质中，肉眼可见的黄色小颗粒称为
   A．异染颗粒　　　　　　　　　　B．质粒
   C．包涵体　　　　　　　　　　　D．Dane 颗粒
   E．硫磺样颗粒
5. 下列抗酸染色呈弱阳性，菌体呈丝状的是
   A．放线菌　　　　　　　　　　　B．诺卡菌
   C．破伤风梭菌　　　　　　　　　D．结核分枝杆菌
   E．真菌

二、案例讨论

患者，女，25岁，因咳嗽、发热就诊。X 线检查发现右肺有片状阴影，结核菌素试验红肿直径大于 2.0 cm。作为医务工作者你应考虑这可能是什么问题？如何处理？应如何确诊？你应做些什么？

第十四章

厌 氧 菌

学习目标

1. 掌握厌氧菌的标本采集运送方法、检验程序及检验方法;梭状芽孢杆菌属和拟杆菌属主要生物学特性、临床意义及微生物学检验。
2. 熟悉厌氧菌的概念、分类及临床意义;消化球菌属、消化链球菌属及韦荣球菌属主要生物学特性、临床意义及微生物学检验。
3. 了解普雷沃菌属、紫单胞菌属、梭杆菌属及革兰氏阳性无芽孢厌氧杆菌主要生物学特性、临床意义和微生物学检验。
4. 描述梭状芽孢杆菌属的鉴定依据。

第一节 厌氧菌概述

一、概念与种类

厌氧菌(anaerobic bacteria)是一群在有氧条件下不能生长或生长不良而在无氧条件下生长得更好的细菌。根据革兰氏染色特性及能否形成芽孢,可将厌氧菌分为有芽孢的革兰氏阳性杆菌、无芽孢的革兰氏阳性及革兰氏阴性杆菌和球菌。有芽孢的厌氧菌只有1个梭状芽孢杆菌属;无芽孢的厌氧菌共有40多个菌属,300多个菌种和亚种。

二、临床意义

厌氧菌分布广泛,其中梭状芽孢杆菌属能以芽孢的形式在自然界中长期存活,通过伤创面、动物咬伤或食物进入人体,产生毒素,引起外源性感染。绝大多数无芽孢厌氧菌均存在于人和动物的体表及与外界相通的腔道内,如口腔、上呼吸道、肠道、泌尿生殖道等处,与需氧或兼性厌氧菌共同组成人体的正常菌群,而且占有绝对优势。无芽孢厌氧菌在一定条件下,可引起内源性感染。造成厌氧菌感染的主要因素有:①局部组织氧化还原电势(Eh)降低,如血管损伤、肿瘤压迫、组织水肿等原因造成局部组织缺血缺氧;②皮肤黏膜屏障被破坏,如大面积烧伤、烫伤等;③机体免疫功能下降,如使用免疫抑制药、放疗或化疗等;④菌群失调。

当感染局部组织有气体产生、感染部位多发生在黏膜附近、深部外伤、分泌物有恶臭或呈暗红色、长期服用氨基糖苷类抗生素治疗无效、临床常规培养阴性但镜检有菌等，都应怀疑有厌氧菌感染。

要点提示：厌氧菌的概念、种类、分布及感染

知识链接

厌氧菌的分布与感染

厌氧菌在人体分布非常广泛，与需氧菌和兼性厌氧菌共同组成人体的正常菌群，而且占绝对优势，如在肠道中，厌氧菌占正常菌群的99.9%，大肠埃希菌只占0.1%。由厌氧菌引起的人类感染在所有的感染性疾病中占有相当大的比例，研究显示，成年人牙周炎时，无芽孢厌氧菌所占的比例约为75%，盆腔感染60%以上也是由无芽孢厌氧菌引起的。

三、微生物学检验

（一）标本采集及运送

厌氧菌标本的采集与运送是否符合要求，是厌氧菌培养成功与否的关键。厌氧菌标本的采集要确保不能被正常菌群污染，同时应尽量避免接触空气。最适合厌氧菌检测的标本包括血液、脑脊液、心包液、胸腔积液、关节滑液、脓性骨髓液、脑脓肿、肺穿刺液及上述部位手术无菌采集或活检标本等。咽部、鼻咽部和齿龈部位的拭子、伤口和溃疡表面拭子、宫颈和阴道拭子，以及自然排出的尿液、痰液、粪便等标本均会不可避免有正常菌群污染，故不适合厌氧菌的检测。

厌氧菌标本采集后应尽快送检，运送方法有无氧小瓶运送法、厌氧袋运送法、针筒运送法、标本充盈运送法、组织块运送法等。标本运送至实验室后，应在20～30分钟内处理完毕，最迟不超过2小时。如不能及时接种，可将标本置室温保存，因低温对有些厌氧菌有害。

要点提示：厌氧菌标本采集注意事项、运送方法及适合进行厌氧菌检测的标本

（二）检验程序

临床标本厌氧菌检验程序见图14-1。

（三）检验方法

1. 直接镜检 涂片前应先观察标本的性状，包括气味，是否为脓性、带血、带黑色分泌物等。除血液标本外，各种厌氧菌标本在接种前均需要涂片进行革兰氏染色，镜下观察形态和染色性，了解细菌的数量，结合标本性状和镜检结果选择合适的培养基，并及时向医生发出初步报告。

2. 分离培养

（1）培养基：用于厌氧菌分离的培养基分为非选择性培养基和选择性培养基。厌氧菌的初代培养比较困难，非选择性培养基营养丰富，适合初代分离培养厌氧菌，如厌氧血琼脂平板（强化血琼脂平板）几乎能培养出所有的厌氧菌。初代培养时还可根据标本中可能含有的厌氧菌种类，接种适当的选择性培养基，以提高检出率。选择性培养基包括卡那-万古霉素冻溶血琼脂（适用于分离拟杆菌属、普雷沃菌属和卟啉单胞菌属）、卵黄琼脂平板（适用于分离产气

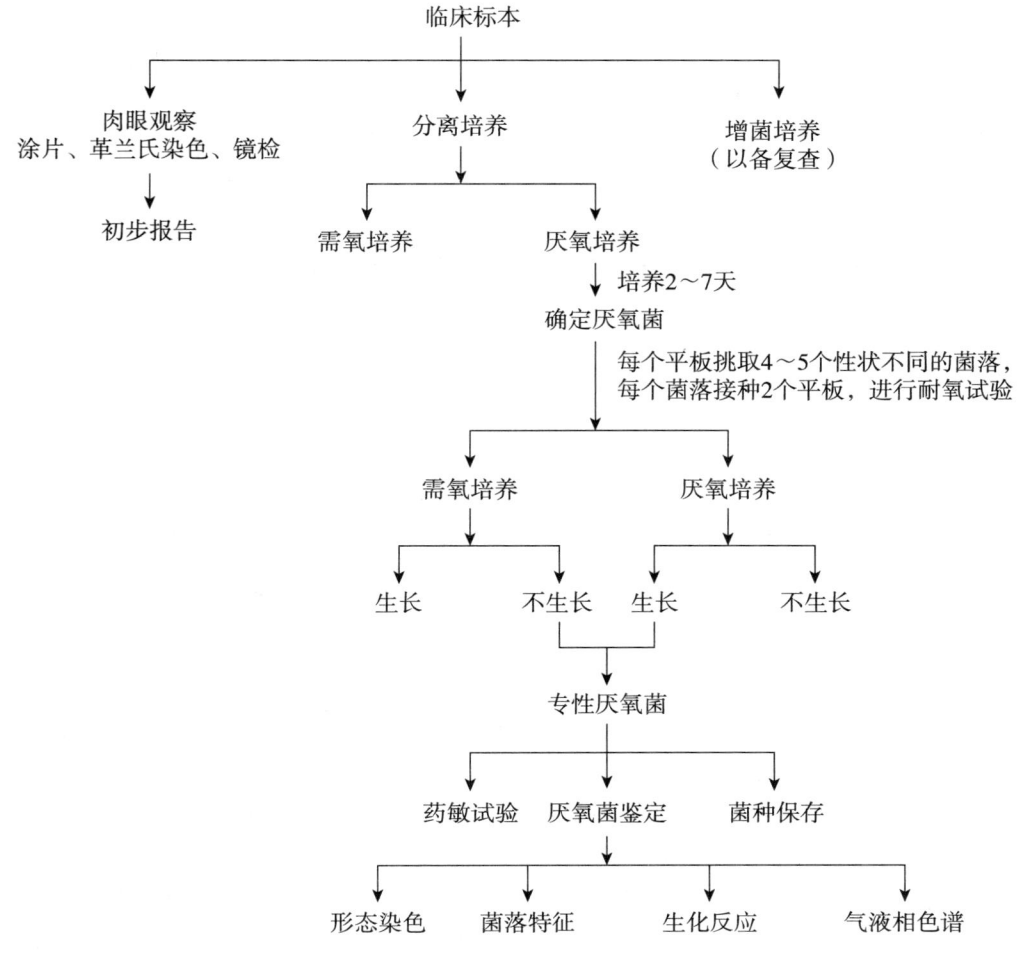

图14-1 临床标本厌氧菌检验程序

荚膜梭菌)等。

(2) 标本接种:每份标本至少接种3个血琼脂平板,分别置于有氧、无氧和含5%~10% CO_2 的环境中培养。为便于在混合物中发现厌氧菌,可在划线的1区和2区交界处贴一片甲硝唑(5 μg/片)纸片,培养后如在纸片周围出现抑菌圈,则提示有厌氧菌存在。

(3) 厌氧培养法

1) 厌氧罐培养法:其原理是利用一个密闭的罐子,通过物理或化学的方法除去罐内氧气,造成无氧环境。常采用的方法是冷触媒法和抽气换气法。冷触媒法的原理:在罐内放置钯粒和气体发生袋,气体发生袋内有硼氢化钾、碳酸氢钠和枸橼酸制成的药片,使用时剪开袋子的一角,加入10 ml水,立即盖好罐盖,气体发生袋内产生化学反应形成氢气,在催化剂钯粒的催化下与罐内的氧气结合成水,达到无氧环境。为了检查无氧状态,可在罐内预置亚甲蓝指示剂,有氧时显蓝色,无氧时则为无色。

2) 厌氧气袋培养法:用无毒的透明塑料薄膜制成的特殊气袋代替厌氧罐,采取冷触媒法的原理使袋内形成无氧环境。此法操作简单,携带方便,既可以用于标本运送,也适合床边接种。

3) 厌氧手套箱培养法:厌氧手套箱为目前国际上公认的厌氧菌培养的最佳设备,但其价格昂贵、培养成本高。其原理是采用一个密闭的大型金属箱,通过自动化装置自动抽气换气,从而保持箱内始终是无氧状态。厌氧手套箱由手套操作箱和传送箱组成,操作人员可通过手套箱附带的橡胶手套在箱内操作,适用于在无氧环境中连续进行标本接种、培养和鉴定等全部工作。

4) 疱肉培养基培养法:疱肉培养基是用牛肉渣加适量肉汤、表面覆以无菌的凡士林制备而成。肉渣中含有谷胱甘肽和不饱和脂肪酸,可吸收培养基中的氧气,加之培养基表面的凡士林或液状石蜡可隔绝空气,从而在培养基中形成厌氧环境。疱肉培养基适用于厌氧菌的增菌培养和保存。

大多数厌氧菌初代培养生长较慢,故厌氧培养在37 ℃至少培养48小时。若仍无生长,但镜检呈阳性,应继续培养5～7天。当厌氧培养有细菌生长,必须做耐氧试验,以确定是否为厌氧菌。次代培养需从每个平板分别挑取4～5个性状不同的菌落,每个菌落分别转种2～3个平板,分别放置需氧、无氧环境中培养,仅在无氧环境中生长的即为专性厌氧菌。

> **要点提示**:厌氧菌的培养方法

3. 鉴定

(1) 形态与染色:根据厌氧菌的形态、染色性及特殊结构可做初步鉴定,但由于厌氧菌染色性常受培养基种类和培养时间的影响,某些细菌可由革兰氏阳性染成阴性,在这种情况下,可用拉丝试验协助判定。操作时在载玻片上滴加一滴30 g/L的氢氧化钾溶液,取待测菌与之混合,1分钟后用接种环轻轻挑起,能呈现拉丝现象的为革兰氏阴性菌。

(2) 菌落性状:菌落大小、形状、色素、溶血现象及是否产生荧光等特征有助于厌氧菌的鉴定。

(3) 生化试验:包括多种糖类发酵试验、吲哚试验、硝酸盐还原试验、明胶液化试验、硫化氢试验、过氧化氢酶试验等。

(4) 快速鉴定技术:如胞外酶快速鉴定试验、厌氧菌微量快速生化鉴定系统A-20,专供厌氧菌鉴定的自动微生物鉴定系统VITEK-ANI、MicroScan-ANI等。

(5) 其他鉴定技术:气(液)相色谱技术、基于基质辅助激光解吸电离飞行时间质谱(MALDI-TOF MS)技术、PCR、基因探针等方法也可用于厌氧菌鉴定。

4. 检验结果与报告 根据革兰氏染色镜检、菌落特征及耐氧试验等发现厌氧菌可初步报告:"检出厌氧菌,形似×××菌。"再根据生化反应及其他快速鉴定试验结果做出最终报告。

第二节 梭状芽孢杆菌属

梭状芽孢杆菌属大多为专性厌氧菌,革兰氏阳性大杆菌,能形成芽孢,芽孢呈正圆形或卵圆形,直径多宽于菌体,使菌体膨大呈梭状。梭状芽孢杆菌属主要分布于土壤、人和动物肠道,多数为腐生菌,少数为致病菌,能引起人类疾病的主要有破伤风梭菌、产气荚膜梭菌、肉毒梭菌和艰难梭菌等。

一、破伤风梭菌

案例 14-1

患者周先生,61岁,建筑工人,前不久在工地不慎被一钉子扎伤,当时因创口不大、出血量少,只对伤口进行止血而未到医院对伤口进行治疗。1周后患者伤口出现疼痛并逐渐加剧,伴有吞咽无力,牙关紧闭,张口困难,有哽咽感等症状,家人立即带他到医院治疗。

思考题:
1. 根据病史和症状,该患者可能患何种疾病?
2. 引起该疾病的致病菌是什么?
3. 如果出现被异物扎伤的小而深的创口,应如何处理?

破伤风梭菌（*C. tetani*）是破伤风的病原体，为临床较常见的革兰氏阳性厌氧芽孢杆菌。

（一）生物学特性

1. 形态与染色 破伤风梭菌菌体呈细长杆状；初期培养物为革兰氏染色阳性，培养48小时后，尤其芽孢形成后，细菌易转变为革兰氏染色阴性；有周鞭毛，无荚膜；芽孢正圆形，直径大于菌体，位于菌体顶端，使菌体呈鼓槌状，这是破伤风梭菌的典型特征（图14-2）。

2. 培养特性 破伤风梭菌为专性厌氧菌，在血琼脂平板上经37 ℃培养48小时可呈薄膜状生长，菌落扁平，半透明，灰白色，边缘不齐，周边疏松似羽毛状，有乙型溶血现象（图14-3）。在庖肉培养基中，肉汤轻度浑浊，肉渣部分被消化，微变黑，有少量气体，有腐败恶臭。

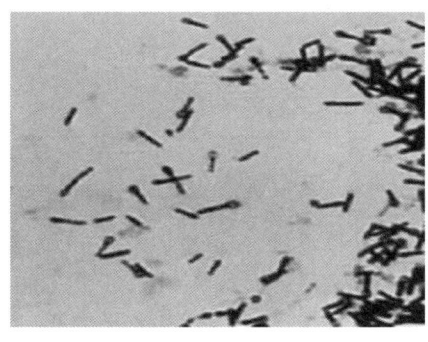
图14-2 破伤风梭菌

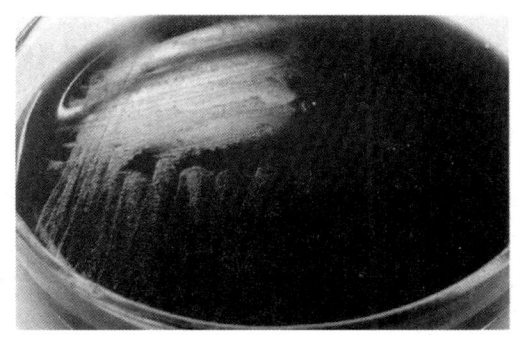
图14-3 破伤风梭菌在血琼脂平板上的菌落

3. 生化反应 破伤风梭菌一般不发酵糖类，能液化明胶，产生硫化氢，多数菌株吲哚试验阳性，硝酸盐还原试验阴性。

4. 抵抗力 破伤风梭菌芽孢抵抗力强，100 ℃加热1小时方可杀灭，能耐150 ℃干热1小时，在土壤中可存活数十年，对青霉素、红霉素敏感。

> **要点提示**：破伤风梭菌的形态特征

（二）临床意义

破伤风梭菌的致病物质包括破伤风痉挛毒素和溶血毒素。痉挛毒素是一种神经毒素，也是破伤风梭菌主要的致病物质，毒力极强，对人的致死量小于1 μg。

当机体受创伤时伤口被污染或分娩时用不洁器械剪断脐带等，破伤风梭菌可侵入伤口进入机体，但细菌不进入血流，可在感染组织内繁殖并产生毒素，产生的痉挛毒素侵入血流后，作用于脊髓前角运动神经细胞，引起肌肉强直性痉挛，导致破伤风。典型的临床症状是咀嚼肌痉挛造成牙关紧闭、呈苦笑面容、颈部、躯干及四肢肌肉持续强直性痉挛导致角弓反张，呼吸困难，最终可因窒息而死亡。破伤风梭菌感染的重要条件是伤口形成厌氧微环境。

机体对破伤风梭菌的免疫主要是抗毒素免疫，属于体液免疫。破伤风的预防可通过接种破伤风类毒素或百白破三联疫苗。紧急预防是对伤口进行清创扩创、H_2O_2消毒处理并注射破伤风抗毒素。治疗则是早期注射破伤风抗毒素和抗菌药如青霉素等。

> **要点提示**：破伤风梭菌的致病物质、感染条件及所致疾病

（三）微生物学检验

1. 标本采集 采集感染伤口脓液、组织液或坏死组织块等。

2. 检验方法 根据破伤风患者典型的临床表现和病史即可诊断，一般不进行细菌学检查，只有在特殊需求时进行。

（1）直接涂片：取病灶处脓液或坏死组织直接涂片，革兰氏染色镜检，见典型鼓槌状革兰氏阳性杆菌，可初步报告。

（2）厌氧培养：将可疑材料接种于庖肉培养基，生长后转种至新鲜的厌氧血琼脂平板，经培养后破伤风梭菌呈薄膜状迁徙生长。

（3）鉴定依据：革兰氏阳性大杆菌，可形成芽孢，直径大于菌体，位于菌体顶端，使菌体呈鼓槌状；庖肉培养基上肉渣部分被消化，微变黑；厌氧血琼脂平板上呈薄膜状迁徙生长；不发酵糖类、可产生硫化氢、可液化明胶，多数菌株吲哚试验阳性，硝酸盐还原试验阴性。

二、产气荚膜梭菌

案例 14-2

患者高某，男，31岁，自述于3年前因左足刺伤后，自己用土面敷在伤口止血，数日后伤口感染流脓，久治不愈，3年后于左足跟部形成慢性溃疡。患者就诊前3天，因局部瘙痒又用苇秆搔痒，次日左足跟、踝及小腿肿胀，全身发热，局部剧痛，于是前往医院就诊。体检：T 39 ℃，左足跟发现一向内凹陷的软组织溃烂腔，周围呈黑紫色，伤口压痛剧烈并流出脓血渗液，伴有气泡溢出。

思考题：

1. 高某可能患有什么病？引起该病最可疑的致病菌是什么？
2. 哪些微生物学检验有助于确诊该病？

产气荚膜梭菌（*C. perfringens*）广泛分布于自然界及人和动物肠道，是引起气性坏疽的主要致病菌。

（一）生物学特性

1. 形态与染色 产气荚膜梭菌为革兰氏阳性粗大杆菌；芽孢为卵圆形，直径不大于菌体，位于菌体中央或次极端，在体内和普通培养基上不易形成芽孢，而在无糖培养基中易形成；在机体内可形成明显的荚膜，无鞭毛。

2. 培养特性 产气荚膜梭菌为专性厌氧菌，在血琼脂平板上培养24小时，形成圆形、凸起、表面光滑、边缘整齐的菌落，多数菌株有双层溶血环，内环是由θ毒素引起的完全溶血，外环是由α毒素（卵磷脂酶）引起的不完全溶血；在卵黄琼脂平板上，由于此菌能产生α毒素分解卵黄中的卵磷脂，导致菌落周围出现乳白色的浑浊圈，该现象可被α毒素的抗血清所中和，称为Nagler反应；在庖肉培养基中，可产生大量气体，肉渣不被消化，呈粉红色；在牛乳培养基中，因能分解乳糖产酸使酪蛋白凝固，同时产生大量气体将凝固的酪蛋白冲成蜂窝状，并将液面上的凡士林层上推，甚至冲开棉塞，称为"汹涌发酵"现象，是产气荚膜梭菌的主要特征之一。

3. 生化反应 产气荚膜梭菌发酵葡萄糖、乳糖、麦芽糖，产酸产气；能液化明胶，产生硫化氢，卵磷脂酶试验阳性，吲哚试验阴性。

4. 分型 根据产生外毒素的种类不同，可将产气荚膜梭菌分为A、B、C、D、E五个毒素型，对人致病的以A型和C型为主。

> **要点提示**：产气荚膜梭菌的培养特性

（二）临床意义

产气荚膜梭菌能产生多种外毒素和侵袭性酶类，并有荚膜增强侵袭力。外毒素有 α、β、γ、δ、ε 等 12 种，其中 α 毒素最为重要，能分解细胞膜的磷脂，破坏细胞膜，引起溶血、组织坏死及损伤，使血管通透性增加，造成水肿。根据产生外毒素的种类不同，将产气荚膜梭菌分为 A、B、C、D、E 五个毒素型，其中对人类致病的主要是 A 型和 C 型。

产气荚膜梭菌可引起：①气性坏疽，是严重的急性创伤感染，引起组织坏死、水肿、胀气，表现为局部严重肿胀和剧痛，有捻发音和恶臭味。病变蔓延迅速，可引起毒血症、休克甚至死亡。②食物中毒，主要由 A 型产气荚膜梭菌污染食物，产生肠毒素引起，表现为腹痛、腹泻、恶心、呕吐。③坏死性结肠炎，由 C 型菌株产生 β 毒素导致小肠黏膜出血性坏死。

彻底清创是预防创伤后发生气性坏疽的最可靠方法。治疗以切除局部坏死组织为主，感染早期可用气性坏疽多价抗毒素，并使用大剂量青霉素杀灭致病菌。

> **要点提示**：产气荚膜梭菌的致病物质及所致疾病

（三）微生物学检验

1. 标本采集 一般采集创伤深部的分泌物、穿刺物、坏死组织块；食物中毒取可疑食物。

2. 检验方法 气性坏疽发展急剧，病情严重，应尽早检查、诊断。

（1）直接涂片：从深部创口采集标本涂片染色，镜检见有荚膜的革兰氏阳性粗大杆菌，白细胞少，伴有其他杂菌为特点即可初步报告。

（2）分离培养：取坏死组织制成细菌悬液，接种于血琼脂平板和卵黄琼脂平板培养，或在疱肉培养基增菌培养 8～10 小时后，再转种于上述平板培养，观察菌落特点。分离培养的同时可进行 Nagler 试验。

（3）鉴定依据：革兰氏阳性粗大杆菌，有荚膜，缺少芽孢。血琼脂平板上有双层溶血环，在卵黄平板上有 Nagler 反应，在牛乳培养基中出现"汹涌发酵"现象，为产气荚膜梭菌鉴别的主要特征。产气荚膜梭菌发酵葡萄糖、乳糖、麦芽糖，产酸产气；能液化明胶，产生硫化氢，卵磷脂酶试验阳性，吲哚试验阴性。

> **要点提示**：产气荚膜梭菌的主要鉴定依据

三、肉毒梭菌

案例 14-3

患者，女，50 岁，因言语不清、头晕到医院就诊。CT 示腔隙性脑梗死。随后出现意识障碍、吞咽困难、眼睑下垂、呼吸肌麻痹等症状，追问病史，患者有进食自制臭豆腐史。医生根据患者症状及病史初步诊断为肉毒毒素中毒。

思考题：

1. 引起肉毒毒素中毒的病原体是什么？该患者是怎样被感染的？
2. 需要做哪些微生物学检验以确定其诊断？

肉毒梭菌（*C. botulinum*）主要分布于土壤、水中，是一种腐生菌，可产生毒性极强的外毒素即肉毒毒素，引起肉毒毒素中毒。

（一）生物学特性

1. 形态与染色　肉毒梭菌为革兰氏阳性大杆菌，单个、成双或短链状排列。有周鞭毛，无荚膜。芽孢呈椭圆形，直径大于菌体，位于菌体次极端，使菌体呈网球拍状或汤匙状。

2. 培养特性　肉毒梭菌为严格厌氧菌，营养要求不高，常用庖肉培养基增菌，能消化肉渣，使之变黑，有腐败恶臭味。在普通琼脂平板上形成灰白色不规则菌落，在血琼脂平板上有乙型溶血。在卵黄琼脂平板上，除G型外，其余菌种产生局限性不透明区和珠光层。

3. 生化反应　肉毒梭菌除G型外，各型均发酵葡萄糖和麦芽糖，不发酵乳糖，产生硫化氢，液化明胶，卵磷脂酶试验阳性，吲哚试验阴性。G型除能液化明胶外，其他生化反应均为阴性。

4. 毒素与分型　根据产生毒素的抗原性不同，肉毒梭菌分为A、B、C1、C2、D、E、F、G八个型。引起人类疾病的有A、B、E、F型，我国以A型为多见，各型毒素只能被同型抗毒素中和。

5. 抵抗力　肉毒梭菌芽孢的抵抗力较强，可耐热100℃ 1小时以上，高压蒸汽灭菌30分钟芽孢可被杀死。但肉毒毒素不耐热，经100℃煮沸1分钟或80~90℃加热5~10分钟可灭活。

（二）临床意义

肉毒梭菌的致病物质是肉毒毒素，肉毒毒素是已知最剧烈的神经外毒素，毒性比氰化钾强1万倍，肉毒毒素对人的致死量为0.1~1.0 μg。肉毒毒素通过阻碍乙酰胆碱的释放，导致肌肉弛缓性麻痹。成人多因食入肉毒毒素污染的罐装食品、腊肠、发酵豆制品等引起肉毒毒素中毒。该病胃肠道症状很少，主要是神经末梢麻痹，可出现复视、眼睑下垂、斜视、口齿不清、吞咽困难，严重者可因膈肌麻痹、呼吸困难而导致死亡。肉毒梭菌尚可使婴幼儿患婴儿肉毒病。为防治该类疾病，应加强卫生管理和监督，食品应低温保存，加热后食用。对肉毒毒素中毒的患者应尽早注射A、B、E三型多价抗毒素。

> **要点提示**：肉毒毒素的致病机制、肉毒毒素中毒感染途径和临床症状

（三）微生物学检验

1. 标本采集　从患者血清中检出毒素是最直接最有效的鉴定方法。取可疑食品送检，对于判断食品与食物中毒的关系尤为重要。婴儿肉毒病可取粪便分离肉毒梭菌并检测毒素。

2. 检验方法

（1）直接涂片：涂片镜检为革兰氏阳性细菌，芽孢位于次极端，呈网球拍状。

（2）厌氧培养：严格厌氧培养，常用庖肉培养基增菌，再经动物接种和保护性试验，证明毒素的性质。如有肉毒梭菌，可接种血琼脂平板和卵黄琼脂平板进行次代培养，厌氧培养36~48小时后，取可疑菌落做最后鉴定。

（3）毒素检测：对可疑标本或培养物低温离心，取上清液做毒素定性和分型鉴定，阳性可帮助诊断。

（4）鉴定依据：革兰氏阳性粗大杆菌，芽孢位于次极端，呈网球拍状。在庖肉培养基中，能消化肉渣使其变黑，有腐败恶臭气味。除G型外，各型均发酵葡萄糖和麦芽糖，不发酵乳糖，液化明胶，产生硫化氢，吲哚试验阴性，卵磷脂酶试验阳性。

> 要点提示：肉毒梭菌的形态特征及鉴定依据

四、艰难梭菌

艰难梭菌（C. difficile）是引起抗菌药相关性腹泻和假膜性肠炎的主要致病菌之一。因其对氧极为敏感、很难分离培养而得名。

（一）生物学特性

1. 形态与染色 艰难梭菌为革兰氏阳性粗大杆菌，培养48小时后常转为革兰氏染色阴性。有些菌株有周鞭毛，芽孢为卵圆形，位于菌体次极端，无荚膜。

2. 培养特性 艰难梭菌为严格厌氧菌，生长最适温度为30～37℃。在血琼脂平板上，经48小时培养后，形成直径3～5 mm、圆形、略凸起、白色或淡黄色、边缘不整齐、表面粗糙、不溶血的菌落。在环丝氨酸-头孢甲氧霉素-果糖-卵黄琼脂（CCFA）平板上形成较大、边缘不整齐的黄色菌落，在紫外线照射下可见黄绿色荧光。

> 要点提示：艰难梭菌培养特性

3. 生化反应 艰难梭菌发酵葡萄糖、果糖和甘露醇，不分解乳糖、麦芽糖与蔗糖，水解七叶苷，液化明胶，不分解蛋白质，不产生硫化氢和吲哚，硝酸盐还原试验阴性，不产生卵磷脂酶。

（二）临床意义

艰难梭菌是人和动物肠道中的正常菌群，在幼儿的粪便中最常见。艰难梭菌可产生A、B两种毒素。毒素A是肠毒素，可使肠壁出现炎症，细胞浸润，肠壁通透性增加，出血坏死。毒素B为细胞毒素，直接损伤肠壁细胞。艰难梭菌对氨苄西林、头孢霉素、红霉素、克林霉素等耐药，当长期应用这些抗菌药物后，可导致菌群失调，耐药的艰难梭菌可引起抗菌药相关性腹泻、假膜性肠炎和医院感染等疾病。

> 要点提示：艰难梭菌所致疾病

（三）微生物学检验

1. 标本采集 应采集新鲜粪便标本或直肠拭子。

2. 检验方法

（1）直接涂片镜检：艰难梭菌为革兰氏阳性粗大杆菌，芽孢卵圆形，位于菌体次极端。

（2）分离培养：粪便标本可接种CCFA选择性培养基、牛心脑浸液琼脂平板、血琼脂平板，厌氧培养后挑取可疑菌落，转种于疱肉培养基中进行纯培养，做生化鉴定试验和毒素测定。

（3）毒性检测：将粪便浸液或疱肉培养基培养液，离心沉淀，取上清液过滤除菌，进行细胞毒性试验。此外，还可用对流免疫电泳、ELISA等直接测定毒素。

（4）鉴定依据：革兰氏阳性粗大杆菌；芽孢为卵圆形，位于菌体次极端，无荚膜；在CCFA平板上形成较大、边缘不齐的黄色菌落，在紫外线照射下可见黄绿色荧光；发酵葡萄糖、果糖和甘露醇，不分解乳糖、麦芽糖与蔗糖，水解七叶苷，液化明胶，不分解蛋白质，不产生硫化氢和吲哚，硝酸盐还原试验阴性，不产生卵磷脂酶；毒素测定阳性。

第三节 无芽孢厌氧菌

一、革兰氏阴性无芽孢厌氧杆菌

临床常见革兰氏阴性无芽孢厌氧杆菌包括拟杆菌属、普雷沃菌属、卟啉单胞菌属和梭杆菌属等。

（一）脆弱拟杆菌

1. 生物学特性 脆弱拟杆菌为革兰氏阴性杆菌，陈旧培养物中呈明显多形性，无鞭毛、无芽孢，可形成荚膜。

脆弱拟杆菌为专性厌氧菌，在血琼脂平板上经 24～48 小时厌氧培养后，形成直径 1～3 mm、圆形、微凸起、表面光滑、边缘整齐、半透明、灰白色的菌落，少数菌株可有微溶血。脆弱拟杆菌在胆汁七叶苷培养基中能分解胆汁七叶苷，使培养基呈黑色，菌落周围有黑色晕圈。

脆弱拟杆菌能发酵葡萄糖、麦芽糖和蔗糖，不发酵阿拉伯糖、鼠李糖、山梨醇和海藻糖，水解七叶苷，耐 20% 胆汁，过氧化氢酶试验阳性。

2. 临床意义 脆弱拟杆菌是拟杆菌属的代表菌种，占临床厌氧菌分离株的 25%，占拟杆菌分离株的 50%，居临床厌氧菌分离株的首位。脆弱拟杆菌是人和动物肠道等处的重要菌群，每克粪便中有 10^{10}～10^{12} 个，为大肠埃希菌的 100～1000 倍。脆弱拟杆菌在一定条件下可引起胸腔、颅内及女性生殖系统感染，产生肠毒素的脆弱拟杆菌还可引起儿童和成人腹泻。

3. 微生物学检验 将临床标本革兰氏染色镜检，若发现革兰氏阴性杆菌，着色不均，两端钝圆而浓染，中间不着色或染色较浅似空泡，具有多形性，疑为脆弱拟杆菌。分离培养时可用胆汁七叶苷平板和血琼脂平板接种标本，厌氧培养后观察菌落特征，结合发酵葡萄糖、麦芽糖和蔗糖，水解七叶苷，耐 20% 胆汁等生化试验做出鉴定。

要点提示：脆弱拟杆菌鉴定依据

（二）产黑色素普雷沃菌

1. 生物学特性 产黑色素普雷沃菌为革兰氏阴性球杆状菌，排列成对或短链，两端钝圆，有浓染和空泡；在液体培养基中，尤其是在含糖培养基中，长短不等，长者达 10 μm 以上，呈多形性；无鞭毛、无芽孢和荚膜。

产黑色素普雷沃菌为专性厌氧菌。在培养基中加入氯化血红素和维生素 K 可促其生长，在厌氧血琼脂平板上培养 2～3 天后，菌落直径为 0.5～3 mm，圆形、凸起、不透明，呈乙型溶血。菌落初期为灰白色，后呈黄色并逐渐呈浅棕色，5～7 天后转为黑色。在黑色素产生之前，用波长 366 nm 紫外线照射菌落时，可见橘红色荧光，黑色素出现后即不见荧光。黑色素只有在含血液的培养基上才能产生。产黑色素普雷沃菌发酵葡萄糖、乳糖和蔗糖，过氧化氢酶试验和卵磷脂酶试验阴性。

2. 临床意义 产黑色素普雷沃菌是普雷沃菌属的代表菌种，主要寄居在正常人体的口腔、女性生殖道等部位，在一定条件下可引起内源性感染，是临床上引起口腔与牙周感染、肺部感染及女性生殖系统感染的常见菌之一。

3. 微生物学检验 在感染部位采集标本，涂片革兰氏染色镜检，若发现革兰氏阴性球杆菌，两端钝圆，着色不均，中间似有空泡，则将其接种于血琼脂平板，厌氧培养2～7天，可见棕色或黑色菌落，再结合生化试验或气（液）相色谱检测其代谢产物，最终报告结果。

（三）不解糖紫单胞菌

1. 生物学特性　不解糖紫单胞菌为革兰氏阴性杆菌或球杆菌，菌体两端钝圆，着色不均匀。维生素 K_1 和氯化血红素可促进不解糖紫单胞菌生长及黑色素的产生。35～37℃厌氧培养3～5天可形成1～2 mm圆形、凸起、表面光滑、边缘整齐、棕色或黑色菌落。在未出现黑色素之前，用波长366 nm的紫外线灯照射，可见红色荧光，应注意将其与产黑色素普雷沃菌相鉴别。不解糖紫单胞菌不发酵糖，过氧化氢酶试验阴性，七叶苷水解试验和卵磷脂酶试验阴性，液化明胶，吲哚试验阳性。

2. 临床意义　不解糖紫单胞菌为卟啉单胞菌属的代表菌种，主要分布于人类口腔、泌尿生殖道和肠道，主要引起牙周炎、牙髓炎、根尖周炎、胸膜炎、阑尾炎和细菌性阴道炎等。不解糖紫单胞菌对卡那霉素、多黏菌素耐药，对万古霉素、头孢菌素、青霉素G、克林霉素等敏感。

3. 微生物学检验　在病变部位采集标本，厌氧送检。镜检可见革兰氏阴性杆菌或球杆菌，着色不均。将其接种于血琼脂平板厌氧培养，观察菌落形态，结合生化试验或气（液）相色谱检测其代谢产物，报告结果。

（四）具核梭杆菌

1. 生物学特性　具核梭杆菌为革兰氏阴性菌，典型形态呈梭状，两端尖细，中间膨大；有时菌体中有革兰氏阳性颗粒存在；无鞭毛和芽孢。

具核梭杆菌为严格厌氧菌，在血琼脂平板上生长良好。经48小时厌氧培养后，其菌落直径1～2 mm，不规则圆形，略凸起，灰白色、半透明。用透明光观察，菌落常显示珍珠样光斑点，一般不溶血。其生化反应较弱，吲哚试验阳性，硝酸盐还原试验阴性，在20%胆汁中不生长。

2. 临床意义　具核梭杆菌属于梭杆菌属，主要寄生于人类口腔、上呼吸道、肠道和泌尿生殖道，是口腔感染常见致病菌，除此之外还可引起肺脓肿及胸腔感染。

3. 微生物学检验　在感染部位取脓液，菌血症患者取血液增菌培养。染色镜检可见革兰氏阴性杆菌，两端尖细，中间膨大，似梭状；在20%胆汁中不生长，不发酵葡萄糖，不分解七叶苷，吲哚试验阳性。

二、革兰氏阳性无芽孢厌氧杆菌

革兰氏阳性无芽孢厌氧杆菌种类很多，与人类健康有关的有丙酸杆菌属、乳杆菌属、双歧杆菌属、真杆菌属、蛛网菌属和放线菌属。

（一）丙酸杆菌属

1. 生物学特性　丙酸杆菌属为革兰氏阳性杆菌，无鞭毛、荚膜和芽孢；菌体微弯或呈棒状，染色不匀，单个、成对或呈"V"和"Y"形排列；厌氧或微需氧，某些菌种数次转种后可变为兼性厌氧；菌落一般较细小，呈灰白至粉红色。凡过氧化氢酶试验阳性、吲哚试验阳性者为痤疮丙酸杆菌；过氧化氢酶试验阳性、吲哚试验阴性者为其他丙酸杆菌。

2. 临床意义　丙酸杆菌属因发酵葡萄糖产生丙酮酸而得名，主要寄生在人体皮肤与乳制品中。痤疮丙酸杆菌是皮肤上的优势菌，存在于正常皮肤的毛囊、汗腺中，与痤疮、酒渣鼻有关，也可成为腰椎穿刺液、骨髓穿刺液培养的污染菌，其他菌种也可引起软组织感染等。

（二）乳杆菌属

1. 生物学特性 乳杆菌属为革兰氏阳性细长杆菌，无鞭毛、荚膜和芽孢。有些菌株两端染色较深，单个、成双、短链或栅栏状排列。乳杆菌属可专性厌氧、兼性厌氧或微需氧，厌氧环境中生长更好。其菌落细小，表面粗糙。分离培养常用 MRS 营养琼脂，最适 pH 5.5~6.2。乳杆菌属能发酵多种糖类，不分解蛋白质，过氧化氢酶试验阴性，不液化明胶。

2. 临床意义 乳杆菌属因其发酵糖类产生大量乳酸而得名。常见菌种是嗜酸乳杆菌、德氏乳杆菌、发酵乳杆菌等。乳杆菌属是人肠道、阴道、口腔中的正常菌群，也广泛存在于乳制品如奶酪、酸奶中。仅少数菌种具有致病性，可引起亚急性细菌性心内膜炎、败血症或脓肿等。此外，嗜酸乳杆菌还与龋齿的形成有关。

（三）双歧杆菌属

1. 生物学特性 双歧杆菌属为革兰氏阳性杆菌，高度多形性，常呈分叉状和棒状，染色不均，排列不规则，无鞭毛、荚膜和芽孢。初次分离要求专性厌氧。在胆盐乳糖（BL）和亚硫酸铋（BS）血琼脂平板上，形成圆形、光滑、乳白色或灰褐色、不透明、不溶血菌落。生化反应不活泼，仅分解葡萄糖和乳糖，多数过氧化氢酶试验阴性，不产生吲哚，不还原硝酸盐。

2. 临床意义 双歧杆菌属为人类和动物肠道内重要的正常菌群，在肠道正常菌群中占有很高比例，在口腔和阴道中也有存在。在正常情况下，双歧杆菌与人类保持着和谐的共生关系，有抗感染、抗肿瘤、营养、调节肠道菌群关系和抗衰老等作用。齿双歧杆菌与龋齿和牙周炎有关。

（四）真杆菌属

1. 生物学特性 菌体为革兰氏阳性短杆状或棒状或多形性，少数菌株有鞭毛；专性厌氧，在厌氧血琼脂平板上形成不溶血的小菌落；20% 胆汁可促进其生长。多数菌种可发酵糖类，过氧化氢酶试验阴性，不产生吲哚，不还原硝酸盐。

2. 临床意义 真杆菌属又称优杆菌属，是人和动物口腔和肠道正常菌群，对人体有营养、生物拮抗和维持肠道生态平衡功能。少数菌种可致病。

三、厌氧球菌

厌氧球菌是临床厌氧感染的重要致病菌，约占临床厌氧菌分离株的 25%，临床感染中较常见的是革兰氏阳性的消化球菌属、消化链球菌属和革兰氏阴性的韦荣球菌属。

（一）消化球菌属

消化球菌属为革兰氏阳性球菌，单个、成双、短链或成堆排列，无芽孢，无荚膜和鞭毛。消化球菌属为专性厌氧菌，生长缓慢，厌氧培养 2~4 天形成黑色不溶血的小菌落，暴露空气后色变浅，传代后黑色消失，用庖肉培养基培养后又可产生黑色素。消化球菌属不发酵糖类，过氧化氢酶试验阳性，吲哚试验阴性，脲酶试验阴性，硝酸盐还原试验阴性。

消化球菌属是人体正常菌群之一，常与需氧菌一起引发混合感染，包括腹腔感染，肝脓肿，外阴、阴道及盆腔感染等。

从感染部位采集标本，进行直接涂片镜检和分离培养。将其接种于血琼脂平板及庖肉培养基，厌氧培养2~4天后，根据菌落形态和革兰氏染色报告初步结果，结合生化反应、抗菌药物敏感试验报告最后结果。

（二）消化链球菌属

消化链球菌属为革兰氏阳性菌，球形或卵圆形，有时易染成阴性，菌体较小，常成双或短链状排列，无鞭毛、芽孢和荚膜。消化链球菌属为专性厌氧菌，生长缓慢，营养要求高，吐温-80可促进其生长，在血琼脂平板上形成灰白、不透明、边缘整齐、凸起、不溶血的小菌落。消化链球菌属生化反应不活泼，厌氧消化链球菌微弱发酵葡萄糖，不发酵乳糖，不产生吲哚，不产生脲酶，硝酸盐还原试验阴性。消化链球菌属对多聚茴香脑磺酸钠（SPS）敏感性高，可用于鉴定。

消化链球菌属是人和动物口腔、上呼吸道、肠道、女性生殖道等部位的正常菌群，可引起人体多种组织和器官的感染，在临床厌氧菌分离株中占比例较高，仅次于脆弱拟杆菌，而且以混合感染多见，如厌氧消化链球菌常与金黄色葡萄球菌或溶血性链球菌协同引起严重创伤感染。消化链球菌属还可导致细菌性心内膜炎。

消化链球菌属检查方法与消化球菌基本相同。消化链球菌属的培养物常有恶臭，可通过形态、染色、培养特性和SPS抑制试验等其他生化反应初步鉴定，最后可采用商品化鉴定系统做准确鉴定。

（三）韦荣球菌属

韦荣球菌属为革兰氏阴性球菌，可成双或短链状排列；无鞭毛和芽孢，专性厌氧，需要CO_2；营养要求较高，接种于含万古霉素的乳酸盐琼脂平板（韦荣球菌培养基）有助于本菌的分离。韦荣球菌属生化反应不活泼，氧化酶试验阴性，不发酵糖类，硝酸盐还原试验阳性，吲哚试验阴性。

韦荣球菌属是口腔、上呼吸道、肠道和女性生殖道的正常菌群，一定条件下可引起内源性感染，且多为混合感染。

临床标本涂片染色镜检，如发现细小的革兰氏阴性球菌，成双或短链状排列，硝酸盐还原试验阳性，厌氧血琼脂上菌落细小、圆形、凸起、灰白色，紫外线照射显红色荧光，可初步鉴定为韦荣球菌属。确切鉴定依赖气（液）相色谱分析和商品化鉴定系统。

（王燕梅）

自测题

一、选择题

1. 抗菌药相关性腹泻的致病菌是
   - A．副溶血性弧菌
   - B．大肠埃希菌
   - C．脆弱拟杆菌
   - D．肺炎链球菌
   - E．艰难梭菌

2. 厌氧培养法包括
   - A．厌氧罐培养法
   - B．厌氧气袋培养法
   - C．庖肉培养法
   - D．厌氧手套箱培养法
   - E．以上均是

3. 下列细菌中，菌体呈鼓槌状的是
   A. 艰难梭菌
   B. 产气荚膜梭菌
   C. 具核梭杆菌
   D. 肉毒梭菌
   E. 破伤风梭菌

4. 引起假膜性肠炎的病原体是
   A. 破伤风梭菌
   B. 产气荚膜梭菌
   C. 具核梭杆菌
   D. 肉毒梭菌
   E. 艰难梭菌

5. 在牛乳培养基中可出现"汹涌发酵"现象的厌氧菌是
   A. 破伤风梭菌
   B. 脆弱拟杆菌
   C. 肉毒梭菌
   D. 产气荚膜梭菌
   E. 消化链球菌

6. 破伤风梭菌的重要致病条件是
   A. 机体免疫力下降
   B. 需氧菌污染伤口
   C. 经口误食被破伤风梭菌污染的食物
   D. 破伤风梭菌进入血液
   E. 伤口局部形成厌氧微环境

7. 下列关于肉毒梭菌的描述，正确的是
   A. 有芽孢，菌体呈鼓槌状
   B. 专性厌氧，营养要求高
   C. 肉毒毒素毒性极强，属于神经毒素
   D. 肉毒毒素中毒以胃肠道症状为主
   E. 在庖肉培养基中产生大量气体

8. 下列标本中不适合进行厌氧菌检测的是
   A. 血液
   B. 脑脊液
   C. 粪便
   D. 关节滑液
   E. 心包液

9. 破伤风梭菌的致病因素主要是
   A. 内毒素
   B. 外毒素
   C. 干扰素
   D. 抗毒素
   E. 细菌素

10. 胆汁七叶苷培养基上能分解七叶苷使培养基呈黑色的细菌是
    A. 破伤风梭菌
    B. 脆弱拟杆菌
    C. 肉毒梭菌
    D. 产气荚膜梭菌
    E. 艰难梭菌

二、案例讨论

一名环卫老人在打扫卫生时，不慎被竹签扎伤了手指。因伤口不大，他只对伤口进行了简单处理。但10天后，伤口开始化脓，老人出现四肢僵硬，脖子转不动，嘴巴张不开等症状，于是到医院就诊。根据老人出现的症状，他有可能是感染了哪种细菌？作为医务人员如果遇到这样的患者，你应该怎样做？

第十五章 其他原核细胞型微生物

学习目标

1. 掌握梅毒螺旋体的生物学特性、临床意义和微生物学检验；沙眼衣原体的微生物学检验。
2. 熟悉钩端螺旋体和其他螺旋体的生物学特性、临床意义和微生物学检验；肺炎支原体的生物学特性、临床意义和微生物学检验；沙眼衣原体和肺炎衣原体的生物学特性和临床意义；立克次体的微生物学检验。
3. 了解螺旋体、支原体、衣原体和立克次体的分类与命名；鹦鹉热衣原体的临床意义和微生物学检验；立克次体的生物学特性和临床意义。
4. 描述其他螺旋体的鉴别要点。

第一节 螺 旋 体

螺旋体（Spirochete）是一类细长、柔软、弯曲、运动活泼的原核细胞型微生物。其基本结构及生物学性状与细菌相似，如有细胞壁和原始核、革兰氏染色阴性、二分裂法繁殖及对多种抗菌药敏感等，故分类学上将其划归于广义的细菌学范畴。

螺旋体在自然界和动物体内广泛存在，种类繁多，包括3个科13个属，分类的主要依据是其螺旋数目、螺旋规则程度和螺旋间距。对人致病的螺旋体主要分布于以下三个属：密螺旋体属、疏螺旋体属和钩端螺旋体属（表15-1）。钩端螺旋体属：螺旋细密规则，一端或两端弯曲呈钩状。密螺旋体属：螺旋较为细密规则，两端尖细。疏螺旋体属：有3～10个稀疏不规则的螺旋，呈波纹状。

表15-1 对人致病的螺旋体属

属和代表菌	引起的人类疾病	传播方式或媒介
密螺旋体属		
苍白密螺旋体苍白亚种	梅毒	性传播
苍白密螺旋体地方亚种	地方性梅毒	黏膜损伤
苍白密螺旋体极细亚种	雅司病	皮肤损伤
品他螺旋体	品他病	皮肤损伤

续表

属和代表菌	引起的人类疾病	传播方式或媒介
疏螺旋体属		
伯氏疏螺旋体	莱姆病	硬蜱
回归热疏螺旋体	流行性回归热	体虱
杜通疏螺旋体	地方性回归热	软蜱
奋森疏螺旋体	多种口腔感染	条件致病
钩端螺旋体属		
问号钩端螺旋体	钩端螺旋体病	接触疫水

一、钩端螺旋体

案例 15-1

患者，男，32岁，农民，因反复发热、乏力伴双下肢疼痛前来就诊。患者主诉4天前因下地耕作后出现发热，体温高达39.2 ℃，在家自行予以"退烧药"后体温可降至正常。查体：T 38.6 ℃，P 93次/分，R 27次/分，BP 114/68 mmHg，眼结膜充血，双下肢腓肠肌压痛，无胸闷气促、头晕头痛等不适症状。实验室检查：WBC（白细胞）16.0×10^9/L，NEU（中性粒细胞）60%，LYM（淋巴细胞）40%，GPT（谷丙转氨酶）68 U/L，BIL（胆红素）82.3 μmol/L，BUN（血尿素氮）24.4 mmol/L，黄疸出血群钩端螺旋体 IgG 效价为1∶640（阳性）。

思考题：
1. 该患者可能感染了什么病原微生物？
2. 需要做哪些检查进一步确定病原体？
3. 对于此类患者如何指导留取标本？

钩端螺旋体（*Leptospira*）简称钩体，分致病性钩端螺旋体（问号钩端螺旋体）和非致病性螺旋体（双曲钩端螺旋体）两种，致病性钩端螺旋体引起人类和动物的钩端螺旋体病（简称钩体病，俗称"打谷黄""稻瘟病"）。钩端螺旋体病是全球流行的人兽共患病，我国除新疆、西藏、青海、宁夏等地区尚未肯定有钩端螺旋体病流行外，其余地区均有钩端螺旋体病的流行，因而该病是目前我国重点防控的13种传染病之一。

（一）生物学特性

1. 形态与染色 钩端螺旋体长6～12 μm，宽0.1～0.2 μm，菌体一端或两端弯曲呈钩状，菌体呈问号状、C形或S形，其基本结构由外至内分别为外膜、细胞壁、内鞭毛和原生质体（相当于细菌菌体）。暗视野显微镜下可见钩端螺旋体似细小珍珠样排列的细链，两根内鞭毛紧紧缠绕在原生质圆柱体表面呈螺旋状，使其沿长轴旋转或扭转伸屈运动（图15-1）。钩端螺旋体革兰氏染色阴性，但较难着色，吉姆萨染色呈淡红色。为了获得较好的染色效果，常用镀银染色法，钩端螺旋体被染成棕褐色（图15-2）。

> 要点提示：钩端螺旋体的形态

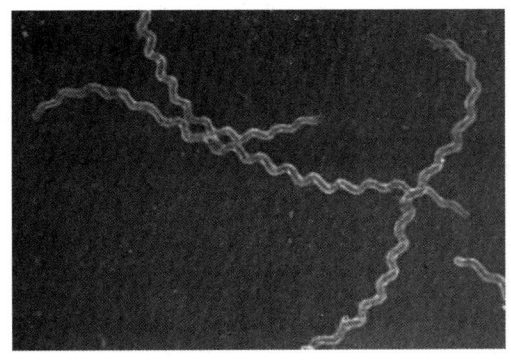

图 15-1　钩端螺旋体（暗视野显微镜）

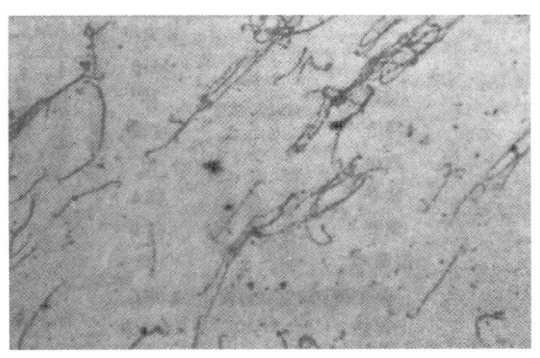

图 15-2　钩端螺旋体（镀银染色）

2. 培养特性　钩端螺旋体为需氧或微需氧菌，营养要求较高，常用含 10% 新鲜灭活兔血清的柯氏（Korthof）培养基进行培养，兔血清除能促进钩端螺旋体生长外，还有中和代谢产物毒性的作用。钩端螺旋体最适生长温度为 28～30 ℃，最适 pH 为 7.2～7.6，低于 pH 6.5 时死亡，最高能耐受 pH 8.4。钩端螺旋体生长缓慢，在液体培养基中分裂一次需 8～10 小时，28 ℃ 培养 1 周左右，肉眼可见半透明云雾状浑浊，但菌数仅相当于普通细菌的 1/100～1/10；在固体培养基上，28 ℃ 培养 2 周左右，可形成透明、不规则、直径约 2 mm 的扁平细小菌落。

3. 抗原结构与分型　钩端螺旋体主要有属特异性抗原、群特异性抗原和型特异性抗原。应用显微镜凝集试验（MAT）和凝集素吸收试验（AAT），可将钩端螺旋体属进行血清群及血清型的分类。

目前问号钩端螺旋体至少可分为 25 个血清群、273 个血清型，其中我国至少已存在 19 个血清群、75 个血清型。

4. 抵抗力　钩端螺旋体对酸、碱敏感；对热抵抗力弱，60 ℃ 加热 1 分钟即可死亡；0.2% 甲酚、1% 苯酚、1% 漂白粉处理 10～30 分钟即可被杀灭；对青霉素敏感。问号钩端螺旋体在夏秋季酸碱度中性的湿土或水中可存活数月，这在疾病传播上有重要意义。

（二）临床意义

钩端螺旋体具有内毒素样和溶血素等致病物质，引起人和动物钩端螺旋体病。钩端螺旋体病是一种典型的人兽共患病和自然疫源性传染病。钩端螺旋体在自然界中主要感染野生动物和家畜，鼠类和猪为重要的储存宿主和传染源。钩端螺旋体进入动物体内，在动物肾小管中长期繁殖，其血和粪、尿中含有大量钩端螺旋体，可污染土壤和水源。人接触被污染的土壤和水源后，经破损皮肤伤口、眼结膜、鼻和口腔黏膜侵入而感染。钩端螺旋体病的特点是起病急，早期表现为高热、乏力、头痛、全身酸痛、眼结膜充血、腓肠肌压痛、浅表淋巴结肿大等，后期表现为肺、肝、肾等组织器官出血和坏死，可发生 DIC、休克甚至死亡。

为预防钩端螺旋体病，应积极防鼠、灭鼠，加强对带菌家畜的管理。易感人群或流行疫区人群接种灭活多价钩端螺旋体疫苗，加强特异性预防。对患者治疗首选青霉素，其次为庆大霉素、多西环素等。

（三）微生物学检验

钩端螺旋体传染性较强，检验时要严格遵守消毒隔离规定，防止实验室感染。

1. 检验程序　见图 15-3。

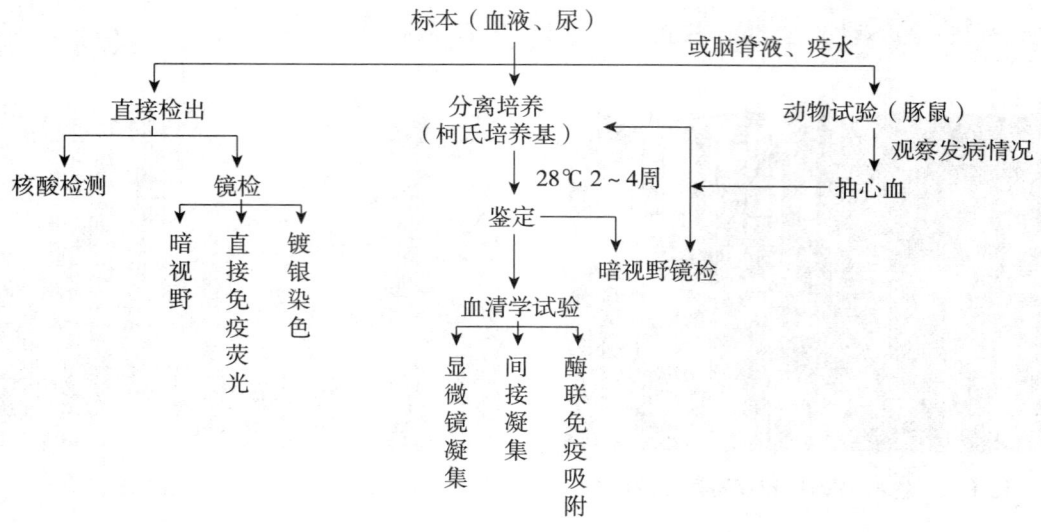

图 15-3 钩端螺旋体检验程序

> **要点提示**：钩端螺旋体检验程序

2．标本采集 问号钩端螺旋体可从临床标本、携带者和自然界的水中分离获得。采集标本类型包括血液、尿和脑脊液，发病 1 周内取外周血，1 周后取尿液，有脑膜刺激症状者取脑脊液。血清学检查时，最好采取病程早、晚期双份血清，一般在发病初和发病后 3～4 周各采集一次。

3．检验方法

（1）直接镜检：将标本离心后用暗视野显微镜检查，或经 Fontana 镀银染色后用普通光学显微镜检查，也可用直接免疫荧光法检查。

（2）核酸检测：可用 DNA 探针技术和聚合酶链反应（PCR）对标本进行检测，采用 PCR 检测标本中钩端螺旋体特异性 DNA 片段如 23S rDNA 可诊断本病。

（3）分离培养：将血、尿标本接种于柯氏培养基，置 28～30℃培养 2～4 周，每 5～7 天取培养物用暗视野显微镜检查有无生长。如有钩端螺旋体存在，用已知诊断血清鉴定其血清群和血清型。30 天未生长者，可判为阴性。

（4）血清学检查：常用显微镜凝集试验、间接凝集试验、酶联免疫吸附试验（ELISA）及凝集抑制试验检测，TR/Patoc Ⅰ 特异性属抗原玻片凝集试验（双曲钩端螺旋体 Patoc Ⅰ 株经 80℃加热 10 分钟后作为属特异性抗原，能与所有感染不同血清群、型致病性钩端螺旋体的患者血清中 IgM 发生凝集反应）和 ELISA 可用于早期快速诊断。

显微镜凝集试验是敏感性、特异性较高的试验，其基本方法是用我国标准菌株或当地常见菌株型别的活钩端螺旋体作为抗原，分别与不同稀释度患者血清（经 56℃ 30 分钟灭活）混合，28～30℃ 2 小时，然后用暗视野显微镜检查，若待检血清中有相应抗体存在时，则钩端螺旋体被凝集成团，形如蜘蛛；若血清中抗体效价较高时，凝集的钩端螺旋体被溶解。一般患者"++"凝集效价 ≥ 320 或恢复期血清比早期血清效价增高 ≥ 4 倍时有诊断意义。

（5）动物实验：是分离钩端螺旋体的敏感方法，尤其适用于有杂菌污染的标本。常用动物为幼龄豚鼠或金地鼠，将标本接种于动物腹腔，一般 3～7 天内动物发病，观察动物体温及厌食、流泪、竖毛等症状。自第一周末起，取心血及腹腔液暗视野显微镜检查并进行分离培养。动物病死后解剖，可见皮下和肺部有大小不等的出血灶，呈蝴蝶状，具有诊断价值。肝和脾组织显微镜下可见大量钩端螺旋体存在。

二、梅毒螺旋体

案例 15-2

患者，女，67岁，因胸痛、气喘伴发热半个月余而就医。患者自诉2个月前阴部曾出现皮疹，无触痛，未予重视，后逐渐消退。患者既往有高血压病史10年，每日服药，血压控制良好。查体：T 37.4 ℃，P 102次/分，R 32次/分，BP 130/80 mmHg，叩诊浊音，呼吸音减弱，背部可见散在暗红色斑丘疹，口腔、外阴处未见明显皮疹，颈、腋等多处淋巴结肿大。

思考题：
1. 该患者可能感染了什么病原微生物？
2. 如何进一步筛查和确认？
3. 在日常生活中如何预防此类疾病？

梅毒螺旋体（T. pallidum，TP）属于密螺旋体属中苍白密螺旋体的苍白亚种，是引起人类梅毒的病原体，梅毒是对人类危害较大的性传播疾病。

（一）生物学特性

1. 形态与染色 梅毒螺旋体长6～15 μm，宽0.1～0.2 μm，有8～14个呈锐角弯曲且规则致密的螺旋，两端尖直。在暗视野显微镜下观察可见其运动活泼，运动方式包括：①旋转式，围绕其长轴运动；②蛇行式，全身弯曲如蛇行；③伸缩式，通过伸缩螺旋间距离而移动。观察其运动方式，有助于与其他螺旋体相鉴别。梅毒螺旋体革兰氏染色呈阴性，但不易着色，用Fontana镀银染色可将梅毒螺旋体染成棕褐色（图15-4）。

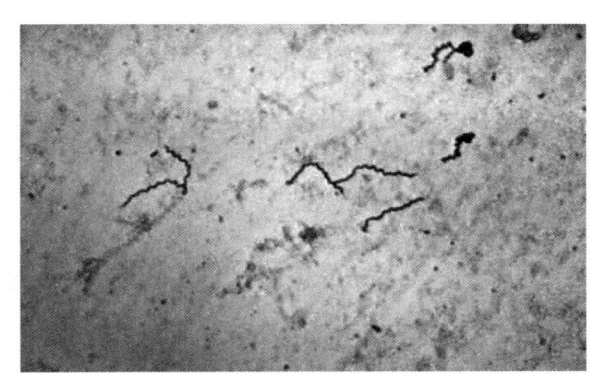

图15-4 梅毒螺旋体（镀银染色）

2. 培养特性 梅毒螺旋体不能在无生命人工培养基中生长繁殖。Nichols有毒株对人和家兔有致病性，接种于家兔睾丸或眼前房能保持毒力且缓慢繁殖，若将Nichols株接种于含多种氨基酸的兔睾丸组织碎片中，虽能繁殖，但失去致病力，该菌株称为Reiter株。Nichols株和Reiter株广泛用作多种梅毒血清学诊断方法的抗原成分。采用棉尾兔单层上皮细胞在微需氧环境下（1.5% O_2、5% CO_2、93.5% N_2）33 ℃培养的梅毒螺旋体，可保持毒力并能生长繁殖。

3. 抗原结构与分型 现已发现梅毒螺旋体膜蛋白抗原有22种，内鞭毛蛋白有38种，其中外膜蛋白的47 kD蛋白和内鞭毛的37 kD蛋白具有很高的免疫原性。

4. 抵抗力 梅毒螺旋体的抵抗力很弱，对冷、热、干燥及一般消毒剂敏感，离体后干燥1～2小时或50 ℃加热5分钟即死亡。血液中的梅毒螺旋体于4 ℃存放3天可死亡，故血库4 ℃储存3天以上的血液可避免传染梅毒的风险。梅毒螺旋体对青霉素、四环素、红霉素及砷剂等敏感，对大环类酯类抗生素如红霉素、阿奇霉素耐药已较普遍。

（二）临床意义

梅毒螺旋体具有很强的侵袭力，其致病主要通过荚膜样物质、外膜蛋白、透明质酸酶等物质的作用。有毒株尚能将宿主细胞的纤维黏连蛋白覆盖于其表面，以保护菌体不受宿主吞噬细胞的攻击。梅毒中出现的组织破坏和病灶，主要是梅毒螺旋体感染患者后引起免疫损伤所致。

在自然情况下，梅毒螺旋体只感染人，人是唯一的传染源，主要经过直接接触传播或间接接触（如输血）传播引起获得性梅毒，另外也可经胎盘垂直传播，引起胎儿先天性梅毒。

1. 获得性梅毒 分为三期，以反复、潜伏和再发为特点。

Ⅰ期梅毒（下疳期）：感染后3周左右局部出现无痛性硬性下疳，多见于外生殖器，其溃疡渗出液中有大量梅毒螺旋体，传染性极强。约经1个月，硬性下疳自然愈合。进入血液中的螺旋体则潜伏于体内，经2～3个月无症状的潜伏期后进入Ⅱ期。

Ⅱ期梅毒（梅毒疹期）：发生于硬性下疳出现后2～8周，主要表现为全身皮肤黏膜出现梅毒疹，全身淋巴结肿大，也可累及骨、关节、眼及其他脏器。梅毒疹及淋巴结中有大量梅毒螺旋体，有较强传染性。如不治疗，一般在3周～3个月后症状可消退，但常反复发作。经2年左右或更长时间潜伏，部分患者又可发作进入Ⅲ期。

Ⅲ期梅毒（慢性肉芽肿期）：发生于感染2年以后，也可长达10～15年。病变累及全身组织和器官，基本病理性损害为慢性肉芽肿，局部可因动脉内膜炎引起缺血而使组织坏死。主要表现为皮肤黏膜出现溃疡性坏死灶或内脏器官肉芽肿样病变（梅毒瘤）。严重者经10～15年后，引起心血管及中枢神经系统病变，导致动脉瘤、脊髓痨或全身麻痹等。此期病灶中不易找到梅毒螺旋体，传染性小，病程长，破坏性大，可危及生命。

2. 先天性梅毒 又称胎传梅毒，多发生于妊娠4个月，是母体梅毒螺旋体通过胎盘进入胎儿体内，可致胎儿全身感染，引起流产、早产或死胎。先天性梅毒患儿，常呈现锯齿形牙、马鞍鼻、间质性角膜炎和先天性耳聋等特殊体征。

机体对梅毒螺旋体的免疫主要是传染性免疫，即有螺旋体存在时就有免疫力，螺旋体消灭后免疫力也随之消失。预防重点是加强卫生宣传教育。梅毒确诊后，应及早进行彻底治疗，治疗药物主要选用青霉素。

要点提示：获得性梅毒分期

（三）微生物学检验

1. 检验程序 见图15-5。

2. 标本采集与运送 可采取硬下疳渗出液、病损组织小块及皮疹、淋巴结穿刺洗涤液等做直接检查。血清学试验可采集血液，分离血清送检。

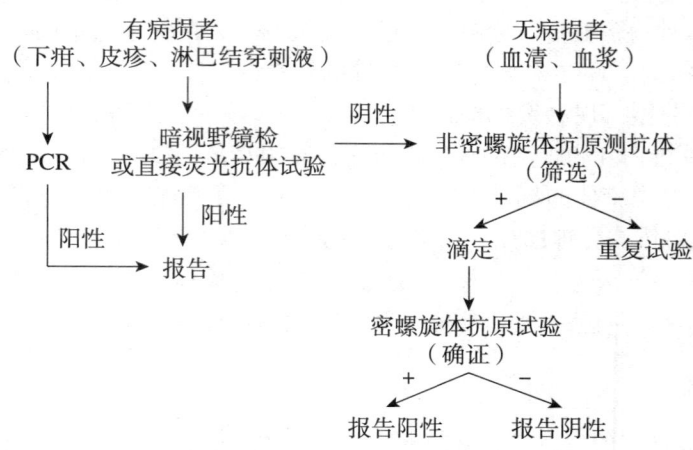

图15-5 梅毒螺旋体检验程序

3. 检验方法

（1）直接镜检：取Ⅰ、Ⅱ期患者病灶标本制成湿片，置暗视野显微镜检查，如见运动活泼，呈现旋转、蛇行、伸缩等运动的螺旋体，即有诊断意义；或将标本制成干片，进行镀银染色，镜下可见棕褐色密螺旋体。组织块等标本也可用直接荧光抗体检测法，置荧光显微镜下，可见发荧光的梅毒螺旋体。

（2）血清学诊断试验：分非密螺旋体抗原血清试验和密螺旋体抗原血清试验。

人体感染梅毒螺旋体后，机体对感染早期被损害的宿主细胞及梅毒螺旋体细胞表面所释放的脂类物质发生免疫应答，经 3～4 周产生抗类脂抗体（反应素）。抗体主要为 IgG 和 IgM，对机体无保护作用。未经治疗的患者，其血清内的反应素可长期存在，治疗后，抗体逐渐减少，故可用于观察疗效和判断预后。目前，非密螺旋体抗原血清试验均是以心磷脂、卵磷脂及胆固醇作为抗原的絮状凝集试验。密螺旋体抗原血清试验是以梅毒螺旋体为抗原的特异性抗原抗体反应，用以检测梅毒抗体。

临床以非密螺旋体抗原血清试验进行初筛试验，以密螺旋体抗原血清试验做确认试验（表 15-2）。

表15-2 梅毒螺旋体血清学常用试验

试验类型	试验名称（英文缩写）
非密螺旋体抗原血清试验	性病研究实验室试验（VDRL）
	快速血浆反应素环状卡片试验（RPR）
	甲苯胺红不加热血清试验（TRUST）
密螺旋体抗原血清试验	梅毒螺旋体明胶颗粒凝集试验（TPPA）
	梅毒螺旋体血凝集试验（TPHA）
	荧光梅毒螺旋体抗体吸收试验（FTA-ABS）
	梅毒螺旋体酶联免疫吸附试验（TP-ELISA）
	梅毒螺旋体蛋白印迹试验（TP-WB）

（3）核酸检测：PCR 技术可检测到极微量的梅毒螺旋体，是敏感性极高的方法，检测样品可以是分泌物、组织、体液等。目前 PCR 检测梅毒螺旋体特异性 DNA 片段针对的靶基因包括：*tpf1*、*BMP*、*tmpA*、*tmpB*、47kD 蛋白基因、*16S rRNA* 及 *polA* 等，检测方法有常规 PCR、巢式 PCR 及荧光定量 PCR 等。PCR 方法对于血清学阴性的早期梅毒、神经梅毒的诊断及区分先天性梅毒和母体梅毒有重要意义，是梅毒血清学方法的有效补充。

要点提示：梅毒螺旋体检验程序

知识链接

神经梅毒

神经梅毒是由梅毒螺旋体侵犯神经系统而出现脑膜、颅内血管、脑实质或脊髓损害的一组临床综合征，临床表现多变，主要与受累的责任病灶相关。既往研究认为神经梅毒为梅毒晚期的表现，而现研究表明神经梅毒可在初次感染后的任一时间出现。

典型的神经梅毒主要分为无症状神经梅毒、梅毒性脑膜炎、血管型梅毒、脊髓痨、麻痹性痴呆。目前，神经梅毒的诊断主要基于患者的临床表现及血清学检查，但各类血清学检查的灵敏度和特异性存在差异。因此，梅毒螺旋体血清学检验技术的发展及临床研究的开展对神经梅毒的诊断及管理具有重大意义。

三、其他常见螺旋体

（一）伯氏疏螺旋体

伯氏疏螺旋体有 5~10 个不规则的螺旋，两端稍尖，运动活泼，暗视野显微镜下可见滚动、扭曲或翻转运动的螺旋体，但不易检出，主要引起莱姆病。莱姆病是一种自然疫源性传染病，储存宿主主要是鼠和鹿，也可经蜱媒传播。莱姆病临床特点为出现游走性红斑皮损，可伴有头痛、发热、颈硬、肌痛和关节痛等。晚期主要表现为慢性关节炎、慢性神经系统疾病或皮肤异常。

由于伯氏疏螺旋体在莱姆病的整个病程中菌血期较短，患者体内伯氏疏螺旋体数量较少，因此一般不做直接镜检和分离培养，临床上多用免疫荧光技术和 ELISA 检测特异 IgM 和 IgG，也可用 PCR、蛋白质印迹法分析。从感染的蜱中分离伯氏疏螺旋体较皮损中分离的阳性率高。

（二）回归热疏螺旋体

回归热疏螺旋体形态与伯氏疏螺旋体相似，呈波状，是引起人类回归热的病原体。根据媒介昆虫的不同，可分为以体虱为传播媒介的流行性回归热和以软蜱为传播媒介的地方性回归热。其临床特点为急起急退的高热，全身肌肉酸痛，肝、脾大，重症可出现黄疸和出血倾向。

微生物学检验可在发热时取一滴外周血制成厚血片，用暗视野显微镜或 Giemsa 染色后镜检，如见到螺旋体即可初步诊断；也可用 BSK 培养基从蜱或患者血中培养出螺旋体。

（三）奋森疏螺旋体

奋森疏螺旋体形态纤细，有 3~8 个大而不规则的螺旋，两端有 4~6 根鞭毛，运动活泼。奋森疏螺旋体可与梭杆菌共生，协同引起溃疡性牙龈炎或咽峡炎，溃疡面上有灰白色假膜，表现为牙龈肿痛、口臭、出血、颈部淋巴结肿大等。

微生物学检验可用棉拭子取牙垢或口腔分泌物制成涂片，革兰氏染色后镜检，可见革兰氏阴性梭杆菌和螺旋体共存；镀银染色镜检可见棕褐色或黑褐色螺旋体。

第二节　支　原　体

案例 15-3

患者，女，11 岁，因间断发热 1 周，伴咳嗽 3 天入院。查体：T 37.2 ℃，P 94 次/分，R 32 次/分，BP 120/75 mmHg，全身未见皮疹、出血点，双侧颈部、颌下淋巴结轻度肿大，右肺呼吸音减低，左侧部呼吸音清晰，未闻及干湿啰音。实验室检查：WBC 4.4×10^9/L，NEU 63%，LYM 26.6%，ESR 19 mm/h，ALP 68 U/L，ALT 9 U/L，AST 16 U/L，ALB 42.8 g/L，GLB 22.2 g/L，BUN 2.18 mmol/L，痰涂片染色后镜检，可见革兰氏阳性杆菌散在分布。

思考题：
1. 该患者可能感染了什么病原微生物？
2. 如何进一步筛查和确认？
3. 在日常生活中如何预防此类疾病？

支原体（mycoplasma）是一类缺乏细胞壁，呈高度多形性，能通过细菌滤器，可在无生命培养基中生长繁殖的最小的原核细胞型微生物。该微生物由 Noccard 等科学家于 1898 年首次分离，1967 年被正式命名为支原体。

支原体在自然界中分布广泛，支原体目分为两个科，其中支原体科下分支原体属和脲原体属，支原体属有 133 个种，脲原体属有 7 个种。从人体中分离获得的支原体有 16 个种，其中对人类致病的主要有肺炎支原体（*M. pneumoniae*）、人型支原体（*M. hominis*）、生殖道支原体（*M. genitalium*）、穿透支原体（*M. penetrans*）和溶脲脲原体（*U. urealyticum*）等。

一、生物学特性

（一）形态与染色

支原体是原核细胞中最小的细胞型微生物，肺炎支原体大小为 0.2～0.3 μm，溶脲脲原体大小为 0.05～0.3 μm。因为没有细胞壁，支原体呈高度多形态性，如球形、杆形、长丝形及分枝状（图 15-6），革兰氏染色为阴性，但不易着色，常用 Giemsa 染色，呈淡紫色。

（二）培养特性

支原体的营养要求较一般细菌高，除基础培养基外，宜加入 10%～20% 灭活的小牛或马的血清（以提供胆固醇和其他长链脂肪酸）、新鲜的酵母浸液、青霉素 G 及 pH 指示剂。其对低渗透压敏感，最适 pH 为 7.6～8.0（溶脲脲原体最适 pH 为 5.5～6.5），需氧或兼性厌氧，在含 5%～10% CO_2 或 90% N_2 和 5% CO_2 厌氧环境中培养生长较好，最适生长温度 37℃。支原体多以二分裂方式繁殖，生长较缓慢，人型支原体、溶脲脲原体需培养 2～4 天，肺炎支原体通常需要 21 天或更久。

在含 1.4% 琼脂的固体培养基上培养，菌落呈圆形、光滑、边缘整齐，有时形成较为典型的油煎蛋样菌落（图 15-7），其核心较厚，向下长入培养基，周边为一层薄薄的透明区。用肉

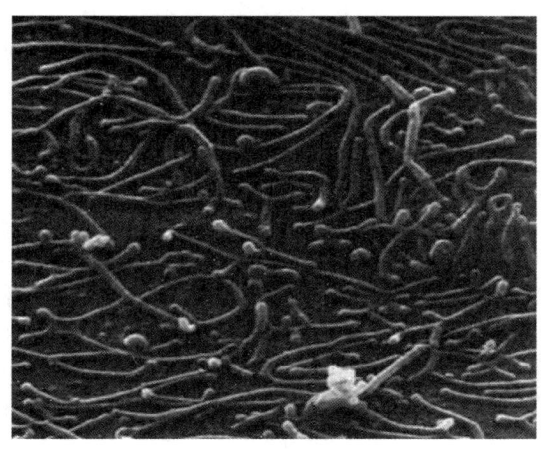

图 15-6 支原体（电镜）

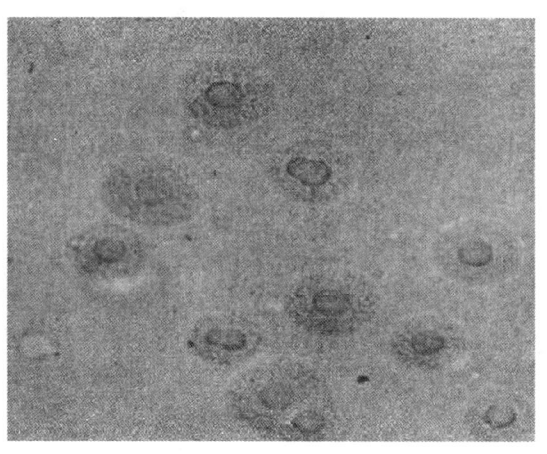

图 15-7 油煎蛋样菌落

汤培养基培养时，如果指示剂变色，应立即转种，以防其失去繁殖能力。支原体和同样缺乏细胞壁的 L 型细菌在许多特性上有相似之处（表 15-3）。

表15-3　支原体与L型细菌的区别

生物学特性	支原体	L型细菌
存在条件	广泛分布于自然界	多见实验条件下诱导产生
培养条件	在培养基中稳定，需加胆固醇	需高渗培养，不需要胆固醇
菌落性状	油煎蛋样菌落，较小，直径为 0.1～0.3 mm	油煎蛋样菌落，稍大，直径为 0.5～1 mm
细胞膜	含高浓度胆固醇	不含胆固醇
液体培养基中	浑浊度较低	有一定浑浊度
其他	遗传上与细菌无关，天然无细胞壁	可恢复为有细胞壁的细菌

要点提示：支原体与 L 型细菌的区别

（三）抗原结构与分型

支原体的抗原结构主要是细胞膜中的糖脂抗原和蛋白质抗原。糖脂抗原的抗原性很强，但与多种细菌和宿主细胞有共同的抗原决定簇，特异性较差。所有肺炎支原体菌株均有 17×10^4 D 的 P1 膜蛋白和 43×10^3 D 菌体蛋白，其特异性强，能刺激机体产生持久的高效抗体。支原体 P1 膜蛋白是支原体的主要型特异性抗原，其抗原性常用生长抑制试验（growth inhibition test，GIT）与代谢抑制试验（metabolism inhibition test，MIT）鉴定，并可据此将支原体分成若干血清型。

（四）生化反应

根据葡萄糖氧化发酵试验、精氨酸试验、脲酶试验等可初步鉴定支原体（表 15-4）。

表15-4　各种支原体的主要生化反应

支原体种类	葡萄糖氧化发酵试验	精氨酸试验	脲酶试验
肺炎支原体	+	−	−
人型支原体	−	+	−
生殖道支原体	+	−	−
穿透支原体	+	+	−
溶脲脲原体	−	−	+

（五）抵抗力

支原体因无细胞壁，对理化因素的抵抗力比细菌弱，耐冷，−70 ℃或液氮中可长期保存，对热、干燥、低渗及多种消毒剂敏感，但对结晶紫、醋酸铊和亚碲酸盐有较强耐受性，故可作为支原体分离培养时防止杂菌污染的抑制剂。支原体对 75% 乙醇、甲酚皂敏感。支原体对抑制细胞壁合成的青霉素等抗菌药天然耐受，但对干扰蛋白合成的多西环素和交沙霉素等抗菌药、阻碍 DNA 复制的左旋氧氟沙星和司帕沙星等喹诺酮类抗菌药敏感。

二、临床意义

支原体广泛存在于自然界中,常为哺乳类及禽类的口腔、呼吸道及泌尿生殖道定植的共生菌群,主要引起人类呼吸道、泌尿生殖道感染等。

肺炎支原体主要侵犯呼吸系统,引起人类原发性非典型肺炎,本病多发于夏末秋初,以儿童和青少年为主,是青少年急性呼吸道感染的主要病原体之一。肺炎支原体借滑行运动穿过黏膜上皮细胞纤毛屏障,隐藏在细胞间隐窝内,以其尖端特殊结构黏附于上皮细胞的表面受体上。其主要黏附因子为一类对胰酶敏感的表面蛋白,称 P1 蛋白。支原体黏附于宿主上皮细胞后吸取宿主细胞的养料赖以生长、繁殖,同时释放有毒代谢产物如过氧化氢、超氧阴离子和核酸酶等使细胞受损。此外,支原体的致病性也与其引起迟发型变态反应有关。其临床症状较轻,以咳嗽、发热、头痛、咽喉痛和肌肉痛为主,有时可并发支气管肺炎。

溶脲脲原体、人型支原体和生殖道支原体可通过性接触传播,引起人类非淋菌性和非衣原体性泌尿生殖道感染,如尿道炎、睾丸附睾炎、慢性前列腺炎、阴道炎、宫颈炎等;也可经胎盘传播引起早产、自然流产、先天畸形、死胎和不孕症等,经产道感染可致新生儿肺炎或脑膜炎。

支原体是细胞培养中常见的污染源,可影响培养的细胞生长,故在细胞培养时应注意对支原体污染的监测。

三、微生物学检验

(一)标本采集与运送

一般可采集患者的痰、咽拭子、鼻咽洗液、支气管分泌物、穿刺液、尿道和子宫颈拭子及各种分泌物,因为支原体有黏附细胞作用,所以采集拭子标本时,必须小心地在采样部位用力刮取,以尽可能获得更多细胞。支原体对干燥敏感,注意即采即种或置于转运培养基(蔗糖磷酸盐缓冲液)中。4 ℃ 冰箱保存不宜超过 72 小时,液氮或 -70 ℃ 可长期保存。组织标本尽量放在无菌有盖容器中,尽快运送。

(二)检验方法

1. 肺炎支原体的鉴定 常用的培养基是以牛心消化液为基础另加 20% 小牛血清及新鲜酵母浸液制成的液体或固体培养基。初次分离时,通常先将标本接种于含葡萄糖、酚红和亚甲蓝指示剂的液体培养基中增殖,1 周后培养基由紫色变绿色,液体清晰,可考虑有肺炎支原体生长,此时可转种于固体培养基上,在含 5% CO_2 的环境下培养,1~2 周长出致密圆形的油煎蛋样菌落。除根据形态、菌落和生化反应特征外,还可做以下试验帮助鉴定。

(1)溶血试验:在生长有疑似肺炎支原体的专用平板上,加一层含 8% 豚鼠红细胞琼脂,37 ℃ 孵育过夜,在菌落周围出现溶血环者为阳性。

(2)生长抑制试验:将含可疑肺炎支原体菌落的琼脂块切下,转种于专用液体培养基中,孵育 1 周后,吸取 0.3 ml 培养液,涂布于专用固体平板上,待稍干后,再贴上浸有肺炎支原体抗体的滤纸片,37 ℃ 孵育下,平板上出现抑制生长环者为阳性,该试验特异性高于其他试验。

(3)冷凝集试验:将患者血清稀释后与人 O 型 Rh 阴性血清在 4 ℃ 做凝集试验。约 50% 肺炎支原体感染者为阳性,效价越高或双份血清效价升高 ≥ 4 倍,则肺炎支原体近期感染的可能性越大。此反应为非特异性,呼吸道合胞病毒、腮腺炎病毒、流感病毒等感染时也可出现阳性结果。

2. 溶脲脲原体的鉴定 溶脲脲原体分离培养相对容易且快速。取 0.1~0.2 ml 标本接种于液体培养基中（内含尿素和酚红指示剂，pH 为 6.0±0.5），置 5% CO_2 和 95% N_2 环境中，37℃孵育，观察颜色变化，由黄色变为红色者判断为阳性。在进一步鉴定中常用以下方法。

(1) 代谢抑制试验：溶脲脲原体分解尿素，当加入特异性抗血清后，可抑制相对应血清型菌株生长，培养基中指示剂酚红不显色。

(2) 生长抑制试验：同肺炎支原体鉴定操作。其结果必须在低倍镜下观察纸片周围抑菌环及宽度。该法虽特异性高，但敏感性差。

3. 其他检查法 目前临床诊断倾向抗原和核酸检测。可用 P1 蛋白和 P30 蛋白单克隆抗体行 ELISA 检测支原体抗原；也可采用 PCR 检测标本中 16S rRNA 基因或 P1 基因，此法适合大批量临床标本检测。

第三节 衣 原 体

案例 15-4

患者，女，28 岁。主述：结婚 2 年余，性生活正常，未采取任何避孕措施，从未受孕；白带量稍多，色微黄，无明显异味；偶有外阴瘙痒及尿频、尿急、尿痛。查体：T 36.8℃，一般情况好；妇科检查：宫颈轻度糜烂样改变，有少许脓性分泌物。实验室检查：血常规正常；尿常规 WBC 12/HP；酶免疫测定（EIA）检测宫颈拭子沙眼衣原体抗原（+），其他病原性检查皆阴性。

思考题：
1. 该患者可能感染了什么病原微生物？
2. 需要进一步做哪些检查以确定病原体？
3. 在日常生活中如何预防此类疾病？

衣原体（chlamydia）是一类能通过常用细菌滤器的原核细胞型微生物，归属于广义的细菌学范畴。衣原体的共同特征有：①圆形或椭圆形，有细胞壁，革兰氏阴性；②具有独特的发育周期，以二分裂方式繁殖；③有 DNA 和 RNA 两种核酸；④有核糖体；⑤严格细胞内寄生，具有独立的酶系统，但不能产生代谢所需的能量，需寄生于宿主细胞内汲取养分；⑥对多种抗菌药敏感。

衣原体分类上属于衣原体目，下有衣原体科、衣原体属。根据抗原结构和 DNA 同源性的特点，将衣原体属分为四个种，包括沙眼衣原体、肺炎衣原体、鹦鹉热衣原体和家畜衣原体，对人致病的主要是前三种，其中以沙眼衣原体感染最多见（表 15-5）。

表15-5 三种常见衣原体的性状比较

性状	沙眼衣原体	肺炎衣原体	鹦鹉热衣原体
所致疾病	沙眼、性传播疾病、肺炎（幼儿为主）	肺炎（少儿为主）、呼吸道感染	鹦鹉热（人兽共患传染病）
自然宿主	人、小鼠	人	禽类、低等哺乳动物
原体形态	圆形、椭圆形	梨形	圆形、椭圆形
对磺胺类药物的敏感性	敏感	不敏感	不敏感

一、生物学特性

(一) 形态与染色

衣原体一般呈圆形、卵圆形，普通光学显微镜下勉强可见，Giemsa 染色呈淡蓝色或紫色。原体能合成糖原并掺入包涵体的基质中，故能被碘液染成棕褐色。

(二) 生活周期

衣原体有独特的生活周期（图 15-8），以两种发育类型存在。

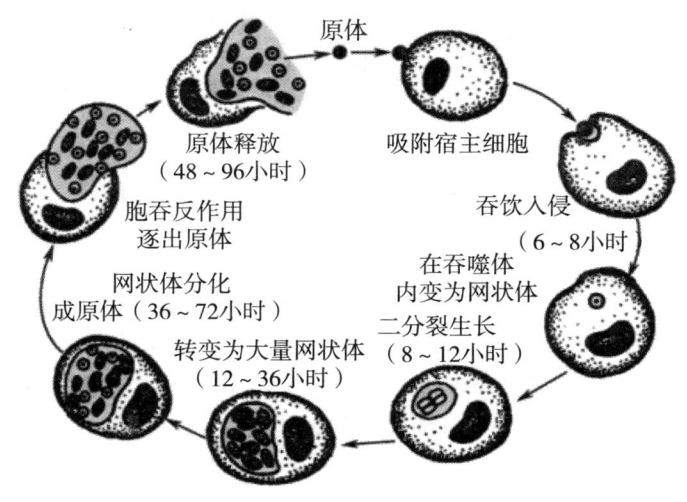

图 15-8　衣原体的生活周期

1．原体　为衣原体胞外存在形式，直径 0.2～0.4 μm，卵圆形或梨形，中央有一致密的拟核，有细胞壁，是发育成熟的衣原体，Giemsa 染色呈紫色，Macchiavello 染色呈红色。原体具有高度的感染性，在宿主细胞外较为稳定，但无繁殖能力。

2．始体或网状体　直径 0.5～1.0 μm，圆形或椭圆形，中央呈纤细的网状结构，无细胞壁，无致密拟核，Giemsa 和 Macchiavello 染色均呈蓝色。始体为宿主细胞内的繁殖型，以二分裂方式繁殖，代谢活泼，不能在细胞外存活，无感染性。原体和始体的性状比较见表 15-6。

表15-6　原体和始体的性状比较

性状	原体	始体
直径（μm）	0.2～0.4	0.5～1.0
细胞壁	+	−
代谢活性	−	++
胞外稳定性	+	−
感染性	+	−
繁殖能力	−	+
RNA：DNA	1：1	3：1
细胞毒性	+	−

原体进入细胞，经 12～36 小时转变为始体，48～72 小时原体释放，感染新的细胞，又

开始新的生活周期。衣原体感染人体细胞后，在细胞质内形成特殊的块状物，即包涵体（图15-9）。不同种类衣原体的包涵体的位置、形态和染色性各异，有助于对衣原体进行鉴定。

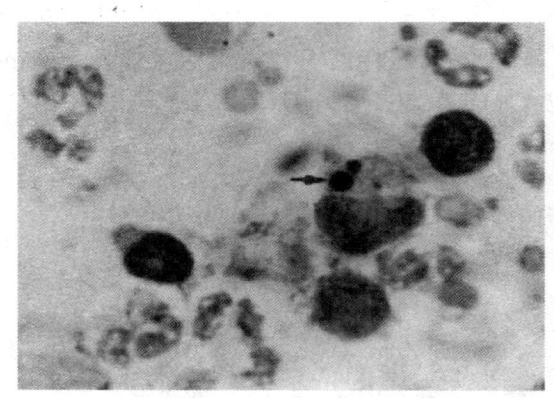

图 15-9　沙眼衣原体细胞质内包涵体

要点提示：衣原体的生活周期

（三）培养特性

衣原体为专性细胞内寄生，不能用人工培养基培养，通常采用细胞或组织培养、鸡胚培养和动物培养。动物培养一般只在研究中应用。目前最常用的方法是细胞培养法，是衣原体诊断的金标准。沙眼衣原体接种于经放线菌酮处理过的单层 McCoy 细胞，鹦鹉热衣原体和肺炎衣原体用 Hela-299 细胞培养，置 35～37 ℃，培养 48～72 小时后，将试验细胞进行包涵体染色鉴定。

（四）抗原结构与分型

衣原体的抗原性相当复杂，有属、种、型特异性抗原。沙眼衣原体细胞壁脂多糖为属特异性补体结合抗原，其表面带有一个属特异性抗原决定簇，该决定簇对高碘酸盐敏感，且可与肠道菌 Re 突变株发生交叉反应；种特异性抗原位于主要外膜蛋白上，可用补体结合试验和中和试验检测。肺炎衣原体只有一个血清型，外膜蛋白顺序分析完全相同，98 kD 蛋白为其特异性抗原。鹦鹉热衣原体可根据型特异性抗原分为 8 个血清型和至少 9 个基因型，每个血清型株均表现出一定的感染宿主的特异性。

（五）抵抗力

衣原体抵抗力较弱，对热和常用消毒剂敏感，56 ℃加热 5～6 分钟可被灭活，对冷冻干燥有耐受性，不能用甘油保存。多种抗菌药物对沙眼衣原体均有良好的抑制作用，如四环素类（四环素、多西环素、米诺环素）、大环内酯类（红霉素、罗红霉素、阿奇霉素、螺旋霉素），此外衣原体对利福平、氟喹诺酮类均敏感。鹦鹉热衣原体较稳定，抵抗力稍强，四环素、大环内酯类抗菌药物或青霉素、利福平等对其有抑制作用。鹦鹉热衣原体对磺胺类药物耐药。肺炎衣原体对四环素类、红霉素及氟喹诺酮类药物均敏感，对磺胺类药物耐药。

二、临床意义

沙眼衣原体主要寄生于人体，无动物储存宿主，感染范围较广，可侵害不同的系统和器官。沙眼衣原体 A、B、Ba 和 C 血清型主要引起沙眼，该疾病主要通过眼 - 眼或眼 - 手 - 眼途径传播，多表现为眼部炎症，严重时可致盲；其生物型 B、Ba 和生殖生物型 D—K 血清型可致包涵体性结膜炎，分为婴儿结膜炎和成人结膜炎，前者是婴儿经产道感染，引起急性化脓性结膜炎（包涵体脓漏眼）；生殖生物型 D—K 血清型引起经性接触传播的泌尿生殖系疾病和婴幼儿肺炎；LGV 生物型引起性病淋巴肉芽肿，主要通过性接触传播，多侵犯患者腹股沟淋巴结。

鹦鹉热衣原体的自然宿主为鸟类及低等哺乳动物的肠道，病原体随粪便排出污染环境，以气溶胶的方式传播。人多因与家禽或家畜接触而感染，引起鹦鹉热，可表现为非典型肺炎，以发热、头痛、干咳、间质性肺炎为主要症状，部分患者表现为大叶性肺炎。

肺炎衣原体是重要的呼吸道病原体，主要经飞沫和呼吸道分泌物传播引起急性呼吸道疾病，如肺炎、支气管炎、咽炎等，也可引起慢性支气管炎、哮喘等慢性感染性疾病。流行病学调查证实，肺炎衣原体与冠心病、动脉粥样硬化等慢性病的发病密切相关。

三、微生物学检验

检验时应注意安全防护，尤其是操作鹦鹉热衣原体标本时更应重视。

（一）标本采集与运送

1. 沙眼衣原体 根据不同疾病采集不同标本。沙眼或结膜炎患者取眼结膜刮片，眼穹窿或眼结膜分泌物。泌尿生殖道感染者取生殖道拭子、宫颈刮片、精液或尿液标本。性病淋巴肉芽肿患者取淋巴结脓液、生殖道分泌物或直肠溃疡标本等。脓性分泌物不适用于衣原体检查，应先清除脓性分泌物后再采样。将标本接种于蔗糖-磷酸盐-谷氨酸盐培养基中，置 -70℃或液氮中保存，或在含抗菌药物的蔗糖-磷酸盐输送培养基中快速送检。标本在 2 小时内接种，阳性检出率较高。

2. 鹦鹉热衣原体 痰液和血液均可用于检查鹦鹉热衣原体。由于其培养分离物易受污染，所以在其培养基中应加入适当的抗菌药物（如链霉素），以抑制其他致病菌的生长。

3. 肺炎衣原体 痰液、支气管肺泡灌洗液、鼻咽部拭子、耳或鼻咽部的吸取物、漱口液都可用于肺炎衣原体的检测，而血液标本，特别是外周血单核细胞用于肺炎衣原体的核酸诊断效果极佳。

（二）检验方法

1. 沙眼衣原体的鉴定

（1）直接镜检：沙眼急性期患者取结膜刮片，Giemsa 或碘液及荧光抗体染色镜检，观察上皮细胞内有无包涵体。对包涵体结膜炎及性病淋巴肉芽肿患者，可从病损局部取材涂片，染色镜检，观察有无衣原体或包涵体。

（2）分离培养：取感染或病变组织的渗出液或刮取物，接种于鸡胚卵黄囊或传代细胞，35℃培养 48～72 小时，再用 IFA 或 ELISA 检测培养物中的衣原体。

（3）抗原或核酸检测：临床实验室诊断常用，敏感性和特异性较好。常用方法有：①应用单克隆抗体 ELISA 检测标本中沙眼衣原体的脂多糖成分；②采用 PCR 技术检测沙眼衣原体 DNA。

2. 鹦鹉热衣原体的鉴定

（1）病原学检查：取标本直接涂片染色后观察包涵体，必要时可采用组织培养或动物接种分离病原体，然后用 Giemsa 或 Macchiavello 染色镜检原体或始体。

（2）血清学方法：可采用重组鹦鹉热衣原体抗原及 IFA 或 ELISA 检测特异性 IgM（效

价 ≥ 16）进行早期特异性诊断。

(3) 核酸检测：采用 PCR 检测特异性 DNA 片段，可用于临床标本的快速诊断。

3. 肺炎衣原体的鉴定

(1) 病原学检查：取标本直接涂片后染色观察包涵体，必要时可采用组织培养或动物接种分离病原体，然后用 Giemsa 或 Macchiavello 染色镜检原体或始体。

(2) 血清学方法：微量免疫荧光试验是目前检测肺炎衣原体最常用且较敏感的血清学方法。该试验分别测定血清中特异性 IgM 和 IgG，可区别近期感染和既往感染，也有利于区别原发感染和继发感染。凡双份血清抗体效价增高 ≥ 4 倍，或单份血清 IgM 效价 ≥ 32、IgG 效价 ≥ 512，提示衣原体近期感染；IgG 效价 ≥ 16 表示既往感染。

(3) 核酸检测：采用 PCR 检测特异性 DNA 片段，可用于临床标本的快速诊断。

要点提示：衣原体的微生物学检验

知识链接

汤飞凡与沙眼衣原体

沙眼是一种古老的疾病，患有沙眼的人常常会出现异物感、畏光、流泪等不适，严重者可致失明。沙眼曾在世界范围广泛流行，中国边远地区的农村更有"十眼九沙"之说。

1955 年，汤飞凡与助手历经数百次实验，成功分离出了世界上第一株沙眼衣原体，而为了进一步验证分离出的病毒就是沙眼病原体，他于 1957 年除夕让助手将病毒种入自己的眼中，造成了典型的沙眼症状与病变。为了观察全部病程，他又坚持了 40 多天才接受治疗，红肿的眼睛差点失明。他充分证明了自己分离培养的沙眼衣原体对人类的致病性。从此沙眼衣原体也被称为"汤氏病毒"，汤飞凡成为国际公认的"衣原体之父"。

第四节　立克次体

案例 15-5

患者，女，35 岁，1 个月前有外地（山区）居留史，因发热 10 天伴头痛、咽部不适前来就诊。入院前曾按上呼吸道感染治疗，无好转。查体：T 39.5 ℃，P 80 次/分，R 22 次/分，BP 120/75 mmHg。神志清楚，咽部充血，扁桃体Ⅰ度肿大，两肺呼吸音清，未闻及干湿啰音。实验室检查：RBC（红细胞）4.5×10^{12}/L，WBC（白细胞）6.5×10^9/L，PLT（血小板）120×10^{12}/L，肝、肾功能无异常，肥达试验（-），立克次体凝集试验（OX_{19}）效价为 1：320。

思考题：
1. 该患者可能感染了什么病原微生物？
2. 如何治疗此类疾病？
3. 在日常生活中如何预防此类疾病？

立克次体（Rickettsia）是一类以节肢动物为传播媒介、严格细胞内寄生、革兰氏染色阴性的原核细胞型微生物。1909 年美国医生 Howard Talyor Ricketts 首次观察到这种病原体，后来

他因研究斑疹伤寒不幸感染而献身，为纪念他的贡献，便以他的名字命名此类微生物。

立克次体的共同特征有：①革兰氏染色阴性，含有 DNA 和 RNA 两类核酸；②专性细胞内寄生，以二分裂方式繁殖；③有细胞壁，形态多样，以球杆状或杆状为主；④以节肢动物为传播媒介或储存宿主；⑤多数是人兽共患病病原体，引起人类发热出疹性疾病；⑥对多种抗菌药敏感。

立克次体是引起斑疹伤寒、恙虫病、Q 热等的病原体，常见的立克次体有普氏立克次体、斑疹伤寒立克次体、恙虫病立克次体、Q 热立克次体（贝纳柯克斯体）等。

一、普氏立克次体

（一）生物学特性

1. 形态与染色 普氏立克次体呈多形性，以短杆形为主，长 0.6～2.0 μm，宽 0.3～0.8 μm，Giemsa 染色呈紫色或蓝色，Gimenez 染色呈鲜红色，Macchiavello 染色呈红色。普氏立克次体在感染的宿主细胞内排列不规则，多存在于感染细胞的细胞质或细胞核内（图 15-10）。

2. 培养特性 采用鸡胚、成纤维细胞、L929 细胞和绿猴肾细胞进行分离和培养普氏立克次体，最适温度为 37 ℃。普氏立克次体以二分裂方式繁殖，繁殖一代需要 6～10 小时。传统的动物接种分离法，如接种于成年雄性豚鼠和小鼠，因过程烦琐，现较少使用。

3. 抗原结构与分型 普氏立克次体主要有群特异性和种特异性抗原。群特异性抗原与

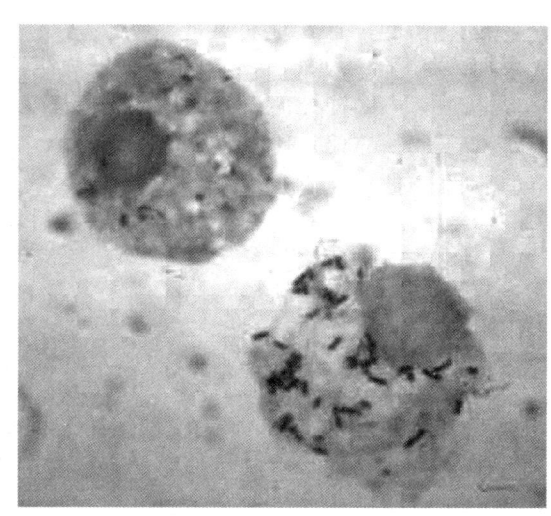

图 15-10　立克次体（Giemsa 染色）

黏液层的脂多糖成分有关，种特异性抗原与细胞壁外膜蛋白有关。某些立克次体与变形杆菌 OX_{19} 和 OX_2 株有共同的抗原成分，可发生交叉反应（表 15-7）。由于立克次体难以培养，变形杆菌易于制备，故可用变形杆菌 OX_{19}、OX_2、OX_k 菌株代替相应的立克次体抗原检测患者血清中的相应抗体，此反应称为立克次体凝集试验（又称外斐反应，Weil-Felix reaction），可用于立克次体病的辅助诊断，但由于其敏感性低、特异性差，目前较少应用。

> **要点提示**：立克次体凝集试验（外斐反应）

表15-7　主要立克次体与变形杆菌菌株抗原交叉反应现象

立克次体	变形杆菌菌株		
	OX_{19}	OX_2	OX_k
普氏立克次体	+++	+	-
斑疹伤寒立克次体	+++	+	-
恙虫病立克次体	-	-	+++
Q 热立克次体	-	-	-
五日热立克次体	-	-	-

4. 抵抗力 普氏立克次体不耐热，经 56 ℃ 加热 30 分钟可死亡。0.5% 苯酚、75% 乙醇等消毒剂均可在数分钟内将其杀灭。普氏立克次体对低温、干燥抵抗力较强，在干虱粪中可保持活性 2 个月左右。普氏立克次体对氯霉素和四环素类抗生素敏感，氯霉素由于有骨髓抑制的不良反应而较少选用；近年来使用氟喹诺酮类药物包括左氧氟沙星、环丙沙星和氧氟沙星、培氟沙星等对其有效；磺胺类药物因可刺激其繁殖而禁用。

（二）临床意义

普氏立克次体的致病物质主要是脂多糖和磷脂酶 A。脂多糖可刺激单核巨噬细胞产生 IL-1 和 TNF-α。IL-1 具有致热性，引起发热；TNF-α 引起血管内皮细胞损伤、微循环障碍、中毒性休克和 DIC 等。磷脂酶 A 能溶解宿主细胞膜或吞噬体膜，有利于立克次体进入宿主细胞并在细胞内生长繁殖。此外，微荚膜样黏液层有助于其黏附于宿主细胞，并具有抗吞噬作用。

普氏立克次体是流行性斑疹伤寒（虱传斑疹伤寒）病原体。患者是唯一的传染源，经虱 - 人 - 虱方式传播。虱叮咬患者后普氏立克次体在虱肠管上皮细胞繁殖，虱叮咬人时，其粪便排在人皮肤上，人因搔抓使皮肤破损而引起感染。由于体虱可因普氏立克次体感染而死亡，且不经卵感染子代，故仅是传染媒介而非储存宿主。有时含普氏立克次体的虱粪也可经空气侵入呼吸道或眼结膜使人感染。当人受到普氏立克次体感染后，经 2 周左右潜伏期，骤然发病，常见高热、头痛、皮疹，可伴神经系统、心血管系统或其他脏器损害等症状。病后机体免疫力持久。

（三）微生物学检验

1. 标本 一般在发病急性期，未用抗菌药物前采集外周血，以提高阳性分离率。分离和进行免疫细胞学诊断的血液标本可以暂时置 4 ℃ 保存，但需尽早处理。如果延迟接种细胞培养基或动物超过 24 小时，血浆、白细胞层、全血或活检组织需要迅速冷冻并储存在 –70 ℃ 或液氮中。皮肤活检标本，部位最好是含瘀点的斑丘疹或焦痂边缘，最好在治疗前 24 小时内活检。必要时采集患者体虱进行分离培养。

2. 鉴定 低剂量立克次体即有高度感染性，因此可疑标本的处理、病原体分离培养和鉴定必须在三级生物安全实验室进行，严格遵守操作规程，避免实验室感染事故的发生。

（1）分离培养：将标本接种于雄性豚鼠的腹腔内，接种后豚鼠体温 > 40 ℃ 或阴囊有红肿，表示已发生感染，若无阴囊红肿而体温 > 40 ℃，则取动物脾组织接种鸡胚卵黄囊，培养后，用卵黄囊膜涂片检查。

（2）分子生物学检测：应用 PCR 或核酸探针检测。

（3）血清学检查：常用间接免疫荧光试验、ELISA 检测抗体，也可做立克次体凝集试验，即利用变形杆菌 X 菌株代替相应的立克次体抗原进行非特异性凝集反应，用于人或动物血清中相关抗体的检查。立克次体凝集试验用于辅助诊断立克次体病。与变形杆菌 OX_{19} 抗原相应的抗体效价 ≥ 160 或恢复期抗体效价比早期增高 ≥ 4 倍为阳性（表 15-8）。此外，用免疫荧光可检查脏器标本中的抗原。

表15-8 立克次体病血清学诊断方法比较

诊断法	最低阳性效价（倒数）	检出抗体时间	特点
立克次体凝集试验	≥ 160	2 ~ 3 周	缺乏敏感性及特异性，抗原易得，方法简便
IFA	16 ~ 64，Q 热常 ≥ 128 有现症诊断意义	2 ~ 3 周	需用抗原少，群特异性，相当敏感，能区分 Ig 类别
ELISA	OD 值 0.25 > 对照	1 周	IgM 捕捉进行早期诊断，适用于大批及微量标本

续表

诊断法	最低阳性效价（倒数）	检出抗体时间	特点
CF	8 或 16	2～3 周	不如 IFA 或 ELISA 敏感，非常特异，方法烦琐
MA	≥8	1～2 周	抗原纯度要求高，不如 IFA 敏感，比 CF 敏感
IHA	50	1～2 周	很敏感，群特异性，只在感染活动期才能检出
LA	64	1～2 周	晚期恢复期血清不敏感，群特异性

注：IFA 指免疫荧光试验，ELISA 指酶联免疫吸附试验，CF 指补体结合试验，MA 指微量血凝试验，IHA 指间接血凝试验，LA 指乳胶凝集试验

二、斑疹伤寒立克次体

（一）生物学特性

斑疹伤寒立克次体又称莫氏立克次体，其形态和染色、培养特性、抗原结构等均与普氏立克次体相似，但斑疹伤寒立克次体分散在感染细胞的细胞质和核内，且链状排列少见。斑疹伤寒立克次体对四环素类的多西环素、四环素等药物敏感，近年来使用氟喹诺酮类药物包括左氧氟沙星、环丙沙星、氧氟沙星和培氟沙星等对其有效。

（二）临床意义

斑疹伤寒立克次体是地方性斑疹伤寒（鼠型斑疹伤寒）的病原体。鼠是主要储存宿主，经鼠蚤或鼠虱传播。当鼠蚤叮咬人体时，常排粪于人皮肤上，粪中的斑疹伤寒立克次体从抓破的伤口进入人体。干燥的蚤粪尘埃也可经口、鼻、眼结膜进入人体而致病。此时人体若有人虱寄生，可通过人虱为传播媒介，继发性地在人群中传播。其症状与流行性斑疹伤寒相似，但发病缓慢，病情轻，很少侵害神经系统、心肌等。

（三）微生物学检验

地方性斑疹伤寒患者的标本采集、病原学及血清学检查与流行性斑疹伤寒相似。大规模流行时可采集鼠蚤、鼠虱、人虱进行分离培养，以确定传染源。

可应用斑疹伤寒立克次体特异性引物的 PCR 或特异性核酸探针、种特异性抗原补体结合试验等将斑疹伤寒立克次体与普氏立克次体相区别。此外，与普氏立克次体比较，斑疹伤寒立克次体标本接种的雄性豚鼠反应较重，有明显的阴囊红肿。

常用间接免疫荧光法及微量免疫酶试验检测抗体（IgM）进行早期诊断。

三、恙虫病立克次体

恙虫病立克次体于 1920 年由 Hayashi 首先在日本发现，1930 年由 Nagayo 分离成功，1931 年被正式命名，现归属于东方体属，又称恙虫病东方体。

（一）生物学特性

恙虫病立克次体呈多形性，以短杆形或球杆状多见，细胞壁结构不同于立克次体属，无肽聚糖、脂多糖和微荚膜样黏液层，革兰氏染色阴性，Giemsa 染色呈紫色，Gimenez 染色呈暗红色（其他立克次体呈红色），Macchiavello 染色呈蓝色（其他立克次体为红色）。Macchiavello 染色法和 Gimenez 染色法可以鉴别恙虫病立克次体和其他立克次体。细胞内寄生的恙虫病立克次体分布在细胞质内，密集于细胞核旁。

对恙虫病立克次体可采用小鼠腹腔接种、鸡胚卵黄囊接种和细胞接种,常用的原代细胞有地鼠肾细胞、睾丸细胞等,传代细胞有L929细胞和绿猴肾细胞。

恙虫病立克次体对四环素类、红霉素类、氟喹诺酮类、磺胺类药物和氯霉素均敏感;但对青霉素类、头孢菌素类和氨基糖苷类抗生素耐药。

(二)临床意义

恙虫病立克次体是恙虫病的病原体。恙虫病主要流行于东南亚、西南太平洋岛屿,我国主要见于东南及西南地区。恙虫病为自然疫源性传染病,传染源是鼠类(野鼠或家鼠)。恙螨是传播媒介又是储存宿主。恙虫病立克次体寄居于恙螨体内,可经卵传代。患者被恙螨叮咬后,叮咬处出现红色丘疹,发展成水疱,破溃形成黑色焦痂,周围有红晕,是恙虫病的特征之一;该病原体还可引起高热、头痛、肌肉痛;严重时,患者全身淋巴结肿大,伴发肝、肾、肺等多个内脏器官损害,局部和弥漫性的小血管炎是其特征性病变。

(三)微生物学检验

一般在发热期间,未用抗菌药物前采集外周血液标本进行接种。用鸡胚卵黄囊接种可分离恙虫病病原体,也可通过动物实验如小鼠腹腔内接种来分离病原体。取急性期患者血液标本,接种于小鼠腹腔进行病原体的分离,或刮取濒死小鼠腹膜进行急性涂片染色和形态学鉴定。

发病中晚期可进行立克次体凝集试验,与变形杆菌OX_K抗原相应的抗体效价≥160或恢复期抗体效价比早期增高≥4倍有诊断意义,但本试验的特异性较低,其他疾病如钩端螺旋体病也可出现阳性。此外,可进行补体结合试验、间接免疫荧光试验、PCR或核酸探针检测。

(夏媛媛)

自测题

一、选择题

1. 具有独特发育周期的是
    A. 支原体   B. 衣原体
    C. 梅毒螺旋体   D. 立克次体
    E. 钩端螺旋体

2. 以下属于人兽共患病的是
    A. 钩端螺旋体病   B. 梅毒
    C. 雅司病   D. 回归热
    E. 流行性斑疹伤寒

3. 缺乏细胞壁的微生物是
    A. 乳酸杆菌   B. 梅毒螺旋体
    C. 肺炎支原体   D. 立克次体
    E. 结核分枝杆菌

4. 立克次体凝集试验(外斐反应)可用于诊断
    A. 伤寒   B. 副伤寒
    C. 风湿热   D. 细菌性痢疾
    E. 立克次体病

5. 不能通过细菌滤器的是
   A. 支原体　　　　　　　　　B. 衣原体
   C. 立克次体　　　　　　　　D. 螺旋体
   E. 放线菌
6. 下列具有高度感染性颗粒结构的是
   A. 高尔基小体　　　　　　　B. 包涵体
   C. 网状体　　　　　　　　　D. 始体
   E. 原体
7. 易引起儿童、青年呼吸道感染的病原体是
   A. 沙眼衣原体　　　　　　　B. 斑疹伤寒立克次体
   C. 伯氏疏螺旋体　　　　　　D. 肺炎衣原体
   E. 肺炎支原体
8. 首先成功分离培养出沙眼衣原体的学者是
   A. 汤飞凡　　　　　　　　　B. 郭霍
   C. 巴斯德　　　　　　　　　D. 李斯特
   E. 琴纳
9. 可用冷凝集试验协助诊断的疾病是
   A. 猩红热　　　　　　　　　B. 肠热症
   C. 斑疹伤寒　　　　　　　　D. 梅毒
   E. 非典型肺炎
10. 对于怀疑为衣原体肺炎的患儿，进一步确诊的最佳方案是
    A. PCR 检查肺炎衣原体特异性核酸
    B. 鸡胚接种分离肺炎衣原体
    C. ELISA 检查肺炎衣原体特异性抗体
    D. 细胞培养衣原体
    E. PCR 和 ELISA 分别检查肺炎衣原体特异性核酸及特异性抗体

二、案例讨论

患者，男，8 岁，以间断咳嗽气喘 2 个月余加重 1 周入院。查体：咽红充血，口唇轻度发绀，双肺呼吸音粗，可闻及痰鸣、喘鸣及中小湿鸣音。入院胸部 X 线检查提示支气管肺炎。查血支原体 IgM 阳性，血常规及粪、尿常规均在正常范围。该患者可能感染了什么病原微生物？需要进一步做哪些检查以确定病原体？在患者的生活起居方面应给他哪些建议？

第二篇

真菌检验

第十六章 真菌概述

学习目标

1. 掌握真菌感染的病原学检验方法。
2. 熟悉真菌的形态结构和培养特性。
3. 了解真菌的抵抗力和变异性。
4. 描述常见真菌感染类型及防治原则。

第一节 真菌的基本性状

案例 16-1

患者，女，10岁，因头皮有鳞斑伴有瘙痒入院检查，发现头皮有炎性病损，取样镜检见大量有隔菌丝。

思考题：
1. 该患儿可能是何种微生物感染？
2. 该病原体的形态特征是什么？

真菌（fungus）是一种真核细胞型微生物，广泛分布于自然界，种类繁多。被识别的真菌有10万余种。大多数真菌对人体无害，甚至有益，如可利用真菌生产抗生素、酿酒、制酱等；少数真菌可引起感染性、中毒性或变态反应性疾病，称病原性真菌。

一、形态与结构

真菌比细菌大几倍至几十倍，结构比细菌复杂，两者化学组成也不一样。真菌细胞壁不含肽聚糖，主要由多糖与蛋白质组成，故不受青霉素或头孢菌素的作用。真菌按形态、结构可分为单细胞真菌和多细胞真菌两大类，有些真菌可因环境条件如营养、温度、氧气等的改变而发生两种形态的互变，此类真菌称双相型真菌（diphasic fungi），如马尔尼菲青霉菌。

（一）单细胞真菌

单细胞真菌形态与细菌很相似，多呈圆形或卵圆形，直径 3～15 μm，如酵母菌或类酵母菌，此类真菌以出芽方式繁殖，芽生孢子成熟后脱落成独立个体。类酵母菌还可见假菌丝，是出芽生殖时子母细胞不立即分离，而以狭小的面积相连形成的。对人致病的单细胞真菌主要有新型隐球菌和白假丝酵母菌。

(二) 多细胞真菌

多细胞真菌又称霉菌，由菌丝和孢子组成，菌丝可伸长产生分枝并交织成丝状体，因此也称其为丝状菌，如皮肤癣菌。各种霉菌的菌丝和孢子的形态因菌种不同而异，常作为鉴别真菌的重要标志。

1. 菌丝（hypha） 真菌在适宜的环境中，由孢子长出芽管，芽管延长成菌丝，其长度随不同生长条件而异，直径一般为 2～10 μm。菌丝又可长出许多分枝并交织成团，称菌丝体（mycelium）。各种菌丝在形态、结构和功能方面有所差别。按形态可将其分为分螺旋状、球拍状、结节状、鹿角状、梳状和关节状菌丝等（图 16-1）。按功能及生长特性可将其分为：①营养菌丝（vegetative mycelium），菌丝伸入培养基中吸取营养物质以供生长；②气生菌丝（aerial mycelium），部分菌丝向上生长，暴露于空气；③生殖菌丝（reproductive mycelium），气生菌丝中能产生具有不同形状、大小和颜色孢子的菌丝。按结构可将其分为：①有隔菌丝（septate hypha），多数菌丝内能形成横隔，称为隔膜（septum），把一条菌丝分成多个细胞，大多数致病性真菌为有隔菌丝，隔中有小孔，允许细胞质流通；②无隔菌丝（nonseptate hypha），菌丝内无横隔，整条菌丝为一个细胞，含有多个细胞核，是一种多核单细胞。

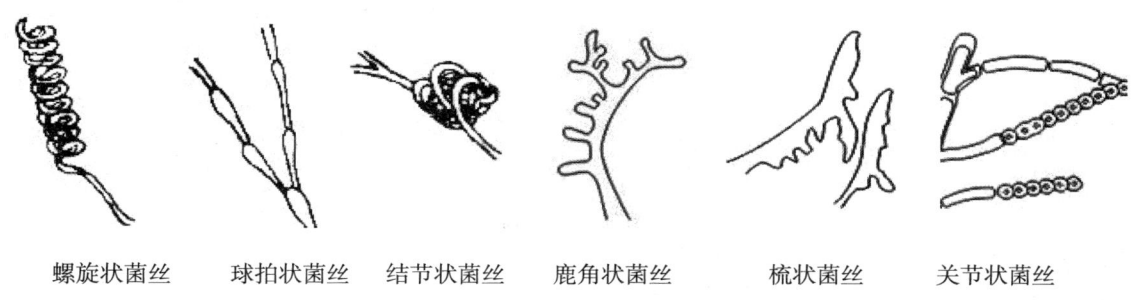

螺旋状菌丝　　球拍状菌丝　　结节状菌丝　　鹿角状菌丝　　梳状菌丝　　关节状菌丝

图 16-1 真菌的各种菌丝形态

2. 孢子（spore） 是真菌的繁殖结构，不同真菌的孢子大小、形状、颜色及表面纹饰各不相同。根据繁殖方式可将其分为有性孢子和无性孢子两种：有性孢子是由同一菌体或不同菌体上的两个细胞融合经减数分裂形成；无性孢子是生殖菌丝上的细胞分化或出芽生成。病原性真菌大多数产生无性孢子。无性孢子根据形态大体可分为三种。

(1) 分生孢子（conidium）：是真菌常见的一种无性孢子，由生殖菌丝末端的细胞分裂或收缩形成，也可在菌丝侧面出芽形成。根据其形态和结构又可分为：①大分生孢子（macroconidium），体积较大，由多个细胞组成，常呈梭状、棍棒状或梨状（图 16-2），其大小、形状和颜色是分类和鉴定的重要依据；②小分生孢子（microconidium），体积较小，仅由一个细胞构成，有球形、卵形、梨形、棍棒状等（图 16-3），真菌都能产生小分生孢子，其诊断价值不大。

(2) 叶状孢子（thallospore）：由菌丝细胞直接形成，有下列三种类型（图 16-4）。①芽生孢子（blastospore）：由菌丝体细胞出芽生成，常见于假丝酵母菌和隐球菌，一般芽生孢子长到一定大小即与母体脱离，若不脱离则形成假菌丝（pseudohypha）；②厚膜孢子（chlamydospore）：真菌在不利环境中，由菌丝内细胞质浓缩和细胞壁增厚而形成，其代谢降低、抵抗力增强，是一种休眠细胞，当环境好转时可出芽繁殖；③关节孢子（arthrospore）：在陈旧的培养物中，菌丝细胞壁变厚，形成长方形的节段，两端稍显钝圆，呈链状排列。

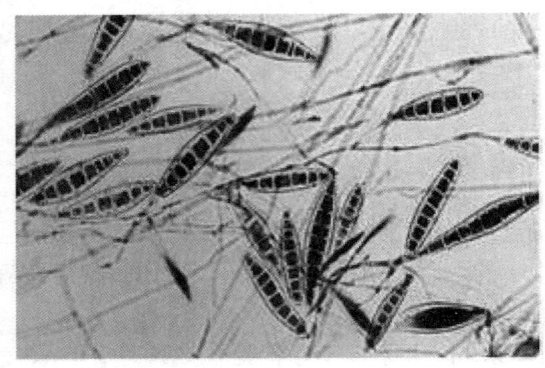
图 16-2　大分生孢子

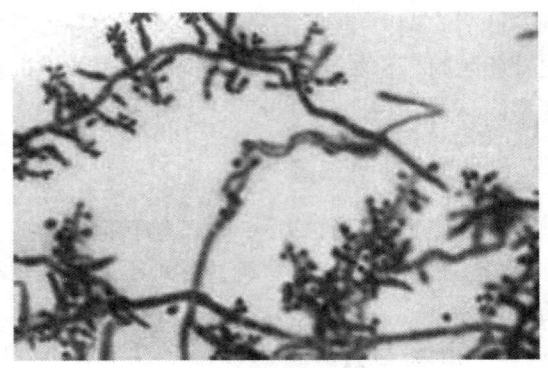
图 16-3　小分生孢子

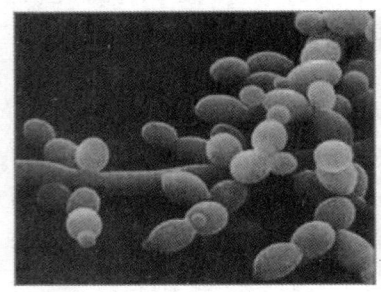
芽生孢子

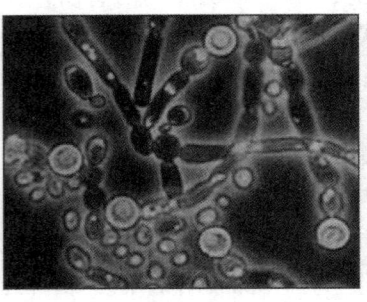
厚膜孢子

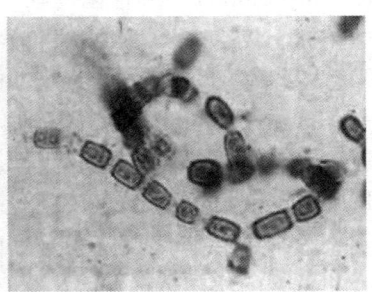
关节孢子

图 16-4　叶状孢子

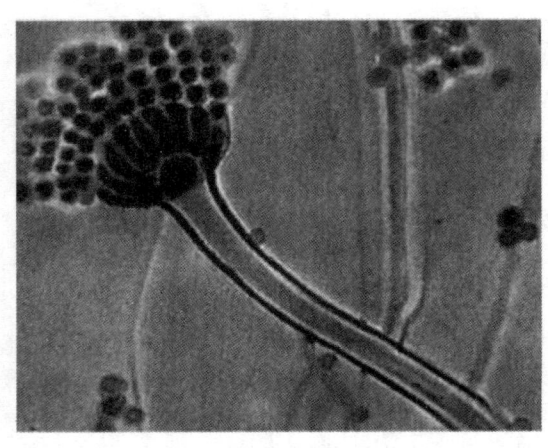
图 16-5　孢子囊孢子

(3) 孢子囊孢子 (sporangiospore)：如毛霉菌、根霉菌等的菌丝或包囊梗顶端膨大成孢子囊，内含许多孢子，孢子成熟后则破囊而出（图 16-5）。

二、培养特性

真菌对营养要求不高，普通细菌培养基上均能生长。实验室培养常用沙氏葡萄糖琼脂（SDA）培养基（1% 蛋白胨、4% 葡萄糖、2% 琼脂），最适 pH 为 4～6，最适温度为 22～28 ℃，但某些深部感染的真菌其最适生长温度为 37 ℃。培养真菌需较高的湿度与氧浓度。大多数病原性真菌生长缓慢，培养 1～4 周才出现典型菌落，故需在培养基内加入抗菌药抑制细菌生长。真菌菌落有三种类型。

（一）酵母型菌落

酵母型菌落为单细胞真菌菌落形式，与一般细菌菌落相似，圆形不透明，光滑湿润，柔软致密（图 16-6）。光学显微镜下观察可见单细胞酵母菌，以出芽方式繁殖，如隐球菌菌落。

(二)类酵母型菌落

类酵母型菌落又称酵母样菌落,菌落外观性状与酵母型菌落相似,但光学显微镜下可见假菌丝,由菌落向下生长伸入培养基中,如白假丝酵母菌的菌落。

(三)丝状型菌落

丝状型菌落是多细胞真菌的菌落形式,由众多疏松的菌丝体构成。菌落呈棉絮状、绒毛状或粉末状,菌落正背两面可呈现不同的颜色(图16-7)。丝状型菌落形态、结构和颜色特征有助于鉴别不同真菌,如曲霉菌的菌落。

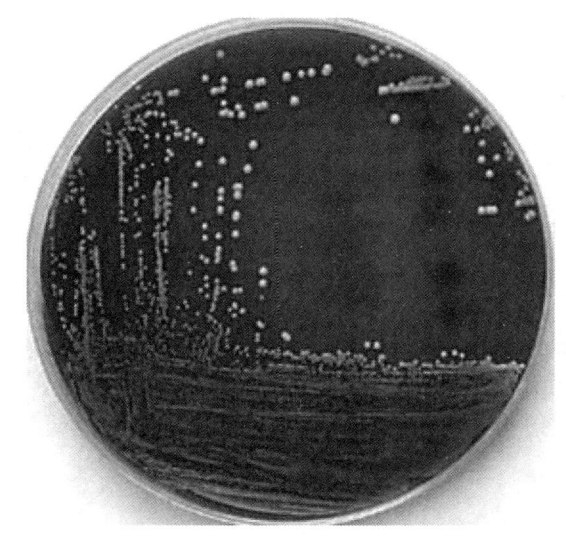

图16-6 酵母型菌落

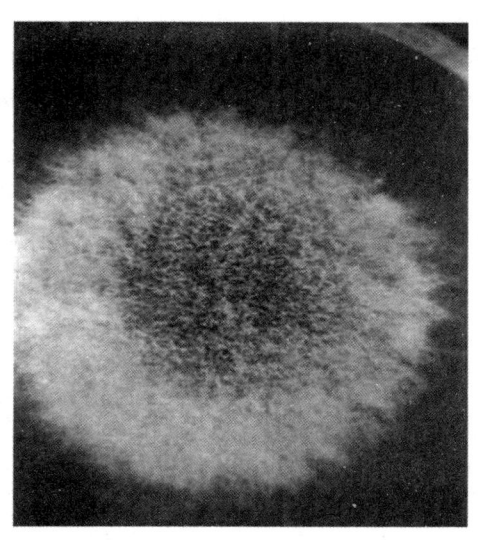

图16-7 丝状型菌落

要点提示:真菌培养特性

知识链接

2021年"最美科技工作者"——庄文颖院士

庄文颖,女,1948年7月出生于北京,真菌学家,中国科学院院士、欧亚科学院院士、第三世界科学院院士,中国科学院微生物研究所研究员、博士生导师,主要从事子囊菌部分类群的资源、分类、DNA条形码、分子系统学等方面的综合研究,并带领团队走向真菌学研究领域的国际前沿。如今年逾70的她仍然严格要求自己和青年科研学生,不怕吃苦,积极致力于科学事业。庄文颖院士用实际行动诠释了科学家精神,展现了中国科技工作者的良好精神风貌。

三、真菌的抵抗力与变异性

真菌对干燥、日光、紫外线及一般化学消毒剂有较强的抵抗力,紫外线照射30分钟才能将其杀死,但真菌不耐热,60℃加热1小时可杀死菌丝与孢子。对常用的抗菌药物均不敏感,灰黄霉素、制霉菌素、两性霉素B、克霉唑、酮康唑、伊曲康唑等药物对多种真菌有抑制作用,可用于真菌感染的治疗。

真菌易发生变异，在人工培养基上培养时间过长或反复传代，可出现形态结构、培养特征及毒力的改变。

第二节 真菌的感染与免疫

一、真菌的致病性

真菌主要通过下列五种形式致病。

(一) 致病性真菌感染

致病性真菌感染主要为外源性真菌感染，可引起皮肤、皮下组织和全身性感染。浅部真菌有嗜角质性，在皮肤、指（趾）甲、毛发等局部大量繁殖，通过机械刺激和代谢产物的作用导致炎症反应和细胞病变，可引起皮癣、毛发癣、灰指甲等。深部真菌有抗吞噬作用，被吞噬细胞吞噬后不被杀死，反而能在细胞中生存繁殖，引起慢性肉芽肿或组织溃疡、坏死。

(二) 条件致病性真菌感染

条件致病性真菌感染主要由内源性真菌引起，如白假丝酵母菌、新型隐球菌、曲霉菌和毛霉菌等。这些真菌致病力不强，与机体免疫力降低及菌群失调有关，常见于肿瘤、糖尿病、免疫缺陷、长期应用广谱抗菌药或糖皮质激素、放射治疗等过程中。

(三) 真菌性变态反应

过敏体质者吸入或食入某些菌丝或孢子时，可引起各种类型的变态反应，如变应性鼻炎、荨麻疹、变应性皮炎、哮喘等。

(四) 真菌中毒症

粮食或饲料受潮霉变时，人或动物摄入真菌或其产生的毒素后可引起急、慢性中毒，称为真菌中毒症（mycotoxicosis）。因毒素不同而导致病变多样，有的可引起肝、肾损害，有的引起血液系统变化，有的作用于神经系统而引起抽搐、昏迷等症状，如黄曲霉毒素中毒会导致肝大、压痛、肝功能异常，出现黄疸等。

(五) 真菌毒素与肿瘤

近年来不断发现一些真菌毒素与肿瘤有关，目前已知多种真菌毒素可引起实验动物的恶性肿瘤，其中研究最深入的是黄曲霉毒素，其毒性很强，小剂量即有致癌作用。自然界中能产生黄曲霉毒素的菌株有黄曲霉、黑曲霉、赤曲霉和寄生曲霉等。其他致癌的真菌毒素还有：灰黄霉素，可诱发小鼠肝癌和甲状腺瘤；镰刀菌毒素，诱发大鼠胃癌、胰腺癌、脑肿瘤等。

二、宿主的抗感染免疫

抗真菌感染免疫包括固有免疫和适应性免疫。固有免疫在阻止真菌病的发生上起重要作用；适应性免疫中，细胞免疫是机体排菌、杀菌及复原的关键，体液免疫有一定保护作用，但不强。

1. 固有免疫 真菌广泛分布在自然界中，但真菌病的发病率却很低，是由于人体对真菌有较强的天然免疫力，包括皮肤黏膜屏障作用、正常菌群拮抗作用、单核巨噬细胞和中性粒细胞的吞噬作用，以及一些体液抗菌物质作用。健康完整的皮肤黏膜对皮肤癣菌具有一定屏障作用，一旦破损、受创伤或放置导管，真菌即可入侵。皮脂腺分泌的不饱和脂肪酸有杀真菌作用。儿童皮脂腺发育不完善，故易患头癣；成人因手、足出汗较多而潮湿，且掌跖部皮脂腺缺乏，故易患手足癣。长期应用广谱抗菌药会破坏正常菌群间的比例，或因恶性疾病及长期服用免疫抑制药后导致机体免疫力降低，均可引起继发性真菌感染。

2. 适应性免疫 真菌感染与细胞免疫关系密切。真菌抗原刺激机体后，特异性淋巴细胞增殖，释放γ干扰素（IFN-γ）和白细胞介素-2（IL-2）等激活巨噬细胞、自然杀伤细胞（NK）细胞和细胞毒性T细胞（CTL）等，参与对真菌的杀伤作用。患艾滋病、恶性肿瘤和使用免疫抑制药的人，其T细胞功能低下，易并发播散性真菌感染。真菌感染可引发迟发型变态反应，临床上常见的癣菌疹就是真菌感染所引起的一种变态反应。对真菌感染者进行皮肤试验，可用于诊断或流行病学调查。真菌感染可刺激机体产生相应的抗体，抗体与补体对真菌的溶菌作用有限，推测与其胞壁较厚有关。体液免疫产生的抗体可用于真菌感染的血清学诊断。

第三节 真菌感染的检验方法

各种真菌的形态结构具有一定的特殊性，一般可通过直接镜检和分离培养进行鉴定，必要时再进行生化反应、血清学检测和分子生物学检测等。具体方法应根据标本种类和检查目的而异。

一、标本的采集与注意事项

（一）标本的采集

1. 毛发 取头癣患者的病发（变色、无光泽、弯曲、脆易折断、松动易拔除）数根，75%乙醇消毒，同时进行直接镜检和SDA斜面接种。

2. 皮屑 采集部位用75%乙醇消毒，须用无菌钝刀刮取病损部位的边缘或指（趾）间皮屑，做KOH涂片，同时接种于SDA斜面，置25℃培养2周。

3. 甲屑 用75%乙醇消毒皮肤、指（趾）甲病损部位，须用无菌钝刀刮取指（趾）甲深层碎屑。

4. 口腔黏膜 用蘸有生理盐水的无菌拭子，从口腔或咽部的白点处取材，置于无菌试管内立即送检，可在管内放少许无菌生理盐水以防止标本干涸。

5. 脓液 开放性伤口应采集病灶深部的坏死组织及分泌物，封闭性脓肿用无菌注射器抽取。

6. 血液 采用专用血培养真菌培养瓶，采集量为培养基量的1/10~1/5。采血前须用75%乙醇消毒血培养瓶盖，采集后立即注入培养瓶内摇匀，防止血液凝固。

7. 脑脊液 采集于无菌试管3~5 ml，立即送检；也可置于血培养瓶，增强致病菌的繁殖力。

8. 体液 穿刺液抽取量为2~3 ml，置于含肝素的无菌真空采血管内。引流液用注射器无菌抽取，标本置于无菌容器中立即送检，离心后取沉淀做直接镜检和培养。

9. 眼部 角膜刮片或针吸玻璃体液，一般由临床医生操作，15分钟内常温送检。

10. 痰液 晨痰3~5 ml集于无菌痰杯内送检，采集前嘱患者清洁口腔，咳出深部痰。

11. 组织 标本置无菌平皿中立即送检，置无菌组织研磨器中，加少量无菌生理盐水制成组织匀浆后镜检培养。

12. 阴道及宫颈分泌物 在阴道扩张器帮助下用无菌拭子插入宫颈口 1.5 cm 处采集，拭子取出时不要碰到阴道壁，放入无菌管中送检。

13. 尿液和粪便 取中段尿 5 ml 于无菌尿杯中，推荐采集晨尿。粪便标本应挑取脓血黏液处。

（二）注意事项

1．留取真正感染部位的标本 浅部真菌感染常见标本有病发、病屑或病甲，深部真菌感染常见标本包括各种体液（血、骨髓液、脑脊液等）、痰、脓液、尿、粪及生殖道分泌物等。

2．应选择适当的时机 应于抗真菌药物使用前采集。对已用药者，则需停药一段时间后再采集标本。

3．采集的标本量要充足 多个检查时，要注意检查顺序。

4．严格无菌操作 在采集标本时，应严格无菌操作并进行消毒处理。避免标本被杂菌污染，避免标本对环境造成污染。

5．采集的标本立即送检 一般不得超过 2 小时。

6．正确转运标本 选择正确的容器，不同的检验项目和标本注意其温度、湿度和送检时限要求。

> 要点提示：真菌的标本采集

二、检验程序

真菌检验程序见图 16-8。

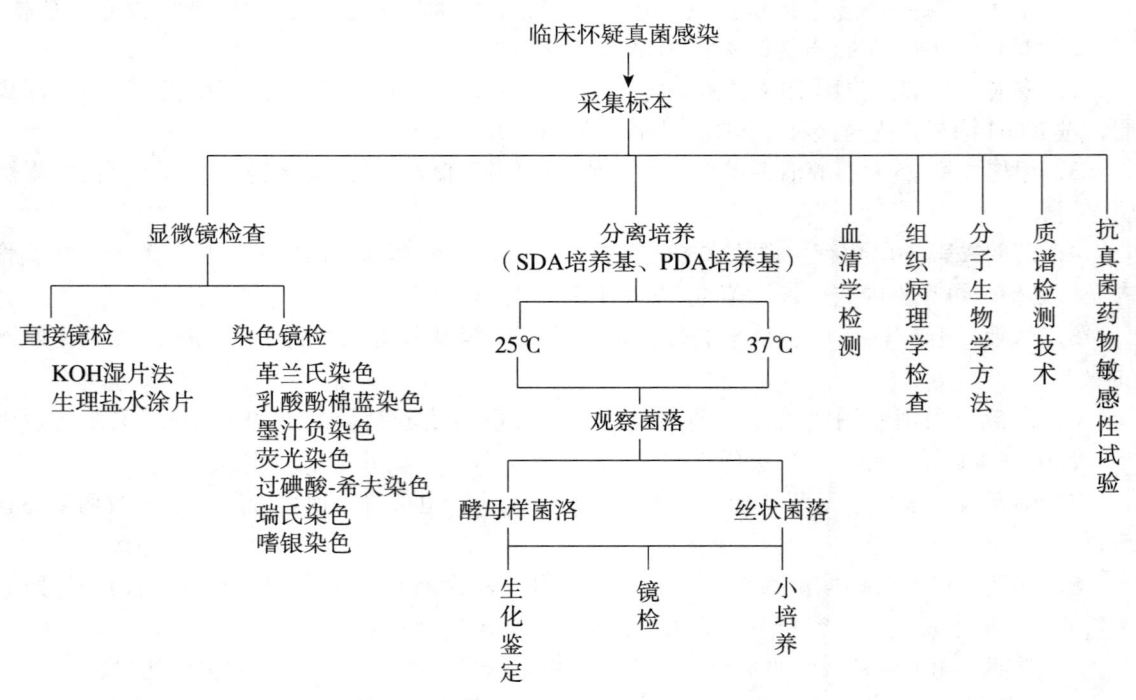

图 16-8　真菌检验程序
SDA：沙氏葡萄糖琼脂；PDA：马铃薯葡萄糖琼脂

> 要点提示：真菌检验程序

三、检验方法

（一）直接镜检

1. KOH湿片法

（1）配制KOH溶液：KOH可促进角质蛋白溶解，适用于皮屑、甲屑、毛发等标本。根据标本质地可选用5%~20%浓度的KOH，临床最常用KOH浓度为10%，浓度越高溶解标本的作用越强。

（2）操作步骤：标本置于载玻片上，加1滴KOH溶液，盖上盖玻片，放置片刻或微加热，然后轻压盖玻片，驱逐气泡并将标本分散、压薄，用棉签或吸水纸吸去周围溢液，置于显微镜下检查。检查时应降低光线亮度，先在低倍镜下检查有无菌丝和孢子，然后用高倍镜观察孢子和菌丝的形态、特征、位置、大小和排列等。

2. 生理盐水涂片

（1）生理盐水：常用0.85%生理盐水，用于观察细菌的出芽现象，适用于口腔黏膜、咽拭子、尿道、阴道等标本的检查。

（2）操作步骤：标本置于载玻片上，加0.85%生理盐水，盖上盖玻片，用棉签轻按后置于显微镜下检查。

> 要点提示：真菌直接镜检

（二）染色镜检

1. 革兰氏染色 所有真菌均为革兰氏染色阳性，常用于酵母菌、假丝酵母菌、孢子丝菌及组织胞浆菌等真菌的染色。

2. 乳酸酚棉蓝染色 用于各种真菌培养物的镜检，具有使真菌细胞结构清晰、不易干涸、杀菌防腐、保存时间长等优点。目前已有商品化的乳酸酚棉蓝染液。染色时，取标本置于洁净载玻片上，滴加染液作用1~2分钟，盖上盖玻片后镜检，真菌被染成蓝色。

3. 墨汁负染色 是涂片检查隐球菌的首选方法。将脑脊液等标本离心后取沉淀1滴，置于载玻片上，然后滴加优质墨汁混匀，盖上盖玻片后镜检。背景为黑色，其间可见透亮菌体外有折光性很强的宽厚荚膜。

4. 荧光染色 荧光染色液可与各类真菌的细胞壁成分结合，将其置于荧光显微镜下可观察菌丝和孢子。

5. 过碘酸-希夫染色 适用于体液渗出液和组织匀浆等标本。真菌中的多糖成分染色后呈红色，核为蓝色，背景为淡绿色。

6. 瑞氏染色 主要用于组织胞浆菌和马尔尼菲青霉菌的检测。

7. 嗜银染色 通过酸氧化真菌细胞壁上的多糖，生成醛基，醛基将六胺银还原为黑色金属银。真菌细胞壁被染成黑色，菌丝细胞质为深红色，背景为淡绿色。

> 要点提示：真菌染色镜检

（三）真菌培养

1. 常用工具 真菌培养检查除需细菌检验器具外，还应准备真菌专用接种针、接种环、接种钩、微型小铲、刀片、针头等。

2. 常用培养基 SDA培养基是最常用的真菌基础培养基，根据需要添加抗菌药；马铃薯葡萄糖琼脂（PDA）培养基适于观察真菌菌落色素，常用于分离鉴定；玉米粉吐温-80琼脂培养基用于观察白假丝酵母菌的厚膜孢子及假菌丝；尿素琼脂培养基用于鉴别红色毛癣菌与须癣毛癣菌；科玛嘉假丝酵母菌显色培养基用于通过颜色区分多种假丝酵母菌。

3. 接种方法

（1）点植法：适用于皮屑、甲屑、毛发、痂皮、组织等有形固体标本，将标本直接点种于琼脂平板表面。

（2）划线法：适用于脑脊液、痰、分泌物、脓液、组织液、尿液等液体标本，标本离心去上清，用接种环去沉渣划线接种于培养基表面。

4. 培养方法

（1）试管培养：是临床上最常用的培养方法之一，主要用于临床标本分离的初代培养和菌种保存。

（2）大培养：将培养物接种在培养皿或特别的培养瓶内，主要用于纯菌种的培养和研究。

（3）小培养：主要用于菌种鉴定，有玻片法方块法和小钢圈法。

（四）真菌菌落观察

标本接种后，每周至少检查2次，观察以下指标。

1. 生长速度 3日内生长的为快速生长菌，10日以上的为缓慢生长菌。酵母菌生长较快，一般3日内即生长较好。超过4周仍无生长可报告阴性。

2. 大小 用厘米（cm）来表示，菌落大小与生长速度和培养时间有关。

3. 质地 平滑状、粉状、粒状、棉花状、粗毛状、皮革状、黏液状、膜状等。

4. 表面和边缘 表面形态多样，有平滑状、皱褶状、凸起或凹陷状等；菌落边缘有毛状、锯齿状、树枝状等。

5. 颜色 菌落的颜色与菌种、培养基的种类和培养时间等因素有关。

> **要点提示**：真菌的分离培养

（五）生化鉴定

1. 糖（醇）类发酵试验 是检测真菌最常用的生化试验。所用的糖有单糖（葡萄糖、果糖、半乳糖）、双糖（麦芽糖、蔗糖、乳糖、海藻糖）、三糖（密三糖）、多糖（淀粉）；醇类有甘油、甘露醇、山梨醇、肌醇等。用它们分别制成糖（醇）发酵管，真菌标本接种后37℃孵育，观察发酵情况。

2. 同化碳源试验 是检测真菌对糖类中的碳源利用能力的一种很有价值的试验。其原理是某些真菌在不含碳源而仅含氮源的合成固体培养基上不生长，当培养基中加入该菌能利用的碳水化合物时，则该菌生长。此试验主要用于酵母菌的鉴定。凡能同化者在所加碳源的周围有生长圈，否则无菌生长。市场上有多种类型的碳源同化微量管，其操作简单，常被实验室选用。

3. 同化氮源试验 方法与同化碳源试验相同，但需改用无氮源培养基，不加糖类而加硝酸钾，观察真菌对硝酸钾的利用情况，可用于酵母菌的鉴定。

4. 明胶液化试验 某些真菌具有明胶酶，可分解明胶蛋白，使其失去凝胶性质而不能凝固。此试验主要用于鉴别着色真菌、链丝菌等。

5. 脲酶试验 某些真菌（如石膏样癣菌、狗小孢子菌、新型隐球菌）产生脲酶，分解尿素。

6. 酚氧化酶试验 酚氧化酶能催化单酚羟基化为二酚，进一步将其氧化成醌，醌自然氧化生成黑色素。此试验常用于新型隐球菌的鉴定。

（六）血清学检测

真菌的抗原、抗体及代谢产物的血清学检查，主要用于深部真菌感染的实验室检测，已取得很好的效果。目前常用的血清学诊断方法有：乳胶凝集试验、酶联免疫试验、荧光免疫测定法。

1. 真菌 1,3-β-D-葡聚糖检测（G 试验） 1,3-β-D-葡聚糖（BG）广泛存在于真菌的细胞壁中，占细胞壁成分的 50% 以上。真菌被人体吞噬细胞吞噬消化处理后，BG 释放到血液及体液中，导致 BG 水平显著升高，可视为深部真菌感染的标志。BD 可特异性激活鲎变形细胞裂解物中的 G 因子，引起裂解物凝固，故又称其为 G 试验。G 试验可诊断多种侵袭性真菌感染，如白假丝酵母菌、曲霉菌、肺孢菌、镰刀菌、组织胞浆菌、毛孢子菌的感染，但不能用于检测隐球菌和接合菌的感染。

2. 真菌半乳甘露聚糖检测（GM 试验） 真菌半乳甘露聚糖（GM）是曲霉菌细胞壁的主要组成成分，是菌丝生长时最早释放的抗原。国际上公认可将 GM 作为检测侵袭性曲霉病的靶标物质，常用的检测方法为间接竞争 ELISA，敏感性可达 1 ng/ml。

（七）组织病理学检查

真菌病的组织病理检查与直接镜检培养同样具有相当重要的价值，尤其对深部真菌病的诊断意义更大，所以临床上在送病理标本的同时，要尽可能考虑到真菌感染的可能，以便同时采集标本送真菌实验室进行真菌学检查。真菌在组织内一般表现为孢子、菌丝、菌丝和孢子、颗粒、球囊或内孢囊。

（八）分子生物学方法

近年来随着分子生物学的发展，已有聚合酶链反应（PCR）扩增、分子探针、限制性酶切片段长度多态性（RFLP）分析、DNA 指纹图谱、随机扩增 DNA 多态性（RAPD）等方法用于深部真菌病的诊断和分型研究。此类方法具有操作简便、省时省力、特异性和敏感性高的优点，在临床早期诊断中具有广阔的应用前景。

（九）质谱检测技术

随着蛋白质组学的发展，质谱检测技术为准确快速鉴定蛋白质大分子提供了新的手段。基质辅助激光解析电离飞行时间质谱（MALDI-TOF-MS）鉴定真菌的原理是通过检测微生物蛋白质图谱，并与数据库中的真菌参考图谱比对后得出鉴定结果。MALDI-TOF-MS 具有高通量、易操作、快速、灵敏度高、特异性好等优势，已成为病原微生物检测和鉴定的常用方法。

> **要点提示**：真菌非培养检测技术

（十）抗真菌药物敏感试验

1. 临床常用抗真菌药物 ①丙烯胺类，如特比萘芬和萘替芬；②吡咯类，包括酮康唑、伊曲康唑、氟康唑、伏立康唑、泊沙康唑等；③棘白菌素类，如阿尼芬净、卡泊芬净和米卡芬净。④多烯类，如两性霉素 B、制霉菌素、纳他霉素（游霉素）和美帕曲星。

2. 抗真菌药物作用机制 ①作用于真菌细胞膜：致病性真菌细胞膜中的固醇主要是麦角固醇，药物作用于麦角固醇可选择性杀死真菌细胞；②作用于真菌细胞壁：哺乳动物细胞无细胞壁，故此类药物对哺乳动物细胞损伤较小；③作用于真菌核酸：干扰真菌 DNA 合成，从而抑制真菌生长。

3. 抗真菌药物敏感试验 抗真菌药物敏感试验的设计和操作基本同抗菌药物敏感试验，分为定性试验和定量试验。常用方法有肉汤稀释法（包括常量稀释法和微量稀释法）、纸片扩散法、E-试验法。常用真菌包括酵母菌和丝状菌，两者药物敏感性参考标准不同，本节介绍抗酵母菌药物敏感试验。

（1）微量稀释法

1) 培养基：RPMI 1640 培养基[洛斯维·帕克纪念研究所（Roswell Park Memorial Institute, RPMI）研发的一类细胞培养基，1640 为培养基代号]，需用 3-N-吗啉基-丙磺酸（MOPS）缓冲液调节 pH 至 6.9~7.1。

2) 药物原液：抗真菌药物使用标准品，不能使用临床应用的静脉注射剂或口服片剂。药物原液浓度应 10 倍于最高试验浓度，使用质控菌株保证药物效能。

3) 接种菌液：接种于 SDA 或 PDA 培养基，35℃孵育 24 小时（假丝酵母菌）或 48 小时（隐球菌），至少传代 2 次后制成 2 倍浓度的工作液：$(1~5) \times 10^3$ CFU/ml。

4) 药液稀释：试验药物用 RPMI 培养基稀释成不同浓度，如 0.06~32 μg/ml（两性霉素 B、酮康唑）和 0.25~128 μg/ml（5-氟胞嘧啶和氟康唑）等，从低浓度到高浓度，依次取 100 μl 稀释药物加入 96 孔微量板中，并设生长对照孔和阴性对照孔（只加 100 μl RPMI 1640 培养液，不加稀释药物）。

5) 加菌液：除阴性对照孔外，各孔接种 100 μl 浓度为 $(1~5) \times 10^3$ CFU/ml 的菌液，与药物混合后，最终菌液浓度为 $(0.5~2.5) \times 10^3$ CFU/ml，最终药物浓度为 0.03~16 μg/ml（两性霉素 B、酮康唑）和 0.125~64 μg/ml（5-氟胞嘧啶和氟康唑）等。

6) 培养条件：35℃培养 46~50 小时（假丝酵母菌）或 70~74 小时（新型隐球菌）后观察结果。

7) 结果判断：观察各孔生长情况。抗真菌药物（如两性霉素 B）的 MIC 通常指完全抑制待测菌生长的最低药物浓度，但 5-氟胞嘧啶和吡咯类 MIC 判断标准适当宽松，通常采用 50% 待测菌生长被抑制的最低药物浓度，具体可参考美国临床实验室标准化委员会推荐标准。

8) 质量控制：采用标准菌株作为每次测定质控菌株，如近平滑假丝酵母菌 ATCC22019、克柔假丝酵母菌 ATCC6258 等。

（2）纸片扩散法

1) 培养基：含 2% 葡萄糖和 0.5 mg/L 亚甲蓝的 MH 琼脂。

2) 药敏纸片：适用于氟康唑、伏立康唑、卡泊芬净。

3) 菌液浓度：血琼脂平板或沙氏葡萄糖琼脂培养基，35℃孵育 24 小时，用无菌生理盐水调制酵母菌液浓度为 0.5 MCF。

4) 接种平板：操作同细菌纸片扩散法。

5) 贴药敏纸片：操作方法和注意事项同细菌纸片扩散法。

6) 培养条件：35℃孵育 20~24 小时，仅在菌落生长不充分时，48 小时判读。

7) 结果判读：除两性霉素 B 读取 100% 待测菌生长被抑制的最低药物浓度，其他读取菌落明显减少处抑菌圈直径（mm），在抑菌环内个别细小的菌落可忽略不计。

（3）E-试验法

1) 培养基：含 2% 葡萄糖和 3.45%MOPS 的 RPMI 1640 固体培养基，调节 pH 至 6.9~7.1。

2) 菌液浓度：假丝酵母菌用无菌生理盐水调至浓度为 0.5 MCF，新型隐球菌调至浓度为 1 MCF。

3) 操作方法：同细菌 E-试验法。

4) 结果判读：两性霉素读取 100%、氟胞嘧啶读取 90%、吡咯类和卡泊芬净读取 80% 待测菌生长被抑制的最低药物浓度。

> **要点提示**：抗真菌药物敏感试验

（袁 媛）

自测题

一、选择题

1. 真菌细胞不具有的结构或成分是
   A．细胞壁 B．细胞核
   C．线粒体 D．内质网
   E．叶绿素

2. 真菌的形态特点是
   A．单细胞 B．多细胞
   C．可形成假菌丝 D．具有双相性
   E．以上都是

3. 多细胞真菌都能产生的孢子是
   A．大分生孢子 B．小分生孢子
   C．关节孢子 D．芽生孢子
   E．厚膜孢子

4. 双相型真菌在培养基上形成酵母型菌落的培养温度是
   A．25 ℃ B．28 ℃
   C．37 ℃ D．42 ℃
   E．50 ℃

5. 真菌对青霉素耐药是因为
   A．有耐青霉素的质粒 B．无细胞壁
   C．细胞壁无肽聚糖 D．有耐青霉素基因
   E．长期使用产生耐药性

6. 鉴定多细胞真菌主要应用的检查方法是
   A．革兰氏染色 B．免疫学检查
   C．血清学检查 D．生化反应
   E．镜下检查菌丝和孢子

7. 显微镜下观察真菌，常用以处理标本的物质是
   A．氯化银 B．明矾
   C．甘油 D．氢氧化钾
   E．抗菌药

8. SDA培养基的pH是
   A．3.0～5.0 B．4.0～5.0
   C．4.0～6.0 D．5.0～6.0
   E．6.0～7.0

二、案例讨论

患者,男,36岁,因双足趾缝瘙痒反复发作2年余入院。自述每年夏季趾缝糜烂流水,外用抗真菌药物无效。该患者可能患何种疾病?如何确诊?外用抗真菌药物无效可能原因是什么?该如何治疗?

第十七章 常见病原性真菌

学习目标

1. 掌握常见病原性真菌检验技术。
2. 熟悉常见病原性真菌生物学特性。
3. 了解常见病原性真菌分类。
4. 描述常见病原性真菌的临床意义。

第一节 浅部感染真菌

案例 17-1

患者，女，35岁，手足脱屑、皲裂1年，皮损先由一足开始，渐及另一足及双手。曾用多种癣药治疗无效。经检查，双手掌及足底皮肤增厚、角化，并见浅皲裂，边缘清楚，间散在小水疱，真菌镜检（+）。诊断：角化型手足癣。

思考题：
1. 该患者所患疾病最有可能是由什么引起的？
2. 该病最好采用哪种检测方法确诊？
3. 手足癣的传播方式有哪些？
4. 如何避免感染手足癣？

对人类致病的真菌约有400种，临床上分为浅部感染真菌和深部感染真菌。浅部感染真菌主要侵犯人和动物皮肤、毛发及指（趾）甲，寄生和腐生于表皮、毛发和甲板的角质组织中，引起浅部真菌病，多由于接触患者或患病动物而引起感染。浅部感染真菌包括皮肤癣菌、表面感染真菌和皮下组织感染真菌三类。

一、皮肤癣菌

皮肤癣菌是一类嗜角质的丝状真菌，为临床上最多见的浅部感染性真菌，引起的疾病称癣。皮肤癣菌大约有 40 多种，分别属于毛癣菌属、表皮癣菌属、小孢子菌属。

（一）生物学特性

1. 毛癣菌属 是子囊菌门下的一种真菌，共有 20 余种，其中 14 种对人致病。临床上常见的有红色毛癣菌、须癣毛癣菌、紫色毛癣菌、疣状毛癣菌、断发毛癣菌和许兰毛癣菌，其镜下形态及菌落特征见表 17-1。毛癣菌属侵犯皮肤最为常见，可感染皮肤、毛囊与指甲等组织，造成头癣、体癣、股癣、甲癣及足癣等。体外药物敏感试验表明，阿莫罗芬、伊曲康唑、伏立康唑、酮康唑、克霉唑、特比萘芬、萘替芬和灰黄霉素对毛癣菌属均有较好的抗菌活性。

表17-1　常见毛癣菌属镜下形态及菌落特征

菌种	镜下形态	菌落特征
红色毛癣菌	大分生孢子少见，棒状；小分生孢子侧生，棒状或梨状，无柄或短柄；可见球拍状、结节状菌丝	生长较慢，粉末状或短绒毛状，白色、黄白色或红色
须癣毛癣菌	大分生孢子罕见，棒状；小分生孢子多见，呈葡萄串状；可见螺旋状、结节状、破梳状菌丝	生长迅速，颗粒状、粉末状或絮状，奶油色、白色或黄色
紫色毛癣菌	大分生孢子少见，棒状；小分生孢子侧生；可见结节状菌丝和厚壁孢子	生长缓慢，菌落表面有皱褶，红色、紫色或白色
疣状毛癣菌	大分生孢子鼠尾状；小分生孢子水滴状；可见厚壁孢子和粗细不一的菌丝	25 ℃生长慢、菌落小、扁平隆起，37 ℃生长快、绒毛状、赭色
断发毛癣菌	大分生孢子棒状；小分生孢子侧生，棒状；可见厚壁孢子和球拍状菌丝	生长缓慢，绒毛状、粉末状，白色、黄色、红棕色
许兰毛癣菌	常无大分生孢子和小分生孢子；菌丝结节状、鹿角状；厚壁孢子丰富	欧洲型生长快，菌落呈脑回状，淡黄或棕色；亚洲型生长慢，菌落小，棕黄到深褐色

> **要点提示**：毛癣菌属的生物学特性

2. 表皮癣菌属 只有絮状表皮癣菌对人致病。镜下可见椭圆形大分生孢子如杵状、有 2～4 个分隔、游离端圆形，在陈旧培养物中可见厚膜孢子，菌丝呈球拍状、结节状或螺旋状（图 17-1）。直接镜检取患者感染处皮屑和甲屑，经 10% KOH 消化后可见分枝断裂的有隔菌丝。在 SDA 培养基上生长快，菌落初呈白色鹅毛状，后转变为黄绿色粉末状（图 17-2）。絮状表皮癣菌主要引起手足癣和体股癣，较少引起甲癣。体外药物敏感试验表明，伊曲康唑、伏立康唑、酮康唑和特比萘芬对表皮癣菌属有较好的抗菌活性。

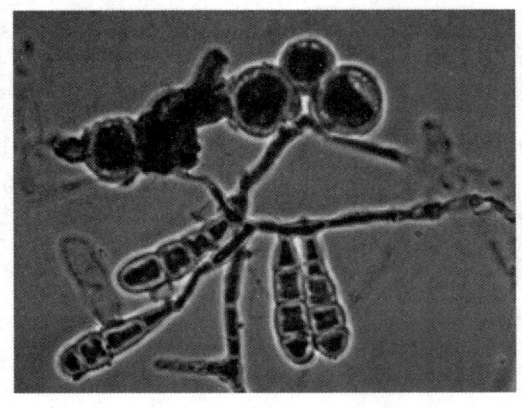
图 17-1　絮状表皮癣菌镜下形态

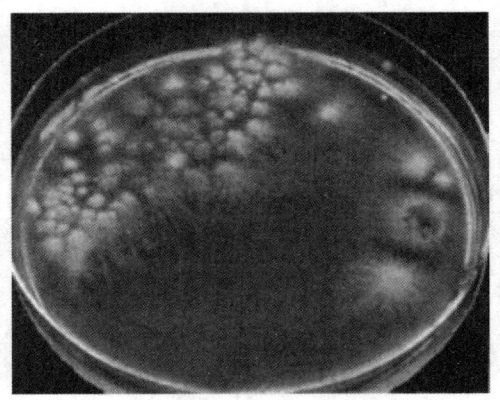
图 17-2　絮状表皮癣菌在 SDA 上的菌落特征

要点提示：表皮癣菌属的生物学特性

3．小孢子癣菌属　共有 17 种，其中有 8 种对人致病，临床上常见的有犬小孢子菌、石膏样小孢子菌、猪小孢子菌、铁锈色小孢子菌、奥杜盎小孢子菌和杂色小孢子菌，其镜下形态及菌落特征见表 17-2。小孢子癣菌属常引起头癣、体癣和皮肤癣，我国以犬小孢子菌和铁锈色小孢子菌多见。体外药物敏感试验表明，小孢子癣菌属大部分菌株对伊曲康唑、伏立康唑和特比萘芬敏感，对氟康唑不敏感。

表17-2　常见小孢子癣菌属镜下形态及菌落特征

菌种	镜下形态	菌落特征
犬小孢子菌	大分生孢子较多，纺锤状、壁厚、粗糙多刺、顶端弯曲；小分生孢子棒状；常见球拍状菌丝，偶见破梳状和结节状	生长快速、绒毛状、羊毛状，白色、黄色、棕黄色
石膏样小孢子菌	大分生孢子较多，纺锤状、壁薄，小分生孢子棍棒状；可见球拍状、破梳状和结节状菌丝	生长迅速、粉末状、颗粒状，白色、棕黄色
猪小孢子菌	大分生孢子较多，水滴状、壁厚、粗糙有刺；小分生孢子棒状，壁光滑；菌丝呈分枝状，有隔	生长迅速、粉末状、沙粒状，淡黄色、棕黄色
铁锈色小孢子菌	无大分生孢子，小分子孢子少，厚壁孢子较多，间生或顶生；可见竹节状菌丝	生长较慢，菌落平或皱褶，轻微绒毛状，铁锈色
奥杜盎小孢子菌	大分生孢子纺锤状、壁厚有刺；小分子孢子较少，短棒状，可见破梳状或球拍状菌丝	生长缓慢、绒毛状、羊毛状，白色、棕黄色
杂色小孢子菌	大分生孢子纺锤状、壁薄光滑；小分子孢子较多、水滴状；常见螺旋状菌丝和厚膜孢子	生长迅速、粉末状、绒毛状，淡黄色、粉色

要点提示：小孢子菌属的生物学特性

（二）微生物学检验

1．直接镜检　皮屑、病发标本用 10% KOH 液，指甲用含 5% 甘油的 25% KOH 或 25% NaOH 处理后，制成涂片。镜检可见透明、有隔、有分枝的菌丝及成链的关节孢子。在病发中毛癣菌属有发外型孢子和发内型孢子，而小孢子菌属只有发外型孢子。

2．分离培养与鉴定　皮屑、甲屑和病发用 75% 乙醇或在青霉素、链霉素混合液内浸泡 5 分钟后取出，用生理盐水洗 3 次，然后接种于 SDA 琼脂斜面，25 ℃培养，每周观察菌落生长情况，直至第 4 周。必要时添加毛发穿孔试验、脲酶试验和特殊营养需要试验等来鉴定皮肤癣菌。

要点提示：皮肤癣菌的微生物学检验

二、表面感染真菌

表面感染真菌主要寄生于人体皮肤和毛干的最表层，不接触组织细胞，很少引起宿主细胞反应，如秕糠马拉色菌可引起皮肤表面出现黄褐色的花斑癣，俗称汗斑，是我国主要的表面感染真菌。

(一) 微生物学检验

1. 显微镜检查 可采用透明胶带粘贴取材法，将透明胶带直接贴于皮肤表面，数分钟后揭下，直接贴于载玻片上镜检或经棉蓝染色或革兰氏染色后镜检。所取标本镜检可见孢子和菌丝：孢子为圆形或卵形，厚壁，芽颈较宽，常成簇分布；菌丝粗短，呈棒状、香蕉形或S形。

2. 分离培养与鉴定 糠马拉色菌具有嗜脂特点，将鳞屑接种于含2%的菜籽油或芝麻油的平板培养基中，37℃孵育3~4天后开始生长，20天左右形成直径约5mm、乳酪色、表面光滑的酵母样菌落。

> 要点提示：秕糠马拉色菌的微生物学检验

(二) 临床意义

秕糠马拉色菌在健康人正常皮肤上可分离出，为条件致病菌。它侵犯皮肤角质层，引起一种慢性、无症状或轻微症状的浅部真菌病，即花斑癣。秕糠马拉色菌导致感染取决于两方面因素：内在因素是油性皮肤、多汗、遗传、免疫缺陷等；外在因素有相对高温和高湿度或应用肾上腺皮质激素等药物治疗。秕糠马拉色菌引起的局部皮肤感染，一般只需外用抗真菌药物，如酮康唑、克霉唑、特比萘芬和阿莫罗芬等。

> 要点提示：秕糠马拉色菌的临床意义

三、皮下组织感染真菌

引起皮下组织感染的真菌主要有着色真菌属和申克孢子丝菌复合体。

(一) 着色真菌属

着色真菌属为自然界腐生菌，存在于土壤、树木及农作物的秆叶中，感染者多为农民、木材工人、泥瓦工人和户外活动者等，常经破损皮肤感染，引起着色真菌病。

1. 微生物学检验

(1) 显微镜检查：取皮屑用10%~20% KOH溶液加热处理后镜检，可见单个或成群的厚壁孢子，菌丝有横隔、分枝。从乳头状增殖的病损部位挤压出的分泌物镜检阳性率最高。

(2) 分离培养与鉴定：将标本接种于SDA培养基，25℃培养，生长缓慢，2~4周成熟。菌落为灰色、墨绿色或黑色，有绒毛状或天鹅绒状气生菌丝，早期菌落扁平，后中央逐渐隆起，边缘不齐。菌丝短粗分隔，呈棕色。着色真菌属有三型分生孢子：①树枝型，菌丝末端有分生孢子柄，柄端分叉长出孢子；②剑顶型，围绕菌丝末端或菌丝横隔处长有一圈分生孢子；③花瓶型，在菌丝分隔处长出花瓶状的分生孢子柄，在瓶口长出成丛的小分生孢子。

> 要点提示：着色真菌的微生物学检验

2. 临床意义 着色真菌属为条件致病菌，呈世界性分布，男性患者多于女性。感染常在外伤后发生，潜伏期约1个月，有的可至1年，好发于四肢皮肤，皮损处开始为单个炎性小丘疹，有鳞屑，在局部真皮深层、皮下组织生长繁殖后，逐渐扩大并形成暗红色结节或斑块，上有结痂，痂上有针帽大小的黑褐色小点散在分布，痂下常有脓液溢出，揭开后可见颗粒状或乳头状肉芽肿。病程可长达数十年，可引起淋巴水肿、鳞状细胞癌等严重并发症。

> 要点提示：着色真菌属临床意义

（二）申克孢子丝菌复合体

申克孢子丝菌为子囊菌类双相型真菌，广泛分布于土壤、尘埃、木材上，属于腐生性真菌。申克孢子丝菌常因外伤感染，引起世界范围的皮肤或皮下孢子丝菌病。

1. 微生物学检验

（1）显微镜检查：取患者病损部位的组织或渗出物等标本做涂片或切片，经革兰氏染色或其他特殊方法染色可见卵圆形或梭形孢子，孢子位于巨噬细胞或中性粒细胞内外，极易与组织结构相混淆。

（2）分离培养与鉴定：将标本接种于 SDA 培养基，25 ℃培养，生长缓慢，初为白色或淡褐色，继续培养，菌落呈皮革状或绒毛状，中央棕黑色，湿润、光滑，表面皱褶或折叠。将标本接种于含血的脑心浸液琼脂上，37 ℃培养，形成无毛、白色到灰黄色、酵母样菌落，镜下可见球形或卵圆形的出芽酵母样细胞。

> 要点提示：申克孢子丝菌微生物学检验

2. 临床意义 申克孢子丝菌主要经微小创面侵入皮肤，创口局部出现炎症性小结节，逐渐形成炎症性斑块或增生性糜烂；或沿淋巴管扩散，形成化脓或溃烂性的结节溃疡；也可经呼吸道吸入肺，随后经血行播散至其他器官，引起深部和全身性感染。取患者血清做凝集试验时，抗体效价 > 320 有诊断意义。伊曲康唑、泊沙康唑、特比萘芬和两性霉素 B 对申克孢子丝菌的菌丝相和酵母相均有抗菌活性。

> 要点提示：申克孢子丝菌的临床意义

第二节　深部感染真菌

深部感染真菌一般是指侵害人体内脏和深部组织及引起全身感染的真菌。由该类真菌引起的疾病统称为深部真菌病。多数深部感染真菌能引起慢性肉芽肿样炎症、溃疡及坏死等病变。深部感染真菌可分为两大类：①条件致病性真菌：是人体正常菌群的成员，当机体抵抗力下降时才致病，如白假丝酵母菌、卡氏肺孢菌、曲霉菌和毛霉菌等。②致病性真菌：大多为外源性感染，致病性较强，其中以新型隐球菌最为常见。

一、白假丝酵母菌

白假丝酵母菌，俗称白念珠菌，广泛分布于自然界，也作为正常菌群存在于人的口腔、皮肤、上呼吸道、肠道及阴道中。白假丝酵母菌通常不致病，当机体抵抗力低下或菌群失调时，可引起皮肤、黏膜及深部组织器官的感染。

（一）生物学特性

1. 形态与染色 在 SDA 平板上 37 ℃培养 2～3 天后涂片观察，菌体呈圆形或卵圆形，大小不等（直径 2～4 μm），革兰氏染色阳性，常着色不均。在血清中 37 ℃孵育 2～3 小时后菌体出芽生长形成芽管。在玉米粉吐温 -80 平板上 37 ℃孵育 2～3 天可见顶端圆形的厚壁孢子

(图17-3)。临床上白假丝酵母菌感染者的标本直接镜检可查见孢子出芽形成芽孢和假菌丝。

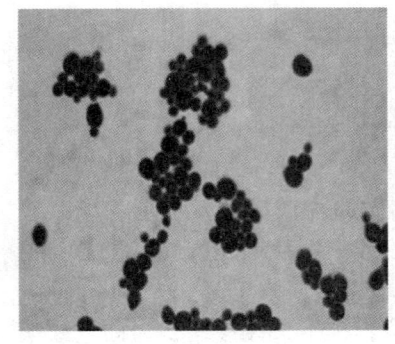
革兰氏染色涂片

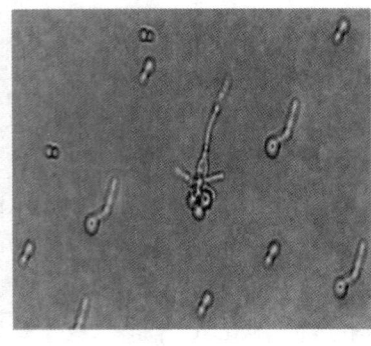
芽管

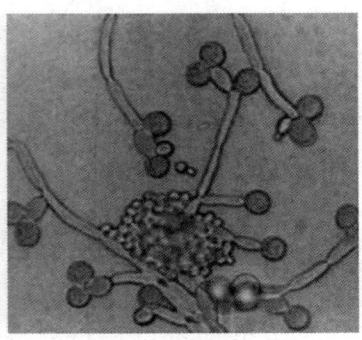
厚壁孢子

图17-3 白假丝酵母菌的镜下形态

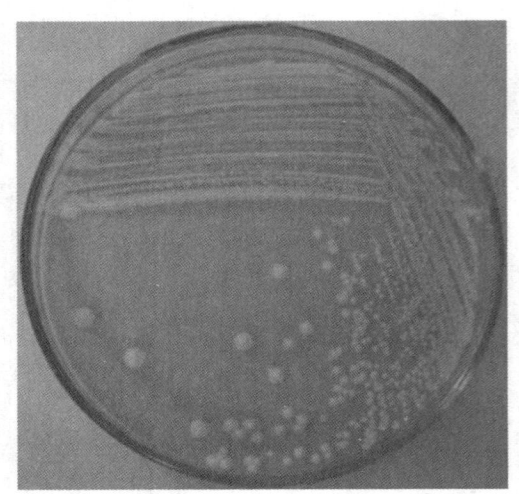

图17-4 白假丝酵母菌在SDA平板上的菌落形态

2. 培养特性 白假丝酵母菌在SDA平板上25～37℃生长良好，42～45℃仍可生长，2～3天后形成乳白色、隆起、表面湿润、光滑的菌落（图17-4）。菌落具有酵母气味。在血琼脂和巧克力琼脂平板上1～2日后形成乳白色、凸起、表面光滑的酵母菌落。在科玛嘉（CHROMagar）显色培养基上呈翠绿色菌落。临床初分离菌株在血琼脂平板或巧克力琼脂平板上菌落常不规则，边缘呈放射状，称"伪足样"生长。

要点提示：白假丝酵母菌的生物学特性

（二）微生物学检验

1. 显微镜检查 通常取痰、脓炎性分泌物、尿液、血液或脑脊液等标本直接涂片和革兰氏染色镜检，难以透明的标本先用10% KOH消化后镜检。镜下可见革兰氏阳性、着色不均的圆形或卵圆形菌体或芽生孢子及假菌丝。

2. 分离培养 将标本接种在SDA平板上，25℃或37℃培养1～4天后，培养基表面可出现奶油色酵母样菌落。镜检可见芽生孢子和假菌丝。

3. 鉴定试验

（1）芽管形成试验：将少许纯菌落接种于0.5 ml人和动物血清中，37℃水浴2～3小时，湿片镜检观察有无芽管形成，试验时应设立阳性对照和阴性对照。

（2）厚膜孢子形成试验：是鉴定白假丝酵母菌的重要方法之一。方法是用玉米粉吐温-80琼脂培养基25℃孵育1～2天后，显微镜下观察厚膜孢子及假菌丝。

（3）科玛嘉假丝酵母菌显色培养基：将待检菌接种于科玛嘉假丝酵母菌显色培养基，可快速鉴定白假丝酵母菌和其他假丝酵母菌。

（4）抗原抗体检测：通过ELISA、免疫印迹法等检测白假丝酵母菌抗原。目前已有成品试剂盒，如白假丝酵母菌IgM、IgG检测试剂盒。

（5）核酸检测：用PCR法检测白假丝酵母菌特异性DNA片段，具有较好的敏感性和特异性。

(6) 生化反应鉴定：目前有试剂盒如API20C，可通过生化反应进行酵母菌的鉴定。

(7) 药物敏感试验：白假丝酵母菌对氟康唑、伊曲康唑、伏立康唑、泊沙康唑、棘白菌素、多烯类药物敏感。

> **要点提示**：白假丝酵母菌的微生物学检验

(三) 临床意义

白假丝酵母菌的致病机制与多种因素有关，如黏附、芽管、水解酶、生物膜、群体感应等。白假丝酵母菌病根据感染部位可分为：①皮肤假丝酵母菌病，好发于皮肤皱褶处，如腋窝、腹股沟、乳房下、肛门周围及甲沟等处，表现为脱屑、潮红、糜烂等。②黏膜假丝酵母菌病，如鹅口疮、口角炎、舌炎、阴道炎，患者损伤部位表面覆一层厚薄不等的白色薄膜，剥落后暴露出程度不等的糜烂面。③内脏假丝酵母菌病，可累及全身所有内脏器官，其中以消化道假丝酵母菌病及呼吸道假丝酵母菌病较常见。此外，偶可引起假丝酵母菌性败血症。

> **要点提示**：白假丝酵母菌的临床意义

二、新型隐球菌

新型隐球菌广泛分布于自然界中，尤以鸽粪中检出为多，也可存在于人体体表、口腔和肠道中。人是外源性感染，多发生于免疫力低下者，主要引起肺和脑的急性、亚急性或慢性感染。

(一) 生物学特性

1. 形态与染色 新型隐球菌为圆形或卵圆形，菌体直径一般在 4～6 μm，菌体外有宽厚荚膜，荚膜比菌体大 1～3 倍，折光性强；一般染色法不易着色，常用墨汁负染色法，镜检可见圆形菌体外绕有一较宽阔的空白带（荚膜），菌体可见多边发芽生殖（芽殖），但无真、假菌丝（图17-5）。

2. 培养特性 新型隐球菌营养要求不高，在SDA或血琼脂平板上25℃和37℃下皆可生长，2～5天后形成酵母型菌落，表面黏稠、浑浊，由乳白色渐转为橘黄色，终为棕褐色（图17-6）。在动物体内易形成荚膜，经分离培养后，荚膜消失。

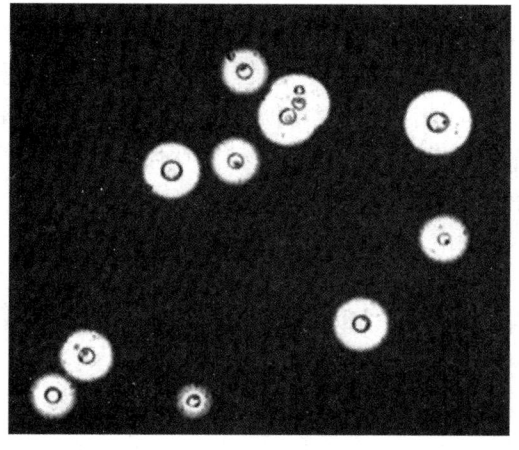

图17-5 新型隐球菌镜下形态（墨汁负染色）

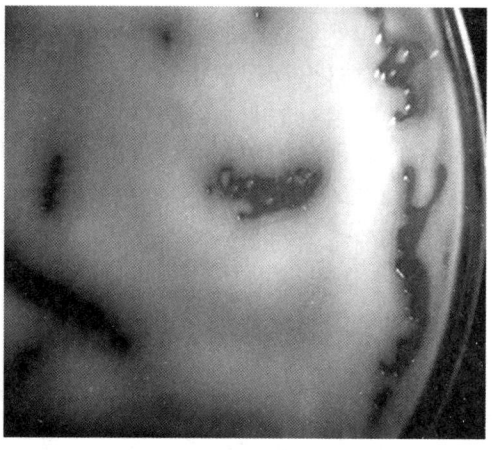

图17-6 新型隐球菌在SDA平板上的菌落特征

> **要点提示**：新型隐球菌的生物学特性

（二）微生物学检验

1. 显微镜检查 用患者脑脊液做墨汁负染色检查是诊断隐球菌脑膜炎最简便和快速的方法。常规染色可发现隐球菌，如用过碘酸希夫染色（PAS）法染色后新型隐球菌呈红色。

2. 分离培养 将标本接种在SDA平板上，置25 ℃和37 ℃培养，病原性隐球菌均可生长，而非病原性隐球菌在37 ℃时不生长。培养2～5天后形成酵母型菌落。

3. 鉴定实验

（1）血清学检测：利用乳胶凝集试验、ELISA和单克隆抗体法等免疫学方法检测隐球菌荚膜多糖特异性抗原，已成为临床上的常规诊断方法，其中以乳胶凝集试验最为常用。

（2）核酸检测：核酸检测为诊断隐球菌病提供了新的有效方法。临床标本可用痰液、支气管吸出物等，核酸检测方法有DNA探针法、PCR扩增法等。

（3）生化试验：常用酚氧化酶试验、脲酶试验、糖同化及发酵试验等。

（4）药物敏感试验：新型隐球菌对两性霉素B、5-氟胞嘧啶、氟康唑、伊曲康唑、伏立康唑、泊沙康唑等敏感。

> **要点提示**：新型隐球菌的微生物学检验

（三）临床意义

新型隐球菌病呈世界性分布，新型隐球菌经呼吸道侵入人体，由肺经血行播散时可侵犯所有脏器组织，主要侵犯肺、脑及脑膜，具有明显的嗜中枢性，也可侵犯皮肤、骨和关节。新型隐球菌病好发于免疫功能低下者，如艾滋病、恶性肿瘤、糖尿病、器官移植及大剂量使用糖皮质激素者，因此，临床上新型隐球菌性脑膜炎常在系统性红斑狼疮、白血病、淋巴瘤等患者中发生。

> **要点提示**：新型隐球菌的临床意义

三、其他深部感染真菌

（一）曲霉属

曲霉属在自然界分布广泛，呈世界范围分布，在空气、土壤、腐败有机物、粮食和饲料中均能分离到，有时也存在于正常人体的皮肤和黏膜表面。目前发现的曲霉属真菌包括330多个种，大多数曲霉菌对工业和医药用途很大：曲霉菌分解有机物质能力极强，是发酵工业的重要菌种，可利用其糖化作用和分解蛋白质的能力制曲酿酒造酱；医药工业上利用曲霉菌生产柠檬酸、葡萄糖酸等有机酸、酶制剂、抗生素等。曲霉菌也是引起食物、药品霉变的常见污染菌，对人类致病的曲霉菌约20种，临床上常见的有烟曲霉、黄曲霉和黑曲霉等。

1. 生物学特性

（1）烟曲霉：培养菌在镜下可见菌丝体、分生孢子梗、分生孢子头和分生孢子。菌丝透明，有隔膜和颗粒，外侧粗糙。分生孢子梗光滑，偶见分枝，长可达300 μm，直径5～8 μm，近顶端膨大成倒立烧瓶状顶囊，顶囊上有单层小梗，小梗较长，密集排列呈栅状。分生孢子头呈短柱形，长短不一。分生孢子呈球形，绿色，外壁有小刺，直径2.5～3 μm。烟曲霉在25～

37 ℃生长迅速，45 ℃仍可生长，SDA 平板上菌落开始为白色绒状或絮状，经 2~3 天培养后呈中心蓝绿色粉末状外观，背面无色或略带黄褐色。

（2）黄曲霉：培养菌在镜下可见菌丝体、分生孢子梗、分生孢子头和分生孢子。菌丝透明，有隔膜和颗粒，外壁粗糙。分生孢子梗梗壁粗糙，尤其靠近顶囊部位，长 400~1000 μm，宽 10~20 μm。顶囊呈球形或近球形，小梗为单层、双层或单双层同时着生在一个顶囊上，布满顶囊，呈放射状。分生孢子头呈疏松放射状，随后可变为疏松柱状。分生孢子呈球形或梨形，表面粗糙，某些菌株产生褐色的菌核。黄曲霉在 SDA 及 PDA 平板上 25~30 ℃培养，生长迅速，菌落呈粗毛毡状或絮状，中央黄色，边缘白色，平坦或有放射状皱纹，2 周后菌落变为黄绿色或棕绿色，反面无色或略带褐色。

（3）黑曲霉：培养菌在镜下可见菌丝体、分生孢子梗、分生孢子头和分生孢子。菌丝透明，有隔膜和颗粒，外壁粗糙。分生孢子梗长 500~2500 μm，直径 15~20 μm，光滑。顶囊近球形，无色或者褐色，双层小梗布满顶囊，呈褐色，放射状，有时有横隔。分生孢子头为放射状黑褐色。分生孢子呈球形，直径 4~5 μm，由于褐色色素沉积在内壁和外壁呈棍状或块状，故整个孢子表面粗糙，有小刺。黑曲霉在 SDA 平板上 25~30 ℃培养，生长迅速，初为白色厚绒状，继而呈黑色，背面无色或中央部分略带褐色。

要点提示：曲霉属的生物学特性

2．微生物学检验

（1）显微镜检查：镜下可见菌丝分枝、较粗的分生孢子头，顶端膨大形成顶囊，顶囊上有小梗，小梗上有许多小分生孢子，可根据不同菌种的特殊形态特征进行属内鉴别。

（2）分离培养：标本接种于 SDA 或 SPA 平板上，根据不同的菌落特征确定菌种。

（3）血清学检测：检测患者血清中曲霉抗原或抗曲霉抗体。

（4）皮肤试验：对过敏性支气管肺炎患者可用曲霉抗原提取液做皮试。Ⅰ型变态反应在 15~20 分钟发生阳性反应；Ⅱ型变态反应在 4~10 小时出现阳性反应。变态反应型肺炎患者也可出现迟发型变态反应。

（5）药物敏感试验：曲霉菌对两性霉素 B、伊曲康唑、伏立康唑、泊沙康唑、特比萘芬和棘白菌素类药物敏感。

要点提示：曲霉菌的微生物学检验

3．临床意义　曲霉菌是条件致病菌，人体对曲霉菌有极强的免疫力，只有在人体免疫功能降低时才发生曲霉菌感染，如长期使用广谱抗生素、免疫抑制药、肾上腺皮质激素、放疗、化疗、各种恶性肿瘤、糖尿病、艾滋病等可诱发曲霉病。曲霉菌主要侵犯支气管和肺，还可感染皮肤、耳、眼等器官。曲霉菌除直接感染和产生变态反应引起曲霉病外，还可产生毒素引起食物中毒，如黄曲霉毒素、杂色曲霉毒素有致癌作用，黄曲霉毒素可能与人类原发性肝癌的发生有关。

要点提示：曲霉临床意义

（二）组织胞浆菌属

组织胞浆菌属隶属于子囊菌门，包含三个变种，其中荚膜组织胞浆菌荚膜变种是主要的人类致病菌。

1. 生物学特性　荚膜组织胞浆菌是一种双相型真菌，25 ℃培养时呈典型菌丝体，菌落呈白色或黑褐色，37 ℃培养时血琼脂平板上可见光滑、湿润、白色酵母样菌落。荚膜组织胞浆菌镜下可见透明分隔、狭细的菌丝、大分生孢子和小分生孢子。大分生孢子呈有特征性的圆形，直径 8～14 μm，其上布满小刺；小分生孢子呈圆形或梨形，直径 2～4 μm。

> 要点提示：荚膜组织胞浆菌的生物学特性

2. 微生物学检验
（1）显微镜检查：标本直接涂片检查不易观察到小刺，不建议采用不染色镜检，应涂片染色后检查。建议乳酸酚棉蓝染色后，观察有无齿轮状大分生孢子，这一特征是本菌鉴定的重要依据。

（2）分离培养：将临床标本接种于含抗菌药的 SDA 平板上，25 ℃培养，生长缓慢，2～3 周可见菌落生长，形成白色至棕色绒毛状菌落；在血琼脂平板上，37 ℃培养，很快形成湿润有光泽、白色酵母型菌落。

（3）生化试验：可进行脲酶试验和明胶液化试验。荚膜组织胞浆菌能分解尿素，不可液化明胶。

（4）抗体检测：用补体结合试验、免疫扩散、乳胶凝集试验等检测血清中组织胞浆菌抗体。其中，以补体结合试验的敏感性和特异性最高，发病 2～3 周时血液标本检测阳性率可达 90% 以上，且有判定预后价值。补体结合试验的抗体效价 > 32 为阳性，或抗体效价增高 ≥ 4 倍，具有诊断意义。乳胶凝集试验时，抗体效价为 1∶16 时即有诊断意义；1∶32 以上即可确诊。

（5）药物敏感试验：荚膜组织胞浆菌对两性霉素 B、氟康唑、伏立康唑、伊曲康唑、泊沙康唑敏感。

> 要点提示：荚膜组织胞浆菌的微生物学检验

3. 临床意义　组织胞浆菌是一种存在于自然界的双相型真菌，鸟或蝙蝠粪便污染的土壤是其常见的自然栖息地。组织胞浆菌传染性极大，全世界有 30 多个国家发现有组织胞浆菌病，多见于美洲和欧洲。

组织胞浆菌多为一过性感染，但免疫缺陷或低下的患者可引起淋巴组织、脑膜及内脏等器官病变。不同临床表现的组织胞浆菌病有三种：①急性原发型，被感染者可无临床症状，仅皮肤试验阳性，主要引起肺钙化；②慢性空洞型，可引起较大的肺损害，但症状轻微或无症状，常被误诊为肺结核；③严重播散型，极少数患者可进展到此型，全身的器官均可受到损伤，预后严重。

> 要点提示：荚膜组织胞浆菌的临床意义

（三）马尔尼菲青霉菌

马尔尼菲青霉菌属于青霉属，为双相型真菌，自然宿主为竹鼠。

1. 生物学特性　在 SDA 平板上，25 ℃培养，3～4 天开始生长，菌落最初呈浅灰褐色膜样或淡黄色绒毛状，逐渐形成淡灰褐色微带淡红色绒毛状，产生酒红色色素并扩展到整个培养基中；显微镜下可见无色透明分隔菌丝，分生孢子梗光滑而无顶囊，帚状枝双轮生，散在，稍不对称，有 2～7 个散开、不平行的梗基，其上有 2～6 个瓶梗，顶端狭窄，可见单瓶梗，其顶端有单连分生孢子，散乱分布；37 ℃培养时，生长非常缓慢，呈酵母样型，粗糙，浅灰褐色或奶酪色，湿润；显微镜下可见关节孢子。

> **要点提示**：马尔尼菲青霉菌的生物学特性

2. 微生物学检验

（1）涂片染色镜检：标本涂片经吉姆萨或瑞氏染色后，镜下可见巨噬细胞内典型圆形或卵圆形有明显横隔的细胞。

（2）分离培养：将标本接种在 SDA 平板上，25 ℃培养形成青霉相，37 ℃培养形成酵母相。

（3）抗原检测：荧光素标记、ELISA 为快速诊断方法，可作为马尔尼菲青霉菌病流行地的常规诊断方法。

（4）药物敏感试验：马尔尼菲青霉菌对两性霉素 B、伏立康唑和伊曲康唑高度敏感，对氟康唑敏感度较低。

> **要点提示**：马尔尼菲青霉菌的微生物学检验

3. 临床意义 马尔尼菲青霉菌是一种致病性真菌，可引起免疫低下或缺陷患者播散型及慢性局灶型感染，是艾滋病患者常见的条件致病菌之一。吸入大量马尔尼菲青霉菌的分生孢子是感染的主要原因，主要表现为发热、贫血、咳嗽、腹泻、浅表淋巴结肿大、肝大、脾大、全身多发性脓肿等。马尔尼菲青霉菌病发病具有明显区域性，主要流行于东南亚地区，我国主要发生在华南，各地也有散发病例。

> **要点提示**：马尔尼菲青霉菌的临床意义

（四）卡氏肺孢菌

卡氏肺孢菌广泛存在于人和多种哺乳动物的肺内，为一种威胁人类健康的机会致病菌。卡氏肺孢菌为单细胞型，生活史有包囊和滋养体两种形态：包囊为感染型，滋养体为繁殖型，以二分裂方式繁殖。

1. 生物学特性 姬氏染色后显微镜下可见：滋养体呈多态性，大小为 2～5 μm，细胞质为浅蓝色，胞核 1 个，呈深紫色；包囊呈圆形或椭圆形，直径为 4～6 μm，囊壁较厚、不着色、透明似晕圈状或环状，成熟包囊内含有 8 个囊内小体，每个小体都呈香蕉形，横径 1.0～1.5 μm，各有 1 个核，囊内小体细胞质为浅蓝色，核为紫红色。卡氏肺孢菌在人工合成培养基中难生长，需用传代细胞培养的方法，但仍较难获得阳性结果。

> **要点提示**：卡氏肺孢菌的生物学特性

2. 微生物学检验

（1）显微镜检查：从患者痰液、支气管肺泡灌洗液或肺活检组织中检查包囊或滋养体是确诊卡氏肺孢菌病的重要依据。常用的染色方法有吉姆萨染色、果氏环六亚甲基四胺银（GMS）染色和亚甲胺蓝染色。涂片吉姆萨染色后镜检，可见包囊内的 8 个囊内小体，囊内小体的细胞质呈浅蓝色，核 1 个，呈紫红色；亚甲胺蓝染色后镜检，可见包囊囊壁呈深褐色或黑色，囊壁可见特征性新月形结构，囊内小体不着色。

(2) 抗原检测：用单克隆抗体来检测患者血清中卡氏肺孢菌抗原，有较好的敏感性和特异性。

(3) 核酸检测：分子生物学诊断技术应用于诊断卡氏肺孢菌病，主要有PCR法和基因探针。

(4) 药物敏感试验：卡氏肺孢菌对抗原虫药敏感，对抗真菌药不敏感。

要点提示：卡氏肺孢菌的微生物学检验

3．临床意义　卡氏肺孢菌通过空气传播感染宿主。在健康人体内，多为无症状的隐性感染或亚临床感染。当宿主免疫力下降时，潜伏的卡氏肺孢菌在肺内大量繁殖扩散，使肺泡上皮细胞受损，导致间质性浆细胞肺炎，又称卡氏肺孢菌性肺炎（PCP）。此肺炎在临床上分为两种类型。①流行型：多见于早产儿、体质虚弱或有先天性免疫缺陷的婴幼儿，最初症状可为厌食、消瘦、腹泻、低热，数周后才出现呼吸道症状，并进行性加重。②散发型：多见于有免疫缺陷的儿童或成人，常起病急，有发热、干咳、脉率过快、鼻翼扇动、呼吸急促及发绀等呼吸道感染症状，还可引起肺外感染，如肝、脾、眼、耳、乳突、淋巴结、胸腺、皮肤、胃肠道、肾、骨髓、胰、肾上腺等部位的感染和血管炎。卡氏肺孢菌病是艾滋病最常见、最严重的机会感染性疾病，病死率高达70%～100%。

要点提示：卡氏肺孢菌的临床意义

（袁　媛）

自测题

一、选择题

1．真核细胞型微生物包括
　　A．肺炎支原体、毛癣菌、荚膜组织胞浆菌
　　B．白假丝酵母菌、新型隐球菌、立克次体
　　C．曲霉菌、卡氏肺孢菌、小孢子癣菌
　　D．毛霉菌、絮状表皮癣菌、梅毒螺旋体
　　E．申克孢子丝菌、淋病奈瑟菌、马尔尼菲青霉菌

2．白假丝酵母菌形成的孢子是
　　A．芽生孢子　　　　　　　　B．有性孢子
　　C．孢子囊孢子　　　　　　　D．关节孢子
　　E．分生孢子

3．新型隐球菌的染色方法是
　　A．异染颗粒染色　　　　　　B．抗酸染色
　　C．镀银染色　　　　　　　　D．墨汁负染色
　　E．芽孢染色

4．关于新型隐球菌生物学性状的描述，错误的是
　　A．酵母型菌落　　　　　　　B．墨汁负染后可见肥厚的荚膜
　　C．25℃和37℃均能生长　　　D．可产生芽生孢子

E．可形成假菌丝
5．假菌丝的生长特性是
    A．向菌落周围生长　　　　　　　　B．向培养基下生长
    C．向菌落内部生长　　　　　　　　D．向空中生长
    E．是多核细胞
6．下列在玉米粉吐温-80琼脂培养基上能生成有特征性的厚膜孢子的真菌是
    A．白假丝酵母菌　　　　　　　　　B．酵母菌
    C．毛癣菌　　　　　　　　　　　　D．新型隐球菌
    E．小孢子菌
7．患者，男，36岁，不规则发热半年余，反复抗菌药物治疗无效。患者明显消瘦，血清HIV抗体阳性，考虑为艾滋病。近2天患者口腔黏膜出现白色斑片，应首先考虑患者感染
    A．疱疹病毒　　　　　　　　　　　B．人巨细胞病毒
    C．白假丝酵母菌　　　　　　　　　D．柯萨奇病毒
    E．腺病毒

二、案例讨论

患者，男，42岁，舌部白斑8个月余，就诊于当地医院，给予抗菌药治疗半年，未见好转。患者呈慢性病容，有输血史和冶游史，舌黏膜充血发红，舌面可见大小不等散在黄白色膜状斑块，略高于黏膜表面，不易擦去。刮片镜检可见圆形或卵圆形孢子及假菌丝，接种于SDA培养基3天后，出现酵母样菌落。血清学检查：抗HIV（+）。该病可能与哪种真菌感染有关？为明确诊断还需做哪些微生物学检验？该患者的真菌感染是由什么原因引起的？

第三篇

病毒检验

第十八章

病毒的基本性状

第十八章数字资源

学习目标

1. 掌握病毒体、缺陷病毒、顿挫感染及干扰现象的概念，病毒的大小、结构、化学组成及功能。
2. 熟悉病毒的增殖过程及病毒的分类。
3. 了解理化因素对病毒的影响及病毒的变异。
4. 描述病毒变异现象的医学意义。

病毒（virus）是一类结构简单、只含有一种核酸（DNA 或 RNA）、严格细胞内寄生的非细胞型微生物。病毒在体外不具有生命特征，只有侵入易感的活细胞才能表现出生物特性。

病毒广泛分布于自然界中，种类繁多，包括动物病毒、植物病毒和细菌病毒（噬菌体），其中动物病毒是引起人类疾病的重要病原体，人类的传染病约 75% 由病毒引起。部分病毒性疾病病情严重、传染性强、病死率高或病后留有后遗症。如新型冠状病毒、流行性感冒病毒、人类免疫缺陷病毒等可造成世界性大流行，狂犬病、病毒性脑炎和埃博拉出血热等疾病则死亡率很高。有些病毒与肿瘤、自身免疫病等疾病有密切的关系。

知识链接

细菌与病毒的区别

细菌是原核细胞型微生物，而病毒属于非细胞型微生物，没有完整的细胞结构，因此，细菌与病毒有本质上的区别。例如，细菌一般比病毒大很多，细菌大小以微米（μm）衡量，病毒大小以纳米（nm）衡量。细菌能用光学显微镜观察，而病毒不能用光学显微镜观察。细菌能在无生命培养基上生长繁殖，病毒只能在活细胞中生长繁殖。细菌细胞含有 DNA 和 RNA，病毒只含有其中一个（朊病毒两者均无）。细菌细胞含有核糖体，而病毒没有。细菌对抗菌药敏感，而病毒对抗菌药不敏感。大部分细菌能运动（取决于鞭毛），而病毒不能运动。

第一节　病毒的形态与结构

具有一定形态结构和感染性的完整病毒颗粒称为病毒粒子（virion）。病毒粒子具有典型的形态和结构。通过电子显微镜、分级超过滤、超速离心及X线晶体衍射等技术能够观察病毒粒子的大小、形态和结构。

一、病毒的大小与形态

（一）病毒的大小

病毒大小测量单位是纳米（nanometer，nm）。各种病毒的大小相差很大，为 20～400 nm，除了天花病毒外一般很难用光学显微镜观察到。例如，细小 DNA 病毒 18～25 nm，肠道病毒 27 nm，疱疹病毒 150～200 nm，痘病毒 250～300 nm（图 18-1）。

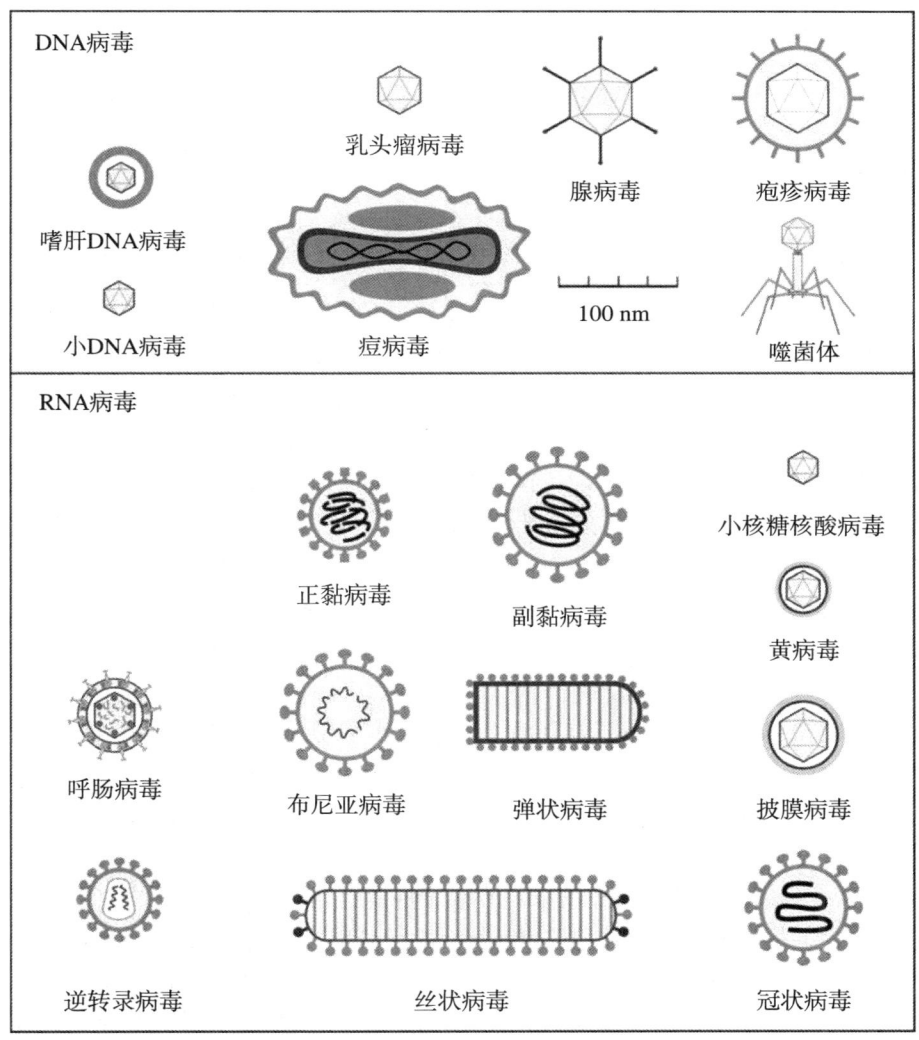

图 18-1　病毒的大小与形态

(二)病毒的形态

病毒的形态多种多样(图18-1)。绝大多数动物病毒呈球形或近似球形,某些动物病毒呈砖形(痘病毒)、子弹形(狂犬病病毒)或丝状(埃博拉病毒);植物病毒多呈杆状或丝状;细菌病毒即噬菌体,多呈蝌蚪形。

> **知识链接**
>
> **病毒的发现史**
>
> 病毒是一类重要的非细胞结构生物,人类和动植物一直在遭受病毒病的折磨。根据历史文献记载,亚里士多德(Aristotle)在公元前4世纪就记述了狂犬病。埃及发现的脊髓灰质炎患者的石刻浮雕说明古埃及就有脊髓灰质炎。公元前2—3世纪,印度和中国就存在天花,早在宋朝时就有接种人痘预防天花的历史。
>
> 1892年,从事烟草病工作的俄国科学家伊万诺夫斯基(Ivanovski)认为烟草花叶病是由产生毒素的细菌引起的。1898年,荷兰科学家贝杰林克(Beijerinck)通过一系列实验认为导致烟草花叶病的病原体比通常的细菌小。贝杰林克用"病毒"(virus)来命名这种史无前例的小病原体。伊万诺夫斯基和贝杰林克通过他们的创造性工作发现了烟草花叶病毒,从而开创了病毒学独立发展的历程。

二、病毒的结构与化学组成

(一)病毒的结构与功能

病毒基本结构包括病毒的核心(viral core)和衣壳(viral capsid),二者构成核衣壳。有些病毒核衣壳外还有包膜(envelope),无包膜病毒的核衣壳就是病毒体,又称裸病毒(图18-2)。

1. 病毒核心 病毒核心是病毒体的中心结构,主要成分是核酸(DNA或RNA)。除了核酸外,病毒核心还有少量的功能性蛋白质,主要是一些酶类物质。病毒核酸具有多种多样的存在形式,如线形、环形结构;核酸构成可以呈单链或双链、分节段或非分节段。

2. 病毒衣壳 病毒衣壳是包围在病毒核心外面的一层结构蛋白,由一定数量的蛋白质壳粒组成。壳粒是衣壳的形态学亚单位,在电子显微镜下可见到壳粒的形态。不同的病毒其壳粒数目和排列方式也不相同。根据壳粒的排列方式,病毒结构有以下几种对称形式(图18-3)。

(1)螺旋对称型:病毒核酸呈螺旋状排列,壳粒沿着螺旋形核酸链对称排列,如正黏病毒、副黏病毒及弹状病毒。

(2)二十面体立体对称型:病毒核酸聚集成团,其衣壳的壳粒呈立体对称排列,由20个等边三角形的平面构成,如脊髓灰质炎病毒、流行性乙型脑炎病毒。

(3)复合对称型:病毒体结构复杂,包括立体对称、螺旋对称等多种形式,如痘病毒和噬菌体。

3. 病毒包膜 有些病毒有包膜结构,包膜是包绕在病毒核衣壳外面的双层膜(图18-2)。病毒体外带有包膜的病毒称为包膜病毒(enveloped virus)。包膜主要成分是蛋白质、多糖及脂类。其中,蛋白质是由病毒基因编码合成,而多糖、脂类来自宿主细胞膜、核膜或空泡膜。当包膜病毒成熟并以"出芽"方式释放时,穿过并获得宿主细胞膜此部位的脂类、多糖成分和少许蛋白质而形成病毒包膜。有些病毒包膜表面有突起,称为刺突(spike)。

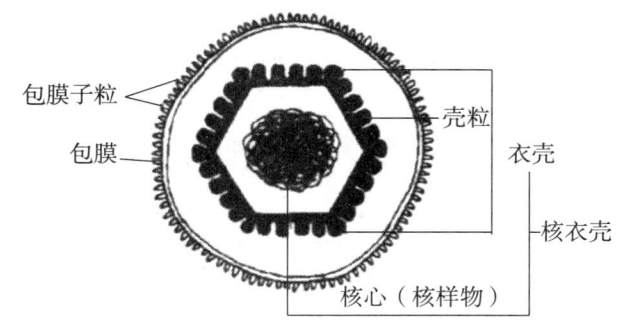

图 18-2　病毒的结构示意图

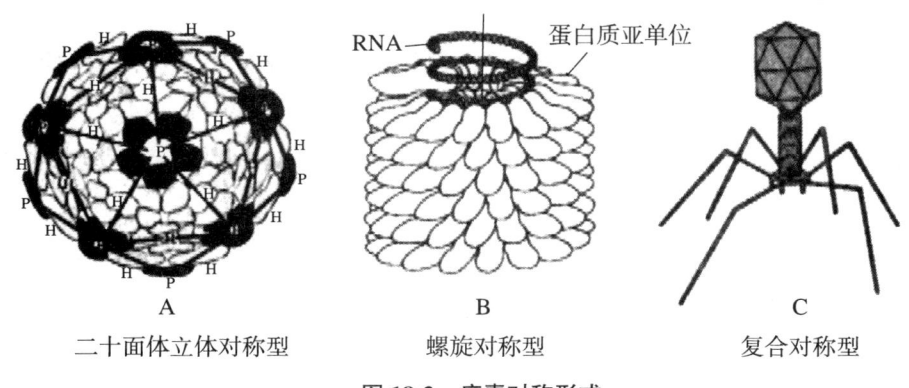

图 18-3　病毒对称形式

（二）病毒的化学组成与功能

1. 病毒核酸　病毒只含有一种核酸，即 DNA 或 RNA，构成病毒基因组。病毒核酸携带病毒的全部遗传信息，决定了病毒的感染、增殖、遗传、变异等生物学性状，其主要功能如下。

（1）指导病毒复制：病毒进入易感活细胞内，首先释放出核酸，自行复制出更多同子代核酸；同时，由病毒核酸转录生成病毒 mRNA，再以 mRNA 为模板翻译出病毒所需的蛋白质。

（2）决定病毒的特性：病毒核酸带有病毒全部遗传信息，决定了病毒的形态结构、致病性、抗原性等；同时，病毒核酸是病毒变异的物质基础。

（3）具有感染性：部分病毒经化学方法除去衣壳蛋白后仍具有感染性，称为感染性核酸（infectious nucleic acid）。由于病毒感染性核酸不易与细胞吸附，且易被核酸酶降解，所以其感染性低于完整病毒体。但因感染性核酸不受相应受体限制，其感染宿主范围比完整病毒广。如脊髓灰质炎病毒不能感染鸡胚与小鼠细胞，但其感染性核酸却有此感染能力。

2. 病毒蛋白质　病毒蛋白质分为结构蛋白和非结构蛋白。

（1）结构蛋白：主要是组成病毒衣壳和包膜的各类蛋白质。病毒衣壳由多肽分子组成，而病毒包膜主要以糖蛋白形式存在，由病毒基因编码合成。

结构蛋白的主要功能：①保护病毒核酸免遭环境中核酸酶和其他理化因素（如紫外线、射线等）的破坏；②参与病毒的感染过程，如衣壳蛋白和包膜蛋白特异地吸附于细胞表面是病毒感染的必要条件；③具有抗原性，如衣壳蛋白和包膜蛋白激活机体特异性体液免疫和细胞免疫，不仅有免疫防御作用，有时也可引起免疫病理损伤。

（2）非结构蛋白：非结构蛋白是病毒早期蛋白，由少量的病毒基因组编码，在病毒复制或基因表达调控过程中具有一定功能。非结构蛋白主要包括核酸聚合酶、转录酶或反转录酶等。

3. 脂类和多糖 脂类和多糖主要存在于病毒包膜中,来源于宿主细胞,可以加固病毒体的结构,与病毒体吸附、穿入宿主细胞及病毒的抗原特异性有关。

> 要点提示:病毒的基本结构与化学组成

第二节 病毒的增殖

一、病毒的正常增殖

(一)病毒的增殖条件

病毒缺乏能独立进行生物合成与新陈代谢的酶系统,所以必须进入易感宿主细胞内,由宿主细胞提供低分子量前体成分、能量、必要的酶等合成病毒核酸与蛋白质的原料,才能完成增殖。

(二)病毒的增殖过程

病毒以自我复制(self replication)的方式进行增殖,而不是简单的二分裂方式。复制是以病毒核酸为模板,在 DNA 聚合酶或 RNA 聚合酶及其他必要因素作用下,合成子代病毒的核酸和蛋白质,装配成完整病毒颗粒并释放至细胞外。病毒增殖一般可分为吸附、穿入、脱壳、生物合成及装配与释放五个阶段,称为复制周期(replication cycle)(图18-4)。病毒经过复制产生大量的子代病毒,并导致宿主细胞生命活动紊乱和破坏,甚至死亡。病毒复制周期的时间长短与病毒种类有关,如小 RNA 病毒为 6~8 小时,而流感病毒为 15~30 小时。

1. 吸附 病毒增殖的第一步是吸附于宿主细胞表面。吸附主要是通过病毒体表面的吸附蛋白(viral attachment protein,VAP)与易感细胞表面特异性病毒受体相结合。不同细胞表面有不同的病毒受体,它决定了病毒的亲和性和感染宿主的范围,如无包膜脊髓灰质炎病毒衣壳蛋白能与人及灵长类动物细胞表面脂蛋白受体结合,而腺病毒与细胞结合是依靠衣壳表面触须样纤维。包膜病毒多通过表面糖蛋白结构与细胞受体结合,如流感病毒血凝素(HA)糖蛋白与细胞表面唾液酸结合发生吸附;人类免疫缺陷病毒(HIV)包膜糖蛋白 gp120 的受体是人辅助性 T 细胞表面的 $CD4^+$ 分子;EB 病毒则能与 B 细胞表面的 CD21 分子结合。无病毒受体的细胞不能吸附病毒,也不能发生病毒感染。吸附过程可在几分钟到几十分钟内完成。

2. 穿入 病毒与细胞表面结合后穿过细胞膜进入细胞的过程称为穿入。病毒的穿入方式主要有以下三种。

(1)胞饮:细胞膜内陷将病毒包裹进入细胞质内形成吞饮泡,无包膜病毒多以胞饮形式进入易感宿主细胞。

(2)融合:病毒包膜与细胞膜融合,之后再将病毒的核衣壳释放至细胞质内,大多数包膜病毒以融合方式穿入易感宿主细胞。

(3)直接穿入:病毒衣壳的某些多肽成分和结构发生改变,从而可直接穿过细胞膜进入细胞,少数裸病毒以直接穿入方式进入易感宿主细胞。

3. 脱壳 病毒脱去蛋白衣壳后,核酸才能发挥作用。多数病毒穿入细胞后,在细胞溶酶体酶的作用下,脱去衣壳蛋白释放病毒核酸。少数病毒的脱壳过程复杂,如痘病毒的脱壳过程分为两步,先由溶酶体酶作用脱去外壳,再经病毒编码产生的脱壳酶脱去内壳,方能使病毒核酸完全释放出来。

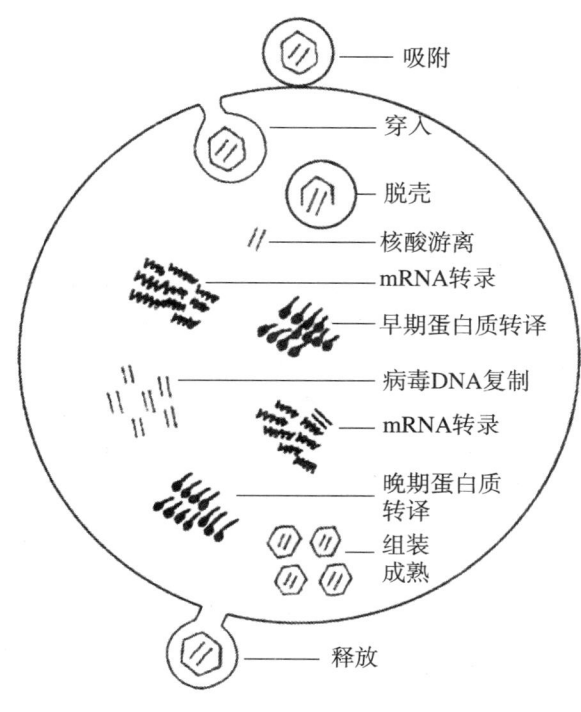

图 18-4 裸病毒的复制周期

4. 生物合成 病毒脱壳后，核酸释放进入细胞内，则开始病毒的生物合成阶段。病毒生物合成包括病毒核酸复制和基因表达过程，即病毒利用宿主细胞提供的环境和物质合成大量病毒核酸和功能蛋白、结构蛋白。病毒核酸在细胞内复制的部位因核酸类型不同而异。除痘病毒外，DNA 病毒都在细胞核内复制；除正黏病毒和反转录病毒等病毒外，RNA 病毒均在细胞质内复制。由于在细胞内病毒进行生物合成阶段中，用免疫学方法均无法检测到病毒抗原，电子显微镜也查不到病毒体，故此阶段被称为隐蔽期。各种病毒的隐蔽期长短不一，如脊髓灰质炎病毒为 3~4 小时，而腺病毒为 16~18 小时。

5. 装配与释放 病毒装配是指病毒核酸与蛋白质合成之后，在细胞质内或细胞核内组装为成熟病毒颗粒的过程。不同种类的病毒在细胞内装配的部位也不同。除痘病毒外，DNA 病毒均在细胞核内装配；除正黏病毒、反转录病毒外，RNA 病毒主要在细胞质内装配。病毒的结构蛋白质先组装形成空心衣壳后，病毒核酸从衣壳裂隙间进入壳内形成核衣壳，可以直接装配为裸病毒的成熟病毒体，但有包膜病毒需要在核衣壳外再加一层包膜，才能成为完整的病毒体。

病毒发育成熟是指成为具有感染性的病毒体。成熟的病毒体以不同方式释放于细胞外，主要有以下两种。

（1）破胞释放：无包膜病毒完成装配后，导致宿主细胞破裂而把病毒全部释放到周围组织中，如脊髓灰质炎病毒。

（2）出芽释放：包膜病毒完成装配后，以出芽方式释放到细胞外，如疱疹病毒。在出芽释放中细胞通常不死亡，细胞膜在出芽后可以修复，细胞仍能继续分裂增殖。

（3）其他释放方式：有些病毒基因组以整合方式随细胞的分裂而出现在子代细胞中，如某些肿瘤病毒。

（三）病毒的增殖表现

病毒感染细胞后的表现形式根据病毒和宿主细胞相互作用，表现出多种类型，如细胞溶解、稳定状态感染、细胞凋亡、细胞增生、细胞转化、病毒基因组整合及包涵体形成等。

二、病毒的异常增殖与干扰现象

(一) 病毒的异常增殖

病毒在细胞内大量复制的同时，也影响细胞正常代谢，导致细胞损伤或死亡。但当细胞不提供病毒增殖所需要的条件和物质，或者病毒基因组发生突变和缺陷时，病毒也不能完成复制过程，这种情况属于病毒的异常增殖。病毒的异常增殖主要包括顿挫感染和缺陷病毒。

1. 顿挫感染（abortive infection） 病毒进入宿主细胞后，如果细胞不能为病毒增殖提供所需要的酶、能量及必要的成分，则病毒在其中不能合成本身的成分；或者虽能合成部分或全部病毒成分，但不能装配和释放，而不能复制出完整成熟的病毒体，此感染过程称为顿挫感染。能为病毒增殖提供条件产生完整病毒的细胞称为容许细胞，而不能为病毒增殖提供条件的细胞称为非容许细胞。如人腺病毒感染人胚肾细胞（容许细胞）时能正常复制，感染猴肾细胞（非容许细胞）时则发生顿挫感染。

2. 缺陷病毒（defective virus） 因病毒基因组不完整或基因发生改变而不能进行正常增殖的病毒称为缺陷病毒。缺陷病毒虽然不能复制，但对同种类的成熟病毒体感染细胞有干扰作用，故又称为缺陷干扰颗粒。例如，丁型肝炎病毒（HDV）是一种缺陷病毒，必须依赖于乙型肝炎病毒才能正常复制。如果缺陷病毒与其他病毒共同感染细胞时，其他病毒能为缺陷病毒提供所需要的条件，缺陷病毒则又能完成正常增殖而产生完整的子代病毒，将这种有辅助作用的病毒称为辅助病毒。腺病毒伴随病毒就是一种缺陷病毒，在任何细胞培养中都不能增殖，但当和腺病毒（辅助病毒）共同感染细胞时却能产生成熟病毒。

(二) 干扰现象

干扰现象（interference）是指当两种病毒感染同一细胞时，可发生一种病毒抑制另一种病毒增殖的现象。干扰现象不仅可发生在不同种类的病毒之间，也可在同种类不同型或不同株病毒之间发生。发生干扰的主要机制有：①一种病毒诱导细胞产生的干扰素（interferon，IFN）抑制另一种病毒的增殖；②病毒吸附时，与宿主细胞表面受体结合而改变了宿主细胞代谢途径，阻止了另一种病毒的吸附和穿入等复制过程；③缺陷干扰颗粒（defective interfering particle，DIP）所引起的干扰，互相竞争复制必需物质，如聚合酶、翻译起始因子。病毒之间的干扰现象能使宿主感染中止或不发病。在使用病毒疫苗时，应注意合理使用不同病毒株之间的配伍组成，避免由于干扰现象而影响病毒疫苗的免疫效果。

> **要点提示**：病毒的增殖方式和过程

第三节 病毒的遗传与变异

病毒和其他微生物一样，具有遗传性和变异性。病毒的毒力和抗原性等均可发生变异。利用病毒毒力可发生变异的特点，人们制备出最早的病毒疫苗。例如，1798年琴纳（Edward Jenner）就根据经验观察创立了牛痘疫苗，为控制天花打下基础。此外，由于病毒仅含有一种核酸，基因组也较简单，所以病毒成为最早研究遗传学的工具。随着病毒分子遗传学研究进展，人们对病毒基因组结构和功能、病毒遗传变异的机制有了深入的认识，特别是病毒的变异性研究在病毒感染的诊断和防治，尤其在制备病毒基因工程疫苗中发挥了更大的作用。

根据遗传物质有无改变，病毒的变异主要包括基因突变、基因重组与重配。

一、基因突变

基因突变是指病毒基因组中的碱基序列由于置换、缺失或插入而发生改变。其主要来源是病毒基因复制时发生的自发突变，其自发突变率为 $10^{-8} \sim 10^{-6}$，以及用物理因素（如紫外线或X线）或化学因素（如亚硝基胍、5-氟尿嘧啶或 5-溴脱氧尿苷）处理病毒颗粒或其核酸时诱发的突变，人工诱变可以提高突变率。由于基因突变产生的表型性状发生改变的病毒株称为突变株（mutant）。突变株包括多种表型，如病毒空斑的大小、病毒颗粒形态、抗原性、宿主范围、营养要求、细胞病变及致病性等。常见的有意义突变株包括温度敏感性突变株、宿主范围突变株和耐药突变株。

1. 温度敏感性突变株（temperature-sensitive mutant） 温度敏感性突变株在 28～35℃（容许性温度）条件下可增殖，而在 37～40℃（非容许性温度）条件下不能增殖。主要是因为温度敏感性突变株的基因所编码的蛋白质或酶在较高温度下失去功能，导致病毒株不能增殖。脊髓灰质炎病毒活疫苗就是温度敏感性突变株。

2. 宿主范围突变株（host-range mutant） 由于病毒基因组的改变影响了病毒对宿主细胞的感染范围，导致野生型病毒株可以感染原来不能感染的细胞种类，使病毒感染范围扩大。狂犬病疫苗就是通过该方式获得的减毒的突变病毒株。

3. 耐药突变株（drug-resistant mutant） 因编码病毒酶类基因的突变，可引起药物作用的靶酶特性发生改变，降低病毒对药物的亲和力，导致相应的病毒对药物不敏感或耐药而继续增殖。

二、基因重组与重配

两种或多种病毒颗粒感染同一细胞时，病毒的基因组之间可发生多种形式的相互作用，但通常发生于有近缘关系的病毒之间（图18-5）。

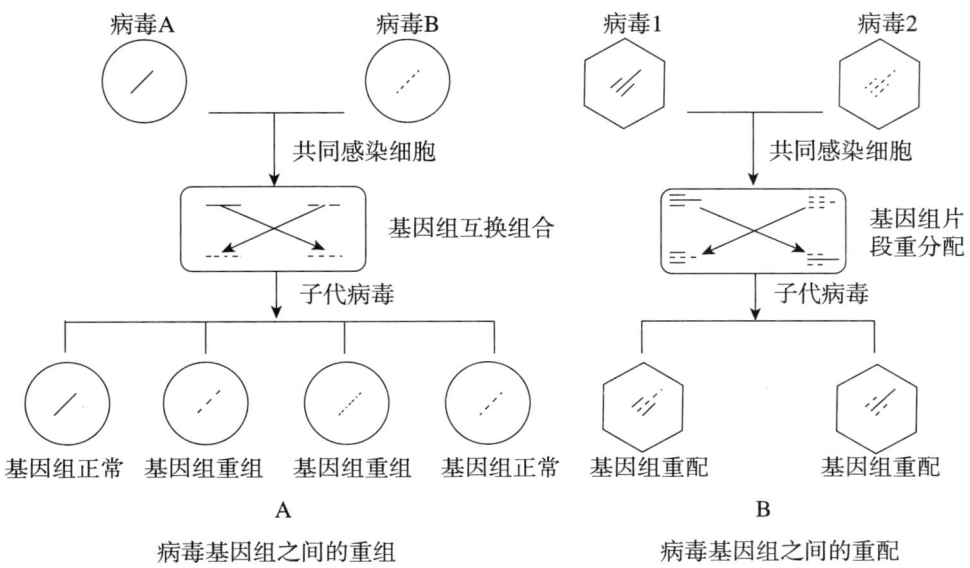

图 18-5 病毒基因组之间的重组和重配

1. 基因重组（gene recombination） 基因重组是指两种病毒的基因组或基因片段可以发生互换，从而产生具有两个亲代病毒特性的子代病毒，并能继续增殖的过程。基因重组后所获得的子代病毒被称为重组体（recombinant）。重组不仅可发生于两种活病毒之间，也可发生于活病毒与灭活病毒之间，甚至还可发生于两种灭活病毒之间。

2. 基因重配（gene resortment） 基因重配是指两株病毒之间通过基因片段的交换使子代基因组发生改变的过程。如流感病毒、轮状病毒等可发生基因重配。

三、病毒基因组与宿主细胞基因组的整合

在病毒感染细胞的过程中，有时会发生病毒基因组或某一片段插入宿主染色体 DNA 中并进行重组的过程，这种病毒基因组与细胞基因组的重组过程称为基因整合（gene integration）。多种肿瘤病毒如人乳头瘤病毒（HPV）及反转录病毒等均有整合特性。整合主要引起宿主细胞基因组的改变而导致细胞发生恶性转化，而且还可引起病毒基因组的变异。

> **要点提示**：病毒遗传变异的方式

第四节 外界因素对病毒的影响

病毒在体外受到物理、化学因素作用，导致其感染性丧失的过程，称为灭活（inactivation）。灭活的病毒仍能保留抗原性、红细胞吸附、血凝及细胞融合等特性。理化因素灭活病毒的机制主要包括：①破坏病毒的包膜（如脂溶性溶剂或冻融）；②使病毒蛋白质变性（如酸、碱、甲醛、温热等）；③损伤病毒的核酸（变性剂、射线）等途径。病毒对理化因素的敏感性的强弱因病毒种类不同而异。了解理化因素对病毒的影响，在预防病毒感染、进行病毒分离和疫苗制备等方面均有意义。

一、物理因素的影响

1. 温度 大多数病毒耐冷不耐热。在干冰温度（-70 ℃）或液氮温度（-196 ℃）条件下，病毒感染性可保持数月至数年。保存病毒标本需低温冷冻，但反复冻融也可使病毒失活。病毒对温度的敏感性因病毒种类而异，多数病毒 60 ℃加热 30 分钟或 100 ℃加热数秒可被灭活，但乙型肝炎病毒需 100 ℃加热 10 分钟才能被灭活；有包膜病毒比无包膜病毒更不耐热。

2. 酸碱度 多数病毒在 pH 5～9 时稳定，但也因病毒种类而异。肠道病毒在 pH 3～5 时稳定，而鼻病毒在 pH 3～5 时则迅速被灭活。因此，可通过检测病毒对 pH 的稳定性来鉴别病毒。

3. 射线 X 线、γ射线或紫外线均能以不同机制使病毒灭活。射线可使病毒核苷酸链发生致死性断裂；紫外线能使病毒基因核苷酸结构发生改变，形成胸腺核苷与尿核苷双聚体，从而影响病毒 DNA 或 RNA 的复制。但某些病毒，如脊髓灰质炎病毒，经紫外线灭活后，再用可见光照射，可因除去双聚体而复活，称为光复活，故不宜使用紫外线来制备灭活疫苗。

二、化学因素的影响

1. 脂溶性溶剂 乙醚、氯仿、去氧胆酸盐、阴离子去污剂等脂溶性溶剂均能使有包膜病

毒（如流感病毒、流行性乙型脑炎病毒等）的包膜脂质溶解，失去对细胞的吸附能力而被灭活，但对无包膜病毒（如肠道病毒等）几乎无作用。因此，可用耐乙醚试验鉴别病毒有无包膜。

2. 消毒剂　除强酸、强碱外，次亚氯酸盐、过氧乙酸、戊二醛、甲醛、氧化剂、卤素及其化合物等化学消毒剂，均有灭活病毒的作用。病毒对消毒剂的抵抗力比细菌强，特别是无包膜的微小病毒。病毒对消毒剂的敏感性也因病毒种类而异。由于醛类消毒剂能使病毒灭活但仍保持抗原性，故常用甲醛作为灭活剂来制备灭活疫苗。

3. 抗菌药物与中草药　现有的抗菌药对病毒无抑制作用。中草药如板蓝根、大青叶、大黄、贯仲和七叶一枝花等对某些病毒有一定的抑制作用。

4. 其他　$MgCl_2$、$MgSO_4$、Na_2SO_4 等盐类对小 RNA 病毒科、疱疹病毒科和正黏病毒科等病毒有稳定作用，能提高病毒对热的抵抗力，如上述病毒用 1 mol/L $MgSO_4$ 保存可耐受 50 ℃ 1 小时。为此在保存这些病毒时需要经常加入镁盐，以延长病毒保存期。

> **要点提示**：影响病毒活性的物理化学因素

第五节　病毒的分类

根据病毒寄生宿主的不同，自然界存在的病毒可分为动物病毒、植物病毒和细菌病毒（噬菌体）。动物病毒包括感染人和脊椎动物的病毒。国际病毒分类委员会（International Committee on Taxonomy of Viruses，ICTV）定期对病毒分类进行修改，并提出了动物病毒分类原则。主要根据病毒基因组特性、病毒体形态、病毒体的生理学特性、病毒蛋白特性、病毒的抗原性、组织培养生长和生物学特性进行分类。

目前，ICTV 根据复制过程又把病毒分为 DNA 病毒、RNA 病毒、DNA 和 RNA 反转录病毒三个大组。

根据分类原则，病毒可以按科（family）、亚科（subfamily）、属（genus）、种（species）进行分类。病毒科名后缀用"-viridae"表示，如痘病毒科、疱疹病毒科、小 RNA 病毒科及副黏病毒科等。病毒属是指在同一病毒科内，结构和生物学性状相似、亲缘关系相近的病毒。根据血清学和生理学的不同，病毒属内又分为若干病毒种。属名和种名的后缀均用"-virus"表示。

2020 年 10 月，ICTV 公布病毒现有 59 个目、8 个亚目、189 个科、136 个亚科、2224 个属、70 个亚属、9110 个种。

> **要点提示**：病毒分类的依据

（克热木江·阿布都热合曼）

自测题

一、选择题

1. 用于衡量病毒大小常用的单位是

   A．nm　　　　　　　　　　　　B．dm

   C．μm　　　　　　　　　　　　D．cm

E. mm

2. 病毒的生长繁殖方式为
   A. 复制
   B. 二分裂
   C. 出芽
   D. 破胞
   E. 融合

3. 与肿瘤发生密切相关的病毒是
   A. 甲型肝炎病毒
   B. 脊髓灰质炎病毒
   C. 人乳头瘤病毒
   D. 麻疹病毒
   E. 风疹病毒

4. 下列化合物或药物中不能够抑制病毒的是
   A. 板蓝根
   B. 乙醚
   C. 甲醛
   D. 青霉素
   E. 氯仿

5. 病毒科名后缀是
   A. -viridae
   B. -virus
   C. -virinae
   D. -viria
   E. -virales

二、案例讨论

2021年11月9日在南非首次检测到新型冠状病毒新的变异毒株。2021年11月26日，世界卫生组织将其定义为新型冠状病毒第五种变异株，取名奥密克戎（Omicron）。11月29日，世卫组织称，新型冠状病毒奥密克戎变异毒株可能在世界广泛传播。12月16日长沙市境外输入新型冠状病毒感染者呼吸道标本进行新型冠状病毒全基因组测序和序列分析，经中国疾病预防控制中心复核，均确认检出新型冠状病毒奥密克戎变异株。同日，某市70岁退休人员被检测阳性。2022年1月4日，世卫组织表示，已有128个国家和地区报告发现了奥密克戎变异株。新型冠状病毒为什么容易发生变异？为什么不能轻视奥密克戎变异株？

第十九章 病毒的感染与免疫

第十九章数字资源

学习目标

1. 掌握病毒感染的传播方式及病毒感染的类型。
2. 熟悉病毒的致病机制。
3. 了解宿主抗病毒感染的免疫作用。
4. 描述抗病毒免疫的类型及特点。

第一节 病毒的致病作用

病毒通过不同传播途径侵入人体，并在人体细胞中增殖的过程称为病毒感染（viral infection）。病毒感染的实质是病毒与宿主细胞之间、病毒与机体之间相互作用的过程。病毒感染能够诱发机体的免疫应答，免疫应答表现为免疫保护作用，也可能造成免疫损伤。

一、病毒感染的传播方式

病毒感染的传播方式是指病毒接触并侵入宿主机体的方式，由病毒固有的生物学特性决定。不同病毒通过不同的方式侵入机体，在适宜的靶器官或组织寄居、定植、生长和增殖，并引起感染。机体与外界相通的皮肤、口腔、鼻腔及泌尿生殖道等都是病毒入侵机体的门户。在特定条件下，病毒可直接进入血液循环感染机体，如输血、注射、器官移植、昆虫叮咬、动物咬伤等。流行病学将病毒在人群中的传播方式分为水平传播和垂直传播两类。

（一）水平传播

水平传播（horizontal transmission）是指病毒在人群中不同个体之间的传播，即人与人之间的传播和动物与人之间的传播。

1. 呼吸道传播 有些病毒可通过呼吸道入侵宿主机体，如流行性感冒病毒侵入呼吸道后，在纤毛柱状上皮细胞内增殖，并沿细胞扩散引起呼吸道疾病。

2. 消化道传播 有些病毒可通过消化道侵入宿主机体，如甲型肝炎病毒（HAV）通过粪口途径侵入机体后，首先在肠黏膜上皮细胞内增殖，然后随血液循环到达肝并在肝细胞内增殖而引起肝病变。

3. 接触传播 有些病毒通过人与人或人与动物的直接或间接接触而引起感染,如艾滋病病毒存在于感染者的精液和阴道分泌物中,在性接触时,由于性交部位的摩擦,很容易造成生殖器官黏膜的细微破损,病毒即可通过破损处进入血液而感染。

4. 昆虫叮咬或动物咬伤传播 有些病毒可通过昆虫叮咬或动物咬伤的皮肤侵入机体而引起感染。如蚊子是流行性乙型脑炎病毒的传播媒介,当人被带病毒的蚊子叮咬后,病毒进入人体,在血管内皮细胞、淋巴结、肝、脾等吞噬细胞内增殖,并经血液循环到达脑部而引起炎症。

5. 血液及血制品传播 有些病毒通过输血、血清制品的使用等,经血液感染机体。如乙型肝炎病毒在感染者血液中大量存在,极少量含有病毒的血液或血制品进入人体即可导致感染。

> **知识链接**
>
> **导致新发传染病的因素**
>
> 2003年,Smolinski等的研究结果显示,以下因素与新发传染病有较大的关系:微生物的变异、人类的脆弱性、气候变化、生态环境的恶化、经济发展和滥用土地、人口的过度增长、人类的不良行为、工业化程度、越来越频繁的国际来往、失败的公共卫生管理措施、贫困和社会不平等、战争和饥荒等。

(二)垂直传播

垂直传播(vertical transmission)是指存在于母体的病毒经胎盘或产道由亲代传播给子代的方式,也包括通过母亲哺乳或通过整合病毒基因的生殖细胞等传播方式,主要发生在胎儿期、分娩过程和出生后的哺乳期。存在于母体的病毒,如乙型肝炎病毒(HBV)、丙型肝炎病毒(HCV)、巨细胞病毒、人类免疫缺陷病毒(HIV)和风疹病毒等,可以经过胎盘-胎儿、产道-新生儿和母-婴哺乳途径,由亲代传播给子代(图19-1)。垂直传播可致死胎、流产、早产或先天畸形,子代也可没有任何症状或成为病毒携带者。垂直传播较难控制,应注意孕期和围生期保健,尤其是在妊娠3个月内。

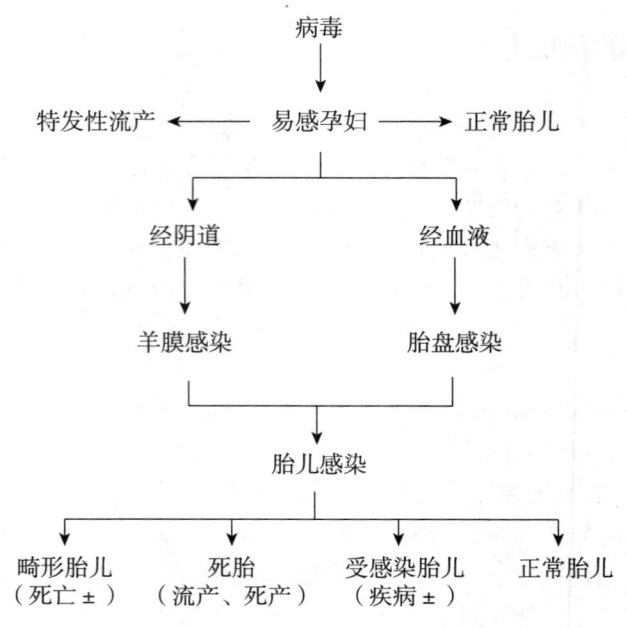

图19-1 胎儿的病毒感染

二、病毒感染的类型

机体感染病毒后,机体和病毒的相互作用最终可表现出不同的感染类型。根据有无症状,可将病毒感染分为隐性感染和显性感染,其中隐性感染者占绝大多数。

(一)隐性感染

病毒进入机体后,在宿主细胞内增殖但不引起临床症状的感染称为隐性感染,又称为亚临床感染(subclinical infection)。这可能与病毒的种类不同、毒力较弱、侵入数量少或机体免疫力较强有关,导致病毒在体内不能大量增殖,未造成组织细胞的损伤或对细胞和组织的损伤不明显。有时病毒虽进入人体,但不能到达靶细胞,也不表现出明显的临床症状。病毒隐性感染非常普遍,脊髓灰质炎病毒和流行性乙型脑炎病毒的大多数感染者为隐性感染。

隐性感染者可激活机体免疫系统产生抗病毒免疫,导致感染终止,但也有少数患者可一直携带病毒,机体免疫力无法将其清除,病毒仍可在体内增殖并向外界播散,成为重要的传染源。这种隐性感染者也称为病毒携带者(virus carrier),所以隐性感染在疾病流行控制上具有重要意义。

(二)显性感染

病毒显性感染指病毒进入机体,到达靶细胞后大量增殖,使细胞组织损伤,致使机体出现临床症状的感染类型,也称临床感染(clinical infection)。显性感染可表现在局部,也可以是全身性的。病毒显性感染按病毒在机体内感染的过程、滞留的时间及临床症状出现的早晚和持续时间长短,又分为急性感染和持续感染。

1. 急性感染 在急性感染中,机体感染病毒后,潜伏期短、发病急,病程数日或数周。对于大多数感染,宿主能在出现症状后的一段时间内将病毒彻底清除而进入恢复期,最后完全康复,恢复后机体内获得特异性免疫,不再存在病毒,如流行性感冒、甲型肝炎等。但也有少数病毒的致病作用大大超过机体的免疫作用,加之病毒损害的器官又是生命的重要脏器,则机体常以死亡告终,如重型肝炎等。

2. 持续感染 病毒持续感染者可出现临床症状也可不出现临床症状,但体内病毒存在时间长,可持续存在数月、数年甚至数十年,成为长期带毒者,不但是重要传染源,也可引起慢性进行性疾病。病毒持续感染是病毒感染的重要类型,其形成原因主要有:①机体免疫力低下,无力清除病毒;②病毒抗原性弱,机体难以产生免疫应答予以清除;③病毒存在于受保护部位或病毒发生突变,逃避宿主免疫作用;④病毒基因组整合于宿主基因组中,与细胞长期共存;⑤某些病毒在感染过程中产生缺陷干扰颗粒,干扰病毒增殖,影响病毒的感染过程,也形成持续感染。病毒持续感染随病毒不同其致病机制也有差异,临床表现多种多样,依据感染过程和临床表现,分为慢性感染、潜伏感染、慢发病毒感染三种类型。

(1)慢性感染(chronic infection):经显性或隐性感染后,病毒未被完全清除,持续存在于机体血液或组织中,病毒不断排出体外,可被检测或分离培养。慢性感染病程长达数月或数十年,患者临床症状轻微或为无症状病毒携带者,但会反复发作,迁延不愈,如乙型肝炎病毒等常形成慢性感染。

(2)潜伏感染(latent infection):经急性或隐性感染后,病毒与机体处于平衡状态,病毒基因组潜伏在特定组织或细胞内,但不能产生有感染性的病毒体,也不出现临床症状,此时用常规方法不能分离出病毒,在机体免疫力下降的某些条件下(如劳累、辐射、内分泌功能失调和基础疾病等),若平衡被破坏,则病毒可被激活、增殖而出现临床症状,并可检测出病毒的存在。潜伏感染的特点是反复发作,病毒长期潜伏在体内。例如,单纯疱疹病毒感染后,在三叉神经节中潜伏,此时机体无症状也无病毒排出,以后由于机体免疫功能下降或使用糖皮质激素时,潜伏的病毒被激活,沿感觉神经到达皮肤,发生唇部单纯疱疹。

(3) 慢发病毒感染 (slow virus infection):经显性或隐性感染后,病毒有很长潜伏期,此时机体无症状,一旦出现临床症状后,病程多呈慢性、进行性加重,常导致死亡。人类免疫缺陷病毒引起的获得性免疫缺陷综合征 (acquired immunodeficiency syndrome, AIDS),从感染到出现严重临床症状要经过数年时间,是典型的慢发病毒感染过程。极少数得过麻疹的儿童在青春期出现亚急性硬化性全脑炎 (subacute sclerosing panencephalitis, SSPE) 的并发症,也被认为是慢发病毒感染。

(三) 病毒与肿瘤

近10年来,流行病学调查和分子生物学的研究表明,病毒与人类肿瘤之间确实存在密切的关系 (表19-1)。

表19-1 人类肿瘤相关病毒

病毒科名	病毒	人类肿瘤
乳头瘤病毒科	人乳头瘤病毒	生殖器肿瘤、鳞状细胞瘤、口咽癌
嗜肝病毒科	乙型肝炎病毒	肝癌
疱疹病毒科	EB病毒	鼻咽癌、伯基特 (Burkitt) 淋巴瘤
	人疱疹病毒-8	霍奇金淋巴瘤、B细胞淋巴瘤、卡波西肉瘤
多瘤病毒科	梅克尔 (Merkel) 细胞多瘤病毒	梅克尔细胞癌
反转录病毒科	人类嗜T细胞病毒	成人T细胞白血病
	人类免疫缺陷病毒	艾滋病相关恶性肿瘤
黄病毒科	丙型肝炎病毒	肝癌

三、病毒的致病机制

(一) 病毒感染对宿主细胞的作用

1. 杀细胞效应 (cytocidal effect) 病毒在宿主细胞内增殖成熟后短时间大量释放子代病毒,造成细胞破坏而死亡,称为杀细胞效应。杀细胞效应主要见于无包膜、杀伤性强的病毒,如脊髓灰质炎病毒、腺病毒,多数引起急性感染。

杀细胞型感染的主要机制:①病毒编码早期蛋白通过各种途径抑制或阻断细胞核酸的复制、转录和蛋白质合成,使细胞新陈代谢功能紊乱,造成细胞病变与死亡;②病毒感染导致溶酶体膜通透性增加或破坏,溶酶体中的酶类释放致细胞自溶;③病毒抗原成分也可插入细胞膜表面,引起细胞膜抗原改变,造成细胞融合,或引起免疫性细胞损伤;④某些病毒的毒性蛋白具有直接杀伤宿主细胞的作用,如腺病毒表面的蛋白纤维突起,即有毒性作用;⑤病毒感染、复制过程中可导致细胞器的损伤,包括核、内质网、线粒体等,常使细胞出现浑浊、肿胀、团缩等改变。体外组织培养时,被具有杀细胞效应的病毒感染的细胞可出现变圆、聚集、融合、裂解或脱落等现象,称为病毒的致细胞病变效应 (cytopathic effect, CPE)。

2. 稳定状态感染 (steady state infection) 某些病毒在宿主细胞内增殖过程中,对细胞代谢、溶酶体膜影响不大,以出芽方式释放病毒,其过程缓慢、病变较轻,短时间也不会引起细胞溶解和死亡,称为病毒的稳定状态感染,如流感病毒、疱疹病毒等引起的感染。

病毒的稳定状态感染最终也会导致细胞破坏和死亡,原因如下。①细胞融合:病毒产生的蛋白酶及细胞溶酶体受损释放的水解酶能损伤、改变感染细胞膜成分，导致感染细胞与邻近细胞融合，形成多核巨细胞或合胞体，如麻疹病毒在体内可形成多核巨细胞。病毒可借助细胞融合扩散至其他细胞，是病毒的扩散方式之一；②细胞膜上抗原成分改变：病毒基因编码的蛋白表达于感染细胞的表面，导致细胞膜结构改变和表面表达新抗原，被机体细胞毒性 T 细胞（cytotoxic T lymphocyte，CTL）或特异性抗体识别，成为被攻击的靶细胞。例如，流感病毒表达的血凝素出现在细胞膜上，使细胞具有吸附红细胞的功能，也能被中和抗体作用。

3. 细胞凋亡（cell apoptosis） 有些病毒感染细胞后，可直接或间接诱导宿主细胞凋亡。细胞凋亡可造成宿主病理损伤，但也可限制病毒的复制和扩散，因而也是宿主细胞抵抗病毒感染的保护性反应。如疱疹病毒科、正黏病毒科、小 RNA 病毒科、反转录病毒科和细小病毒科病毒引起的感染。

4. 整合感染（integrated infection） 有些病毒可将基因组部分或全部整合到宿主细胞染色体 DNA 中。病毒基因组整合有两种方式。①全基因组整合：反转录病毒如 HIV 在复制过程中，先将基因组 RNA 反转录成互补 DNA，再合成 DNA 双链，然后整合至细胞染色体中；②失常式整合（aberration）：病毒的部分基因组 DNA 随机整合至细胞染色体中，整合的病毒 DNA 可随细胞分裂而带入子代细胞中，但不出现病毒颗粒，多见于 DNA 病毒，如人乳头瘤病毒。病毒 DNA 的整合可能造成宿主细胞基因组损伤，如整合处基因的失活、附近基因的激活等。有些整合的病毒基因仍有编码功能，可表达出对细胞有特殊作用的蛋白质，如猴病毒40型（SV40）整合片段编码 T 抗原，可导致细胞发生转化和恶性增殖，诱发肿瘤形成。

5. 细胞的增殖与转化 有少数病毒感染后可促进宿主细胞的增殖，并使细胞形态发生变化，失去细胞间接触性抑制而成堆生长，这些细胞生物学行为的改变被称为细胞转化（cell transformation）。单纯疱疹病毒、巨细胞病毒、EB 病毒、人乳头瘤病毒、腺病毒的某些型别均能转化体外培养细胞，这些病毒都有致瘤潜能。被病毒转化的细胞多具有旺盛的生长力，易于连续传代，细胞表面可出现新抗原，而且多数细胞染色体中整合有病毒 DNA，部分被转化的细胞移植到动物可形成肿瘤。

6. 形成包涵体 细胞被病毒感染后，在细胞质或细胞核内出现光学显微镜下可见的嗜酸性或嗜碱性、圆形或椭圆形、大小和数量不一的斑块状结构，称为包涵体（inclusion body）。病毒包涵体由病毒颗粒或未装配的病毒成分组成，也可以是病毒增殖留下的细胞反应痕迹。包涵体可破坏细胞的正常结构和功能，有时引起细胞死亡。不同病毒包涵体在细胞内位置、形状及着色等方面具有不同的特征，具有病原学诊断价值，因此，临床上可通过检查包涵体作为某些病毒感染的辅助诊断依据。如狂犬病毒感染的大脑海马回锥体细胞质内出现嗜酸性包涵体，称内氏小体（Negri body）。

（二）病毒感染对机体的致病作用

1. 体液免疫病理作用 大部分包膜病毒能诱发细胞表面出现新抗原，当特异抗体与这些抗原结合后，激活补体并引起感染细胞的破坏，导致Ⅱ型变态反应。例如，登革热病毒在体内与相应抗体在红细胞和血小板表面结合，激活补体，导致血细胞和血小板破坏，出现出血和休克综合征。

有些病毒抗原与相应抗体结合形成免疫复合物，可长期存在于血液中，当这种免疫复合物沉积在某些器官组织的膜表面时，激活补体并引起Ⅲ型变态反应，造成局部损伤和炎症。例如，乙型肝炎病毒可引起相关肾炎，免疫复合物沉积在肾小球毛细血管的基底膜上，造成肾损伤（蛋白尿、血尿）。

2. 细胞免疫病理作用 细胞免疫在其发挥抗病毒感染的同时，特异性细胞毒性 T 细胞（CTL）也会对病毒感染细胞造成损伤。病毒蛋白因与宿主细胞蛋白之间存在共同抗原性而导致自身免疫应答。例如，麻疹病毒引起的脑炎及乙肝病毒引起的慢性肝炎就有自身免疫性疾病的病理损伤因素。

在病毒感染早期，病毒所致细胞损伤，活性及毒性物质的释放等能引起机体的炎症反应，使机体产生全身症状。感染后期由免疫复合物、补体活化、CD4$^+$T细胞介导的复杂反应和感染细胞溶解等又引起机体局部组织器官严重损伤和炎症，属于Ⅳ型变态反应。由于某些病毒可引起免疫病理损伤，因此临床治疗应慎用免疫增强剂药。

3. 炎性细胞因子导致的病理作用　病毒感染可引起免疫细胞释放大量的炎性细胞因子，如INF-γ、TNF-α等，导致代谢紊乱、使血管活性因子活化，引起休克甚至死亡。

4. 免疫抑制作用　许多病毒感染可引起机体免疫应答降低或暂时性免疫抑制，例如，麻疹病毒感染的患儿对结核菌素试验应答低下。病毒所致的免疫抑制使感染加重和持续，并可能使疾病进程复杂化。免疫抑制还可加重体内原有疾病，或激活体内潜伏的病毒或促进某些肿瘤的生长。

免疫应答低下可能与病毒直接侵犯免疫细胞有关，如麻疹病毒、EB病毒、风疹病毒等。病毒入侵免疫细胞后，不仅影响机体免疫功能，而且病毒可以在免疫细胞中受到保护，逃避抗体、补体的作用，使得病毒难以清除，并随免疫细胞播散至全身。

（三）病毒的免疫逃逸

病毒具有通过逃避免疫监视、防止激活免疫细胞或者阻止免疫应答发生诸多方式实现病毒的免疫逃逸作用，即病毒可以通过多种方式逃脱免疫系统的打击作用。病毒的免疫逃逸作用是病毒毒力的一个重要能力和指标，这也是病毒致病作用的一个重要因素。

要点提示：病毒感染的传播方式和感染类型

第二节　抗病毒免疫

一、固有免疫

固有免疫又称非特异性免疫、先天免疫，是个体在长期进化中所形成的、与生俱有的抵抗病原体侵袭、清除体内抗原性异物的防御能力，是机体抵御病原体感染的第一道防线。机体抗病毒的非特异性免疫包括皮肤黏膜的屏障作用、吞噬细胞的吞噬作用、NK细胞的杀伤作用及干扰素的作用等。其中干扰素、巨噬细胞及NK细胞抗病毒作用尤为突出。

（一）屏障作用

机体起屏障作用的因素有解剖学屏障和生物学屏障，前者包括皮肤黏膜屏障、血脑屏障、胎盘屏障等。皮肤黏膜的完整性可以机械地阻挡病毒侵入体内；血脑屏障能阻挡病毒经血流进入中枢神经系统；胎盘屏障可以保护胎儿免受母体所感染病毒的侵害，但妊娠3个月以内，由于胎盘屏障尚未发育完善，孕妇若感染风疹病毒，极易通过胎盘感染胎儿，引起胎儿先天性畸形、流产或死胎。

（二）巨噬细胞与NK细胞

1. 巨噬细胞　固定或游走的巨噬细胞是阻止病毒感染和促进病毒感染恢复的重要固有免疫细胞。巨噬细胞通过吞噬消化作用杀伤病毒，活化的巨噬细胞还可产生多种细胞因子，发挥免疫效应。

2. NK细胞 NK细胞识别靶细胞是非特异的，对病毒感染细胞均有杀伤作用。NK细胞的杀伤机制可通过抗体依赖性细胞介导的细胞毒作用，杀伤病毒感染细胞。另外，活化的NK细胞也可通过释放TNF-α或TNF-β等发挥抗病毒作用。

（三）干扰素

干扰素（IFN）是病毒或其他干扰素诱生剂诱导人或动物细胞产生的一类具有抗病毒、抗肿瘤和免疫调节等多种生物学活性的糖蛋白。

1. 干扰素的种类及性质 由人类细胞产生的干扰素有IFN-α、IFN-β、IFN-γ。IFN-α主要由人白细胞产生，IFN-β主要由人成纤维细胞产生，IFN-α、IFN-β统称为Ⅰ型干扰素，抗病毒作用较强，目前有基因工程技术生产的重组人干扰素（rhIFN）可用于治疗多种病毒感染，如甲型肝炎病毒、乙型肝炎病毒、丙型肝炎病毒、单纯疱疹病毒、人乳头瘤病毒和鼻病毒。IFN-γ由T细胞产生，又称为Ⅱ型干扰素，是重要的细胞因子，具有免疫调节和抗肿瘤作用。

2. 干扰素的诱生 在正常情况下，编码干扰素的基因处于抑制状态，不能产生干扰素。当病毒感染或干扰素诱生剂作用于细胞后，解除了对干扰素编码基因的抑制，进而产生干扰素。可诱生干扰素的物质主要有：①人工合成的双链RNA，如多肌胞苷酸［poly（I）：poly（C）］；②胞内寄生的微生物，如衣原体、结核分枝杆菌；③脂多糖、真菌多糖等；④促有丝分裂原如植物凝集素（PHA）、商陆促有丝分裂原（PWM）、伴刀豆凝集素A（ConA）。

3. 干扰素抗病毒的作用机制 干扰素对所有的病毒均有一定的抑制作用，但并非直接灭活病毒，而是选择性地作用于被病毒感染的细胞，即释放到细胞外的干扰素与邻近细胞表面干扰素受体结合，诱生细胞编码抗病毒蛋白的基因活化，开始转录合成抗病毒蛋白mRNA，转译多种抗病毒蛋白（图19-2）。这些抗病毒蛋白抑制病毒蛋白的合成，也可影响病毒的组装与释放，使病毒不能增殖，从而起到抗病毒感染的作用。

4. 干扰素抗病毒作用的特点

（1）高活性：约1 mg纯化的干扰素就有约2亿个活性单位，1～10个干扰素分子即可使一个细胞产生抗病毒蛋白（antiviral protein，AVP），使之进入抗病毒状态。

（2）广谱性：干扰素对多种病毒均有抑制作用，这种抑制作用无病毒特异性。

（3）选择性：干扰素作用于受感染细胞，而对正常宿主细胞无作用或作用微弱。

（4）间接性：干扰素不直接抑制或灭活病毒，而是通过诱导抗病毒蛋白的产生而发挥抗病毒作用。

（5）相对种属特异性：干扰素一般在同种细胞中活性最高。

（6）不同的敏感性：同一个体的不同细胞对干扰素作用的敏感性不同；不同病毒对干扰素的敏感性不同；同种病毒的不同株，甚至同株病毒的不同变种对干扰素的敏感性也不同。

通过干扰素、巨噬细胞和NK细胞等作用，机体在病毒感染早期即可抑制病毒复制，通过杀伤感染细胞进而清除病毒。当入侵病毒未能被固有免疫所遏制时，随着病毒的继续增殖，机体的适应性免疫将发挥作用。

二、适应性免疫

适应性免疫又称特异性免疫、获得性免疫，是经后天感染（病愈或无症状的感染）或人工预防接种（菌苗、疫苗、类毒素、免疫球蛋白等）而使机体获得的抵抗感染的免疫力，包括体液免疫和细胞免疫。

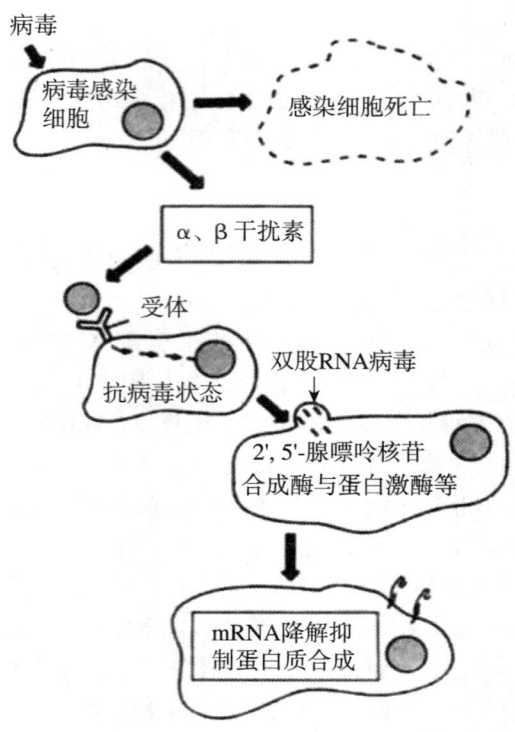

图 19-2　干扰素的抗病毒机制

（一）体液免疫

机体受病毒感染或接种疫苗后，体内出现针对病毒结构蛋白如衣壳蛋白、基质蛋白或包膜蛋白等的特异性抗体，包括中和抗体和非中和抗体。对机体具有保护作用的主要是中和抗体，非中和抗体无直接抗病毒作用，有时可用于诊断某种病毒感染。抗体可清除细胞外病毒，并可有效抑制病毒通过血液循环向靶组织扩散，也可通过调理作用增强吞噬细胞吞噬杀灭病毒的能力（图 19-3）。

1. 中和抗体　IgM、IgG 和 SIgA 三类免疫球蛋白都有中和抗体的活性，但特性有所不同。

IgM 是病毒感染或疫苗接种后最早出现的抗体，分子量最大，可中和血液循环中的病毒。IgM 具有强大的固定补体功能，可通过补体依赖的细胞毒性（CDC）效应破坏受感染的宿主细胞和有包膜的病毒体。IgM 不能通过胎盘，若新生儿血液中出现特异的病毒 IgM 可诊断为宫内感染。由于 IgM 出现早、消失快，故患者血清中测出 IgM 可诊断为早期感染。

IgG 是重要的病毒中和抗体，体液中含量最高，出现较晚但持续时间长，中和作用强。IgG 类抗体不仅可以中和血液循环中的病毒体，还可通过抗体依赖细胞介导的细胞毒作用（ADCC）或 CDC 效应破坏感染细胞，也可与病毒形成免疫复合物，更易被巨噬细胞吞噬。IgG 可通过胎盘进入胎儿血液循环，一般出生后 6 个月内的婴儿，可保留来自母体的 IgG，故较少感染病毒性传染病。

SIgA 主要存在于黏膜分泌液中，在局部黏膜免疫中发挥重要作用，如存在于呼吸道和消化道黏膜的 SIgA，可有效地防御呼吸道和消化道病毒的侵入。

2. 非中和抗体　非中和抗体是由病毒抗原诱导产生但不具有中和病毒感染作用的抗体，如补体结合抗体（complement fixation antibody）。补体结合抗体由病毒内部抗原或病毒表面非中和抗原诱导，不能中和病毒的感染性，但可通过调理作用增强巨噬细胞的吞噬作用。检测补体结合抗体可协助诊断某些病毒性疾病。

（二）细胞免疫

抗细胞内感染的病毒主要依赖于细胞免疫，其重要效应因素有 CD8⁺ CTL 细胞和 CD4⁺ Th 细胞（图 19-3）。

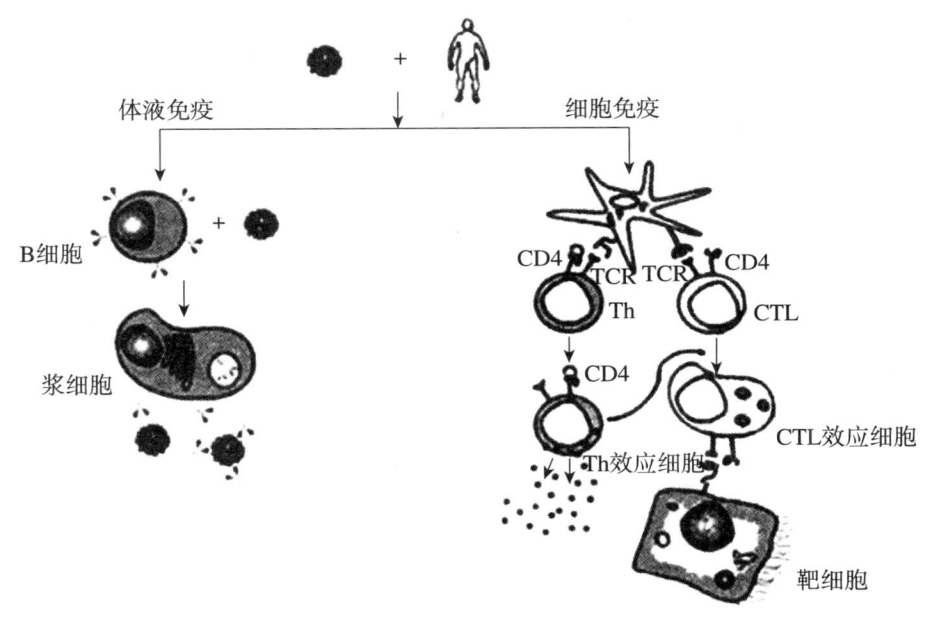

图 19-3 适应性抗病毒免疫反应

1. 细胞毒性 T 细胞（CTL）的作用 CTL 是清除病毒感染的主要效应细胞。CTL 可通过其抗原受体识别病毒感染的靶细胞，通过细胞裂解和细胞凋亡两种机制，直接杀伤靶细胞。CTL 还可通过分泌 IFN-γ 和 TNF 等多种细胞因子发挥抗病毒作用。

2. CD4⁺ Th1 细胞的作用 活化的 Th1 细胞释放 IFN-γ、TNF 等多种细胞因子，通过激活巨噬细胞及 NK 细胞，诱发炎症反应，促进 CTL 的增殖和分化等，在抗病毒感染中起重要作用。

机体抗病毒的免疫力是由固有免疫和适应性免疫共同作用构成的，但不同的病毒感染所获得免疫力持续时间不同。一般认为能引起全身感染、病毒性状稳定并有显著病毒血症者，病愈后可获得持久甚至终身免疫，如脊髓灰质炎、水痘、天花、腮腺炎、麻疹和流行性乙型脑炎病毒；局部或黏膜表面的感染，病毒仅在细胞间扩散而不进入血流，或抗原性易发生变异的病毒，感染后只能获得短暂的免疫力，可反复多次感染，如流感病毒和鼻病毒。

要点提示：抗病毒免疫的类型

（克热木江·阿布都热合曼）

自测题

一、选择题

1. 垂直传播是指
    A．病毒从城市向乡村的传播　　　　B．病毒从亲代传给子代的方式
    C．病毒通过排水系统传播　　　　　D．病毒通过中央空调传播
    E．病毒从野生动物向人群的传播

2. 下述感染方式中往往是病毒感染所特有的是
   A. 急性感染
   B. 显性感染
   C. 慢性感染
   D. 迟发感染
   E. 隐性感染
3. 病毒入侵机体后最早产生的免疫物质是
   A. SIgA
   B. 干扰素
   C. 中和抗体
   D. IgM
   E. 补体结合抗体
4. 干扰素的抗病毒作用机制是
   A. 诱发细胞产生抗病毒蛋白
   B. 阻碍病毒吸附
   C. 抑制病毒的释放
   D. 直接杀灭病毒
   E. 阻止病毒脱壳
5. 干扰素的化学本质是
   A. 磷酸盐
   B. 糖蛋白
   C. 核酸
   D. 蛋白质
   E. 多糖
6. 产生 α 干扰素的细胞是
   A. T 细胞
   B. 人成纤维细胞
   C. 人白细胞
   D. 人红细胞
   E. B 细胞

二、案例讨论

患儿，男，9 岁，因进行性行走不能 1.5 年，加重伴构音障碍 2 个月余入院。患儿半年前出现握笔困难，走路易摔跤，右上肢和右下肢乏力，伴行走困难，口齿不清，构音障碍，饮水吞咽动作缓慢，无饮水呛咳等症状。体检：体重 24 kg，T 36.8 ℃，R 20 次 / 分，P 100 次 / 分。精神萎靡，意识清楚，口齿不清，构音障碍，饮水吞咽动作缓慢，伸舌右偏，口角右斜，右侧鼻唇沟稍平。入科后给予营养脑细胞、理疗按摩、高压氧疗、针灸等康复治疗，并予腰椎穿刺术等完善相关检查后确诊为亚急性硬化性全脑炎（SSPE）。SSPE 属于哪一种呼吸道传染病的并发症？SSPE 属于哪一种持续感染？请描述其致病机制。

第二十章 病毒感染的检验方法

学习目标

1. 掌握病毒标本采集和送检应遵循的原则，病毒快速检验常用的方法。
2. 熟悉病毒增殖的检验指征。
3. 了解病毒的分离培养技术。
4. 描述病毒检验方法。

自古以来，病毒感染性疾病一直严重威胁着人类健康，据临床统计，目前病毒性感染几乎占据了临床感染性疾病的75%，因此能早期快速做出病原学诊断是对临床检验实验室提出的新要求。病毒学检验技术是用实验室检验方法对临床和流行病学现场送检标本（人或宿主动物的血液、组织、尿、粪便和组织液等）进行病毒学的定性或定量检测分析，为病毒感染和病毒性疾病的诊断、治疗和预防提供科学依据。近年来病毒检测技术发展迅速，已由传统的病毒分离、形态检查和经典血清学检测发展到现代免疫学检测技术、核酸杂交、基因芯片等更加敏感、特异性和简便的检测方法。在实际工作中传统方法和现代方法相辅相成，各自发挥着重要作用。病毒的检验程序如图 20-1 所示，包括病毒标本的采集、分离培养与快速检验。

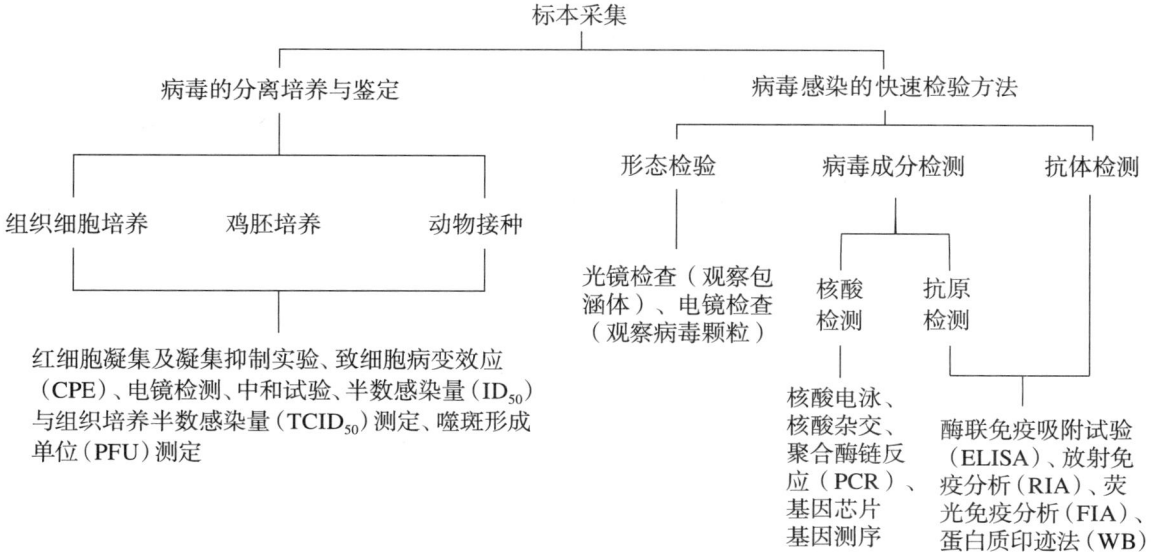

图 20-1　病毒标本检验程序

第一节 标本的采集、处理、运送与保存

实验室病毒检测的效果受制于所接收标本的质量。病毒类病原体的检测有三点至关重要：①在症状相关联的合适时间采集标本；②在合适的部位采集标本；③有效及时地处理标本。

一、标本的采集与处理

（一）采集时间

病毒的检测应在发病早期或急性期尽快采集标本。对于很多急性病毒感染，症状出现前病毒已经开始释放，症状初期病毒量即迅速达到峰值，之后平缓下降至疾病痊愈，不过也有例外。病毒感染后期机体产生抗体或伴随细菌性继发感染，可影响病毒的分离和检测。

（二）采集部位

标本采集的部位取决于临床症状和所怀疑感染的病毒种类。首先根据临床症状判断是哪种病毒感染，然后选择在相应部位取材：①从病原体入侵部位取材，如怀疑流感病毒感染可采集鼻咽拭子；②从病原体感染的靶器官取材，如乙型脑炎病毒感染可采集脑脊液；③根据病原体的排泄途径取材，如轮状病毒感染可采集粪便，乙型肝炎病毒感染可采集血液；④从环境中采集标本时则应根据目的，参考病原体可能存在的环境、传播途径采集标本，如空气标本、水体标本、土壤标本、生物材料标本等。

（三）采集方法与处理

不同病毒标本需要采用合适的采集方法和处理措施，以提高病毒的分离率，防止标本污染。

1. 呼吸道病毒标本 一般采取鼻咽拭子及咽漱液，用于分离病毒。采集咽拭子时要使用压舌板，以免唾液污染标本。用含生理盐水的拭子擦拭咽喉表面即可。采集咽漱液时，让患者用生理盐水漱口几次，再与保存液等量混合。将鼻、咽等各种拭子在试管壁挤干，在液体中加入浓度为 1000 U/ml 的青霉素和链霉素，4 ℃作用 4 小时后，以每分钟 3000 r 离心 15~30 分钟，取上清备用。

2. 肠道病毒标本 一般采用直肠拭子或粪便标本，用于分离病毒。粪便标本采集是取 2~5 g 的粪便，置无菌容器内，再加入 5~10 ml 保存液，立即送检。

3. 中枢神经系统病毒标本 一般取脑脊液，用于分离病毒。操作中应注意无菌，取 1~2 ml 的脑脊液，4 ℃保存立即送检。

4. 血液病毒标本 一般无菌取 5~10 ml 的血液，以肝素（100 IU/ml）抗凝。若用于血清学检查，则另取一管 5 ml 不抗凝血用于血清抗体检测。

5. 尿液病毒标本 一般采用 5~10 ml 中段尿送检。采集尿道拭子时，需要将拭子伸入尿道 3~4 cm 处轻轻转动 2~3 次，置保存液中送检。

6. 宫颈及阴道病毒标本 一般采集宫颈及阴道病灶处分泌物，4 ℃保存送检。采集时应按照无菌操作技术进行，若存在有菌采集，可以加入青霉素等抗菌药以杀死细菌。有些标本的采集可能严重影响检测，尤其是呼吸道病毒感染。一般来说鼻咽抽吸物或鼻腔冲洗液要优于鼻拭子或咽拭子。同样，采集标本所采用的器具类型也对检测结果有影响。例如，棉拭子和海藻酸钙拭子可使单纯疱疹病毒和带状疱疹病毒失活，因此建议使用涤纶或人造纤维拭子采集。

二、标本的运送与保存

(一) 标本的运送

由于病毒不耐热，室温易失活，因此应尽快送检，根据情况可采取冷冻、冷藏运输，以保持活性。若不能及时送检，4 ℃条件下保存数小时，-70 ℃可较长时间保存。实验室收到标本后应立即检验，反复冻融会降低病毒的分离率。对于高致病性病毒标本，应加金属套罐，做好详细标记，由专人运送，以防泄漏。

(二) 标本的保存

采集的标本储存后应不影响检测结果，即在任何时间检测都可获得一致的结果。为了使病毒标本保存较长时间，可以在冻存液中加入甘油或二甲基亚砜（DMSO）等保护剂，以及加入Hanks液或小牛血清等以防病毒失活。

> 要点提示：标本运送与保存

第二节 病毒的分离培养

病毒的分离培养技术在病毒性疾病的诊断、预防和控制中发挥重要作用。病毒具有严格的细胞内寄生性，必须在活的细胞内才能增殖。根据病毒种类的不同，可选用组织细胞培养、鸡胚培养和动物接种等方法分离培养病毒。对细胞、鸡胚不敏感，又没有合适的动物模型的病毒，可采用基因克隆的方法进行分离培养。

一、病毒分离培养方法

(一) 组织细胞培养

目前组织细胞培养技术是应用最为广泛的病毒培养方法。组织细胞培养是指将离体的活组织块或分散的活细胞进行体外人工培养。目前所说的组织培养主要是指细胞培养。应用细胞培养技术已分离出数百种人类致病病毒。因此细胞培养技术在病毒的培养鉴定、病毒学实验研究及病毒疫苗的生产等方面发挥了重要作用。

选择何种细胞培养往往根据细胞对病毒的敏感性不同而定。能被病毒引起病变的细胞一般取自该病毒的自然宿主。研究人的病毒性疾病常用人胚肾、人胚肺和人羊膜细胞，也可以用地鼠肾细胞等动物细胞。实验室常用的细胞类型有原代细胞、二倍体细胞及传代细胞（表20-1）。

表20-1 常用于病毒分离培养的细胞

细胞类型	细胞名称	分离病毒
原代细胞	人胚肾细胞（HEK），猴肾细胞（PUK），豚胚细胞（GPE），鸡胚成纤维细胞（CE），兔肾细胞（RK）	单纯疱疹病毒（HSV），呼吸道合胞病毒（RSV），人类免疫缺陷病毒，腮腺炎病毒，脊髓灰质炎病毒，流感病毒，麻疹病毒
二倍体细胞	人胚肺细胞（WI-38），恒河猴胚细胞（HL-8）	巨细胞病毒，水痘病毒，鼻病毒，腺病毒，腮腺炎病毒
传代细胞	人宫颈癌细胞（Hela），人喉上皮癌细胞（Hep-2），人肺癌细胞（A-594），幼地鼠肾细胞（BHK-21），非洲绿猴肾细胞（Vero）	呼吸道合胞病毒，柯萨奇病毒，腺病毒，风疹病毒，副流感病毒，轮状病毒

1. 原代细胞（primary cell） 采用机械分离法使离体的新鲜组织或器官分离，并经胰蛋白酶处理，制成单个细胞悬液，进行细胞计数后，加入培养液孵育。此时，单个细胞将贴壁生长。当单个细胞生长到与邻近细胞接触时，生长即停止，称为接触抑制。经数天后形成的单层细胞称为原代细胞。如猴肾原代细胞用于正黏病毒、副黏病毒和肠道病毒的培养。原代细胞对病毒敏感，但来源困难。原代细胞经胰蛋白酶或乙二胺四乙酸（EDTA）等处理后，加入营养液继续培养出的细胞，称为次代细胞，但原代细胞传 2～3 代后会发生衰退。

2. 二倍体细胞（diploid cell） 二倍体细胞是指原代细胞在体外分裂 50 代后仍能保持其二倍染色体数目（23 对染色体）的细胞。目前此方法主要用于病毒分离和疫苗的制备。如用人胚肺成纤维细胞分离巨细胞病毒。

3. 传代细胞（continuous or infinite cell） 传代细胞是在体外可无限分裂并持续传代的细胞，大多数是肿瘤细胞或突变的二倍体细胞。传代细胞的繁殖类似恶性肿瘤，繁殖速度非常快。常用的传代细胞株主要有人宫颈癌细胞、人喉上皮癌细胞、非洲绿猴肾细胞等。此类细胞对病毒敏感性稳定，易于传代，因此被广泛应用于病毒的分离培养和鉴定，但由于其来源于肿瘤，不能用于制备疫苗。

传统的细胞培养法对技术要求较高，检测周期相对较长，且多种病毒缺乏敏感细胞株或敏感细胞株不易收获，因此限制了其向临床实验室的推广。目前有改良的快速细胞培养法，如离心增强快速细胞培养、遗传改造细胞培养方法在不断开展，缩短了检测时间，但快速细胞培养法也存在一定缺点，还有待进一步改善才能得以推广使用。

（二）鸡胚培养

鸡胚是正在发育中的机体，许多人类病毒及动物病毒、立克次体等都能在鸡胚中繁殖，且具有来源充足、组织分化程度低、本身很少携带病毒和细菌、对接种病毒不产生抗体及病毒易增殖等优点，主要用于流感病毒、腮腺炎病毒、疱疹病毒及痘病毒等的分离培养。一般选用 9～14 天的鸡胚，同病毒在鸡胚的不同部位生长特性差异很大，因此选择不同的接种部位是病毒分离成功的关键，常用的主要有羊膜腔接种、尿囊腔接种、卵黄囊接种、绒毛尿囊膜接种及脑内接种。

1. 羊膜腔接种 羊膜腔接种主要用于临床标本（如患者咽漱液等）中流感病毒的初次分离。病毒可以直接感染羊膜腔的内胚层，也可被鸡胚咽下或吸入，引起全胚胎感染，也可被排泄到尿囊腔中，使尿囊腔中含有大量病毒，因此在羊膜腔接种分离病毒时，除了可收获羊水外，还可以收获尿囊液。因该法操作较困难，目前应用较少。图 20-2 所示为鸡胚羊膜腔接种示意图。

2. 尿囊腔接种 尿囊腔接种法广泛应用于流感病毒、流行性腮腺炎病毒和新城疫病毒的适应和传代培养，病毒可以在内皮细胞内复制并释放到尿囊液中，因此，在尿囊液中含有大量的病毒。图 20-3 所示为鸡胚尿囊腔接种示意图。

3. 卵黄囊接种 卵黄囊接种主要用于虫媒病毒、衣原体、立克次体的分离和培养，病毒主要在卵黄囊的内皮细胞中生长。图 20-4 所示为鸡胚卵黄囊接种示意图。

4. 绒毛尿囊膜接种 绒毛尿囊膜接种常用于牛痘病毒、天花病毒、单纯疱疹病毒的分离，这些病毒可以在绒毛尿囊膜上形成肉眼可见的斑点状或痘疱状病灶，可以对病毒效价进行测定。图 20-5 所示为鸡胚绒毛尿囊膜接种示意图。

流感疫苗是将流感病毒接种到鸡胚里大量繁殖后经减毒或灭活后制成，分为减毒活疫苗和灭活疫苗两种。活疫苗是用活的流感病毒经减毒处理后制成，灭活疫苗是将流感病毒灭活后制成，因此对鸡胚过敏的人禁止接种流感疫苗。

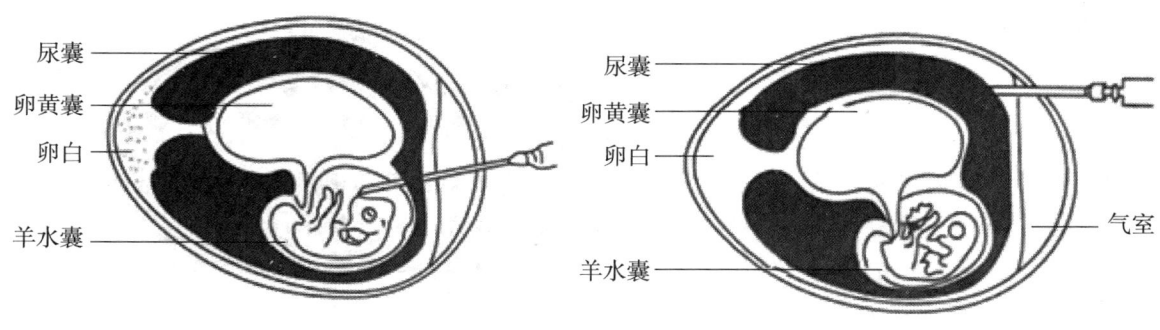

图 20-2　鸡胚羊膜腔接种示意图　　　　图 20-3　鸡胚尿囊腔接种示意图

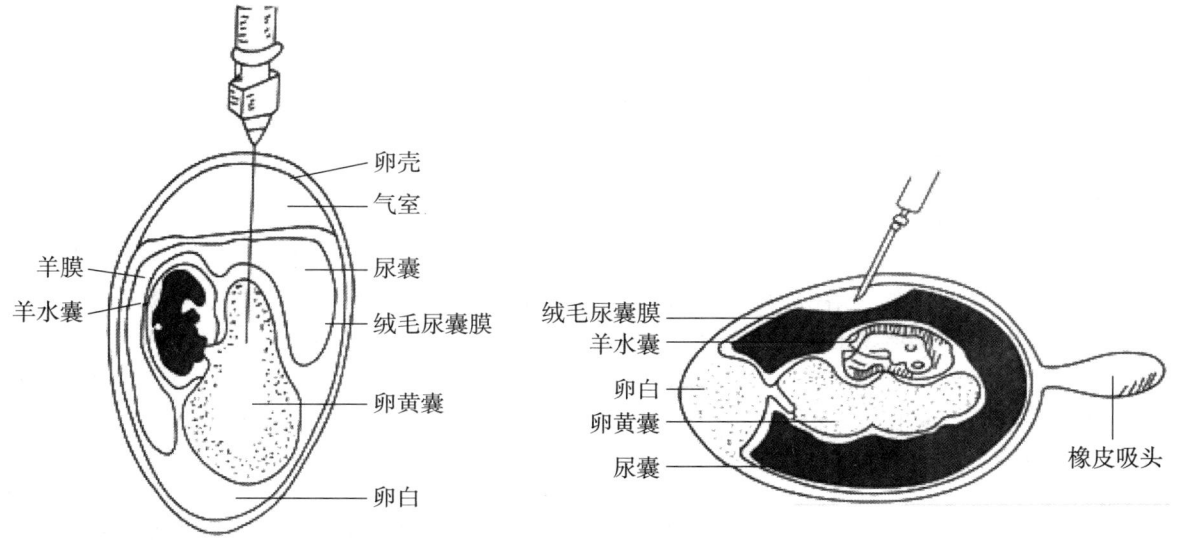

图 20-4　鸡胚卵黄囊接种示意图　　　　图 20-5　鸡胚绒毛尿囊膜接种示意图

(三) 动物接种

动物接种是最原始的病毒分离培养方法，不同临床标本通过适当的接种途径感染实验动物，观察动物发病特征和特异性症状，同时可从动物体内获得增殖病毒。由于动物对病毒的敏感性不同，选择合适的接种对象十分重要，需考虑实验动物的健康状况、品系、性别、年龄、体重和对病毒的易感性。常用的实验动物有小白鼠、乳鼠、豚鼠、家兔、猴、鸡等。常用的接种途径包括皮下、皮内、腹腔、静脉、角膜、鼻腔及脑内接种等方式。接种部位根据病毒对不同组织的亲嗜性不同也有所差别。如狂犬病毒接种于小鼠脑内，柯萨奇病毒接种于乳鼠脑内或腹腔，痘病毒接种于家兔角膜或皮内。接种后，应每日定时观察动物的发病情况，根据具体的实验要求，观察记录不同的反应情况。观察内容一般包括动物的体温、脉搏、呼吸频率、粪便、尿液，接种部位局部变化、一般精神状态及全身反应等。实验动物死亡后，应立即剖检，确定致病病原体，不应随意丢弃动物尸体。目前临床上除将动物接种用于狂犬病毒和乙型脑炎病毒的分离外，已很少用于其他病毒的分离。

知识链接

病毒分离培养新技术

病毒分离培养一直是病毒鉴定的"金标准",但存在灵敏度低、耗时耗力等问题。随着生物学技术的不断发展,尤其是近年来干细胞技术的突飞猛进,病毒分离培养技术也在不断改进,其实用性不断提高。离心培养、混合细胞培养、转基因培养、器官型上皮细胞"木筏式"培养、基质培养模型、旋转壁式生物反应器培养模型、干细胞来源的细胞培养在一定程度上提高了病毒分离培养效率及灵敏度,同时也为一些难培养和分离病毒的分离培养提供了新的思路,将广泛用于病毒分离、感染、发病机制、病毒与宿主相互作用等方面的深入研究。

二、病毒增殖的检验指征

(一)病毒在细胞内增殖的指标

1. 细胞形态的改变

(1)致细胞病变效应:指某些病毒特别是无包膜病毒感染组织细胞后,正常生长的梭形细胞变圆、变性、坏死、溶解及从培养瓶壁脱落,细胞堆积形成葡萄状(图 20-6)。如腺病毒和疱疹病毒,可引起典型的致细胞病变效应现象。另外,致细胞病变效应出现的时间也是鉴定病毒的指标之一。如脊髓灰质炎病毒、单纯疱疹病毒一般在感染 1~2 天内出现致细胞病变效应,呼吸道合胞病毒在感染后 4~7 天出现致细胞病变效应,而一些生长较慢的病毒,如巨细胞病毒、风疹病毒,在 1~3 周内不会产生明显的致细胞病变效应。

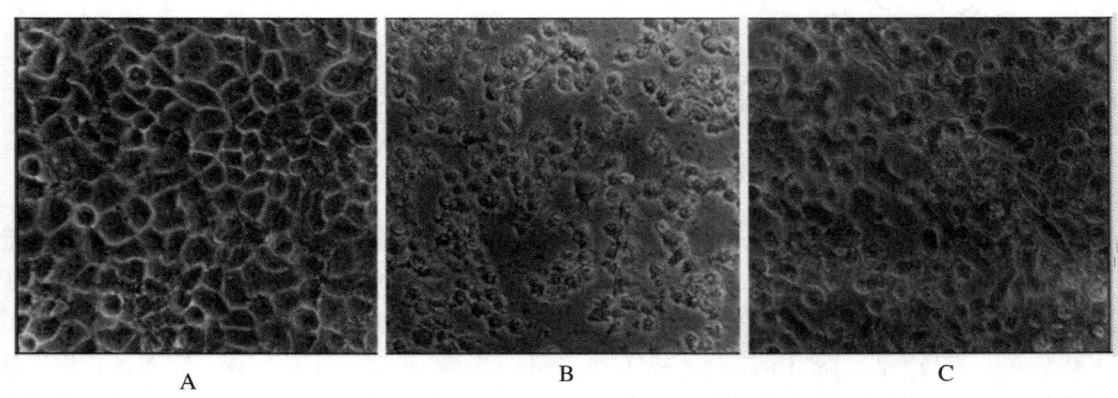

图 20-6 细胞的病变效应(×200)

A:未感染病毒的人宫颈癌细胞;B:被柯萨奇病毒 B3 感染后,细胞变圆、皱缩,细胞折光性减弱;C:被腺病毒感染后,细胞肿胀,折光性增强,呈葡萄状排列

(2)多核巨细胞:多见于有包膜的病毒,如呼吸道合胞病毒、麻疹病毒,由感染细胞融合而成多核巨细胞。

(3)包涵体:某些病毒感染宿主细胞后,细胞内出现一种光学显微镜下可见的蛋白质结构,多为圆形、卵圆形或不定形,一般是由完整的病毒颗粒或尚未装配的病毒亚基聚集而成,称为包涵体。例如,狂犬病毒可以在神经细胞质内形成嗜酸性包涵体,腺病毒可以在细胞核内形成嗜碱性包涵体。

2. 红细胞吸附 某些病毒感染细胞后,在细胞表面表达血凝素,加入某些脊椎动物(鸡、猴、豚鼠等）的红细胞后，可吸附红细胞，在显微镜下可以观察到红细胞吸附于受病毒感染的细胞周围，称为红细胞吸附现象。

3. 细胞培养液 pH 改变 病毒感染细胞后，可使细胞的代谢发生变化，导致培养液 pH 的改变。

（二）病毒数量及病毒感染性测定

1. 血凝试验 某些病毒（如流感病毒）表面的血凝素（hemagglutinin，HA）能引起人或某些哺乳动物的红细胞发生凝集，将这类病毒感染细胞后收集的病毒液进行不同比例稀释，以发生血凝反应的病毒液的最高稀释度作为该病毒的血凝效价（即滴度），可对病毒含量进行半定量测定。若先加入病毒的特异性抗体，抗体与病毒表面的抗原特异性结合，从而抑制血凝现象，称为血凝抑制试验。这是鉴定正黏病毒和副黏病毒的间接指标。

2. 中和试验（neutralization test，NT） 在体外孵育病毒与特异性抗体的混合物，使病毒与抗体相互反应，再将混合物接种到敏感的宿主体内，经培养后观察致细胞病变效应或红细胞吸附现象是否消失，即特异性抗体是否中和了相应病毒的感染力。此方法灵敏度和特异性高，但需使用活的宿主系统，且反应时间较慢。

3. 空斑形成试验（plaque formation test） 其方法是将一定浓度的病毒悬液接种于培养的单层细胞，病毒吸附于细胞上，上面覆盖融化的琼脂或其他凝胶，由于散在的单个病毒的复制，使局部单层细胞脱落，染色后显示出不着色的空斑，每一个空斑是由一个感染性病毒颗粒繁殖而成的，称为空斑形成单位（plaque forming unit，PFU），用以计数病毒数量，也可作为病毒毒力的指标。

4. 半数感染量（50% infectious dose，ID_{50}）和组织培养半数感染量（50% tissue culture infectious dose，$TCID_{50}$） 该方法是测定病毒感染鸡胚、动物或细胞后，引起 50% 的死亡或病变的最小量，用来估计病毒感染的强弱程度，但不能准确测定感染性病毒颗粒的多少。取新鲜病毒悬液，以 10 倍递次稀释法稀释成不同的浓度，分别接种于细胞、鸡胚或动物，一定时间后观察致细胞病变效应、红细胞吸附或鸡胚变化及动物死亡等现象。一般观察 10～14 天，出现病变慢的病毒可适当延长观察时间。

第三节　病毒感染的快速检验方法

一、形态检验

（一）光学显微镜检查

利用光学显微镜可以直接观察到较大的病毒体（如痘病毒），也可以观察到病毒感染宿主细胞后在细胞质或细胞核内出现的包涵体，根据包涵体存在的位置、形态和染色性等特点可对感染的病毒做出辅助诊断。如狂犬病毒感染宿主细胞后，可在中枢神经细胞（主要是大脑海马回的锥体细胞）胞质内形成嗜酸性包涵体；巨细胞病毒感染宿主细胞后，在细胞核内形成周围有轮晕样的与核膜分离的大型猫头鹰眼状的嗜酸性包涵体；腺病毒感染宿主细胞后，在细胞核内形成嗜碱性包涵体；麻疹病毒感染呼吸道黏膜上皮细胞后，在细胞质和细胞核内都会出现嗜酸性包涵体。

（二）电子显微镜检查

病毒颗粒微小，必须借助电子显微镜才能看到病毒的形态。电子显微镜分为透射显微镜和扫描电子显微镜，前者用于观察病毒的大小、形态与结构及细胞内的超微结构等，而后者主要用于观察病毒和细菌表面结构和附属结构等。

1. 标本制备　使用电子显微镜观察病毒标本，必须具备的条件是标本富含大量的病毒，因此工作人员要对标本进行浓缩处理。浓缩标本的制备有以下几种方法。

（1）超滤法：使用分子量为 10 kD 的分子筛进行过滤。

（2）超速离心法：离心的速度和时间由病毒体的大小和离心机转头半径的大小决定。离心后的沉淀用灭菌蒸馏水洗后再放到钢网上。

（3）接种细胞快速增殖法：用病毒标本接种细胞，使其大量增殖，然后快速包埋切片。

（4）免疫凝集法：若有病毒特异性的血清标本，并且病毒已知，可用此法来浓缩病毒。

2. 常用观察方法

（1）负染色法：又称阴性反差染色，是用高密度的背景在荧屏上呈现黑色，而低密度的样品呈现白色作为反衬。本法采用重金属染液（磷钨酸盐）作为染剂。负染色法的原理在于负性染剂含有重金属（磷钨酸盐中的钨），电子束不能穿透，病毒颗粒具有亮度，在周围较暗的背景下显示亮点。此法分辨率高，能比正染色法更清楚地显示出病毒的结构；但此法敏感性低，对病毒含量要求较高，一般病毒颗粒含量在 $10^6 \sim 10^7$/ml 以上。此法难以区分同科的病毒，要求首检病毒最好具备自身的典型特征。常用此法检测的病毒有轮状病毒、甲型肝炎病毒、乙型肝炎病毒、疱疹病毒等。

（2）超薄片法：也称正染色法。此法的操作过程与病理切片过程相似，要求组织切片非常薄，一般在 100 nm 以下。将细胞用戊二醛固定，然后经脱水包埋、切片、染色等几项操作后，观察病毒颗粒，通常需 1～2 天完成。本方法操作复杂且费时，但标本可长期保存，并且可以观察到病毒体的形态、大小、排列方式，病毒在细胞内的生物合成和装配过程，以及病毒作用于细胞后引起的细胞超微病理变化。

（3）免疫电镜法：是免疫组织化学与电子显微镜技术的结合，能在高分辨率水平上定位细胞器等超微结构中的抗原。此法多用于病毒的鉴定，病毒抗原的发生、定位，病毒性疾病的超微病理研究。用临床标本直接镜检病毒，病毒颗粒与外周相伴随的结构成分常混淆不清。为了提高电子显微镜技术的灵敏度和特异度，经常需要借助特异性抗体，把混杂在残渣中的病毒颗粒包被、凝集后鉴别。此法基于抗原和抗体特异性结合的原理，采用特异性抗体与样品结合，使病毒颗粒凝聚，然后观察。此法比直接电子显微镜检查的敏感性提高 10～100 倍。在一些肠道病毒如脊髓灰质炎病毒、甲型肝炎病毒、轮状病毒的检测中，采用免疫电镜法比直接电镜检查更为特异和准确。

二、病毒蛋白抗原检测

病毒感染机体后，病毒颗粒或病毒抗原会存在于血液、体液、分泌液、排泄物和组织细胞中。根据血清学试验原理，可用已知的病毒抗体直接检测标本中的病毒抗原或用已知的病毒抗原检测患者血清中的抗体水平，辅助诊断病毒性疾病。常用的病毒血清学诊断方法有中和试验（NT）、补体结合试验、血凝抑制试验、免疫荧光试验（IFA）、酶联免疫吸附试验（ELISA）、蛋白质印迹法（Western blot）、凝胶扩散试验、化学发光免疫分析等方法，其中以 ELISA 较为常用。

直接检测病毒抗原要求标本中有一定量的抗原和高质量的抗血清，诊断可在数小时到 1 天内完成。用病毒特异性抗体可区别病毒抗原和宿主细胞抗原，对是否是完整的病毒体没有特殊要求。用荧光素、酶或胶体金等标记物标记病毒抗体，检测标本中的相应病毒抗原，由于敏感性高，操作简便，临床应用逐渐广泛。如用 ELISA 双抗夹心法测定乙肝病毒表面抗原、乙肝病毒 e 抗原、腺病毒抗原等。免疫荧光法适用于标本中细胞内含病毒颗粒或病毒抗原的检测，如呼吸道病毒、疱疹病毒的检测。蛋白质印迹法主要用于初筛试验中得到的阳性标本的进一步确证，如 HIV-1、HCV 的确证。

三、早期抗体检测

病毒抗体的检测方法与病毒抗原的检测方法具有通用性，所采用的已知病毒抗原多数为通过基因工程技术制备的重组抗原，其次是从患者标本中分离纯化的抗原。检测抗体的类型，对确定患者所处感染阶段具有指导意义。

免疫应答过程中，IgM 出现最早，急性期单份血清的中 IgM 测定是诊断原发感染和早期感染的证据，如测定甲型肝炎病毒、IgM 可早期确诊甲型肝炎；TORCH 血清学试验检测孕妇羊水中 IgM 可对胎儿的先天性巨细胞病毒感染、先天性风疹病毒感染进行早期诊断（TORCH 病原体指弓形体、风疹病毒、巨细胞病毒和单纯疱疹病毒）。

IgG 较 IgM 出现晚，但对某些难以分离的病毒仍具有诊断价值，同时也是病毒流行病学调查的重要指标，测定 IgG 含量变化有助于了解个体既往感染和预后。IgG 含量的测定应取患者急性期（发病后的 5～7 天以内）和恢复期双份血清（间隔 10～14 天），若含量升高 ≥ 4 倍则具有一定的诊断意义，说明患者处于病毒感染恢复期或曾感染过此病毒。

四、病毒核酸检测

分子生物学技术在临床病毒实验检测和诊断中的应用越来越普遍，在病毒感染的诊断、体液中病毒含量的测定、病毒分离株基因型的测定、病毒耐药基因的检测等方面优势突出，尤其适用于因含量太低而不易被常规方法检出的病毒，另外，由于核酸扩增产物通常不具备感染性而降低了实验室感染的风险，此法已被广泛应用于临床标本中 HBV、HCV、HPV、HIV 等的直接检测。分子生物学技术主要方法包括核酸分子杂交技术、聚合酶链反应、基因芯片技术、基因测序等。

（一）核酸分子杂交技术

核酸分子杂交技术是现代分子生物学和基因工程的一项重要的技术之一，目前已广泛应用于病毒学研究和病毒性疾病的诊断中。常用于病毒学检测的方法有斑点核酸杂交、原位杂交、DNA 印迹杂交、RNA 印迹杂交等。

1. 斑点核酸杂交（dot blot hybridization） 将已变性的病毒 DNA 直接点样于硝酸纤维素膜上，或将待检的病毒 DNA 滴到硝酸纤维素膜上后进行变性，然后同 ^{32}P 等标记的已知 DNA 进行杂交，去除多余的探针，在滤膜上出现同位素斑点者，经放射自显影后直接观察。此法已用于检测乙型肝炎病毒、巨细胞病毒、疱疹病毒等。

2. 原位杂交（in situ hybridization） 是用标记的核酸探针，使用非放射性检测系统或放射自显影系统，在组织切片、细胞涂片及染色体制片上对病毒 DNA 进行定性、定位和相对定量研究的一种分子生物学方法。此法具有灵敏、特异、直观等优点，不需要从细胞中提取核酸，因此可直接用于细胞内病毒基因的定位、定性和定量。

3. DNA 印迹杂交（Southern blot） 用于检测病毒 DNA，包括两个主要过程：①将待测定病毒 DNA 分子通过一定的方法转移并结合到一定的固相支持物（硝酸纤维素膜或尼龙膜）上，即印迹；②固定于膜上的核酸与同位素标记的探针在一定的温度和离子强度下退火，即分子杂交过程。利用 DNA 印迹杂交可进行病毒克隆基因的酶切、图谱分析、基因组中某一种基因的定性和定量分析、基因突变分析及限制性片段长度多态性分析（RFLP）等。

4. RNA 印迹杂交（Northern blot） 用于检测病毒 RNA，是一种将病毒 RNA 从琼脂糖凝胶中转印到硝酸纤维素膜上的方法。先将 RNA 进行琼脂糖凝胶电泳分离，再转移到硝酸纤维素膜上，用放射性核素或其他标记物标记的 RNA 探针与固定的 RNA 进行杂交。此法主要用于病毒基因表达的研究。

（二）聚合酶链反应

聚合酶链反应（polymerase chain reaction，PCR）技术已用于多种病毒的检测。目前已发展有 10 余种 PCR 技术类型，在病毒学检测领域常用的有实时 PCR（real-time PCR）、反转录 PCR（reverse transcription PCR，RT-PCR）、巢式 PCR（nested PCR）、竞争性定量 PCR（competitive quantitative PCR）、原位 PCR、多重 PCR 等，已用于乙型肝炎病毒、丙型肝炎病毒、巨细胞病毒、人类免疫缺陷病毒、出血热病毒、柯萨奇病毒、人类乳头瘤病毒、SARS 冠状病毒等多种病毒的快速诊断。

（三）基因芯片技术

基因芯片技术又称 DNA 芯片（DNA chip）、DNA 微阵列（DNA array），是生物芯片的一种，它将生物信息技术和自动化分析技术有机结合起来。近几年来已用于病毒的检测，主要有 H1N1 甲型流感病毒、SARS 冠状病毒、人类乳头瘤病毒、虫媒病毒等的检测。

（四）基因测序

基因测序包括病毒全基因测序和特征性基因片段的测序。目前对已发现的致病性病毒的全基因测序已基本完成，这些基因库里的病毒基因序列为开展病毒感染的基因诊断奠定了基础。许多生物公司都开展了核酸测序业务，只需与基因库资料对比分析，即可得到病毒标本的变异情况，尤其对于易发生变异的病毒进行实时监测。当病毒对某些药物产生耐药性时，病毒基因会发生一些明确的突变。病毒耐药基因型的检测有助于预测某些药物的治疗效果。如通过耐药基因测序检测乙型肝炎病毒及人类免疫缺陷病毒的耐药情况，指导抗病毒药物的选择和使用。相对于基因芯片技术，基因测序法具有直观、准确的优点，也避免了 DNA 杂交可能发生的污染、假阴性、假阳性问题。对于野生型与突变型共存的状况，基因测序法更直观可靠。

（吾尔麦提汗·麦麦提明）

自测题

一、选择题

1. 不能用于病毒的分离培养的方法是
   A. 人工培养基培养   B. 鸡胚接种
   C. 细胞培养   D. 动物接种
   E. 组织培养

2. 在组织培养系统中直接判定病毒增殖的最直接方法是
   A. 细胞数目改变   B. 病毒增加
   C. 细胞活性改变   D. 细胞病变
   E. 病毒病变

3. 关于病毒标本的采集和运送，不正确的方法是
   A. 发病早期或急性期尽快采集

    B．采集标本无须无菌操作
    C．标本采集后应立即送检
    D．冻存病毒标本可以加入小牛血清等以防病毒失活
    E．对于高致病性病毒标本应专人运送
4．关于包涵体的叙述，错误的是
    A．病毒感染的检测指标之一
    B．可能是病毒增殖的场所
    C．人巨细胞病毒的包涵体称内氏小体
    D．可位于细胞质，也可位于细胞核
    E．可以是嗜酸性，也可以是嗜碱性
5．下列不是病毒在细胞内增殖的指标的是
    A．致细胞病变效应
    B．多细胞融合
    C．培养液 pH 改变
    D．培养液浑浊
    E．红细胞吸附

二、案例讨论

患者张某，男，60 岁，现住无锡市滨湖区。2014 年 4 月 5 日，省专家组诊断该病例为人感染 H7N9 禽流感疑似病例。4 月 26 日，从患者标本中分离出 H7N9 禽流感病毒，诊断该病例为人感染 H7N9 禽流感确诊病例。病例中患者标本采集应注意哪些问题？专家组可能通过哪些方法对该患者进行临床诊断和病毒学检查？

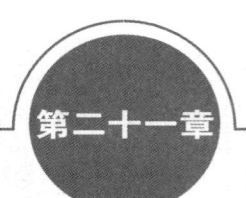

第二十一章

常见病毒

学习目标

1. 掌握流感病毒、禽流感病毒、冠状病毒的生物学特性及微生物学检验方法；肝炎病毒的概念，常见肝炎病毒的种类及生物学性状；乙型肝炎病毒的三种形态颗粒，常见乙型肝炎病毒标志物模式及其临床意义；流行性乙型脑炎病毒的生物学特性、临床意义及微生物学检验。
2. 熟悉新型冠状病毒生物学特性、临床意义和及防治原则；甲型肝炎病毒生物学性状、致病性及微生物学检验方法；反转录病毒、肠道病毒及疱疹病毒的生物学特性、临床意义；狂犬病毒、朊粒的生物学特性、临床意义及微生物学检验。
3. 了解其他呼吸道病毒的致病性及实验室检验方法；丙型、丁型、戊型肝炎病毒的致病性及防治原则；登革病毒、森林脑炎病毒、人乳头瘤病毒的生物学特性、临床意义及微生物学检验。
4. 描述新型冠状病毒的临床意义及防控措施；乙型肝炎病毒抗体检测的方法及应用；反转录病毒、肠道病毒及疱疹病毒的微生物学检验。

第一节 呼吸道病毒

呼吸道病毒是指能侵入呼吸道并导致呼吸道病变或以呼吸道途径感染而引起呼吸道以外组织器官病变的病毒。导致呼吸道病变的病毒有流感病毒、鼻病毒、呼吸道合胞病毒等；以呼吸道途径感染而引起呼吸道以外组织器官病变的病毒包括麻疹病毒、腮腺炎病毒、风疹病毒等。据统计，90% 以上的急性呼吸道感染是由病毒引起的。

一、流行性感冒病毒

流行性感冒病毒（influenza virus）简称流感病毒，是流行性感冒的病原体，属正黏病毒科，人类流行性感冒病毒分为甲、乙、丙三型，其中甲型流感病毒最易发生变异，曾经引起很多次世界性大流行。

（一）生物学特性

1. 形态与结构 流感病毒呈球形，直径 80～120 nm，结构分为三层，如图 21-1 所示。

核心在最内层，主要由 RNA 组成，包绕在 RNA 之外的是核蛋白和 RNA 聚合酶；中层为膜蛋白，主要是 M 蛋白，中层结构有保护核心的作用；最外层为双层脂质包膜，上面镶嵌有两种糖蛋白刺突，即神经氨酸酶（NA）和血凝素（HA）。HA 呈柱状，能与人及多种动物（鸡、豚鼠）红细胞表面的糖蛋白结合，使红细胞凝集，称为血凝现象；HA 有抗原性，可以刺激机体产生中和性抗体，该抗体能抑制血凝现象并可中和病毒。NA 呈蘑菇状，可水解宿主细胞表面的糖蛋白，使病毒从宿主细胞上解离；其刺激机体产生的抗体可阻止病毒的释放。

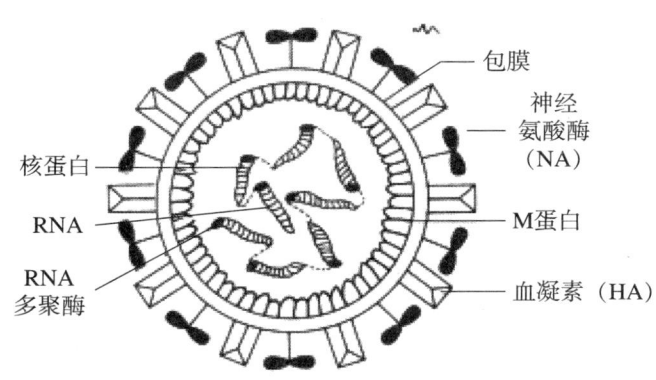

图 21-1　流感病毒结构模式图

2. 培养特性　流感病毒最适合的培养方法就是在鸡胚中增殖，但是初次分离时需要接种羊膜腔，传代稳定后接种到鸡胚尿囊腔，可通过收集羊水或尿囊液进行血凝试验来判断病毒是否存在。细胞培养常用人胚肾、猴肾、狗肾传代细胞，虽然没有明显的细胞病变，但是可以用红细胞吸附试验检查病毒是否存在。小白鼠、地鼠常用于动物接种。

3. 抗原结构　流感病毒的核心抗原由核蛋白和膜蛋白构成，抗原性稳定。根据核心抗原不同可将流感病毒分为甲、乙、丙三型。HA 和 NA 构成表面抗原，其中甲型流感病毒的 HA 和 NA 抗原性不稳定，容易发生变异；乙型和丙型流感病毒抗原性较稳定。

4. 抵抗力　流感病毒不耐热，56 ℃加热 30 分钟可灭活，0～4 ℃可存活数周，-70 ℃以下或冷冻真空干燥可长期保存；对干燥、紫外线、乙醚、甲醛、乳酸等敏感。

（二）临床意义

流行性感冒是一种传染性极强的呼吸道疾病。因其症状类似于感冒，又具有传染性，所以称为流感。传播途径为呼吸道飞沫传播。如 1918～1919 年发生的流感世界大流行，世界 20 亿人口中一半被感染，死亡人数为 2000 余万。流行性感冒多发于冬季，起病急，2～3 周内达到高峰，流行持续 6～8 周。乙型流感病毒引起的流行范围较小，丙型流感病毒多为散发感染。流感病毒感染后可导致呼吸道黏膜柱状上皮细胞变性、脱落，黏膜充血、水肿。

该病潜伏期为 1～3 天，患者突然发病，畏寒、发热、体温可高达 38～40 ℃，伴随头痛、肌痛、乏力、厌食、鼻塞、流涕、咽痛、咳嗽等症状，病情持续 1～5 天。但病毒仅在呼吸道局部增殖，不形成病毒血症。体弱者可出现高热不退、全身衰竭、剧烈咳嗽、血性痰、呼吸急促、发绀等一系列肺炎表现。儿童患病发热比成人高，少数患儿可发生惊厥和抽搐。有些患者还会出现腹泻、胃肠绞痛、呕吐等肠道症状。

（三）微生物学检验

1. 病毒的分离与鉴定　发病 3 天内取患者咽喉漱液或鼻拭子，经抗菌药处理后接种鸡胚羊膜腔或尿囊腔，35 ℃孵育 3 天（丙型 5 天）后，收集羊水或尿囊腔做血凝试验。血凝试验阳性的标本用免疫血清（已知型）进行血凝抑制试验以鉴定型别。人胚肾、猴肾、狗肾传代细胞也可用于病毒分离。接种后用血凝试验和红细胞吸附试验检测病毒是否存在，若阳性用血凝抑制试验鉴定。

2．标本直接检查

（1）显微镜检查：可用电子显微镜进行快速诊断，也可用特异性抗体与标本作用后，离心沉渣进行免疫电镜观察。

（2）抗原检测：检测细胞培养中或鼻咽部细胞内的流感病毒抗原，常用的方法包括 IFA、EIA 和动态连续免疫荧光法。

（3）核酸检测：可用点杂交法或 RT-PCR 技术检测标本中或扩增标本中的流感病毒。

二、禽流感病毒

禽流感病毒（avian influenza virus，AIV）是引起禽流行性感冒的病毒，根据国际兽疫局（OIE）制定的标准，禽流感病毒分为低致病性、中致病性和高致病性三种。根据禽流感病毒包膜表面刺突（血凝素 H 和神经氨酸酶 N）抗原性不同，分为 16 个 H 亚型（H1～H16）和 10 个 N 亚型（N1～N10）。目前发现最易感染人类的高致病性禽流感病毒亚型有 H5N1、H9N2、H7N7、H7N2、H7N3 等，其中 H5N1 亚型患者病情严重，致死率高。

（一）生物学特性

禽流感病毒呈球形，直径为 80～120 nm，也有的呈丝状，核心为单股负链 RNA，为有包膜病毒，包膜表面有 10～12 nm 的钉状血凝素（HA）和蘑菇状的神经氨酸酶（NA）两种刺突。

禽流感病毒抵抗力弱，56 ℃加热 30 分钟、60 ℃加热 10 分钟、70 ℃加热数分钟、阳光直射 40～48 小时、常用消毒剂（如苯酚、氢氧化钠、漂白粉、高锰酸钾、甲醛、苯扎溴铵、过氧乙酸）等均可使该病毒灭活。

（二）临床意义

禽流行性感冒简称禽流感，是甲型流感病毒的一个亚型引起的传染性很强的疾病，被国际兽疫局定为甲类传染病，又称真性鸡瘟或欧洲鸡瘟。传染源为家禽，包括鸡、鸭，特别是感染 H5N1 病毒的鸡，我国已在 17 种野生鸟中检测出禽流感病毒。专家认为，随着高致病性禽流感病毒变异的增加，不能排除人－人传播的可能性。禽流感的传播途径为呼吸道，另外密切接触感染的禽类及其分泌物、排泄物、病毒污染的水源及直接接触病毒毒株均可感染。人类普遍易感，全年均可发生，但是大多数暴发于冬、春季。临床表现为流涕、咳嗽、鼻塞、发热、咽痛、头痛、全身不适；部分患者患有眼结膜炎；患者体温可持续在 39 ℃以上，发热持续 1～7 天，但大多数为 2～3 天；部分患者可出现腹痛、腹泻、恶心、水样便等消化道症状。

（三）微生物学检验

1．标本采集　　常规采集全血、死亡动物的肠内容物、肛门或肛门拭子、气管、肺、肠、脾、肾、脑、肝、心脏。

2．病毒分离培养　　采用鸡胚培养法。

3．病毒抗原、抗体检测　　采用荧光免疫技术和酶免疫技术检测。

4．核酸检测　　采用 PCR 和 RT-PCR 检测病毒核酸。

三、冠状病毒

1965 年，英国人 Tyrrell 和 Byneo 首次从患普通感冒的学生鼻腔分泌物中分离出人冠状病毒 B814。1967 年，Almedia 等通过电子显微镜负染色技术对 B814 等进行分离研究，发现这些病毒外膜有突起，形如日冕，便命名为冠状病毒。

（一）SARS 病毒

SARS 冠状病毒（SARS-CoV）是严重急性呼吸综合征（severe acute respiratory syndrome，SARS）的病原体。SARS 是在世界上流行的一种急性呼吸道传染病，又称传染性非典型肺炎。

1. 生物学特性 冠状病毒的核酸为单股正链 RNA 病毒，有包膜。各种冠状病毒的形态相似，都呈不规则的圆形或卵圆形，直径为 80～160 nm，病毒包膜有稀疏、分布均匀的纤突，似冠状（图 21-2）。

2. 临床意义 SARS 的传播途径为近距离呼吸道飞沫吸入传播，其临床表现为乏力、发热、头痛、肌肉关节酸痛等全身症状，以及干咳、胸闷、呼吸困难等呼吸道症状，部分患者

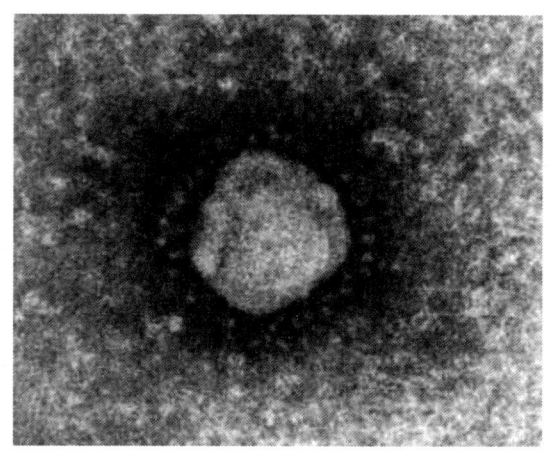

图 21-2 病毒颗粒电镜负染色照片

出现腹泻等消化道症状。患者外周血白细胞正常或降低，但大多数淋巴细胞降低，以 $CD4^+T$ 降低最为明显。胸部 X 线检查可见肺部炎性浸润影。

3. 微生物学检验

（1）标本采集：常规方法采集鼻咽拭子或洗液、漱口液、粪便等标本，2～8 ℃保存，–70 ℃长期保存。急性期血清标本尽可能在发病初期 1 周内采集，恢复期血清标本在发病后 3～4 周采集。

（2）分离培养：选用 Vero 或 Vero-E6 细胞系，细胞病变特点主要是病变细胞呈局灶性、变圆、折光性强，晚期呈葡萄串状表现。

（3）鉴定：采用免疫荧光法、电子显微镜检查法、核酸序列检查法进行检测。

（二）新型冠状病毒

新型冠状病毒属于一种新发现的冠状病毒，与 SARS 属于同一家族。世界卫生组织总干事于 2019 年 2 月 11 日宣布，将新型冠状病毒感染的肺炎命名为"COVID-19"，与此同时，国际病毒分类委员会声明，将新型冠状病毒命名为"SARA-CoV-2"（severe acute respiratory syndrome coronavirus 2）即严重急性呼吸综合征冠状病毒 2 型。因为它的基因序列与 SARS 冠状病毒相似。

1. 生物学特性 新型冠状病毒是基因组为线性单股正链 RNA 病毒，有包膜，病毒体呈圆形或椭圆形，直径 100 nm，表面有刺突糖蛋白，在显微镜下看就像皇冠，故称为冠状病毒。新型冠状病毒对热比较敏感，56 ℃加热 30 分钟，100 ℃加热 2 分钟即可灭活，对紫外线、75% 乙醇、含氯制剂敏感，可以根据新型冠状病毒理化性质，采取适宜的方式进行日常消毒。

2. 临床意义

（1）致病机制：新型冠状病毒简称新冠病毒，该病毒侵犯呼吸道和肺部上皮细胞，结合到细胞上以后，进入细胞，复制产生更多的病毒以传播到周围细胞，并侵犯黏膜，如果感染程

度较轻，患者不会出现任何症状，否则会出现发热、咳嗽、呼吸急促，逐渐发展成肺炎等严重问题。当肺部炎症过于严重而导致肺部出现积液时，可导致肺损伤即急性呼吸窘迫综合征（ARDS）。严重的感染还可引起脓毒性休克，出现血压急剧下降，机体器官缺氧。ARDS和休克是重症患者死亡的主要原因，相对而言更易发生在60岁以上、有吸烟史和高血压等病史的人身上。

（2）传播方式：患者咳嗽或打喷嚏时，会释放含有病毒的微小液滴。这些液滴会落在他人口腔、鼻腔或眼中，让病毒得以感染新的个体。患者的粪便中也存在病毒。感染后，一般潜伏期5天，据推断一般发病前1天至发病后14天均具有传染性。有些研究表明有的患者感染后潜伏期可达24天。另外，无症状传播也可能在整个疾病流行中起到部分作用。

根据病毒的传播速度，可以确定病毒的基本传染数R_0，R_0等于1时，意味着1位感染者可传染1人；R_0等于2时，意味着1位感染者可传染2人，以此类推。R_0小于1时，则传染会消失，R_0大于1时，则会继续传染。

3. 主要防控措施

（1）病例隔离治疗：所有病例（含轻症病例）均须隔离治疗。目前无针对性的抗病毒药物，主要采取对症和支持生命体征策略进行治疗。

（2）预防：尽量避免近距离接触呼吸道感染病例，如需接触时须做好呼吸道防护。

4. 微生物学检验　目前许多实验室和医院都在采用反转录-聚合酶链式反应（RT-PCR）这种快速检验方法进行核酸检测，能够测出非常少量的病毒RNA。

四、其他常见呼吸道病毒

其他呼吸道病毒的形态结构、致病性及微生物学检验等见表21-1。

表21-1　其他呼吸道病毒的主要特征

病毒名称	分类	形态结构	致病性	微生物学检验
麻疹病毒	副黏病毒	RNA，球形、有包膜	麻疹。早期患儿口颊处有柯氏斑，继而全身皮肤出现斑丘疹，少数合并肺炎、脑膜炎、亚急性硬化性全脑炎与麻疹病毒感染有关	典型病例无须实验室检验，必要时用ELISA捕捉法测IgM
腮腺炎病毒	副黏病毒	RNA，球形、有包膜	流行性腮腺炎，可并发睾丸炎、卵巢炎和脑膜炎	典型病例无须实验室检验
副流感病毒	副黏病毒	单负链RNA，球形、有包膜	幼儿急性呼吸道感染	病毒分离，抗原抗体检测
呼吸道合胞病毒	副黏病毒	单负链RNA，球形、有包膜	婴幼儿呼吸道感染	病毒分离，抗原抗体检测
腺病毒	腺病毒	双链DNA，球形、无包膜	急性咽炎，流行性角膜炎和肺炎	病毒分离，抗原抗体检测
风疹病毒	披膜病毒	RNA，球形、有包膜	风疹，孕妇妊娠前3个月内感染可引起胎儿畸形	新生儿脐带血IgM检测

第二节 肝炎病毒

肝炎病毒（hepatitis virus）是引起病毒性肝炎的病原体。目前普遍被认可的人类肝炎病毒包括甲型肝炎病毒、乙型肝炎病毒、丙型肝炎病毒、丁型肝炎病毒和戊型肝炎病毒。除了甲型和戊型肝炎病毒为通过肠道感染外，其他类型肝炎病毒均通过密切接触、血液和注射等方式传播。近几年来，医学研究表明，还有其他可以导致人类肝炎的病毒，如庚型肝炎病毒、TT型肝炎病毒，但是目前其致病机制不明确，所以还有待深入研究。

目前病毒性肝炎特别是乙型肝炎在全球传播广泛，已成为严重的公共卫生问题。

一、甲型肝炎病毒

甲型肝炎病毒（hepatitis A virus，HAV）是甲型肝炎的病原体，是1973年Feinstone首先用免疫电镜法在急性期患者的粪便中发现的，属肠道传染的病毒。

（一）生物学特性

1. 形态与结构 HAV属小RNA病毒科、嗜肝RNA病毒属。病毒呈球形，直径27～32 nm，无包膜。衣壳由60个壳粒组成，呈20面体立体对称，有HAV特异性抗原，每一壳粒由四种不同的多肽即VP1、VP2、VP3和VP4所组成。病毒的核心部位为单股正链RNA，基因组长约7500个核苷酸，具有感染性。HAV的免疫原性稳定，目前仅发现有一个血清型。

2. 抵抗力 初步实验证明，HAV对温度、乙醚、酸、碱等抵抗力较强，但100 ℃加热5分钟或用甲醛溶液、含氯消毒剂等处理，可使之灭活。HAV对紫外线敏感，常用的消毒剂如乙醇、苯酚、漂白粉均可消除其传染性。

（二）致病性与免疫

1. 传染源与传播途径 HAV主要通过粪-口途径传播，主要传染源为患者和隐性感染者，通过污染的水源、食物、海产品（如毛蚶）、食具等的传播可造成散发性流行或大流行。其传播途径与卫生条件和个人卫生习惯有紧密联系。1988年，我国上海发生了因食用HAV污染的毛蚶等贝类食物，导致多达30余万人感染HAV。

甲型肝炎的潜伏期为15～45天，潜伏期末，患者的转氨酶升高。病毒常在患者转氨酶升高的前5～6天就存在于患者的血液和粪便中。发病2～3周后，随着血清中特异性抗体的产生，血液和粪便的传染性也逐渐消失，因此长期携带病毒者极为罕见。

2. 致病机制 HAV只引起急性肝炎，不会造成慢性肝病。HAV经口侵入机体后，首先在唾液腺或口咽部增殖，随后进入小肠淋巴结中并在其内大量繁殖，接着进入血流，引起病毒血症，最终侵犯肝，并在肝细胞内大量增殖，通过胆汁进入肠腔，随粪便排出。

感染HAV的肝细胞会发生肿大、变性、溶解。甲型肝炎患者的临床症状从无症状、无黄疸到黄疸性肝炎均有。临床症状表现为发热、不适、食欲缺乏、腹泻、腹部不适、深色尿和黄疸（皮肤和巩膜发黄）。成人出现疾病体征多于儿童，通常6岁以下儿童感染无明显症状，只有10%出现黄疸，年龄较大儿童或成人感染症状较严重，出现黄疸的病例在70%以上，老年人疾病的严重程度和致命性比较高。

HAV感染无论是显性还是隐性，病后机体都可产生牢固的免疫力。抗-HAV IgM出现在感染早期，发病后7天达高峰，并可在体内维持水平2个月左右。抗-HAV IgG出现在急性期后期或恢复期，可在体内维持多年，对同型病毒的感染有免疫力。

（三）微生物学检验

目前对甲型肝炎的微生物学检验，以 HAV 的抗原和抗体检测为主。应用的方法包括补体结合试验、免疫黏附血凝试验、免疫电镜、酶联免疫吸附试验、固相放射免疫和多聚酶链式反应。因抗 -HAV IgM 有出现早、短期内达到高峰和消失快的特点，故测定此抗体是检验甲型肝炎病毒新近感染的标志，抗 -HAV IgG 的检测有助于流行病学调查。

（四）防治原则

预防甲型肝炎应做到搞好饮食卫生、保护好水源地、加强粪便管理，并做好卫生宣教工作。注射丙种球蛋白及胎盘球蛋白是应急预防甲型肝炎的有效手段。我国生产的甲肝活疫苗只注射一次就可获得永久免疫力。

二、乙型肝炎病毒

乙型肝炎病毒（hepatitis B virus，HBV）是乙型肝炎的病原体，在分类学上属于嗜肝病毒科。乙型肝炎广泛分布于世界各地，据估计，目前全世界有乙型肝炎患者或无症状携带者高达 3.5 亿。我国是乙型肝炎高发区，有 1.2 亿左右的病毒携带者。HBV 的危害极大，传播广泛，易形成持续性病毒携带状态或转变为慢性感染，少数乙型肝炎可演变为肝硬化、原发性肝癌。HBV 还可以通过母婴传播，引起先天性感染及使婴儿成为无症状 HBV 携带者。HBV 感染是全球性的公共卫生问题，随着基因工程疫苗的生产和投入，乙肝疫苗的普及率逐年上升，感染率呈下降趋势。

（一）生物学特性

1. 形态与结构 利用电子显微镜观察乙型肝炎患者的血清，可以看到三种与 HBV 有关的颗粒（图 21-3）。①大球形颗粒，又称 Dane 颗粒，它是一个完整的 HBV 颗粒，直径 42 nm，有双层衣壳（图 21-4）。外层衣壳就相当于普通病毒的包膜，乙型肝炎表面抗原（HBsAg）就镶嵌在外层衣壳的脂质双层中。内层衣壳就相当于普通病毒的核衣壳，它是乙型肝炎核心抗原（HBcAg）。利用酶或去垢剂对病毒进行作用后，就可暴露出乙型肝炎 e 抗原（HBeAg）。大球形颗粒具有传染性。②小球形颗粒，是 HBV 感染者血清中最常见的颗粒。小球形颗粒直径为 22 nm，不含 DNA 和 DNA 聚合酶，不具有传染性，是病毒装配过程中过剩的衣壳。③管形颗粒，直径为 22 nm，长 100 ~ 500 nm 不等，实际是串联的小球形颗粒。

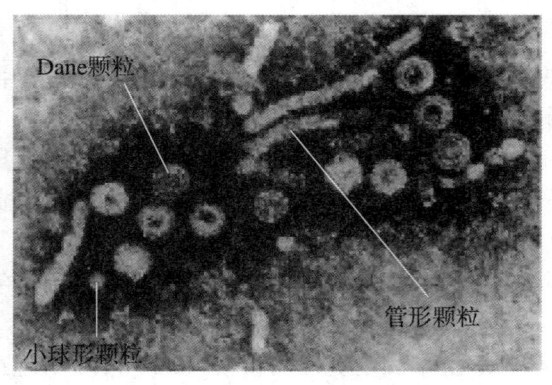

图 21-3 乙型肝炎病毒的三种颗粒

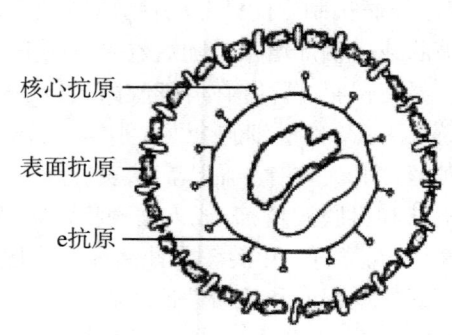

图 21-4 乙型肝炎病毒（Dane 颗粒）模式图

2．抗原组成

（1）乙型肝炎表面抗原（HBsAg）：为糖蛋白，存在于三种颗粒的表面。HBsAg 大量存在于感染者的血液中，测定血清 HBsAg 是诊断 HBV 感染的主要指标。HBsAg 可刺激机体产生特异性且有保护性的抗 -HBs 抗体。其为中和抗体，具有防御 HBV 感染的作用。患者血清中出现抗 -HBs 抗体，是乙型肝炎恢复的标志。

（2）乙型肝炎核心抗原（HBcAg）：存在于 Dane 颗粒核心的表面，为磷酸化蛋白质。HBcAg 为内衣壳的成分，其外由 HBsAg 覆盖，在血循环中不易被检测到。HBcAg 免疫原性强，能刺激机体产生抗 -HBc 抗体。血清中查到抗 -HBc IgM，表示 HBV 正处于复制状态。

（3）乙型肝炎 e 抗原（HBeAg）：e 是抗原决定簇的名称，为蛋白质。因 e 抗原的消长与 Dane 颗粒及 DNA 多聚酶基本一致，故 HBeAg 阳性可作为 HBV 复制及血液具有强传染性的一个指标。HBeAg 具有免疫原性，可刺激机体产生抗 -HBe 抗体。抗 -HBe 抗体能与受感染肝细胞表面的 HBeAg 结合，通过激活补体等破坏受感染肝细胞，故对 HBV 感染具有一定保护作用。抗 -HBe 抗体出现是预后良好的征象。

3．易感动物细胞培养　HBV 易感动物是黑猩猩，常用来进行人类 HBV 的致病机制研究及疫苗效果和安全性检测。HBV 体外细胞培养极为困难，目前采用的是将 HBV 病毒基因转染肝癌细胞株培养，用于抗 HBV 药物的筛选和致病机制的研究。

4．抵抗力　HBV 对理化因素的抵抗力很强，在 30～32℃可存活 6 个月，在 -20℃可存活 15 年。病毒浓度较高时，60℃加热 10 小时，或 98℃加热 1 分钟，以及乙醚或 pH 2.4 处理 6 小时均不能有效灭活 HBV。高压蒸汽灭菌法或 100℃直接煮沸 2 分钟、0.5% 过氧乙酸、3% 漂白粉、5% 次氯酸钠和环氧乙烷均可使 HBV 灭活。

（二）致病性与免疫

1．传染源　HBV 主要的传染源为患者及无症状的 HBV 携带者。在潜伏期、急性期及慢性活动期，患者的血清都有传染性。

2．传播途径

（1）血液、血制品传播：HBV 在患者及病毒携带者的血液中大量存在，少量污染的血液进入机体即可引起感染。输血、注射、外科或牙科手术、针刺、共用剃刀或牙刷、皮肤黏膜的微小损伤及性行为等均可传播。医院内污染的器械可致医院内传播。

（2）母婴传播：若母亲为乙型肝炎患者或 HBV 携带者，在孕期可通过胎盘将病毒传给胎儿，分娩过程中新生儿经过产道时，母亲的血液可通过新生儿微小的伤口使其感染；哺乳也是 HBV 的传播途径。人群中的 HBV 携带者 50% 来自母婴传播。乙型肝炎有家庭聚集倾向，尤以母亲携带 HBV 的家庭较多。

（3）性接触传播。

3．致病机制　HBV 的致病机制主要是机体的免疫病理损伤。HBV 在肝细胞内增殖，并不能直接损伤肝细胞，而是病毒的基因组与肝细胞重新整合，从而引起病毒的潜伏感染，引起肝功能损害，在这个过程中 $CD8^+T$ 细胞在致病及 HBV 的清除中起关键作用。HBV 引起免疫应答损伤的同时也可有免疫保护作用。当机体受 HBV 感染后，可产生多种抗体，如抗 -HBs、抗 -HBc、抗 -HBe 抗体等。HBV 的预防应以切断传播途径为主，做到严格筛选献血员，消毒医疗器械，避免医源性传播。采用人工主动免疫对易感人群进行疫苗接种，对接触 HBV 污染物者可肌内注射高效价乙型肝炎免疫球蛋白进行紧急预防。

（三）微生物学检验

1．HBV 抗原抗体系统检测　HBcAg 因存在于肝细胞内，外周血中一般不易查到。临床上主要通过 ELISA 或 RIA 等方法检查血清中的 HBsAg、抗-HBs、抗-HBc、HBeAg、抗-HBe（俗称"两对半"），进行乙型肝炎的试验诊断、判断预后、筛选献血员、选择疫苗接种对象、判断疫苗接种效果及流行病学调查等（表21-2）。

表21-2　HBV抗原抗体系统检测结果的临床分析

HBsAg	HBeAg	抗–HBe	抗–HBc	抗–HBs	结果分析
+	−	−	−	−	HBsAg 携带者
+	+	−	+	−	急性或慢性乙型肝炎（有传染性，俗称"大三阳"）
+	−	+	+	−	急性感染趋向恢复（俗称"小三阳"）
−	−	+	+	+	既往感染恢复期
−	−	−	+	−	感染过 HBV，"核心窗口期"
−	−	−	−	+	感染过 HBV 或接种过疫苗（无传染性，有免疫力）

2. HBV 核酸检测　HBV 感染诊断的最直接的依据是血清中存在 HBV-DNA，可用 PCR 或分子杂交法定性或定量检测。

三、丙型肝炎病毒

丙型肝炎病毒（hepatitis C virus，HCV）是丙型肝炎的病原体。归属于黄病毒科丙型肝炎病毒属。丙型肝炎的临床流行病学特点类似乙型肝炎，但临床症状较轻，易演变为慢性，部分患者可发展为肝癌。HCV 不能在体外培养，在血流中含量很少，对 HCV 的认识主要来自黑猩猩试验及分子生物学研究。

HCV 颗粒呈球形，直径 55 nm，为有包膜病毒。世界各地分离的 HCV 有毒株为 20 余个基因型。其抗原成分主要包括核衣壳蛋白、包膜蛋白及非结构蛋白。HCV 对各种理化因素的抵抗力较弱，对酸、热均不稳定。100 ℃加热 5 分钟、紫外线照射或甲醛均能使其灭活。HCV 对氯仿、乙醚等有机溶剂敏感。

丙型肝炎的传染源主要是患者和无症状病毒携带者，HCV 的传播途径与 HBV 相似，主要通过输血和其他途径（如共用针头、血液透析等）传播。但有半数的 HCV 感染中，传播途径尚不清楚。

丙型肝炎多见无黄疸者，可不出现明显临床症状，多数患者发病时已呈慢性过程，重型肝炎少见。慢性肝炎的临床表现亦轻重不一，约 20% 可发展为肝硬化。

HCV 是引起输血后慢性肝炎及肝硬化的主要原因之一。在意大利、希腊、日本等国家的肝癌患者血液中，HCV 抗体阳性者达 50%～70%，我国约为 10%。

丙型肝炎感染后免疫力不牢固，在免疫力低下的人群中，也可同时感染 HBV 及 HCV，但这种双重感染是否导致病情加重，尚无定论。

目前临床上常用的 HCV 检测方法主要有两类：血清学方法及 PCR 方法。HCV 抗体检测一般以 ELISA 法作为筛选试验，条带免疫法作为确证试验。PCR 方法能查出 HCV-RNA。若从患者血清和肝组织中检测到 HCV-RNA，表示有 HCV 复制和活动性感染，且具有传染性。

四、丁型肝炎病毒

1977 年，意大利学者 Rizzetto 用免疫荧光法检测乙型肝炎患者的肝组织切片时，发现了一种新抗原，将其称为δ因子。以后证实这是一种缺陷病毒，必须在 HBV 或其他嗜肝 DNA 病毒辅助下才能复制，现已将其正式命名为丁型肝炎病毒（hepatitis D virus，HDV）。

HDV 呈球形，直径 35～37 nm，外壳由 HBsAg 构成，内含 HDV 核酸及与之结合的 HDAg。

丁型肝炎的传播途径与 HBV 相似。HDV 传染源主要是患者。HDV 感染有两种方式：一种是联合感染（coinfection），即 HBV 和 HDV 同时侵入机体；另一种是重叠感染（superinfection），即在 HBV 感染的基础上再感染 HDV。HDV 和 HBV 的联合感染和重叠感染均可使感染症状加重，使病情恶化

HDV 检测方法：① HDV 抗原检测，采用免疫荧光法、RIA、ELISA 检测肝组织或血清中的 HDAg。② HDV 抗体检测，采用 ELISA 检测抗 -HD IgM 和抗 -HD IgG。③ HDV-RNA 的检测，采用 PCR 检测血清和肝细胞内的 HDV-RNA 对诊断也有一定价值。

五、戊型肝炎病毒

戊型肝炎病毒（hepatitis E virus，HEV）曾被称为经消化道传播的非甲非乙型肝炎病毒。70 年代初建立了 HAV 的检测方法，重新检测当时肝炎患者的血清，结果未发现抗 -HAV IgM 或 IgG 抗体效价升高，因此确定为经消化道感染的非甲非乙型肝炎病毒所致。1986 年，我国新疆南部地区发生此类肝炎的流行，约 12 万人发病，死亡达 700 余人，这是迄今世界上发生的最大的一次流行。

HEV 呈球形，直径 32～34 nm，为无包膜病毒。核酸为单股正链 RNA，现已知 HEV 有两个基因型，其代表株为缅甸株（B）和墨西哥株（M）。

戊型肝炎的传染源为患者，潜伏期为 10～60 天，在潜伏期末和急性期初传染性强。HEV 主要通过粪 - 口途径传播，经胃肠道进入血液，在肝细胞复制后释放到血液和胆汁中，经粪便排出体外，常因粪便污染水源引起流行，也可经食物传播引起急性重型肝炎。戊型肝炎是一种自限性疾病，多数患者于发病 6 周即痊愈或好转，不发展为慢性肝炎，也不形成慢性带病毒者。孕妇感染 HEV 后病情较重，经常发生流产和死胎，尤以怀孕 6～9 个月最为严重，病死率可达 10%～20%。

HEV 感染后，机体可产生相应的抗体，但持续时间短，因此，可再次发生 HEV 感染。

HEV 病原学检查的主要方法有免疫电镜法、PT-PCR 法、ELISA 或 RIA 法。

（魏　冉）

第三节　反转录病毒

反转录病毒属于反转录病毒科，是一类含有反转录酶的 RNA 病毒。其可分为三个亚科，分别是肿瘤反转录病毒亚科、泡沫反转录病毒亚科及慢病毒亚科（表 21-3）。肿瘤反转录病毒亚科多引起动物的肿瘤，与人类有关的是人类嗜 T 细胞病毒；泡沫反转录病毒亚科尚不清楚其致病机制；慢病毒亚科中与人类致病有关的主要是人类免疫缺陷病毒（human immunodeficiency virus，HIV）。

反转录病毒的主要特征有：①病毒呈球形，具有包膜，表面有刺突；②基因由 2 条相同的单正链 RNA 组成，病毒体含有反转录酶和整合酶；③病毒 RNA 复制经过一个反转录过程成为双链 DNA，然后整合到宿主细胞染色体 DNA，成为前病毒；④具有 *gag*、*pol* 和 *env* 三个结构基因和多个调节基因；⑤宿主细胞受体决定病毒的组织嗜性，成熟的子代病毒以出芽的方式

从宿主细胞中释放。

表21-3 反转录病毒科的分类

亚科	病毒属	病毒种数	举例
肿瘤反转录病毒亚科 慢病毒亚科	α反转录病毒属	9	禽白血病病毒
	β反转录病毒属	5	小鼠乳腺瘤病毒
	γ反转录病毒属	17	鼠白血病病毒
	δ反转录病毒属	4	牛白血病病毒
	ε反转录病毒属	3	大眼梭鲈皮肤肉瘤病毒
	慢病毒属	9	人类免疫缺陷病毒1 人类免疫缺陷病毒2
泡沫反转录病毒亚科	泡沫反转录病毒属	6	黑猩猩泡沫病毒

一、人类免疫缺陷病毒

案例 21-1

患者，男，26岁，近几个月体重减轻，全身乏力，食欲下降，伴白假丝酵母菌性口腔炎，持续高热，反复腹泻，近期病情急剧恶化而来院就诊。体格检查：T 39 ℃，一般状况欠佳，患者面颊、双臂、大腿内侧均有肉瘤，肛门等多处出现疱疹。实验室检查：外周血白细胞为 4.0×10^9/L，X线检查为双侧肺炎，痰中检测到铜绿假单胞菌。2个月后，因全身出现多种难治性机会感染而病危。

思考题：
1．结合临床特征，该患者应考虑患有何种疾病？该疾病的病原体是什么？
2．为明确诊断，该患者还应做哪些检查？
3．请设计一场关于该疾病或病原体的宣传教育活动。

人类免疫缺陷病毒（human immunodeficiency virus，HIV）属于反转录病毒科中的慢病毒属，可引起获得性免疫缺陷综合征（acquired immunodeficiency syndrome，AIDS，又称艾滋病）。

（一）生物学特性

1．形态与结构 HIV为RNA病毒，病毒颗粒呈球形，直径100～200 nm；核心为圆柱形；病毒体外有脂蛋白包膜包被，包膜上有gp120和gp41糖蛋白组成的刺突，前者为表面刺突，后者为跨膜蛋白。病毒体核衣壳为20面体对称结构，核心含有RNA、反转录酶、整合酶和核衣壳蛋白等（图21-5）。

2．HIV复制

（1）吸附：病毒体首先借助其糖蛋白刺突gp120与T细胞表面的CD4分子进行特异性结

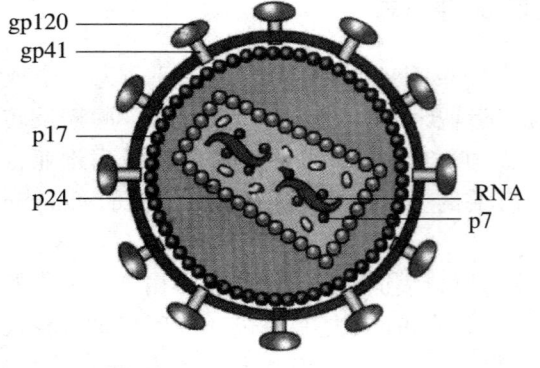

图 21-5 HIV病毒结构模式图

合，进而引起 gp41 发生构型改变，促进病毒体的包膜和细胞膜发生融合。

(2) 穿入和脱壳：核衣壳进入宿主细胞后，在细胞质中脱壳并释放 RNA。

(3) 生物合成：在反转录酶和相关 DNA 整合酶的作用下，病毒 RNA 先反转录成互补 DNA（cDNA），构成 RNA-DNA 中间体。中间体中的亲代 RNA 链经 RNA 酶水解去除，再以互补 DNA 模板合成正链 DNA，从而组成双链 DNA。此时基因组由宿主细胞质转移到细胞核。在病毒整合酶的作用下，病毒基因组整合入宿主细胞染色体中。这种整合的病毒双链 DNA 成为宿主细胞染色体的一部分，也就是前病毒（provirus）。前病毒可以非活化形式长期潜伏于宿主细胞内，也可随细胞分裂进入子代细胞，HIV 感染后出现长期的、无症状潜伏感染就与此有关。

当前病毒活化而自身转录时，在宿主细胞 RNA 聚合酶的作用下，病毒的 DNA 转录为 RNA 并经过拼接、加帽或加尾形成 HIV 的 mRNA 或子代细胞。前者在宿主细胞核糖体上翻译蛋白质，经进一步酶解、修饰后形成病毒结构蛋白或调节蛋白。

(4) 装配与释放：子代病毒 RNA 与结构蛋白装配成核衣壳，并从宿主细胞膜获得包膜，组成完整的有感染性的子代病毒，最后以出芽的方式释放到宿主细胞外，继续感染新的易感细胞。

3. 抵抗力 HIV 耐冷不耐热，因此可以高温灭活，低温保存。目前，WHO 推荐的反转录病毒的灭活方法是 100 ℃加热 20 分钟。HIV 可以在 -70 ℃的环境下保存 3 个月以上，在 -196 ℃液氮中可存活数年。另外，HIV 耐碱不耐酸，对化学消毒剂敏感，如在室温下 70% 乙醇只需 1 分钟即不能检出活性；HIV 对紫外线或 γ 射线不敏感。

（二）微生物学检验

HIV 的实验室检查对于 HIV 感染的诊断、病情进展的检测、抗病毒治疗效果的观察等有至关重要的作用。根据 HIV 感染的不同时期，应选择不同的检测手段：原发感染 2 周内目前尚无法检测，2 周后出现病毒血症时可检测病毒抗原或病毒反转录酶活性，感染 6~8 周后直到 HIV 出现前可检测病毒的抗体，艾滋病期可检测血清中 HIV 抗原。实验室检测包括 HIV 抗体、P24 抗原、HIV 病毒载量、CD4$^+$T 细胞等项目，各项检测应依据《全国艾滋病检测技术规范》的相关要求进行。HIV 抗体检测是诊断 HIV 感染的唯一标准。

1. 标本的采集 采集患者血液或体液等用于病毒分离、抗原抗体检测。标本取得后，应在 12 小时内送到实验室，尽快分离出血清。对于不能及时检测的标本应将其血清置于 -20 ℃或更低温度下保存。

2. 病毒分离培养 分离病毒的敏感细胞有 T 细胞株、新鲜分离的正常人淋巴细胞或脐血淋巴细胞。新鲜分离的正常人淋巴细胞或脐血淋巴细胞预先用 PHA 刺激并培养 3~4 天后，加入 T 细胞生长因子，以维持培养物的持续生长。进行接种培养时，需要定期换液和经 PHA 处理的正常人淋巴细胞。经过 2~4 周培养后，出现致细胞病变效应（最明显的是多核巨细胞）者说明有病毒生长。HIV 生长缓慢，培养 1~2 周后才可见致细胞病变效应，此时可检测培养液中的反转录酶的活性或 p24 抗原。HIV 的分离培养多用于与 HIV 相关的科学研究。

3. HIV 抗体检测 在发生 HIV 感染后 3 个月内，机体内出现抗体。核心蛋白 p24 抗体在血清中出现最早，是 HIV 感染初期的较稳定的指标。HIV 抗体检测分为筛查试验和确认试验。筛查试验可采用 ELISA、间接荧光法、明胶颗粒凝集试验、斑点免疫金试验等方法，这些方法敏感性高、操作简单。HIV 抗体筛查试验呈阳性反应的标本可能是假阳性的，因此必须要做确认试验，确认试验阳性方可报告 HIV 抗体阳性。确认试验的方法有免疫印迹试验、条带免疫试验、放射免疫沉淀试验及免疫荧光试验等。确证试验特异性高，但操作复杂。免疫印迹试验可用于分析成分复杂的抗原抗体系统，其敏感性、特异性均很高，且可以同时检测各类 HIV

抗体，是 HIV 抗体检测中最常用的确认试验。

4. HIV 抗原检测 常用 ELISA 双抗体夹心法检测 p24 抗原，其检测可用于"窗口期"及 HIV-1 抗体阳性的母亲所生婴儿早期的辅助鉴别诊断，还可用于抗 HIV 药物疗效的检测、病情发展的动态观察及分离培养中 HIV 检测等。

5. HIV 核酸检测 HIV 核酸检测有定性检测和定量检测，可用于 HIV 感染的辅助诊断、病程监控、治疗方案的指导、疗效判定、预测疾病进展等，临床常用于测定感染者体内游离病毒的 RNA 含量即病毒载量。核酸检测以血浆、体液或组织作为标本，采用原位杂交、反转录 PCR（RT-PCR）、核酸序列扩增（NASBA）等方法测定 RNA 含量；也可用 PCR 检测前病毒 DNA，用于血清抗体出现前的急性期的诊断。由于存在最低检出限，核酸检测结果呈阴性也不能排除 HIV 感染，可作为 HIV 感染诊断的辅助指标。检测的靶基因一般为 gag、pol、env 基因和长末端重复（LTR）序列等。

6. $CD4^+$ T 细胞计数 $CD4^+$ T 细胞作为 HIV 感染的靶细胞，对免疫系统有极其重要的影响。$CD4^+$ T 细胞绝对数量的检测是判定 HIV 感染状态、病程进展、治疗方案的指导、疗效观察、是否发生并发症和预防机会感染的指标。现在主要是应用流式细胞仪技术进行 $CD4^+$ T 细胞计数和计算其占淋巴细胞的百分比。若有 HIV 感染，$CD4^+$ T 细胞计数 $< 0.5 \times 10^9/L$ 时，为抗反转录病毒药物治疗的指征；$< 0.2 \times 10^9/L$ 时，可能发生卡氏肺孢菌的感染，此时应立即进行相关的预防治疗；$< 0.1 \times 10^9/L$ 时，易出现巨细胞病毒和结核分枝杆菌的合并感染。凡是疑为 HIV 感染者，应定期进行 $CD4^+$ T 细胞计数，若该细胞数量持续下降则应更换治疗方案。

7. 耐药性检测 HIV 病毒可产生自发性高频率的基因突变，在抗病毒药物的选择下可促进耐药株的产生。可用耐药性检测测定病毒株对药物的敏感度，揭示已经存在的或交叉的耐药情况，有利于指导临床合理用药。检测患者标本中的 HIV 基因序列，可监控变异的发生，从而间接估计 HIV 耐药性情况。

HIV 血清学检测应在二级生物安全实验室中进行，分离培养则需要在三级生物安全实验室中进行。在进行血清学检测时，应将处理的每一份标本均视为具有传染性的标本，做好生物防护，确保相关的试验人员不会出现实验室感染。HIV 阳性标本在丢弃前务必进行化学消毒或高压蒸汽灭菌处理，以免污染周围环境。

（三）临床意义

HIV 是艾滋病的病原体。艾滋病是以细胞免疫功能缺陷并继发体液免疫缺陷为基本特征的传染病。传播途径有性接触传播、血液传播及母婴垂直传播等。无症状的携带者和患者是 HIV 的传染源。

1. 致病机制 HIV 病毒主要感染 $CD4^+$ T 细胞，进而引起免疫系统的进行性损伤，先是细胞免疫出现损伤，随后继发体液免疫损伤。HIV 进入机体后，以 $CD4^+$ T 细胞为靶细胞，侵入细胞内并在其中大量繁殖，从而造成该细胞出现变性、坏死，机体内的细胞免疫因而出现严重的功能缺陷。因病毒之故，$CD4^+$ T 细胞数量减少，$CD8^+$ T 细胞相对增多，出现二者比例倒置。机体因为 HIV 出现免疫缺陷，特别是细胞免疫功能受损，抗感染能力下降，常会发生机会感染及肿瘤。

2. 临床特征 艾滋病的病程可分为三期，分别是急性期、无症状潜伏期和艾滋病期。

在急性期，患者可表现出发热、头痛、咽炎、淋巴结肿大、肝大、脾大、斑丘疹、黏膜溃疡、腹泻等症状。处于感染急性期的患者，通常难以检测出其血清中的 HIV 抗体。

在无症状潜伏期，HIV 不断复制，$CD4^+$ T 细胞数量不断下降。血清中 HIV 抗体呈阳性，并且具有传染性。无症状潜伏期可持续 8～10 年，而时间的长短与感染病毒的数量、型别、感染途径、免疫状况、个体差异和营养状况等有关。

在艾滋病期，患者可有持续性发热、盗汗、体重减轻、慢性腹泻、湿疹、银屑病、脂溢性皮炎、疱疹、口腔假丝酵母菌病、黏膜白斑病等。此期出现中枢神经系统等多器官多系统损害，合并各种条件致病菌、寄生虫及其他病毒感染，或并发肿瘤。患者血清中可稳定检出 HIV 抗体且抗体处于较高水平，$CD4^+T$ 细胞计数 $< 0.2 \times 10^9/L$、$CD4^+T$ 细胞 /$CD8^+T$ 细胞 < 1.5 者年病死率约为 90%，多发生于临床症状出现后 2 年。

机体在感染 HIV 后会产生高效价的 HIV 多种抗体，如 gp24 抗体、gp120 抗体等，抗体中和活性较低，在急性期虽然可以中和血清中的病毒抗原，但是不能清除细胞内的病毒，也就不能控制病情的发展。HIV 可刺激机体产生细胞免疫、抗体介导的细胞毒效应等，但是不能彻底清除病毒。

二、人类嗜 T 细胞病毒

案例 21-2

患者，女，64 岁，曾发生诺卡菌感染，伴大脑与肺内脓肿及面部疱疹病毒感染。实验室检查：Hb 12.2 g/L，PLT $313 \times 10^9/L$，WBC $45 \times 10^9/L$，LYM 73%。骨髓活检可见体积较大的非典型细胞，约 15%。流式细胞学检测外周血 98% 为 T 细胞。临床诊断为成人 T 细胞白血病。

思考题：
1. 该患者感染的病原体是什么？
2. 为明确诊断还需哪些实验室检查？

人类嗜 T 细胞病毒（human T-cell lymphotropic virus, HTLV）又称人类 T 细胞白血病病毒。HTLV 是从 T 细胞白血病和毛细胞白血病患者外周血淋巴细胞中分离出来的，因而 HTLV 分为两型，分别称为 HTLV-Ⅰ型和 HTLV-Ⅱ型。属反转录病毒科的 RNA 肿瘤病毒亚科。

（一）生物学特性

HTLV 在电子显微镜下呈球形，直径约 100 nm，有包膜。其包膜表面的刺突为糖蛋白（gp120），可以和细胞表面的 CD4 分子结合，与病毒感染有关，可以介导病毒穿入细胞内。衣壳上含有 gp18 和 gp24 两种结构蛋白。核心由病毒基因组 RNA 及反转录酶组成。

HTLV 基因组全长 9 kb，两端均为长末端重复序列（LTR），中间从 5′端至 3′端依次有 *gag*、*pol*、*env* 三个结构基因和 *tax*、*rex* 两个调节基因等共 5 个基因排列。基因组上的结构基因的功能与 HIV 基因一致，*tax* 基因编码的产物是一种反式激活因子，除有激活 LTR、增加病毒基因的转录外，尚能激活细胞的 IL-2 基因和 IL-2 受体基因，使它们异常表达而促进细胞大量增长。*rex* 基因编码的两种蛋白对病毒的结构蛋白和调节蛋白的表达有调节左右。HTLV-Ⅰ和 HTLV-Ⅱ基因组的同源性接近 50%。

（二）微生物学检验

HTLV 的实验室诊断主要依靠病毒抗体或核酸的相关检测，病毒的分离鉴定很少用。

1. 病毒的分离鉴定 采取患者新鲜外周血分离淋巴细胞，经 PHA 处理后，加入含有 IL-2 的营养液继续培养 3~6 周，用电子显微镜观察细胞中的 C 型病毒颗粒，并检查细胞培养上清液的反转录酶的活性，最后用免疫血清或单克隆抗体进行病毒鉴定。

2. 病毒抗体检测 *gag*、*env* 两个基因编码的结构蛋白具有一定的免疫原性，故可使用免疫学方法检测患者血清中是否存在相关抗体。采集患者血液，离心出血清，并使用 ELISA、间接免疫荧光、化学发光、乳胶凝集等方法来检测血清中的抗体。

（三）临床意义

HTLV-Ⅰ可经血源或性接触传播，也可经过胎盘、产道或母乳等途径传播。

HTLV-Ⅰ和 HTLV-Ⅱ仅感染 $CD4^+T$ 细胞并在其中生长，致使受感染的细胞发生转化，最后发展成为 T 细胞白血病。由 HTLV-Ⅰ引起的成人 T 细胞白血病在日本的西南部、加勒比海地区、南美洲东北部和非洲一些地区呈地方性流行。我国的某些沿海地区有少数人群发病。

T 细胞白血病的主要临床表现是 T 细胞发生大量增生、转化、癌变，淋巴结、肝、脾增大，并伴有高钙血症，皮肤出现红斑、皮疹等，一般预后不良。

HTLV-Ⅰ还可引起 HTLV-Ⅰ型相关脊椎病（HAM）及热带痉挛性下肢轻瘫（TSP）。HAM 以女性多见，其主要临床表现是慢性进行性步行障碍和排尿困难，有时伴有感觉障碍。

第四节 肠道病毒

肠道病毒（enterovirus，EV）是一类通过污染的食物，经消化道传播的 RNA 病毒，在病毒分类学上属于小 RNA 病毒科肠道病毒属。肠道病毒虽然通过消化道传播，但是很少引起消化道部位的疾病，而是主要在肠外引起疾病，如无菌性脑膜炎、脊髓灰质炎、心肌炎、心周炎、手足口病等。肠道病毒引起疾病的特点有：一种病毒的血清型可引起不同的疾病综合征，而几种不同的血清型又可以引起相同的疾病。常见的肠道病毒有脊髓灰质炎病毒、轮状病毒、埃可病毒等。

一、脊髓灰质炎病毒

脊髓灰质炎病毒是引起脊髓灰质炎的病原体。病毒能够侵犯脊髓前运动神经细胞，导致肢体肌肉的迟缓性麻痹，儿童易感，故又称小儿麻痹症。该病毒分三个血清型，即Ⅰ型、Ⅱ型、Ⅲ型脊髓灰质炎病毒，各型之间存在共同抗原，大多数的脊髓灰质炎由Ⅰ型脊髓灰质炎病毒引起。脊髓灰质炎曾是重点防控的传染病之一，是继天花后被要求消灭的第二个传染病。2001年10月，WHO 在日本京都召开会议，做出了脊髓灰质炎已在包括中国在内的西太平洋地区消灭的结论。

（一）生物学特性

1. 形态结构 病毒体呈球形，直径 27～30 nm，无包膜；衣壳为 20 面体立体对称结构；核心为单股的正链 RNA。

2. 培养特性 脊髓灰质炎病毒可用猴肾、人胚肾或人羊膜细胞等进行培养。病毒在宿主细胞内迅速增殖，从而出现典型的致细胞病变效应。

3. 抵抗力 脊髓灰质炎病毒抵抗力较强，可在污水及粪便中存活数月之久，耐低温、耐乙醚和乙醇，并且对酸具有抵抗力，不易被胃酸、蛋白酶和胆汁灭活，但是对干燥、热、紫外线等因素敏感，56 ℃加热 30 分钟即可被灭活。过氧化氢、漂白粉等化学消毒剂也可将其灭活。

（二）微生物学检验

1. 标本采集 发病早期 1 周可采集咽部标本；发病 2 周内，间隔 24～48 小时采集 2 份粪便标本，密封后冷藏运送至实验室中尽快进行分离。整个病程中均可采集粪便标本用于病毒的分离。

2. 标本直接检查

（1）形态观察：通过电子显微镜观察标本中的病毒颗粒，或用病毒特异性抗体对病毒进行免疫电镜检查。

（2）核酸检测：标本可采用病毒cDNA做核酸杂交，或设计特异性核酸序列引物做RT-PCR，设阴性对照和阳性对照，扩增出特异性产物为阳性结果。

（3）抗原检测：可采用免疫荧光、酶联免疫吸附试验等方法直接检测标本的病毒抗原。

3. 分离培养与鉴定 取粪便标本经抗菌药处理后，接种于人胚肾或猴肾细胞中，37℃培养7～10天，观察致细胞病变效应，做出诊断，再用中和试验鉴定型别。

4. 抗体检测 采集2份血清，第一份在发病后尽早采集，第二份相隔2～3周之后采集。脑脊液或血清抗脊髓灰质炎病毒抗体IgM阳性或双份血清IgG效价升高≥4倍者，有诊断意义。

（三）临床意义

脊髓灰质炎传染源为患者和隐性感染者，主要通过粪-口途径传播，有明显的季节性，主要流行季节是夏秋季。人是脊髓灰质炎病毒的唯一天然宿主，1～5岁儿童为主要的易感人群。病毒侵入机体后先在咽、扁桃体等淋巴组织和肠道集合淋巴结中增殖，再释放入血，形成第一次病毒血症，然后扩散至全身易感组织如淋巴结、肝、脾中再次增殖，引起第二次病毒血症。机体免疫力的强弱影响其结局，90%以上感染者无症状或只出现轻微发热、咽喉痛、腹部不适等，并迅速恢复。1%～2%感染者被病毒侵入中枢神经系统和脑膜，累及脊髓前角运动神经细胞，轻者表现为暂时性肢体弛缓性麻痹，严重者可造成永久性肢体弛缓性麻痹，以下肢麻痹多见。极少数患者可因呼吸、心脏功能衰竭而死亡。

我国自1960年开始自制脊髓灰质炎减毒活疫苗，一种是三型单价糖丸，另一种是混合多价糖丸，为Ⅰ、Ⅱ、Ⅲ型混合物。目前普遍采用后者。首次免疫应在婴儿第二个月龄时开始，连续服用3次，间隔4～6周，4岁和7岁时再各加强免疫一次。95%以上的接种者可产生长期免疫，并在肠道内产生特异性的SIgA。

知识链接

一颗小小的糖丸

顾方舟是我国病毒学家，脊髓灰质炎疫苗研究生产领域的拓荒者、科技攻关者，为实现我国全面消灭脊髓灰质炎奉献了一生。他研究的"糖丸"保护了几代中国人的生命健康，使中国基本上消灭了脊髓灰质炎。

1955年，江苏南通暴发大规模的脊髓灰质炎疫情，顾方舟临危受命，开始相关疫苗的研制工作。1964年，糖丸疫苗在全国推广。脊髓灰质炎的年平均发病率从1949年的4.06/10万，下降到1993年的0.046/10万。截至1994年发现最后一例患者后，至今未发现本土病例。2000年，"中国消灭脊髓灰质炎证实报告签字仪式"在北京举行，顾方舟作为代表签下自己的名字，我国成为无脊髓灰质炎国家。

"我一生只做了一件事，就是一颗小小的糖丸。"顾方舟被亲切地称为"糖丸爷爷"，他一生跋山涉水，护佑了中国儿童远离小儿麻痹。在新中国成立70周年前夕，党和人民授予他"人民科学家"国家荣誉称号。2019年，顾方舟在北京逝世，享年92岁。

二、轮状病毒

案例 21-3

患者，女，8月龄。患儿3天前出现无明显诱因发热，体温高达38.6℃，无咳嗽，无流涕。曾口服布洛芬，发热一过性退后又很快复升。2天前，患儿出现腹泻，大便为绿色稀便，量多，每日10余次，无黏液脓血，伴呕吐数次，吃奶欠佳。1天前腹泻加重，为黄色稀水样便，次数增加且伴精神状态差，吃奶少，尿少。

思考题：
1. 初步考虑该患儿应如何诊断？
2. 还需哪些实验室检查来明确诊断？

轮状病毒（rotavirus，RV）主要引起婴幼儿急性肠炎，属于肠病毒科轮状病毒属，是人类、哺乳动物和鸟类腹泻的重要病原体。

（一）生物学特性

轮状病毒为球形，直径60～80 nm，核酸为双股RNA，有双层衣壳。内衣壳直径33～40 nm，内衣壳的壳粒沿着病毒体边缘呈放射状排列，形同车轮的辐条，外衣壳薄而光滑。只有具有双层衣壳的病毒颗粒才具有感染性。

轮状病毒的培养常用原代和传代猴肾细胞。轮状病毒抵抗力较强，在粪便中能存活数天至数周，耐乙醚和酸碱，56℃经30分钟可灭活，也可被消毒剂甲醛、酚等灭活。

（二）微生物学检验

1. 标本采集　采集水样便4℃密封送检。

2. 标本直接检查

（1）电镜和免疫电镜检查：应用电镜直接观察粪便中病毒颗粒，或用特异的免疫血清进行免疫电镜观察，判断轮状病毒的组别或血清型。

（2）抗原检测：ELISA、胶乳凝集试验、反向间接血凝试验等可用于检测病毒抗原。

（3）病毒核酸检测：聚丙烯酰胺凝胶电泳（PAGE）、核酸杂交、RT-PCR等用于病毒核酸检测。

3. 病毒分离与鉴定　用原代非洲绿猴肾细胞分离病毒，用中和试验鉴定病毒。

4. 血清学诊断　多用于流行病学调查。取急性期和恢复期双份血清进行中和试验。

（三）临床意义

轮状病毒根据病毒基因结构分为七组（A、B、C、D、E、F、G组），A、B、C组能引起人类和动物腹泻，D、E、F、G组只引起动物腹泻。

A组轮状病毒最为常见，是世界范围内婴幼儿重症腹泻的最重要的病原体，是婴幼儿死亡的主要原因之一。轮状病毒经粪-口途径传播，传染性强，发病多见于6个月至2岁婴幼儿，以6个月至1岁婴幼儿感染率最高。据统计，全世界腹泻的婴儿，约60%是由轮状病毒引起的。轮状病毒感染后，潜伏期短，主要症状为大量水样便、呕吐、腹痛及轻度发热。若不及时纠正水、电解质平衡，少数严重者可出现脱水或酸中毒而导致死亡。病后机体很快产生多种抗体，具有保护作用的抗体以SIgA为主。由于抗体只对同型病毒有中和作用，故病后机体可重复感染。

B 组轮状病毒可在年长儿童和成人中产生暴发流行,但至今仅在我国有过报道。1982～1983 年,该组病毒在我国东北、西北矿区青壮年工人中引起了大规模霍乱样腹泻流行,患者达数十万人。

C 组轮状病毒对人的致病性类似 A 组,但发病率很低。

三、其他肠道病毒

(一) 柯萨奇病毒

柯萨奇病毒 (Coxsackie virus) 于 1948 年在美国纽约州柯萨奇镇首次分离出来,并因而得名。柯萨奇病毒分为 A 组及 B 组,A 组病毒包括 23 个血清型,B 组病毒包括 6 个血清型。

柯萨奇病毒呈球形,直径为 17～30 nm,为单正链 RNA 病毒;核衣壳呈 20 面体立体对称,无包膜;能在猴肾细胞、人源传代细胞中生长,产生致细胞病变效应;可用血凝抑制试验加以鉴定。

人是柯萨奇病毒唯一的宿主,日常生活接触、经口感染是主要传播途径。大多数人感染柯萨奇病毒后无症状或仅有轻微症状,常被忽视。柯萨奇病毒可侵犯多种组织,引起普通感冒、无菌性脑膜炎、疱疹性咽炎、手足口病、流行性胸痛、心肌炎等。其中手足口病主要由柯萨奇 A 组病毒 16 型引起,还可见于 A4、A5、A9、A10 和 B5 型。另外肠道病毒 71 型也可引起流行,应予以鉴别。手足口病的特点是口腔黏膜和舌上出现红疹与水疱,口腔内形成溃疡等损伤,继而出现手、足部位的水疱,病毒可在水疱液中检出。

(二) 埃可病毒

埃可病毒 (ECHO virus) 是 1951 年脊髓灰质炎流行期间从患者粪便中分离的能使培养细胞发生病变的非脊髓灰质炎病毒。病毒形态与细胞培养特性与脊髓灰质炎病毒相似。埃可病毒包括 1—9 型、11—27 型、29—33 型。

埃可病毒对人的致病性类似于柯萨奇病毒,可引起发热出疹性疾病、呼吸道感染及婴儿腹泻等;在猴肾细胞中增殖良好,也可在人羊膜、原代人胚肾、甲状腺等细胞中增殖;可通过中和试验鉴定。

(三) 新型肠道病毒

1976 年国际病毒分类学委员会决定,将新分离发现的肠道病毒从 68 型开始依次编号命名。目前新型肠道病毒有 4 个血清型,即 68—71 型。除 69 型外,其余三型均与人类疾病有关。68 型主要引起儿童毛细支气管炎和肺炎,70 型引起急性出血性结膜炎,71 型引起无菌性脑膜炎和手足口病,后两型在临床上更为重要。

1. 肠道病毒 70 型 肠道病毒 70 型 (EV70) 引起急性出血性结膜炎。病毒可经手、毛巾、眼科器械和昆虫等传播,游泳池水被病毒污染后传染性强。潜伏期 1 天,但少数可延至 6 天。肠道病毒 70 型同于其他肠道病毒,不具有嗜肠道性,而是存在于眼结膜,可引起双眼结膜下出血、眼睑水肿、眼球胀痛,并可涉及角膜。患者感染后预后尚好,一般无后遗症。感染部位一般仅限于眼,但个别病例可累及神经系统(腰神经根、脑神经),出现神经根脊髓炎,临床表现类似脊髓灰质炎。

在急性出血性结膜炎早期(即发病 1～3 天),患者眼分泌物中病毒分离率高达 90% 以上。肠道病毒 70 型可用人源培养细胞或猴肾细胞分离培养,用 ELISA 法快速鉴定,或用 RT-PCR 检测病毒特异性 RNA 片段。

2. 肠道病毒 71 型 肠道病毒 71 型（EV71）通过粪-口途径或密切接触传播，是引起人类中枢神经系统感染的重要病原体，主要导致无菌性脑膜炎和脑膜脑炎，可累及脑神经和延髓。此病毒在部分地区还引起手足口病的流行与传播。近年来世界各国及我国由肠道病毒 71 型感染所导致疾病的暴发越来越多，但目前尚无有效的疫苗。

肠道病毒 71 型可在原代细胞中繁殖，但敏感性差。因病毒能引起乳鼠病变，故可采集感染者早期的粪便、脑脊液、水疱液等接种于乳鼠进行病毒分离，用 PCR 法和核酸杂交进行鉴定。

第五节 疱疹病毒

疱疹病毒（herpes virus）是一群中等大小、有包膜的 DNA 病毒，其广泛存在于哺乳类动物和鸟类中，现有 100 多种。疱疹病毒的衣壳为 20 面体对称结构，基因组为双链线性 DNA。疱疹病毒包括三个亚科，分别为 α 疱疹病毒亚科、β 疱疹病毒亚科、γ 疱疹病毒亚科。对人类有致病作用的迄今已发现八种（表 21-4），它们分别是 α 疱疹病毒亚科的单纯疱疹病毒 1 型（herpes simplex virus type 1，HSV-1）、单纯疱疹病毒 2 型（herpes simplex virus type 2，HSV-2）、水痘-带状疱疹病毒（varicella-zoster virus，VZV），β 疱疹病毒亚科的人巨细胞病毒（human cytomegalovirus，HCMV）、人疱疹病毒 6 型（human herpes virus 6，HHV-6）、人疱疹病毒 7 型（human herpes virus 7，HHV-7），以及 γ 疱疹病毒亚科的 EB 病毒（Epstein-Barr virus，EBV）和人疱疹病毒 8 型（human herpes virus 8，HHV-8）。

表21-4 人类疱疹病毒的种类及其所致疾病

正式命名	所致疾病
单纯疱疹病毒 1 型	唇疱疹、角膜结膜炎、疱疹性脑炎、脑膜炎
单纯疱疹病毒 2 型	生殖器疱疹、新生儿疱疹
水痘-带状疱疹病毒	水痘、带状疱疹
EB 病毒	传染性单核细胞增多症、伯基特淋巴瘤、鼻咽癌
巨细胞病毒	巨细胞病毒感染症、先天性畸形、输血后传染性单核细胞增多症
人类疱疹病毒 6 型	婴儿急疹、幼儿急性发热病
人类疱疹病毒 7 型	未确定
人类疱疹病毒 8 型	卡波西肉瘤

疱疹病毒具有的共同特征：①形态呈球形，衣壳为 20 面体立体对称结构，基因组为双链线性 DNA。②除 EB 病毒外均能在二倍体细胞内复制，产生明显的致细胞病变效应，宿主细胞核内出现嗜酸性包涵体；EB 病毒和人类疱疹病毒 6、7 型的培养需使用灵长类动物的淋巴细胞。③病毒可通过细胞间桥直接扩散，宿主细胞可与临近的未被感染的细胞融合，从而形成多核巨细胞。④病毒感染可表现为增殖性感染和潜伏感染。潜伏和复发感染是疱疹病毒感染的显著特点，这一现象可导致某些疱疹病毒的基因组整合于宿主细胞的染色体上，从而导致肿瘤的发生。⑤病毒由于具有包膜，对乙醚、氯仿等脂溶性溶剂敏感。

一、单纯疱疹病毒

案例 21-4

患者，男，40岁，经常熬夜工作，生活不规律，有不洁性生活史。最近出现发热，全身不适感觉，同时包皮上出现数个红色丘疹，并伴有瘙痒和烧灼样疼痛。患者小便时有尿道刺痛，尿不尽，睾丸隐痛。体格检查时发现患者腹股沟淋巴结肿大。医生根据以上信息诊断为生殖器疱疹。

思考题：
1. 引起该疾病的生殖器疱疹的病原体是什么？
2. 该病原体具有怎样的生物学特性？

单纯疱疹病毒（herpes simplex virus, HSV）有两个血清型，即单纯疱疹病毒 1 型（HSV-1）和单纯疱疹病毒 2 型（HSV-2）。1 型主要引起口唇和角膜疱疹；2 型主要引起生殖器疱疹和新生儿感染，主要通过性接触而传播，进而导致皮肤病变。

（一）生物学特性

病毒体直径为 110～120 nm，衣壳为 20 面体，包膜表面有多种糖蛋白刺突，基因组为双链 DNA。两型单纯疱疹病毒的基因组 DNA 有 40% 的同源性。

HSV 的抵抗力较弱，对湿热、紫外线等敏感，易被脂溶性溶剂灭活。

（二）微生物学检验

1. 标本采集　采集水疱液、唾液、脑脊液、角膜拭子、阴道拭子、病损组织等标本及时进行检测和培养。

2. 形态检查　标本经固定、染色后镜检，可见细胞核内嗜酸性包涵体及多核巨细胞。宿主细胞的形态改变有助于诊断 HSV，但是敏感性和特异性均较低，需要与 HSV 特异性检测方法联合使用。

3. 抗原检测　常用荧光抗体染色法检测的抗原，需注意的是荧光抗体染色检测 HSV 的敏感性不高，当采用水疱液标本检测时敏感性高，而采用愈合性组织标本检测时敏感性低。

4. 抗体检测　主要检测抗-HSV IgG 和 IgM 两种抗体。目前将单纯疱疹病毒糖蛋白 G 应用于 HSV 的特异性 IgG 检测，常用方法是蛋白印迹和 ELISA 法。IgM 尚无特异性检测方法。

5. 核酸检测　用原位核酸杂交技术或 PCR 法检测标本中的 HSV-DNA。核酸检测灵敏度高、特异性强，可用于病毒感染的快速诊断。

6. 分离培养　将标本常规处理后，接种于兔肾、人胚肾或地鼠肾等易感细胞进行分离培养。2～3 天后观察细胞病变，若细胞发生肿胀、变圆，核内形成嗜酸性包涵体，或形成多核巨细胞等，可做出初步诊断，再用中和试验或 DNA 酶切电泳等方法进行鉴定。

（三）临床意义

单纯疱疹病毒在人群中分布广泛，人类是其唯一宿主，主要通过接触传播，引起原发感染、潜伏感染和复发感染。

HSV-1 型主要引起腰以上部位的感染，如龈口炎、唇疱疹、疱疹性角膜结膜炎、疱疹性脑膜炎等。HSV-2 型主要引起腰以下部位、生殖器及新生儿感染。孕妇原发感染或潜伏病毒激活时，病毒可经胎盘感染胎儿，引起流产、早产、死胎等。

目前尚无 HSV 疫苗，新生儿经产道感染，可在分娩后注射丙种球蛋白进行紧急预防。在抗 HSV 感染的过程中，人体主要依靠 IFN、NK 细胞及细胞毒性 T 细胞的免疫作用。阿昔洛韦、更昔洛韦等抗病毒药物对生殖系统疱疹、疱疹性脑炎、疱疹性角膜结膜炎的治疗效果较好。

二、水痘-带状疱疹病毒

案例 21-5

患者，女，60 岁，最近感觉有些劳累，胸口有点痛，并逐渐加重至难以忍受，痛感为针刺样。几天后，患者左侧肋部开始出现数个红色丘疹，随着时间推移丘疹越来越多，并融合成片，形成水疱，刺痛感仍有，遂来院检查治疗。诊断结果为带状疱疹。

思考题：
1. 引起带状疱疹的病原体是什么？该病原体的生物学特性是怎样的？
2. 带状疱疹发病需要怎样的条件？

水痘-带状疱疹是由水痘-带状疱疹病毒（varicella-zoster virus，VZV）引起的病症，在儿童原发感染时引起水痘，病愈后病毒潜伏在体内，成年后潜伏的病毒被激活而出现继发感染，引起带状疱疹。该病毒目前只有一个血清型。

（一）生物学性状

水痘-带状疱疹病毒是有包膜的中等大小的球形病毒。直径 180～200 nm，衣壳为 20 面体对称结构，核酸为双链的 DNA，分子量约为 125 kb。该病毒的基因组是人类疱疹病毒基因组中碱基数最少的病毒。该病毒的基本性状实际上与 HSV 相似。一般动物和鸡胚对 VZV 不敏感。VZV 可在人或猴成纤维细胞中增殖，并缓慢产生细胞病变，导致多核巨细胞的形成。受感染细胞核内，可见嗜酸性包涵体。VZV 在体外很不稳定，在干燥的疱疹痂壳内会很快失活，对热敏感，60 ℃能迅速被灭活。

（二）微生物学检验

1. 标本的采集 VZV 感染者几乎均出现皮肤水痘或疱疹。水疱内液体含有高浓度的无细胞病毒，且采集方法简单易行，故水疱液体是确诊 VZV 感染的最主要标本。PCR 检测可以拭子采集水疱液，置病毒运输培养基或生理盐水。VZV DNA 很稳定，PCR 法检测可采集血清、血浆、全血和外周血单核细胞（peripheral blood mononuclear，PBMC）保存于 -20 ℃。然而，VZV 极不稳定，-20 ℃冷冻后病毒活性会极大地降低，故病毒培养时，应尽早接种，否则标本应加冷冻保护剂保存于 -80 ℃。

2. 标本直接检查

（1）显微镜检查：最原始且最简单易行的是 Tzanck 试验。方法是取水疱基底部含有细胞的标本涂片，用瑞氏-吉姆萨（Wright-Giemsa）染色。镜检可见多核巨细胞、多个嗜酸性核内包涵体。由于 HSV、VZV 感染均可以观察到此形态的病变细胞，故此方法不能用于 VZV 的特异性诊断。

（2）抗原检测：VZV 抗原检测是住院患者 VZV 感染的首选实验诊断方法。采用无菌皮肤刮勺用力刮取疱疹基底部含细胞的标本，涂片，用低温丙酮固定，室温干燥，加荧光标记的 VZV 特异性单克隆抗体，在 37 ℃潮湿的培养箱中染色培养半小时，洗去未结合抗体，加盖玻片后在荧光显微镜下观察；也可采用间接荧光抗体法检测 VZV 抗原。

（3）核酸检测：PCR 技术彻底改变了 VZV 相关中枢神经系统感染和散播性感染的诊断，是诊断 VZV 感染的重要方法。由于皮肤损伤部位标本易采集，且疱疹液中 VZV 浓度高，PCR 检测阳性率高，故此处标本成为 VZV 诊断及基因分型的理想标本。VZV 相关面瘫等患者皮肤表面无明显疱疹，可采集痂结或皮肤刮取物进行 PCR 检测。血清、血浆、全血、PBMC、脑脊液标本均可用于 PCR 检测。此外，PCR 技术可快速鉴别 VZV 与其他病毒，特别是 HSV-1 型和 HSV-2 型引起的疱疹。荧光定量 PCR 方法因其高敏感性，更适合脑脊液标本的检测。

3. 分离培养和鉴定 病毒分离培养除用于 VZV 诊断外，还可用于 VZV 毒株基因分型、获取血清学试验所需的 VZV 感染性细胞及 VZV 耐药性分析等。一般采用人包皮成纤维细胞，其他敏感性细胞包括二倍体人细胞系如胎儿肾细胞、胎儿肺细胞、A549 细胞和人黑色素瘤细胞，以及原代猴肾细胞等非人细胞系。市售 CV-1 和 MRC-5 混合细胞可用于包括 VZV 的疱疹病毒分离培养。接种后 4～14 天出现致细胞病变效应，表现为局灶性细胞圆缩和肿胀。采用 PCR 法或 VZV 特异性抗体染色法对致细胞病变效应培养物进行鉴定。遗传学鉴定主要用于临床研究，如鉴别野生型和疫苗所致 VZV 感染，分析疫苗接种后出疹病因、疫苗与带状疱疹相关性，评估疫苗株传染性等。

4. 血清学检测 VZV 只有一个血清型。VZV 抗体水平是临床诊断、鉴别诊断 VZV 感染的重要依据。抗-VZV IgM 可用于诊断 VZV 原发感染，抗-VZV IgG 用于检测机体对 VZV 的免疫力。WHO 建立了抗-VZV IgG 国际标准参考血清。

（三）临床意义

人类是 VZV 的唯一宿主，且人群对 VZV 普遍易感。VZV 的主要靶组织是皮肤。VZV 可全球流行且具有高度的传染性，水痘患者是主要的传染源。可通过接触患者的疱疹液或黏膜分泌物传播，也可通过吸入含有 VZV 的气溶胶而传播。VZV 的原发感染为水痘，特征是全身性的疱疹、发热，主要见于儿童。水痘的潜伏期为 10～21 天，平均为 14 天。病毒侵入机体后，先在局部淋巴结中增殖，再进入血液和淋巴系统，然后进入肝和脾，11～13 天后，引起第二次病毒血症，播散到全身皮肤，2～3 周后，全身皮肤出现斑丘疹、水疱疹，并可发展为脓疱疹。皮疹呈向心性分布，躯干较多，常伴发热等症状与表现。数天后疱疹结痂，痂脱落后一般不留瘢痕。孕妇患水痘时症状较重，并可经胎盘传给胎儿引起流产或死胎。

原发感染后，VZV 潜伏在脊髓后根神经节或脑神经的感觉神经节中，成年后或免疫力下降时，潜伏的 VZV 被激活，从而引起复发感染，表现为带状疱疹。病毒沿感觉神经轴突到达其所支配的皮肤细胞内增殖，引起疱疹，疱疹串联成带状，疼痛剧烈。带状疱疹多见于胸、腹或头颈部，有时感染眼部出现眼部带状疱疹，免疫功能低下的患者可能出现面瘫或病毒性脑膜炎等表现。

三、人巨细胞病毒

人巨细胞病毒（human cytomegalovirus，HCMV）是引起巨细胞包涵体病的病原体。被该病毒感染的细胞可形成巨细胞，因而将此病毒称为人巨细胞病毒，又称人疱疹病毒 5 型（human herpes virus 5，HHV-5）。

（一）生物学性状

HCMV 形态与基因组结构与 HSV 极为相似，有典型的疱疹病毒结构，病毒体为球形颗粒，核心为双链 DNA，衣壳为 20 面体对称结构，核衣壳外还有一层包膜。HCMV 在自然界中普遍存在，具有严格的种属特异性。HCMV只感染人，在人体内可感染多种细胞。体外培养时只能在人成纤维细胞中才能增殖，且增殖缓慢。被感染的细胞发生病变的特点为肿胀、核变大形成巨大细胞，核内有致密的嗜碱性包涵体，形似"猫头鹰眼"。

HCMV抵抗力弱，56℃加热30分钟、低pH、乙醚、紫外线、反复冻融均能使其灭活。

（二）微生物学检验

1. 标本采集 病毒分离可采集患者尿液、口腔拭子、外周血白细胞等。血清学诊断可采集患者血清。

2. 直接检查病毒 通过瑞氏-吉姆萨、苏木精-伊红等染色观察巨大细胞和细胞核内的包涵体，宿主细胞形态学改变提示HCMV感染，但是此方法的敏感性低，阴性结果并不能排除HCMV感染；利用特异性单克隆抗体或多克隆抗体检查标本中的HCMV抗原，用于早期感染诊断，并且该方法结合病毒载量定量，可预测和区分HCMV活动性感染和潜伏性感染及评估抗病毒疗效等；核酸杂交或PCR技术检测HCMV的核酸，用于感染的早期检测，可缩短窗口期。

3. 抗体检测 可用ELISA检测抗-HCMV IgM和抗-HCMV IgG。从血清中检出抗-HCMV IgM，提示患者近期发生了原发性HCMV感染或活动性HCMV感染。抗-HCMV IgG阳性，抗体效价未见动态升高，提示患者曾经感染，不一定发病。需要注意的是特别严重的HCMV感染的患者可能不产生特异性抗体，使用免疫抑制药的患者相关抗体产生延迟或缺如。

4. 分离培养 人成纤维细胞是分离HCMV最恰当的细胞，且各类标本均可用于病毒的分离培养。大多数标本在接种至少4周后才会产生细胞病变。HCMV产生的细胞病变并不特异，需要通过抗原检测或核酸检测技术对阳性培养物进行鉴定。

（三）临床意义

HCMV可通过多种途径进行传播。各年龄段人群对HCMV普遍易感，尤其是有先天性或获得性细胞免疫缺陷的儿童或成人，如艾滋病及器官移植患者，HCMV感染很常见。

1. 正常人感染 常呈隐性感染，少数出现传染性单核细胞增多症。

2. 免疫功能缺损的个体的感染 HCMV感染所致间质性肺炎是骨髓移植受者的首位死因。艾滋病患者HCMV感染以肺、中枢神经系统和胃肠道感染最为常见。

3. 先天性和围生期感染 ①先天性感染：母体发生HCMV感染后，可经胎盘传至胎儿引起宫内感染；②产时感染：与产道中的病毒相接触而被感染；③产后感染：与排病毒的个体密切接触而被感染。

四、EB病毒

案例21-6

患者刘某，女，26岁，婚检时发现肝功能指标偏高，GPT（谷丙转氨酶）438 U/L，GOT（谷草转氨酶）278 U/L，遂被建议去上级医院进一步检查而来院就诊。在查体过程中，发现她咽部充血且有一层白膜。实验室检查发现肝功能受损、淋巴细胞增多，EB病毒抗原及核酸检测均为阳性，B超发现颈部淋巴结肿大，脾大。最后刘某被诊断为传染性单核细胞增多症。

思考题：

刘某不得不延迟举行婚礼，这是为什么？

EB病毒（Epstein-Barr virus，EBV）最先在非洲儿童淋巴瘤细胞中被发现，属于γ疱疹病毒亚科中的淋巴滤泡病毒属，是其中唯一能够感染人的病毒，具有嗜淋巴细胞特性，能在淋巴细胞中建立潜伏感染，刺激细胞增生和转化。根据其抗原基因的不同，可分为A、B两型。

（一）生物学性状

病毒颗粒为球形，与其他疱疹病毒有相似的形态与结构。EB病毒仅能在淋巴细胞中增殖，不能用常规的疱疹病毒培养方法进行培养，一般用人脐血淋巴细胞或从外周血分离的B细胞培养。根据病毒抗原表达时所处的病毒增殖周期的不同阶段，将EB病毒抗原分为三类。①潜伏期表达的抗原：EB病毒核抗原（EB nuclear antigen，EBNA）和潜伏期膜蛋白（latent membrane proteins，LMP）；②EB病毒增殖早期抗原（early antigen，EA）；③EB病毒增殖晚期抗原：EB病毒衣壳抗原（viral capsid antigen，VCA）及包膜抗原（membrance antigen，MA）。其中LMP是诱导B细胞转化的主要因子。

（二）微生物学检验

1．直接检查病毒 用免疫荧光法检查淋巴细胞或上皮细胞EB病毒核抗原，核酸杂交或PCR技术检测病毒。

2．病毒分离培养及鉴定 使用人脐带血淋巴细胞对EB病毒进行分离培养，但是分离培养较困难，需孵育4周，出现大量的转化淋巴细胞则提示病毒培养阳性，此时可通过免疫荧光法进行EB病毒鉴定。

3．血清学诊断 嗜异性抗体检测可用于辅助诊断传染性单核细胞增多症。进行针对病毒VCA、EA和EBNA的抗体测定，不同疾病患者的体内针对EBV不同的抗原成分所产生的抗体的组成及水平均有一定的特征性。原发感染急性期，抗-VCA IgM及IgG同时升高，随后抗-VCA IgM逐渐降低，大约1个月后消失，而抗-VCA IgG可终身存在。抗-EA IgG在急性感染后3～4周内出现并逐步升高，随后减少，3～6个月后消失。

（三）临床意义

EB病毒在世界范围内流行广泛，主要通过唾液传播，也可因输血传染和器官移植而感染。幼儿感染EB病毒后多数无明显症状，但可终生携带病毒，或引起轻度咽炎和上呼吸道感染。青春期患者发生原发感染，约50%出现传染性单核细胞增多症。EB病毒是第一个被确认的与人类肿瘤有关的病毒，它主要侵犯B细胞。与EB病毒感染有关的疾病主要有传染性单核细胞增多症、非洲儿童恶性淋巴瘤、鼻咽癌、霍奇金病和其他某些淋巴瘤。

五、新型人疱疹病毒

（一）人疱疹病毒6型

人疱疹病毒6型（human herpes virus 6，HHV-6）分为HHV-6A和HHV-6B两组。此病毒主要感染$CD4^+$T细胞，在B细胞、胶质细胞及单核细胞中也可复制。HHV-6在人群中的感染十分普遍。原发感染后，多数婴儿表现为隐性感染，少数引起玫瑰疹伴发热，一般预后良好。HHV-6也能在体内进入潜伏状态引起持续性感染，潜伏的HHV-6在机体免疫功能受到抑制时被激活，引起急性感染。

用免疫荧光技术或ELISA等方法可检测HHV-6的特异性抗体，检测IgM类抗体可确定近期感染，也可用PCR技术检测该病毒的DNA。

(二)人疱疹病毒7型

人疱疹病毒7型（human herpes virus 7，HHV-7）主要潜伏在唾液腺和外周血单核细胞中，主要通过唾液传播。人群感染HHV-7十分普遍，大多数健康成人HHV-7抗体呈阳性。该病毒的原发感染与疾病的关系还未证实，可能与幼儿玫瑰疹、神经损伤及器官移植并发症有关。

HHV-7的微生物学检验可采用病毒分离、血清学试验、PCR技术、分子杂交技术等方法。

(三)人疱疹病毒8型

人疱疹病毒8型（human herpes virus 8，HHV-8）是从艾滋病患者卡波西肉瘤组织中首先发现的。现在认为HHV-8与卡波西肉瘤的发生有关，也与增生性淋巴系统疾病和增生性皮肤疾患的发病有关。采用PCR技术检测HHV-8的DNA可用于感染的诊断。

（王晓娜）

第六节 虫媒病毒

虫媒病毒是指通过吸血节肢动物（蚊、蜱、白蛉等）叮咬易感动物而在人、兽间传播的病毒。虫媒病毒种类较多，其中对人、兽致病的有130多种，我国流行的主要有流行性乙型脑炎病毒、登革病毒、森林脑炎病毒、西尼罗病毒等。

虫媒病毒的共同特征：①呈小球状，直径多数为40～70 nm；②核酸为单正链RNA，衣壳呈20面体立体对称，有包膜，包膜表面有血凝素刺突；③在细胞质内增殖，导致细胞病变；④宿主范围广泛，以乳鼠最易感，有些节肢动物既是病毒的储存宿主，又是传播媒介；⑤致病性强，潜伏期短，发病急，多引起人兽共患病；⑥抵抗力弱，对热、酸、脂溶剂等敏感。

一、流行性乙型脑炎病毒

案例21-7

患儿，男，9岁，于8月中旬出现发热，剧烈头痛，伴有喷射状呕吐。患儿居住地蚊虫较多，未接种过疫苗。查体：T 39.4 ℃，R 32次/分，P 112次/分，BP 150/100 mmHg，昏迷状态，面色潮红，呼吸急促，颈部略抵抗，四肢肌张力较高，心、肺无异常，腹平软，肝、脾未触及。血常规检查：Hb 164 g/L，WBC 11×10^9/L，NEU 80%，PLT 115×10^9/L。脑脊液检查：微浊，总细胞500×10^6/L，WBC 460×10^6/L，分类多核细胞70%，单核细胞30%；新型隐球菌（-），乙型脑炎病毒特异性抗体IgM（+）。

思考题：
1. 该患儿可能感染了哪种病原体？
2. 该病原体是如何传播的？
3. 该病原体的微生物学检验方法有哪些？

流行性乙型脑炎病毒（epidemic type B encephalitis virus）简称乙脑病毒，引起流行性乙型脑炎（简称乙脑）。该病毒经蚊媒传播，流行呈明显的季节性，引起人兽共患的自然疫源性疾病。儿童发病居多，病毒易侵犯中枢神经系统，幸存者可留下神经后遗症。

（一）生物学特性

乙脑病毒呈球形，直径 35～50 nm，核酸为单股正链 RNA，衣壳呈 20 面体立体对称，有包膜，包膜表面有血凝素刺突（在 pH 6.0～6.5 范围能凝集鸽、鹅和雏鸡的红细胞）。乙脑病毒的抗原性稳定，仅发现一个血清型。乙脑病毒可在地鼠肾、幼猪肾等原代细胞和白蚊传代细胞中增殖，产生明显的致细胞病变效应。乙脑病毒对三氯甲烷、乙醚等脂溶性溶剂及蛋白酶等敏感，不耐热，56℃加热 30 分钟可被灭活，对低温、干燥抵抗力强。

> **要点提示**：乙脑病毒的传播媒介

（二）临床意义

在我国，乙脑病毒主要经三带喙库蚊传播，流行高峰期在 6～9 个月。蚊叮咬猪、牛、羊、马等牲畜后，病毒可在蚊和动物间不断循环，因此家畜（尤其是幼猪）是乙脑病毒的主要中间宿主和传染源。当携带病毒的蚊叮咬易感人群时，则引起人感染，乙脑患者和隐性感染者也能成为传染源。

人对乙脑病毒普遍易感，10 岁以下儿童多见。感染后绝大多数患者表现为隐性感染或轻型感染，少数患者出现中枢神经系统症状而发生乙型脑炎。乙脑病毒进入机体后，先在局部毛细血管内皮细胞和淋巴结等处增殖，随后少量病毒进入血液，出现第一次病毒血症，多数患者表现为头痛、发热等流感样症状，几天后好转，少数患者体内病毒可随血流播散至肝、脾等器官继续增殖。随后大量病毒再次进入血流，引起第二次病毒血症，患者表现为寒战、发热、全身不适等症状。绝大多数患者病情不再继续发展，表现为顿挫感染；极少数患者（尤其是儿童）由于血脑屏障不完善，病毒可突破血脑屏障进入脑组织增殖，造成脑实质及脑膜病变，出现剧烈头痛、高热、惊厥、抽搐、昏迷等中枢神经系统症状，病死率高达 10%～40%，治疗不及时可遗留各种后遗症，如表情呆滞、失语、瘫痪等。

乙脑病毒感染形成的机体免疫主要以体液免疫为主，中和抗体在抗乙脑病毒感染免疫过程中发挥主要作用，一般患者在感染乙脑病毒后免疫力稳定持久，隐性感染者也可获得免疫力。

（三）微生物学检验

1. 标本采集　可采集血液、脑脊液及尸检脑组织等。

2. 检验方法

（1）分离培养：取发病初期的脑脊液、尸检脑组织等标本接种于 C6/36 蚊传代细胞、原代地鼠肾细胞或鸡胚细胞中培养，随后观察致细胞病变效应进行鉴定；也可采用乳鼠脑内接种，但阳性率不高。

（2）血清学检查：用 ELISA 技术或免疫荧光技术检测发病初期患者的血液或脑脊液中乙脑病毒抗原与特异性 IgM，有助于疾病的早期诊断。取患者急性期和恢复期血清测定抗体效价，恢复期比急性期升高 ≥ 4 倍时具有诊断意义。

（3）分子生物学技术检测：采用 RT-PCR 检测病毒核酸，有较高的敏感性和特异性，可用于乙脑早期快速诊断。

二、登革病毒

登革病毒是登革热的病原体，登革热是以伊蚊为主要传播媒介的季节性传染病，该疾病在热带、亚热带及我国南方等地均有发生。

登革病毒为小球形单股正链 RNA 病毒，有包膜，共有四个血清型，各型之间有交叉抗原，登革病毒与乙脑病毒之间也有交叉抗原。

人和猴为登革病毒的自然宿主，病毒通过白纹伊蚊和埃及伊蚊叮咬而传播。病毒进入机体后，可在毛细血管内皮细胞和单核细胞内增殖，随后经血流播散，引起发热、头痛、肌肉和关节酸痛、淋巴结肿大、皮肤出血及休克等。临床可分为普通型登革热和登革出血热（伴有休克者称为登革休克综合征）两种类型。前者病情较轻，可自限，后者病情较重。其发病机制至今尚未完全清楚。

> **要点提示**：登革病毒的传播媒介

患者发病初期是标本采集的最佳时期，取患者或可疑感染者的血液、白细胞或死亡患者的肝、脾等标本进行分离培养，可接种于白纹伊蚊 C6/36 细胞株，也可接种于乳鼠脑内来鉴定病毒。血清学检查可用 ELISA 法、免疫荧光法等来检测标本中的病毒抗原，用 ELISA 法检测血清中特异性 IgM，可早期诊断登革热；还可用 RT-PCR 技术检测病毒核酸可快速诊断登革热及进行病毒分型。

三、森林脑炎病毒

森林脑炎病毒又称蜱传脑炎病毒，是一种嗜神经性病毒，是森林脑炎的病原体。我国森林脑炎病毒的感染范围主要在东北和西北的原始森林地区。

森林脑炎病毒形态结构与乙脑病毒相似，动物感染范围广，以小鼠最为敏感，多种途径接种均能引起感染，在原代鸡胚细胞、鼠胚细胞、人宫颈癌细胞等细胞中培养能生长，并引起细胞病变。

森林脑炎是一种由森林脑炎病毒感染中枢神经系统导致的急性传染病。蜱为森林脑炎病毒的传播媒介，病毒在蜱体内增殖，并经卵传代，也可由蜱携带越冬，蜱也是该病毒的储存宿主。森林中的蝙蝠、野鼠、松鼠等野生动物及牛、马等家畜是传染源，在自然状况下，病毒由蜱传染森林中的兽类及鸟类，在动物中间循环。易感人群进入林区被蜱叮咬而感染，也可通过胃肠道传播。人感染后经 7～14 天潜伏期突然发病，出现高热伴头痛、全身肌肉痛、无力、昏睡、肢体弛缓性麻痹等症状，病死率可达 30%，病后机体可获得持久的免疫力。

森林脑炎病毒的微生物学检验方法与乙型脑炎病毒相似。

四、西尼罗病毒

西尼罗病毒于 1937 年从乌干达西尼罗地区一名发热的妇女血液中分离成功，并因而得名。近年来，西尼罗病毒出现在欧洲和北美的温带区域，对人和动物的健康构成了威胁。

人类和鸟类、马、猪等多种动物对西尼罗病毒易感。患者、隐性感染者及带病毒的动物是主要传染源，其中鸟类是重要的传染源，伊蚊和库蚊是主要传播媒介。西尼罗病毒感染可引起西尼罗热和西尼罗脑炎。前者症状轻微，常出现发热、头痛、喉咙痛、背痛、肌肉痛、关节痛、乏力、皮疹等症状，伴淋巴结肿大等，预后良好；后者起病急骤，有高热、头疼、恶心、呕吐、嗜睡，伴颈项强直、抽搐、麻痹等症状和体征，严重者出现惊厥、昏迷及呼吸衰竭，病死率高。

用 ELISA 法可检测患者血清或脑脊液中的 IgM 和 IgG，由于西尼罗病毒与黄病毒属内的其他病毒有共同抗原,不能据此判断为西尼罗病毒感染,应结合临床症状及其他实验室检查结果进行综合分析,以做出正确判断。用RT-PCR技术可检测病毒的RNA。

第七节 出血热病毒

出血热病毒是一类能引起机体发热、皮肤黏膜及不同脏器出血伴低血压和休克等症状的一类病毒。该类病毒种类较多,常见的有汉坦病毒、克里米亚-刚果出血热病毒、埃博拉病毒等。

一、汉坦病毒

汉坦病毒(Hantaan virus)又称肾综合征出血热病毒,是肾综合征出血热的病原体。肾综合征出血热又称流行性出血热,在我国流行范围广,危害严重。

(一)生物学特性

1. 形态与结构 汉坦病毒呈球形、卵圆形或多形态性,平均直径约120 nm,核酸为单股负链RNA,分长、中、短三个片段,分别编码病毒RNA多聚酶(L)、糖蛋白(Gn、Gc)和核蛋白(NP)。核衣壳外有脂质双层包膜,包膜上有刺突,为血凝抗原,含有糖蛋白Gn、Gc成分,在pH 6.0~6.4的条件下可凝集鹅红细胞。

2. 培养特性 人肺癌传代细胞、地鼠肾细胞、原代细胞、二倍体细胞对汉坦病毒敏感,常用非洲猴肾细胞(Vero-E6)分离培养,但细胞病变并不明显,常用免疫荧光法测定感染细胞质内的病毒抗原。汉坦病毒易感动物有黑线姬鼠、长爪沙鼠、大鼠和乳小鼠等,动物接种后,可在鼠肺、肾等组织中检出大量病毒。

3. 抵抗力 汉坦病毒对脂溶性溶剂和酸敏感;抵抗力弱,一般消毒剂或60 ℃加热1小时可将其灭活;在4~20 ℃环境中相对稳定,室温下,在水和食物中48小时仍有传染性。

(二)临床意义

1. 致病性 我国汉坦病毒的宿主动物有几十种,主要有黑线姬鼠、长尾仓鼠、褐家鼠、野兔和猫等动物,携带病毒的动物通过唾液、尿及粪便排出病毒,若污染食物、水、空气等自然环境,人或动物经呼吸道、消化道或皮肤伤口接触等方式受到传染。感染病毒的孕妇可经胎盘将病毒传给胎儿,有几种厉螨和小盾恙螨不仅是传播媒介,还是储存宿主。

汉坦病毒进入人体后,潜伏期为1~2周,引起肾综合征出血热。该病起病急,发展快,典型的临床表现为高热、出血和肾损害,常伴有三痛(头痛、腰痛、眼眶痛)及三红(面、颈、上胸部潮红),眼结膜、咽部及软腭充血,软腭、腋下及前胸等处有出血点。典型的临床病程包括五期,即发热期、低血压休克期、少尿期、多尿期和恢复期。

2. 免疫性 汉坦病毒感染后,患者发热1~2天后即可出现特异性IgM,第7~10天达到高峰;第2~3天出现IgG,第14~20天达到高峰,IgG阳性可持续数年。病后机体免疫力持久。

(三)微生物学检验

1. 病毒分离 取患者急性期血清、死者器官和感染动物的肺、脑组织等标本接种于Vero-E6细胞,培养后用荧光抗体染色,查细胞质内的病毒抗原。标本接种大鼠或黑线姬鼠后,可在动物组织细胞中查到特异性病毒抗原。

2. 血清学检查 检测患者血清中病毒特异性 IgM 和 IgG，单份血清 IgM 阳性，具有早期诊断价值，双份血清 IgG 效价增高 ≥ 4 倍者，具有诊断意义。

3. 病毒 RNA 检测 应用核酸杂交技术及 RT-PCR 技术检测病毒 RNA，特异度和灵敏度高。

二、克里米亚 - 刚果出血热病毒

克里米亚 - 刚果出血热病毒可引起以发热、出血、高病死率为主要特征的出血热，该病于 1944 年在苏联克里米亚半岛发现，1967 年从患者及疫区的硬蜱中分离到病毒，经证实与 1956 年刚果的发热儿童体内分离到的病毒相同，故命名为克里米亚 - 刚果出血热病毒。后来，从我国新疆出血热患者体内及疫区的硬蜱中分离出的病毒与克里米亚 - 刚果出血热病毒相同，故新疆出血热实际上是克里米亚 - 刚果出血热病毒在新疆地区的流行。

克里米亚 - 刚果出血热病毒的形态结构、培养特性及抵抗力与汉坦病毒相似，但抗原性、传播媒介、传播方式、致病性及部分储存宿主却不相同。

除野生啮齿动物外，牛、羊、马、骆驼等家畜及野兔、刺猬等也是克里米亚 - 刚果出血热病毒的主要储存宿主，硬蜱是此病毒的主要传播媒介。克里米亚 - 刚果出血热病毒传播途径主要有虫媒传播、动物源性传播及人与人接触传播。病毒进入人体后，潜伏期约 1 周，引起机体高热、剧烈头痛、肌肉疼痛和皮肤黏膜出血，严重者可出现鼻出血、呕血、血尿。病后机体可获得牢固的免疫力。

死亡患者尸检组织或动物及蜱的组织，经脑内途径接种于小白鼠分离病毒，此方法检测结果阳性率高。用 ELISA 等免疫学方法可检测标本中的特异性 IgM 或 RT-PCR 技术检测病毒核酸，可快速检查病毒。

三、埃博拉病毒

埃博拉病毒（Ebola virus）是引起埃博拉出血热的病原体。因首先发现患者的地点在扎伊尔北部的埃博拉流域，故得名。

埃博拉病毒呈长丝状体，长短不一，核酸为单股负链 RNA。核衣壳呈螺旋对称，其表面有包膜，包膜上有糖蛋白刺突。埃博拉病毒可在多种细胞中生长，常用 Vero 细胞及人静脉内皮细胞进行培养，病毒在细胞质中增殖，以出芽方式释放。其抵抗力弱，对脂溶性溶剂、酚类、次氯酸及紫外线等敏感，60 ℃加热 30 分钟可被灭活，但室温下病毒可稳定保持其感染性。

埃博拉病毒传染源为带病毒灵长类动物和患者，人群普遍易感。传播途径主要为接触传播，包括接触感染者的血、尿、体液、排泄物、分泌物、呕吐物，接触死亡患者的尸体和血液，接触未消毒注射器，吸入感染性的代谢产物和分泌物等。病毒侵入机体后可在巨噬细胞、内皮细胞、肝细胞、肾细胞和肾上腺皮质细胞等组织细胞中增殖，导致组织坏死，引起血管损伤而造成广泛出血。埃博拉出血热的潜伏期为 2~21 天，起病急，临床表现为高热、乏力、头痛、肌痛等，进而出现恶心、呕吐、腹痛、腹泻等，随后黏膜出血、呕血、黑便、瘀斑等出血现象，常因休克和多器官功能障碍而死亡。目前，尚无有效的化学药物和生物制剂用于埃博拉出血热的治疗，也无有效的疫苗进行预防。

可取患者组织、血液标本及排泄物接种 Vero 细胞进行分离培养；采用免疫荧光法和 ELISA 检测血清中的特异性抗体；还可用 RT-PCR 检测病毒的 RNA。

> **知识链接**
>
> **埃博拉病毒引起的实验室感染**
>
> 目前，有报道明确的埃博拉病毒实验室感染至少有2次，一次为1976年，英国Porton Down微生物研究所，一工作人员在实验室内转移埃博拉感染的豚鼠肝匀浆时，由于操作不规范导致针头刺入大拇指而感染。另一次为2004年5月俄罗斯维克托实验室，一女科学家意外被感染病毒的注射器针头扎破手指，感染后发病死亡。从上述事例中可得到启示，在进行实验操作时，要严格规范操作，具备强烈的生物安全意识。

第八节 其他病毒与朊病毒

一、狂犬病毒

案例 21-8

患者，男，14岁，1个月前被家中宠物狗咬伤腿部，伤口较深，有出血，当时用聚维酮碘溶液消毒处理后未接种狂犬病疫苗或注射抗病毒血清，宠物狗未注射狂犬病疫苗。2天前患者出现发热、恶心、头痛等症状，口服抗菌药物未见好转，因突然出现痉挛和昏迷而入院。入院第二天，患者出现呼吸困难加重，唾液和汗液分泌增多，饮水时出现恐水和喉肌痉挛，于入院第三天死亡。体格检查：入院时患者意识模糊、烦躁不安、流涕、呼吸困难。T 39.8 ℃，P 120 次/分，BP 80/60 mmHg，脑电图显示重度异常。

思考题：
1. 该患者患什么疾病？病原体是什么？
2. 该病原体是如何传播的？
3. 该病原体的微生物学检验方法有哪些？

狂犬病毒（rabies virus）是引起狂犬病的病原体，是一种嗜神经病毒，属于弹状病毒科、狂犬病毒属。

（一）生物学特性

1. 形态与结构 狂犬病毒呈子弹状，一端钝圆，另一端平凹，大小约为 75 nm×180 nm。核酸为单股负链 RNA，核衣壳呈螺旋对称，表面有包膜，包膜上有糖蛋白刺突，刺突与病毒的感染和毒力有关。

2. 培养特性 狂犬病毒的动物宿主范围很广，可感染犬、猫、马、牛、羊、狼、狐狸、鼠等，在易感动物或人的中枢神经细胞（主要是大脑海马回锥体细胞）中增殖，在细胞质内形成嗜酸性、圆形或椭圆形、直径 20～30 nm 的包涵体，称为内氏小体（Negri body）。内氏小体对狂犬病具有诊断价值（图 21-6）。

3. 抵抗力 狂犬病毒抵抗力不强，易被乙醇、甲醛、碘酒、乙醚等有机溶剂及氧化剂和表面活性剂灭活，60 ℃加热 5 分钟可被灭活，对热、紫外线和酸碱等敏感。肥皂水对狂犬病毒也有灭活作用。

（二）临床意义

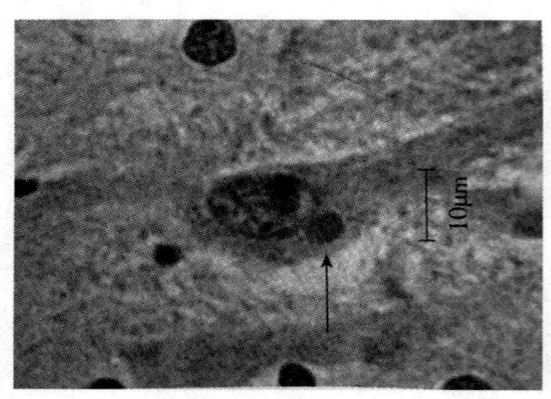

图 21-6　狂犬病毒感染后形成的内氏小体

狂犬病毒主要在家畜和野生动物中传播，患病动物唾液中含有大量病毒，发病前 5 天即有传染性。人被动物咬伤后易感，潜伏期为 1～3 个月，短至 1 周，长达数年。病毒由伤口处侵入周围神经，沿传入神经轴索上行至中枢神经系统，在神经细胞内增殖并引起中枢神经系统损伤，然后又沿传出神经扩散到唾液腺及其他组织。患者早期表现为不安、头痛、发热、乏力、流泪、流涎、伤口周围感觉异常等，继而出现典型的临床症状，表现为神经兴奋性增强，躁动不安，恐声、恐光、恐水，吞咽或饮水时喉头痉挛，故又称恐水病。典型症状经 3～5 天后转入麻痹期，最后因昏迷、呼吸及循环系统衰竭而死亡，病死率几乎达 100%。患病后或经预防接种狂犬病疫苗后机体均可获得特异性免疫力。

> **要点提示**：狂犬病毒的防治

（三）微生物学检验

人被犬或其他动物咬伤后，应立即检查动物是否患有狂犬病，将动物捕获后隔离，连续观察 7～10 天，若观察期间出现症状，应将动物杀死，取脑组织涂片，用免疫荧光抗体法检测病毒抗原，同时做组织切片观察内氏小体。

取患者唾液、脑脊液或死亡患者脑组织等，接种易感动物进行病毒分离，用中和试验进行病毒鉴定，但阳性率低；也可取患者唾液、尿沉渣、角膜印片等标本用免疫荧光、ELISA 技术检查病毒抗原，也可检测患者血清中的特异性抗体；应用 RT-PCR 技术可检测标本中狂犬病毒的 RNA。

二、人乳头瘤病毒

人乳头瘤病毒（human papilloma virus，HPV）属于乳头瘤病毒科人乳头瘤病毒属，主要引起人类皮肤和黏膜增生性病变，引起良性瘤和纤维乳头瘤，其中高危型 HPV16 型、HPV18 型等型别与宫颈癌等恶性肿瘤的发生密切相关。

HPV 呈球形，直径 52～55 nm，核酸为双股环状 DNA，衣壳为 20 面体立体对称结构，无包膜。根据基因的核酸序列的不同，可对 HPV 进行分型，已发现 100 多个型别，目前，HPV 尚未在体外细胞成功培养。

HPV 对皮肤和黏膜上皮细胞具有高度的亲嗜性，病毒复制能诱导上皮细胞增殖，表皮变厚，伴有棘层增生和某些程度表皮角化，在颗粒层常出现嗜碱性核内包涵体。上皮增殖形成乳头状瘤，亦称为疣。

HPV 的传播主要通过直接接触感染者的病变部位或间接接触病毒污染的物品而传播，生殖道感染主要由性接触传播，新生儿可在通过产道时受感染，感染时病毒仅停留在局部皮肤和黏膜中，不产生病毒血症。不同型别的 HPV 侵犯的部位不同，所致疾病也不相同（表 21-5）。

表21-5 主要型别HPV与相关疾病的关系

疾病种类	HPV型别
尖锐湿疣	6、11
寻常疣	1、2、3、4
扁平疣	3、10
跖疣	1、4
儿童咽喉乳头瘤	6、11
宫颈上皮内瘤及宫颈癌	16、18、31、33、35、39、45、51、52、56

HPV感染后，机体可产生特异性抗体，但此抗体对机体没有保护作用。

免疫组化法可检测病变组织中的HPV抗原；ELISA等方法可检测患者血清中的抗体；核酸杂交法和PCR技术检测HPV DNA，可用于HPV感染的实验室诊断和HPV分型。

三、朊病毒

朊病毒（prion）是一类特殊的传染性蛋白粒子，可引起人和动物的传染性海绵状脑病。朊病毒不具有病毒体结构，人类和多种动物的染色体中含有编码朊蛋白的基因（*PrP*），正常情况下可编码细胞朊蛋白（cell prion protein，PrP^C），PrP^C是一种正常的糖基化膜蛋白，在多种组织尤其是在中枢神经系统神经元中普遍表达。PrP^C的分子构象主要以α螺旋为主，无β折叠（图21-7）。PrP^C对蛋白酶K敏感，目前其确切的功能尚不清楚，可能与细胞跨膜信号转导有关，对人和动物无致病性，也无传染性。在某些因素作用下，PrP^C错误折叠，构象发生异常改变，形成具有致病作用的朊蛋白（scrapie prion protein，PrP^{SC}），即朊粒，此时，PrP^{SC}的分子构象主要以β折叠为主（图21-7）。PrP^{SC}对蛋白酶K有抗性，仅存在于感染的人和动物的组织中，与致病传染有关。PrP^C与PrP^{SC}主要区别见表21-6。

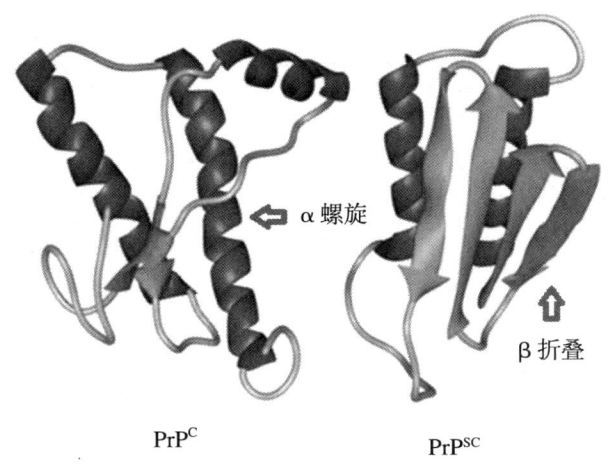

图21-7 朊蛋白的空间结构模式图

表21-6 PrP^{C}与PrP^{SC}的主要区别

区别要点	PrP^C	PrP^{SC}
分子构象	α 螺旋占 42%，β 折叠占 3%	α 螺旋占 30%，β 折叠占 42%
对蛋白酶 K 的作用	敏感	有抗性
存在情况	正常的宿主	感染的宿主
致病性与传染性	无	有

朊病毒对理化因素的抵抗力强，对甲醛、乙醇、蛋白酶、电离辐射和紫外线等有很强的抗性，对酚类、漂白剂、丙酮和乙醚等敏感，耐强碱、耐高温。121.3 ℃加热 20 分钟不能灭活朊病毒，需 134 ℃处理 2 小时以上才能使其失去传染性。

传染性海绵状脑病是一种人和动物的慢性退行性、致死性中枢神经系统疾病，该疾病的潜伏期可长达数年甚至数十年。一旦发病，呈慢性、进行性发展，最终导致患者死亡。其病理学特征为大脑皮质神经元空泡变性、死亡，星形胶质细胞增生，脑皮质疏松呈海绵状，有淀粉样斑块形成，脑组织中无炎症反应。主要临床表现为痴呆、共济失调、震颤等。

朊病毒可通过消化道、血液、神经及医源性等多种途径传播，如疯牛病可通过消化道导致人类的感染，人与人之间的可能传播方式主要是输血、组织器官移植、污染的手术器械等。主要的人和动物的朊病毒病包括库鲁病、牛海绵状脑病、羊瘙痒病、克-雅病、新变异型克-雅病等。

朊病毒免疫原性低，不能刺激机体产生特异性免疫应答。

诊断朊病毒病可根据流行病学、临床表现及病理检查等。病原学检查可通过免疫学方法和分子生物学方法检测 PrP^{SC}，用免疫组化法可直接检测 PrP^C 与 PrP^{SC} 在脑组织的分布，用蛋白质印迹法可检测 PrP^{SC}，用基因分析法可协助诊断家族性朊病毒病，根据等位特异性杂交或核苷酸序列分析，可确定 *PrP* 基因型。近年开发的一种新型技术（实时振荡诱变实验）能快速和敏感地检测人血液和脑脊液中微量的 PrP^{SC}，有望用于人类克-雅病的早期诊断。

（龙小山）

自测题

一、选择题

1. 流行性感冒的病原体是
   A．流感嗜血杆菌　　　　　　　　B．流感病毒
   C．埃可病毒　　　　　　　　　　D．风疹病毒
   E．肺炎链球菌

2. 由 SARS 冠状病毒引起的疾病是
   A．严重急性呼吸综合征　　　　　B．溃疡性结肠炎
   C．大叶性肺炎　　　　　　　　　D．流感
   E．普通感冒

3. 流感病毒的核酸特点为
   A．双链分节段 RNA　　　　　　　B．单链分节段 RNA
   C．环状双股 RNA　　　　　　　　D．双链分节段 DNA
   E．单链分节段 DNA

4. 与流感病毒发生变异有关的结构是
   A．核糖核蛋白　　　　　　　　B．RNA 聚合酶
   C．核蛋白　　　　　　　　　　D．膜蛋白
   E．血凝素、神经氨酸酶
5. 冠状病毒（普通型）主要引起
   A．腹泻　　　　　　　　　　　B．普通感冒
   C．哮喘　　　　　　　　　　　D．大叶性肺炎
   E．原发性非典型肺炎
6. 下列不属于肝炎病毒的是
   A．HCV　　　　　　　　　　　B．HAV
   C．HEV　　　　　　　　　　　D．HDV
   E．CMV
7. 甲型肝炎传染性最强的时期是
   A．黄疸期　　　　　　　　　　B．潜伏期晚期和黄疸前期
   C．潜伏期中期　　　　　　　　D．恢复期
   E．潜伏期早期
8. 患者 HbsAg（+）、抗-HBs（-）、HbeAg（+）、抗-Hbe（-）、抗-HBc IgM（+），下列正确的是
   A．患急性乙型肝炎　　　　　　B．患慢性乙型肝炎
   C．患慢性迁徙性肝炎　　　　　D．乙肝恢复期
   E．患慢性活动性肝炎
9. 乙型肝炎早期诊断的血清学指标是
   A．HBeAg　　　　　　　　　　B．抗-HBc 总抗体
   C．HBsAg　　　　　　　　　　D．抗-HBc IgG
   E．抗-HBc IgM
10. HBV 感染的主要标志是
    A．HBsAg　　　　　　　　　　B．抗-HBe
    C．HBeAg　　　　　　　　　　D．HBcAg
    E．抗-HBc
11. 反转录病毒共同的特点是
    A．具有反转录酶　　　　　　　B．核酸是单链 DNA
    C．核酸是双链 DNA　　　　　　D．病毒体没有包膜
    E．没有反转录酶
12. 可通过唾液传播的病毒是
    A．流感病毒　　　　　　　　　B．EB 病毒
    C．甲型肝炎病毒　　　　　　　D．脊髓灰质炎病毒
    E．丙型肝炎病毒
13. 引起婴幼儿腹泻的主要病原体是
    A．轮状病毒　　　　　　　　　B．脊髓灰质炎病毒
    C．鼻病毒　　　　　　　　　　D．风疹病毒
    E．人类嗜 T 细胞病毒
14. 关于流行性乙型脑炎，下列错误的一项是
    A．幼猪是主要的传染源和中间宿主

B．主要传播媒介是伊蚊
C．测定体内特异性 IgM 可做出早期诊断
D．是自然疫源性疾病
E．病后机体免疫力持久

15．内氏小体可用于辅助诊断的疾病是
A．腺病毒感染　　　　　　B．麻疹
C．鹦鹉热　　　　　　　　D．狂犬病
E．疱疹

二、案例讨论

吴某，男，40岁，某天在一辆献血车上参与无偿献血活动，经献血前检查，显示其血细胞及血红蛋白正常，艾滋病病原标志物检测（金标法）阳性，乙型肝炎、丙型肝炎病原标志物检测（金标法）阴性，梅毒病原标志物检测（金标法）阴性。你作为现场的工作人员请判断该献血者能否献血，为什么？

第四篇

临床微生物学检验

第二十二章 临床标本的微生物学检验

学习目标

1. 掌握临床标本的采集、处理原则；临床常见标本的微生物学检验程序、检验方法及结果报告。
2. 熟悉临床常见标本应选择的培养基及培养方法；临床标本中常见致病菌的检验方法、鉴定要点。
3. 了解临床常见标本中正常菌群的分布、常见致病菌，常见致病菌的临床意义。
4. 描述临床常见标本的微生物学诊断报告。

临床标本的微生物学检验是利用微生物学的基础知识、基本理论与技能，通过系统的检验方法，快速准确地对临床标本做出微生物学诊断报告，为临床感染性疾病的诊断、治疗和预防提供科学依据。对临床标本的检验要遵循准确、快速、敏感、低耗和安全的原则。

第一节 概 述

一、临床标本的采集

在临床微生物学检验工作中，正确选择、采集和运送临床标本进行检验是保证检验结果准确的重要一环，是微生物学检验质量保证的前提。对污染的标本进行检验会得出错误结果，给临床提供错误的信息；而对合格标本及时进行处理，选择正确恰当的病原学检验方法检验，既可缩短标本周转时间，又能提高病原体检出的阳性率，缩短患者的治疗周期。

合理采集临床标本是微生物学工作准确、及时和有效的前提，采集临床标本应遵循以下原则。

1. 核对检验单信息 标本采集之前，应认真检查核对检验申请单上患者的姓名、性别、年龄、临床诊断或症状、标本类型、来源、送检目的及是否使用抗菌药物等内容，确保检验单信息准确无误。

2. 选择符合要求的容器 所有盛装标本的容器均应是无菌容器，要求是广口、有盖（最好是螺旋盖）、不渗漏液体、不易碎的容器，尽量避免使用纸质或其他吸水性较强的容器。血液、骨髓标本选用血培养瓶；病灶分泌物可选用运送拭子；做结核分枝杆菌培养的标本可选用

50 ml 无菌螺口盖的塑料离心管。

3. 早期采集 最好在病程早期、急性期或症状典型时采集临床标本，而且必须在使用抗菌药物之前采集。

4. 无菌采集 在采集血液、脑脊液或穿刺液等无菌体液标本时，应严格执行无菌操作，避免体表正常菌群污染标本及对环境造成污染。某些临床标本，如粪便、痰液、咽拭子、肛拭子标本等，在采集时应尽量减少正常菌群对标本的污染。

5. 选择采集部位和方法 应根据不同的感染部位、不同临床疾病、不同的检验目的，选择适当的部位和方法采集标本。疑似细菌性心内膜炎患者，以肘动脉或股动脉采血为宜；对伤寒患者在髂前（后）上棘处采集骨髓1ml做增菌培养。

6. 充足的标本量 采集的临床标本必须有足够的数量，以满足微生物学检验项目的需要，标本量过少则不能代表感染部位的真实情况。

7. 标记标本 每份标本都应标记患者姓名、送检号码、材料来源、具体部位、日期、时间及相关临床信息。

8. 归放标本 标本采集完毕，应置于有特殊标记、有助疑似致病菌生存、不易泄漏及防止潜在性生物危险的容器中。

二、临床标本的保存与送检

标本采集后应立即送检，如不能及时送检，可将标本放入运送培养基或保存液中运送。

1. 普通细菌培养标本 标本采集后应尽可能快地送检和处理，若不能及时送检和处理，室温下保存时间不能超过2小时，4 ℃冷藏保存时间不能超过24小时，选择运送培养基运送和保存标本也不应超过48小时，否则会影响致病菌的检出率。

2. 苛养菌培养标本 对低温、干燥敏感的淋病奈瑟菌、脑膜炎奈瑟菌、流感嗜血杆菌等感染的标本应立即保温、保湿送检处理，最好床头接种，切勿冷藏保存。

3. 厌氧菌培养标本 标本采集后应立即送检，防止标本干燥，尽量避免接触空气。常选用的运送方法有针筒运送法、无氧小瓶运送法、标本充盈运送法、组织块运送法、厌氧袋运送法等。标本送到微生物室后，应在20～30分钟内处理完毕，最迟不超过2小时。不能及时送检的组织标本必须保存在厌氧环境条件下，室温，可以保存20～24小时。

4. 安全运送 任何临床标本均可能含有致病菌，都是潜在的生物危险材料。装标本的容器应坚固、无渗漏，标示明确。标本切勿污染容器瓶口和外壁，运送的标本应包装好，直立于固定的架子或盒子等二级容器内，防止送检过程中倒翻或碰破流出。申请单最好放在防水袋中，不可卷在容器外。对于标本的转送，应严格按照国家卫生行政部门发布的有关病原微生物标本运送的法律法规要求执行，注意安全防护。对于高致病性传染病标本，必须严格按规定包装，由专人运送。

三、临床标本的处理

微生物室收到临床标本后，应对标本中标记的临床信息与检验申请单进行逐一核对。如有申请单信息不完整、标本信息与申请单不符、标本不合格等情况，工作人员可退回标本，并在拒收登记本上注明拒收原因，必要时指导相关人员正确采集送检临床标本。对合格的标本应及时登记，立即做适当的处理，否则将影响致病菌的分离与鉴定。

在对临床标本处理时，应以标本实际情况决定优先顺序。脑脊液及骨髓标本、厌氧培养及体液标本、肺分泌物及活体组织检查标本、胃洗液、未接种的血液标本、化脓性真菌感染标本等应立即接种，而浅表性伤口感染标本（需氧培养）、咽喉拭子、直肠拭子、粪便及痰液等标本在冰箱放置2～3小时不会引起致病菌死亡。

四、检验的基本流程

不同临床标本宜选择适当的检验程序，以便进行快速准确的鉴定。临床标本微生物学检验程序均有章可循，一般可参照下列基本程序进行（图22-1）。

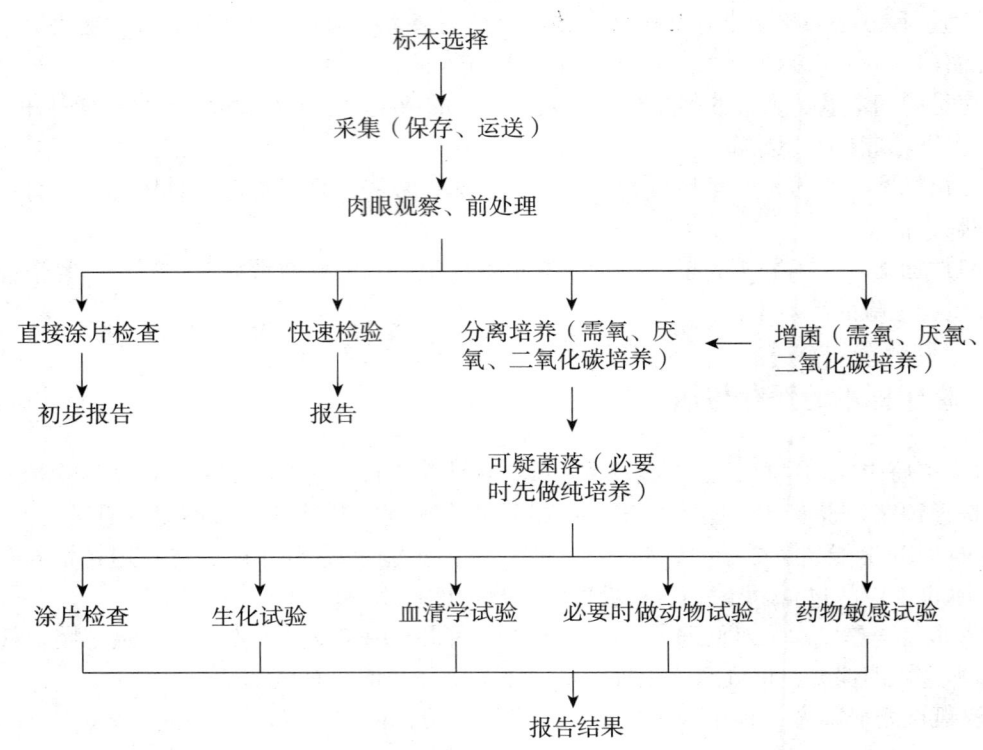

图22-1 临床标本微生物学检验基本程序

五、微生物学检验报告原则

由于微生物学检验的特殊性，常规培养检验通常需要3～5天，部分细菌（如结核分枝杆菌、布鲁氏菌等）的检验时间更长，对感染性疾病的早期诊断和治疗极为不利。为了更好地服务临床诊断和治疗，应经常与临床沟通，建立微生物检测指标、"警告/危急"范围和标本周转时间（TAT）。危急值是指危及患者生命健康安全的特定数字或异常检验结果。当检验结果达到危急值时，说明患者可能正处于生命危险的边缘，此时应排查采集的标本、检测仪器、检验过程各环节有无异常，如无误，立即复查，结果再次吻合时，则立即向临床医生或相关人员报告检验结果信息，临床医生应迅速给予患者有效的干预措施和治疗，并在1小时内记录"危急值"检查结果及采取的诊治措施。否则患者将失去最佳治疗时机而危及生命。TAT是指从标本采集到临床医生收到检验结果的时间。应建立TAT制度，确保检验报告的及时性，为临床早期诊治服务。检验报告应遵循分级检验报告和限时报告的原则。

1. 危急值报告 微生物学检验的危急值报告范围是无菌部位标本革兰氏染色发现细菌、细菌培养有菌生长，国家规定立即上报的法定传染病病原。危急值报告记录包括患者姓名、病案号、科室床位、检验日期、项目、结果、复查结果、报告者、临床联系人、联系电话、报告时间，报告接受者，并注明"已复查"。未及时报告的危急值应记录事件及原因。报告与接收应遵循"谁报告（接收）谁记录"原则。

2．初级报告 2小时内报告原始标本涂片、染色镜检结果，包括急诊电话报告。阳性血培养结果非常重要，应该立即口头报告给医生，包括革兰氏染色特性和形态（如革兰氏阳性球菌疑为葡萄球菌等）、血培养阳性的瓶数及报警时间等鉴定信息。报告之前，应该回顾一下患者近期标本中微生物培养情况，这些结果有助于解释感染微生物的来源。同时记录报告的日期、时间、内容、报告人和接受报告的医生姓名。报警阳性的培养物直接涂布MH平板，根据涂片革兰氏染色结果选择合适的抗菌药物进行K-B法初步药物敏感试验。

3．预报告 次日清晨或24小时内报告培养初步结果、标本的直接药物敏感试验结果。

4．最终报告 内容包括细菌系统鉴定结果和细菌药物敏感试验结果等，除苛养菌培养、特殊菌培养及血液培养外，普通标本培养一般不超过3天。

报告抗菌药物敏感试验结果时，应根据最新版CLSI标准，确定致病菌对每一个入选药物的敏感程度，即敏感（S）、中介（I）、耐药（R）。在实验条件许可的情况下，实验室应尽量提供测定药物的MIC定量结果。

第二节　临床常见标本的微生物学检验

临床标本的微生物学检验即正确采集和运送临床标本、从标本中查找致病菌并判断其对抗菌药物的敏感性，为临床感染性疾病的诊断、治疗及流行病学调查提供科学依据。

一、血液及骨髓标本的微生物学检验

正常人的血液及骨髓中是无菌的，当细菌侵入血液或骨髓并在其中生长繁殖时，会引起菌血症、败血症。血液感染患者病情凶险，死亡率较高，急需微生物工作者正确地进行血液培养，及时准确地报告结果，以满足临床医生诊断与治疗的需要。

（一）标本的采集

1．皮肤消毒 以静脉穿刺点为中心，从穿刺点向外画圈消毒，至消毒区域直径达3 cm以上。先用75%乙醇擦拭静脉穿刺部位待30秒以上，再用2.5%～3%碘酊作用30秒或10%聚维酮碘1～2分钟，而后用75%乙醇脱碘，待乙醇挥发干燥后采血。消毒后的采血部位严禁用手触摸，对碘过敏的患者，用75%乙醇消毒1分钟。

2．采血部位 采血部位通常为肘静脉，也可从肘动脉或股动脉采血。疑似细菌性心内膜炎时，以肘动脉或股动脉采血为宜。疑为细菌性骨髓炎或伤寒患者，在病灶或髂前（后）上棘处严格消毒后抽取骨髓。

3．采集方法 以无菌操作方法抽取血液后，直接注入已消毒的血培养瓶中，轻轻颠倒混匀，以防血液凝固。无血培养瓶送检的血液，宜用0.25～0.5 g/L聚茴香脑磺酸钠（sodium polyanethol sulfonate，SPS）抗凝剂抗凝送检，不得使用EDTA或枸橼酸钠抗凝。如果同时做需氧和厌氧培养，应先将标本接种到厌氧瓶中，再注入需氧瓶中，严禁将空气注入厌氧瓶中。

4．采血量 采血量一般以增菌培养液体积的1/10～1/5为宜，成人每瓶8～10 ml，儿童每瓶1～5 ml，婴儿每瓶1～2 ml。骨髓采集量为每瓶1～2 ml。

5．采血时间和频度 血培养标本应尽量在使用抗菌药物之前进行采集，用药前24小时内采集2～3次血液标本。已使用抗菌药物而又不能中止使用的患者，选择在下次用药前采集，选用能中和或吸附抗菌药物的培养基。对间歇性寒战或发热的患者，应在寒战或体温高峰到来

之前 0.5~1 小时采血，也可在寒战或发热后 1 小时采集血液标本。特殊感染患者血培养标本采集要求如下。

（1）可疑急性发热性菌血症、败血症患者，应在使用抗菌药物之前，在 24 小时内从不同部位采集 2~3 份（一次静脉采血注入多个培养瓶中应视为单份）血液标本培养。

（2）可疑细菌性心内膜炎患者，在 1~2 小时内采集 3 份血液标本培养，如果 24 小时后阴性，再采集 2 份血液标本培养。

（3）不明原因发热患者，先采集 2~3 份血液标本，24~36 小时后体温升高之前，再采集 2 份血液标本进行培养。

（4）可疑菌血症但血培养持续阴性时，应改变血培养方法，以获得罕见或苛养的微生物。

6. 标本的运送和保存 标本采集后应立即送检，如不能立即送检，可室温保存，切勿冷藏。因为某些细菌在低温环境中可死亡，从而影响致病菌的检出率。

（二）微生物学检验

1. 常见致病菌 血液和骨髓标本中常见致病菌见表 22-1。

表22-1 血液及骨髓标本中常见致病菌

种类	革兰氏阳性菌	革兰氏阴性菌
球菌	金黄色葡萄球菌、表皮葡萄球菌、A 群链球菌、B 群链球菌、草绿色链球菌、肺炎链球菌、肠球菌、厌氧链球菌	脑膜炎奈瑟菌、卡他莫拉菌、淋病奈瑟菌
杆菌	产单核李斯特菌、阴道加特纳菌、炭疽芽孢杆菌、产气荚膜梭菌、丙酸杆菌、结核分枝杆菌	大肠埃希菌、伤寒沙门菌、副伤寒沙门菌、变形杆菌、铜绿假单胞菌、肺炎克雷伯菌、流感嗜血杆菌、肠杆菌、粪产碱杆菌、不动杆菌、沙雷菌、脆弱拟杆菌、梭杆菌、布鲁氏菌
真菌	假丝酵母菌、隐球菌、曲霉菌	

2. 检验程序 血液及骨髓标本的微生物学检验程序见图 22-2。

3. 检验方法

（1）普通细菌的培养与鉴定

1）增菌培养：若使用全自动血培养仪培养，有细菌生长时仪器会自动报警；若人工培养，则应每天早晨取出观察有无细菌生长现象，如出现浑浊、沉淀，形成菌膜，产生色素、气泡，培养液颜色变化，凝固或溶血等现象，则提示有细菌生长，否则摇匀培养瓶继续孵育。为提高细菌的检出率，可将标本接种于 2 个培养瓶中进行需氧和厌氧培养。

2）阳性培养瓶处理：当肉眼观察到细菌生长或自动血培养仪报警时，应立即取出培养瓶，进行涂片、革兰氏染色、镜检，同时直接用培养液做药物敏感试验。革兰氏染色和直接药物敏感试验结果，在排除污染的情况下，应第一时间将检验结果报告给临床医生。同时根据涂片染色镜检的结果，选择适合培养基进行细菌的分离培养，获得纯种后进一步做生化试验、血清学试验等对细菌进行鉴定，做最终药物敏感试验。

3）阴性培养瓶处理：在增菌培养的 7 天中，应分别于 12~18 小时、第 3 天和第 7 天至少做 3 次盲传，置于需氧和厌氧环境下培养，7 天无细菌生长报告阴性。

（2）特殊细菌培养与鉴定

1）脑膜炎奈瑟菌培养：首先将含胰胨肉汤或含 2 g/L 葡萄糖的肝浸液培养瓶预温至 35 ℃，并充入 5%~10% 的 CO_2，然后再将患者的血液或骨髓标本接种于培养瓶中，摇匀后于 35 ℃、

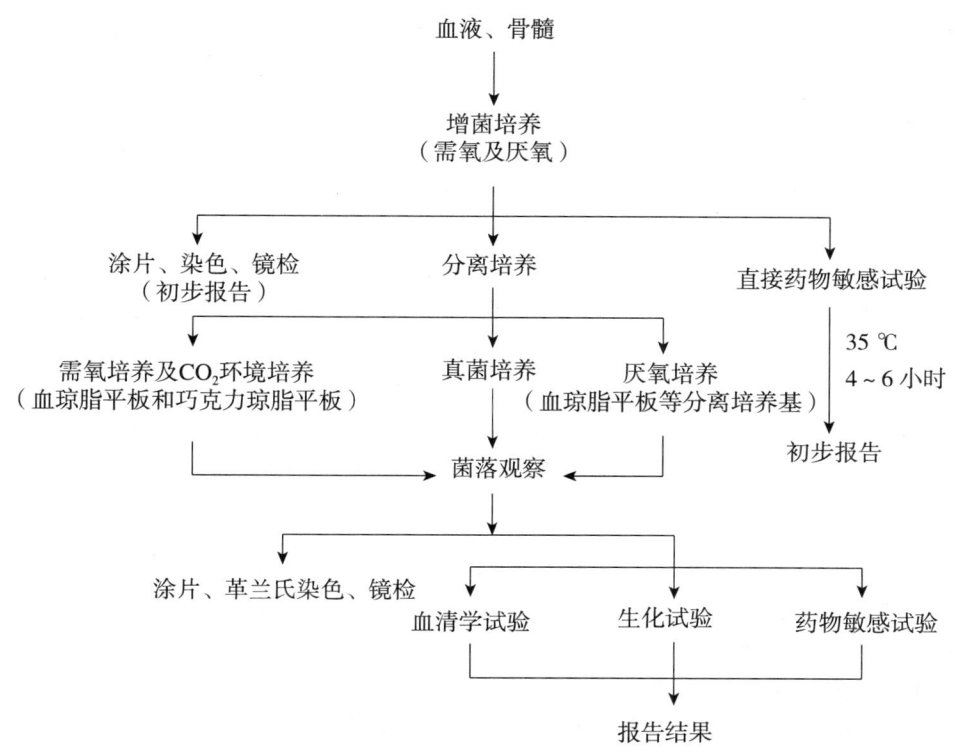

图 22-2　血液、骨髓标本微生物学检验程序

5%~10% 的 CO_2 环境中培养，每天观察一次。如疑有细菌生长，应立即进行涂片、革兰氏染色、镜检，发现革兰氏阴性双球菌，可初步报告；同时直接用培养液做药物敏感试验，并转种于 35 ℃ 预温血琼脂平板或巧克力琼脂平板，置于 35 ℃、5%~10% 的 CO_2 环境中培养 18~24 小时，如平板上出现光滑、湿润、透明、黏性、中等大小露滴状菌落，经涂片染色镜检后，进一步做糖发酵、氧化酶等生化反应，以及血清学试验和最终药物敏感试验，必要时用血清凝集试验分群，做出最后鉴定。

2）草绿色链球菌培养：采集患者血液注入 3 个胰酶解酪蛋白大豆肉汤培养瓶中，分别进行需氧、二氧化碳和厌氧培养。第一周观察和转种同一般血液培养，但转种后的血琼脂平板应同时放入需氧、二氧化碳、厌氧环境中培养，如血琼脂平板上出现细小、针尖样凸起并有草绿色溶血环的菌落，按链球菌属鉴定，根据鉴定结果报告"有草绿色链球菌生长"。如 7 天培养无细菌生长，继续培养至第 4 周，每周转种 2 次，若第 4 周末仍无细菌生长则报告"经 4 周培养无草绿色链球菌生长"。

3）伤寒沙门菌及其他沙门菌培养：将患者的血液或骨髓标本接种于葡萄糖胆汁肉汤或胆盐肉汤中，35 ℃ 增菌培养。如疑有细菌生长，应进行涂片、染色镜检和直接药物敏感试验，将检验结果第一时间报告临床医生；同时转种选择性平板，置于 35 ℃ 培养 18~24 小时后，挑取可疑菌落接种双糖或三糖铁斜面培养基，根据细菌生长特点，做出初步判断。必要时，用纯培养物做生化、血清学鉴定。

4）布鲁氏菌培养：将血液标本接种于 2 个肝浸液肉汤培养瓶中，其中一瓶预先充入 5%~10% 的 CO_2，置 35 ℃ 培养箱孵育。若出现肉眼可见的轻度浑浊，应及时做涂片染色镜检，并转种于 2 份肝浸液平板或血琼脂平板，分别置于 5%~10% CO_2 环境及普通环境中 35 ℃ 培养。如菌落、涂片、染色及镜检典型，再做布鲁氏菌血清凝集试验，如阳性，可报告"培养出 ×× 布鲁氏菌"。若培养 4 周后仍无细菌生长，则可报告"经 4 周培养无细菌生长"。

5）厌氧菌培养：将血液标本接种于牛心脑浸液或肝浸液中，置厌氧环境中培养。如培液出现浑浊、恶臭或产生大量气体等现象,应取培养液做涂片行革兰氏染色镜检,根据细菌形态、染色结果得出初步报告,并将其移种到 2 个经过预还原的血琼脂平板或巧克力琼脂平板上,分别做厌氧培养和需氧培养,35 ℃培养 48～72 小时后观察结果。如仅在厌氧环境中有生长,可根据细菌形态、生化等特征进行鉴定,报告"厌氧培养有 ×× 菌生长"。如厌氧培养无细菌生长,48 小时后进行首次盲目移种,以后每隔 4 天做一次盲目移种,直至第 14 天,若仍无细菌生长,报告"厌氧培养 14 天无细菌生长"。

6) 真菌培养:疑为真菌感染患者,将血液标本接种于真菌增菌肉汤中,增菌培养后转种沙氏葡萄糖琼脂弱培养基,25 ℃或 37 ℃培养 1～4 天后,根据真菌的菌落特征及生化试验进行鉴定和报告。

7) L 型细菌培养:将患者血液标本接种于高渗液体培养基中,经 35 ℃增菌后转种血琼脂平板和 L 型细菌培养基,35 ℃孵育后观察结果。发现有典型油煎蛋样菌落,反复传代使之返祖后鉴定。对不能返祖的 L 型细菌,需与支原体鉴别。经 1 个月培养无细菌生长,可报告阴性结果。

4. 结果报告 血培养的结果应及时、快速通知临床医生,采取分级和限时报告制度。

(1) 疑有细菌生长者,应立即进行涂片、革兰氏染色、镜检,并将检验结果电话通知主管医生。同时做直接药物敏感试验,在此后 6～8 小时报告初步药物敏感试验结果,将敏感的抗菌药物电话通知主管医生。

(2) 当平板生长菌落后,立即进行细菌鉴定及标准化药物敏感试验,最后报告"经 × 天培养,生长 ×× 细菌",并报告药物敏感试验结果。

(3) 对临床需要了解血培养信息者,肉汤增菌 24、48、72 小时仍为阴性标本,及时通知临床主管医生,以便做出相应处理。

(4) 一般细菌培养 7 天仍为阴性的标本,应进行 3 次以上盲种,仍无细菌生长者,报告"经 7 天培养无细菌生长";对临床有特殊要求的标本,可持续培养至 2 周或更长时间,方可发阴性报告。

(三) 临床意义

血液标本的细菌学检验是诊断菌血症的重要方法,若从患者血液中检出细菌,排除采集标本或无菌操作不严而导致的杂菌污染外,从中检出任何细菌都具有临床意义。不能随意将血液培养中出现的非常见细菌判定为污染菌,因为任何一种条件致病菌都可能成为血液感染的致病菌。

葡萄球菌是血液感染最常见的细菌。近年来,由耐甲氧西林金黄色葡萄球菌(MRSA)及凝固酶阴性葡萄球菌引起的菌血症和脓毒血症逐渐增多,其临床表现明显,发病急,中毒症状重。金黄色葡萄球菌和铜绿假单胞菌常见于烧伤后、血液病、肝硬化患者的并发败血症;金黄色葡萄球菌、溶血性链球菌常为急性细菌性心内膜炎的致病菌,而亚急性心内膜炎的主要致病菌是草绿色链球菌。肠球菌、大肠埃希菌也是亚急性心内膜炎的致病菌,因两菌出现不同程度的耐药,给临床治疗带来困难。尿路、胆道、胃肠道炎症黏膜损伤引起的败血症以大肠埃希菌多见,其次是变形杆菌、产气肠杆菌和粪产碱杆菌。引起新生儿败血症的致病菌主要是产单核李斯特菌和阴道加特纳菌。

随着广谱抗菌药物、免疫抑制药的应用,气管切开、透析、器官移植等诊疗措施的实施,菌血症患者不断增多。分离的致病菌也从原来的常见菌、多发菌转变为少见菌、罕见菌,厌氧菌、真菌、L 型细菌,而耐药菌和复合菌感染在临床血液培养中的分离率也越来越高,应引起临床微生物工作者的高度重视。

二、脑脊液标本的微生物学检验

正常人体脑脊液是无菌的，当致病菌通过血脑屏障侵入中枢神经系统时可引起感染，如化脓性脑膜炎、结核性脑膜炎等。通过对脑脊液标本的细菌学检验，能及时准确地找出致病菌，为临床诊断和治疗提供依据。

（一）标本的采集

1．采集部位 脑脊液多由临床医生采集，一般选用腰椎穿刺法，特殊情况可采用小脑延髓池或脑室穿刺术。

2．采集量 严格无菌操作技术，采集脑脊液 3～5 ml，盛于无菌试管或小瓶中。

3．标本的运送和保存 标本采集后应15分钟内送检，最迟不能超过1小时。若培养脑膜炎奈瑟菌、嗜血杆菌等苛养菌时，应将标本置于35 ℃条件下保温送检，不可置于冰箱保存，否则会使一些细菌死亡，影响细菌的检出率。

（二）微生物学检验

1．常见致病菌 脑脊液标本中常见的致病菌见表22-2。

表22-2 脑脊液标本中常见的致病菌

种类	革兰氏阳性菌	革兰氏阴性菌
球菌	金黄色葡萄球菌、肺炎链球菌、A群链球菌、B群链球菌、消化链球菌、肠球菌	脑膜炎奈瑟菌、卡他莫拉菌
杆菌	炭疽芽孢杆菌、结核分枝杆菌、产单核李斯特菌、类白喉棒状杆菌	流感嗜血杆菌、大肠埃希菌、产气肠杆菌、铜绿假单胞菌、不动杆菌、肺炎克雷伯菌、变形杆菌、拟杆菌、脑膜败血黄杆菌
真菌	新型隐球菌、白假丝酵母菌	

2．检验程序 脑脊液标本微生物学检验程序见图22-3。

3．检验方法

（1）涂片检查：首先观察脑脊液标本的性状，除结核性脑膜炎和无菌性脑膜炎外，其他细菌引起的化脓性脑膜炎患者的脑脊液多呈明显浑浊。浑浊或脓性脑脊液可直接涂片，染色镜检。无色透明或微浊的脑脊液，应以每分钟4000 r离心10～15分钟后，取沉淀物涂片，根据检验目的不同采取不同的染色方法镜检。

1）革兰氏染色：取沉淀物涂片，革兰氏染色后镜检，根据染色性、形态、排列等初步报告。①检出革兰氏阴性、凹面相对、肾形、成双排列的球菌，大小、着色深浅不一，常位于细胞内（早期患者的脑脊液中，细胞较少时可见到较多的双球菌位于细胞外），可报告"找到革兰氏阴性双球菌，位于细胞内（外），形似脑膜炎奈瑟菌"；②检出革兰氏阳性、菌体周围有明显荚膜的矛头状双球菌，可报告"找到革兰氏阳性双球菌，形似肺炎链球菌"；③检出革兰氏阳性小而规则的杆菌，单独或呈V形排列，出现于大量单核细胞之间，可报告"找到革兰氏阳性杆菌，形似产单核李斯特菌"；④检出革兰氏阴性、多形性、菌体大小不一、杆状或丝状的细菌，可报告"找到革兰氏阴性杆菌，形似流感嗜血杆菌"；⑤其他不易识别的细菌，可根据其形态、排列、染色性，报告"找到革兰氏×性球（杆）菌"。

2）抗酸染色：疑为结核分枝杆菌感染时，脑脊液沉淀物涂片，或将脑脊液置室温数小时，待形成纤维网后，倾取纤维网于清洁、无划痕的载玻片上，干燥固定，抗酸染色后镜检，若检

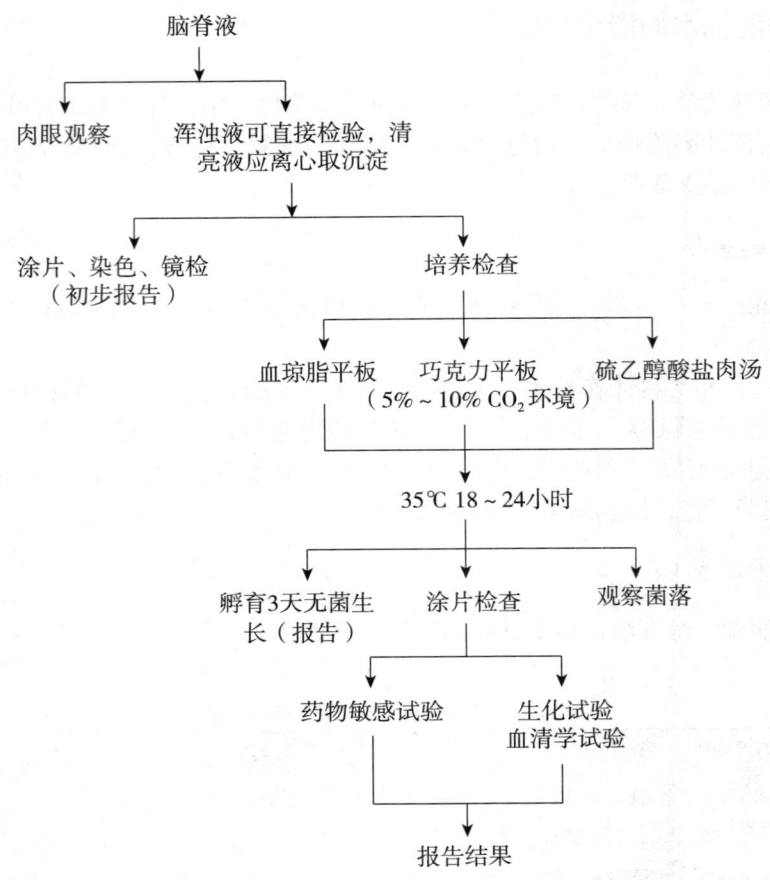

图22-3 脑脊液标本微生物学检验程序

出抗酸阳性、细长略弯曲、成团、成束、排列无序的杆菌，可报告"找到抗酸染色阳性杆菌"。

3）墨汁负染色：疑为新型隐球菌感染者，取脑脊液沉淀物行墨汁负染色，显微镜下观察到菌体周围有宽大透明的荚膜，似一晕轮，有时可见出芽的酵母菌，可报告"找到新型隐球菌"。

(2) 分离培养与鉴定：根据检验目的不同选择不同的方法进行微生物分离培养。

1）普通细菌培养：用接种环挑取浑浊脑脊液标本或经离心的沉淀物，分别接种于血琼脂平板和巧克力琼脂平板上，同时接种增菌肉汤，置35℃ CO_2 环境中培养18～24小时。如有细菌生长，则根据菌落、形态学特征、生化试验及血清学试验进行鉴定，并做抗菌药物敏感试验。如无细菌生长，则应把增菌肉汤转种，持续培养至48小时。

2）结核分枝杆菌培养：疑为结核分枝杆菌时接种于罗-琴培养基或米氏7H-10培养基，斜置于35℃温箱孵育7天后直立，继续孵育至6～8周，有细菌生长时，对菌落进行鉴定，如无细菌生长，则发阴性报告。

3）真菌培养：疑为真菌感染时，用血琼脂平板或沙氏葡萄糖琼脂弱培养基进行分离培养，分别置于25℃及37℃温箱中孵育，一般2～3天长出菌落，根据菌落形态、涂片镜检及生化反应等进行鉴定。

4）厌氧菌培养：将浑浊脑脊液或经离心后的沉淀物用接种环无菌接种于血琼脂平板、厌氧血琼脂平板和硫乙醇酸钠肉汤，置35℃分别在需氧、厌氧环境中培养。如需氧培养不生长而厌氧培养有细菌生长，应立即进行涂片、染色镜检，结合菌落形态，按厌氧菌进行鉴定，同时做抗菌药物敏感试验。

4．结果报告 发现阳性结果，立即报告临床医生。

（1）一旦发现致病菌应立即电话或书面通知临床主管医生，同时做直接药物敏感试验，6~8小时后报告药物敏感试验结果，将敏感抗菌药物电话通知主管医生。

（2）分离培养得到的菌落，立即进行微生物学鉴定及标准化的药物敏感试验，最后报告"检出××细菌"，并报告药物敏感试验结果。

（3）培养3天仍无菌生长者，报告"经3天培养无细菌生长"；对临床有特殊要求的标本，可适当延长培养时间，如结核分枝杆菌培养8周方可发出阴性报告。

（三）临床意义

引起细菌性脑膜炎的细菌有脑膜炎奈瑟菌、肺炎链球菌、A群和B群链球菌、流感嗜血杆菌、金黄色葡萄球菌、铜绿假单胞菌等。其中最常见细菌是脑膜炎奈瑟菌，由于脑膜炎奈瑟菌对外界抵抗力较弱，加之早期用药治疗往往涂片阳性而培养却为阴性，因此规范操作，严格遵守注意事项，才能提高该菌检出率；肺炎链球菌仍是引起细菌性脑膜炎的常见致病菌；流感嗜血杆菌脑膜炎及其他革兰氏阴性杆菌性脑膜炎也可发生，并有增多趋势；由结核分枝杆菌引起的结核性脑膜炎，近几年发病率呈回升趋势，应引起高度重视。

真菌性脑膜炎最常见的病原体是新型隐球菌。由白假丝酵母菌、球孢子菌引起的真菌性脑膜炎日渐增多，特别好发于免疫功能低下和恶性疾病患者，如艾滋病、恶性肿瘤、严重糖尿病、系统性红斑狼疮等患者易发生。

三、尿液标本的微生物学检验

泌尿生殖道感染是临床最常见的感染性疾病，多见于成年女性，是由大量微生物在尿路中生长繁殖而引起的尿路炎症。泌尿生殖道感染可分为上泌尿道感染和下泌尿道感染。

（一）标本的采集

1. 中段尿采集法 嘱咐患者睡前少饮水，清晨用肥皂水清洗会阴部及尿道口，再用清水冲洗，收集中段尿10~20 ml直接排入专用的无菌容器中，加盖后立即送检。疑为尿道炎时，应收集最初3~4 ml尿液送检。该方法是留取尿液标本最常用的方法。

2. 导尿法 用导尿管收集患者尿液10~20 ml于无菌容器中，立即送检。该方法适用于无法排尿或已插导尿管的患者，但应注意此法容易引起逆行性感染。

3. 膀胱穿刺法 将患者耻骨联合上皮肤消毒后，以无菌注射器做膀胱穿刺采集尿液10~20 ml，将针头插入橡皮塞送检。该方法主要用于厌氧菌的培养，特殊情况下，也可考虑用此法采集尿液。

4. 集尿法 疑为结核分枝杆菌感染时，可收集24小时尿液置于一洁净容器中送检。

5. 标本的运送和保存 尿液标本采集后应立即置于无菌带盖容器中送检，及时接种，室温下保存时间不能超过2小时，4℃冷藏时间不能超过8小时，疑为淋病奈瑟菌感染患者的尿液标本不能冷藏保存。

（二）微生物学检验

1. 常见致病菌 尿液标本中常见致病菌见表22-3。

表22-3　尿液标本中常见的致病菌

种类	革兰氏阳性菌	革兰氏阴性菌
球菌	金黄色葡萄球菌、表皮葡萄球菌、腐生葡萄球菌、B 群链球菌、肠球菌	淋病奈瑟菌
杆菌	结核分枝杆菌	大肠埃希菌、产气肠杆菌、铜绿假单胞菌、变形杆菌
其他	白假丝酵母菌	钩端螺旋体、支原体、衣原体

2. 检验程序　尿液标本微生物学检验程序见图 22-4。

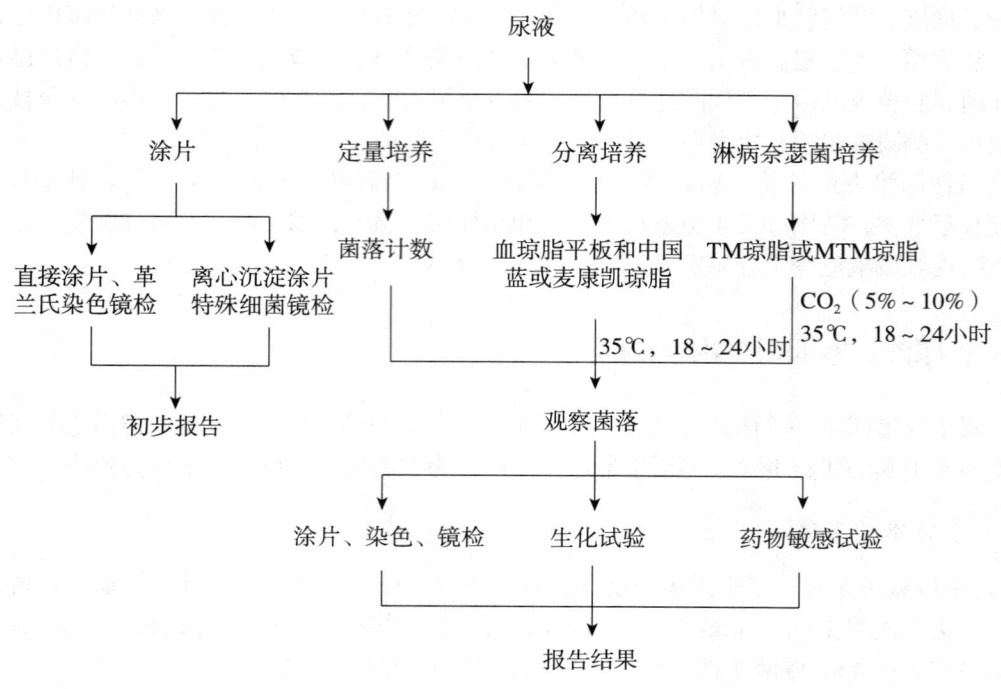

图 22-4　尿液标本微生物学检验程序
TM 琼脂：Thayer-Martin 琼脂；MTM 琼脂：改良 Thayer-Martin 琼脂

3. 检验方法

（1）涂片检查：取尿液标本 5～10 ml 放于无菌试管中，每分钟 3000 r 离心 30 分钟，取沉淀物涂片，根据检验目的不同采取不同的染色方法镜检。

1）普通细菌检查：取沉淀物涂片进行革兰氏染色镜检。如发现革兰氏阳性或阴性细菌，即可做出初步报告。

2）淋病奈瑟菌检查：沉淀物涂片 2 张，分别进行革兰氏染色和吕氏亚甲蓝染色，镜检如查见革兰氏阴性双球菌、肾形、存在于细胞内或细胞外，男性患者可做出初步报告，女性患者需经培养证实后方可报告。

3）假丝酵母菌检查：取沉淀物置于洁净玻片上，加盖玻片后用高倍镜观察，若沉渣太多，可滴加 10% 氢氧化钾，使之溶解后再镜检。同时制成薄片、干燥、固定、革兰氏染色后镜检。如发现卵圆形芽生孢子和管状的假菌丝，且革兰氏染色为阳性，可初步报告"检出假丝酵母菌"。

4）结核分枝杆菌检查：尿液经每分钟 4000 r 离心 30 分钟，取沉淀物制作 2 张涂片，分别用齐-内抗酸染色和潘本汉抗酸染色，如两张均见红色杆菌，报告"找到抗酸分枝杆菌"。

如齐-内抗酸染色见红色杆菌，而潘本汉抗酸染色未见红色杆菌，则为耻垢分枝杆菌。

5）钩端螺旋体检查：取患者发病1周后的尿液5～10ml，以每分钟3000r离心30分钟。取尿液沉淀物滴于载玻片上，覆以盖玻片后于暗视野显微镜下检查，若发现一串细密亮珠、两端呈钩状且沿纵轴旋转运动的螺旋体时，可报告"找到螺旋体"。

(2) 尿液细菌计数：通常取患者中段尿定量培养，用定量加样器无菌取混匀尿液5μl，滴加于血琼脂平板上，用接种环连续均匀划线接种，置35℃培养18～24小时后计数菌落，再计算出每毫升尿液中的细菌数。

若培养后菌落多而无法计数时，可报告细菌培养大于 10^5 CFU/ml。

(3) 分离培养与鉴定：根据检验目的不同选择不同的方法进行微生物分离培养。

1）普通细菌培养：取尿液标本离心沉淀物接种于血琼脂平板和MAC琼脂平板，置35℃培养18～24小时后观察结果，根据菌落特征、涂片染色镜检结果及生化反应等进行鉴定，同时进行抗菌药物敏感试验。

2）淋病奈瑟菌培养：取标本接种于Thayer-Martin（TM）培养基或改良Thayer-Martin（MTM）培养基平板上，置5%～10% CO_2 环境中35℃培养24～48小时，根据菌落特征、涂片染色结果及生化反应等进行淋病奈瑟菌的鉴定。

3）真菌、厌氧菌、结核分枝杆菌、L型细菌培养参见相关章节内容。

4．结果报告

(1) 尿沉淀涂片镜检时，普通细菌根据形态及染色性，报告"找到革兰氏×性××细菌"。如见到革兰氏阴性双球菌、肾形、存在于细胞内（外），报告"找到革兰氏阴性双球菌，存在于细胞内（外），形似淋病奈瑟菌"。见到革兰氏阳性、卵圆形的芽生孢子和管状假菌丝，报告"找到假丝酵母菌，形似白假丝酵母菌"。

(2) 从泌尿系统感染患者的同份尿液中可同时检出2种致病菌，当检出3种或以上不同微生物，应认为标本采集或处理不当被污染。分离到的菌落应进行计数、鉴定及药物敏感试验，报告"检出××细菌"、菌落的数量及药物敏感试验结果。

(3) 培养48小时仍无细菌生长者，报告"48小时培养无细菌生长"。

（三）临床意义

正常人膀胱中的尿液是无菌的，当尿液经尿道排出时，因受到尿道正常菌群的污染而含有细菌。一般认为尿液细菌计数不应超过 10^3 CFU/ml，若革兰氏阳性球菌大于 10^4 CFU/ml，革兰氏阴性杆菌大于 10^5 CFU/ml，应考虑为泌尿系感染。如尿液中细菌数少于 10^4 CFU/ml 或在 10^4～10^5 CFU/ml 之间，反复培养均查出同一细菌时，一般也认为是致病菌。

能引起泌尿道感染的致病菌很多，可以是球菌、杆菌，也可能是真菌、支原体、衣原体等。致病菌与某些条件致病菌均能引起尿路感染，如淋病奈瑟菌是引起淋菌性尿道炎的病原体，大肠埃希菌是引起膀胱炎、肾盂肾炎的常见致病菌，尿路结石常有变形杆菌感染，尿道手术及插管后易发生铜绿假单胞菌的感染等。在临床尿液标本常见的致病菌中，约80%为革兰氏阴性杆菌，其中以大肠埃希菌最为常见，占泌尿系统感染的70%以上；约20%为革兰氏阳性球菌，以肠球菌多见。

诊断泌尿道感染主要依据致病菌的检测，还要紧密结合临床综合考虑，药物敏感试验对指导临床合理使用有效的抗菌药物有重要意义。

四、粪便标本的微生物学检验

正常人粪便中含有大量细菌，包括大肠埃希菌、产气肠杆菌、肠球菌和各种厌氧菌。对粪便进行细菌学检验,一是对肠道正常菌群进行监测,预防菌群失调;二是从病理性粪便标本中找出致病菌,通过药物敏感试验为临床诊断与治疗提供依据。

(一)标本的采集

1. 自然排便法 患者用药前自然排便后,采集有脓血、黏液部分粪便 2～3 g,液体便取絮状物 1～2 ml,置无菌容器或保存液中送检。注意粪便标本不能被尿液、钡餐和卫生纸污染。

2. 直肠拭子法 对排便困难或不易获得粪便的患者,可用直肠拭子法采集,将拭子前端用无菌甘油或盐水湿润,然后插入肛门 4～5 cm(幼儿 2～3 cm)处,轻轻在直肠内旋转,擦取直肠表面黏液后取出,置无菌试管或保存液中送检。

3. 标本的运送和保存 粪便标本应立即送检,如不能立即送检,放入卡-布(Cary-Blair)运送培养基中运送和保存;疑似霍乱弧菌感染的标本应用碱性蛋白胨水运送保存;疑似艰难芽孢梭菌感染的标本应放入厌氧运送系统中送检。

(二)微生物学检验

1. 常见致病菌 粪便标本中常见的致病菌见表 22-4。

表22-4 粪便标本中常见的致病菌

种类	革兰氏阳性菌	革兰氏阴性菌
球菌	金黄色葡萄球菌、厌氧链球菌、肠球菌	
杆菌	结核分枝杆菌、产气荚膜梭菌、艰难芽孢梭菌、蜡样芽孢杆菌	沙门菌、志贺菌、致病性大肠埃希菌、霍乱弧菌、副溶血性弧菌、小肠结肠炎耶尔森菌、弯曲菌、类志贺邻单胞菌
真菌	白假丝酵母菌	

2. 检验程序 粪便标本微生物学检验程序见图 22-5。

3. 检验方法

(1)涂片检查:粪便标本一般不直接涂片镜检,只有当检查霍乱弧菌及菌群失调优势菌时才直接涂片镜检。

1)霍乱弧菌检查:①动力检查。取新鲜粪便制成悬滴标本或压滴标本检查细菌动力,如观察到穿梭运动极度活跃的细菌,再加 O1 群霍乱弧菌诊断血清做制动试验,若原来运动活跃的细菌停止运动,为制动试验阳性,可初步报告为疑似 O1 群霍乱弧菌。②染色镜检。霍乱患者粪便通常呈米泔样,取新鲜标本涂片 2 张,分别进行革兰氏染色和 1:10 稀释的苯酚复红染色,显微镜观察发现鱼群状排列的革兰氏阴性弧菌,可做出初步报告。

2)假丝酵母菌检查:在载玻片上加 1 滴生理盐水与标本混合,加盖玻片后直接显微镜观察或者革兰氏染色后镜检,革兰氏染色发现阳性卵圆形芽生孢子及假菌丝,报告"找到假丝酵母菌"。

3)葡萄球菌、艰难梭菌、弯曲菌检查:取疑似各菌感染的患者新鲜粪便或肠黏膜状物涂片,干燥固定后,革兰氏染色镜检,根据镜下所见初步报告结果。若发现革兰氏阳性球菌,呈葡萄状排列,可报告"找到革兰氏阳性葡萄状排列球菌";若发现革兰氏阳性粗大杆菌,无荚膜,有卵圆形芽孢并位于菌体一端者,可报告"找到革兰氏阳性芽孢杆菌,形似艰难梭菌";若见细小、长而弯的革兰氏阴性弧形、S 形或螺旋形呈海鸥状的细菌,报告"找到弯曲菌"。

4)粪便中优势菌检查:取粪便标本直接涂片,革兰氏染色后镜检,根据细菌染色性、形

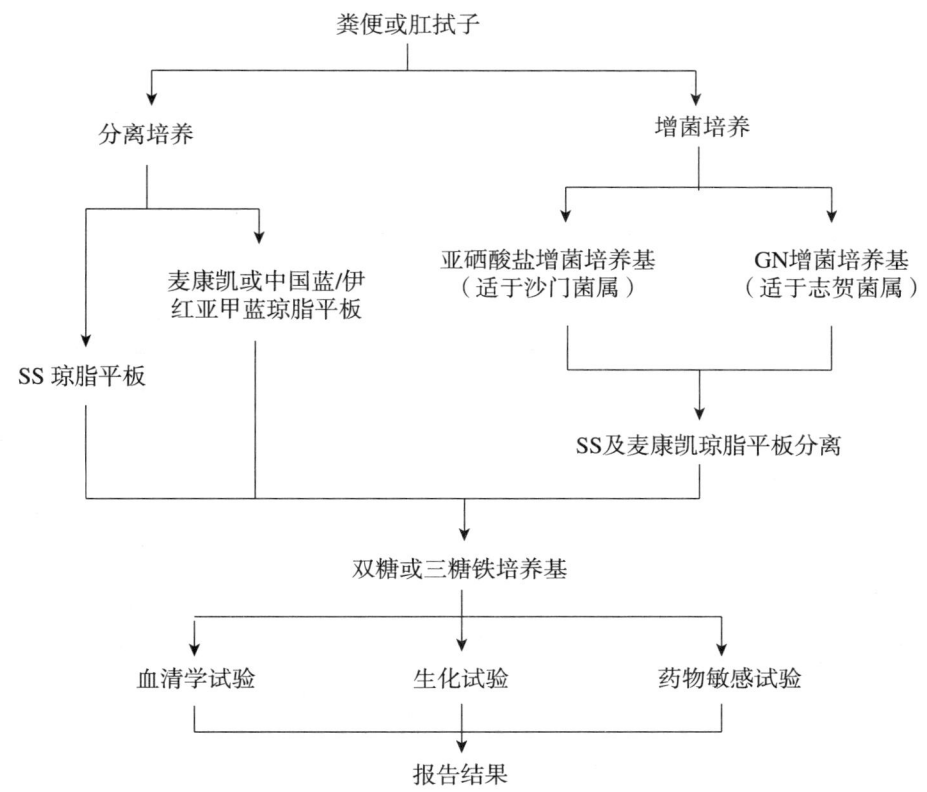

图 22-5 粪便标本微生物学检验程序

态、排列及在涂片中所见到的相对比例等，推定主要优势菌并及时报告结果。

(2) 分离培养与鉴定：根据检验目不同，选择不同的方法进行微生物分离培养。

1) 沙门菌及志贺菌培养：取脓血、黏液粪便或直肠拭子接种 SS 琼脂平板及 MAC 或 EMB、中国蓝琼脂平板，同时接种于 GN 增菌液（适用于志贺菌和沙门菌）和亚硒酸盐增菌液（适用于沙门菌），35 ℃培养 18～24 小时后观察生长现象，取无色可疑菌落做推断性生化试验，初步生化反应符合两属生物学特性，继续用诊断血清进行血清学试验，鉴定出志贺菌及沙门菌的血清群及型。

如生化试验符合沙门菌或志贺菌，但与二者的诊断血清不发生凝集现象，可将待检菌液隔水煮沸 1 小时以破坏 K 抗原和 Vi 抗原，再进行凝集试验。

2) 致病性大肠埃希菌培养：引起腹泻的大肠埃希菌主要有 ETEC、EPEC、EIEC、EHEC 等。取脓血或糊状粪便接种于血琼脂平板及弱选择性培养基，35 ℃培养 18～24 小时后观察菌落，挑取可疑菌落先按照一般大肠埃希菌做生化反应鉴定，再通过毒力试验或与大肠埃希菌多价血清做玻片凝集试验进行鉴定，同时做抗菌药物敏感试验。

3) 霍乱弧菌培养：取米泔水样标本接种于碱性蛋白胨水中增菌培养，6 小时后取表面菌膜移种，或直接取粪便标本接种于庆大霉素琼脂平板或 TCBS 琼脂平板，35 ℃培养 18～24 小时后观察菌落，挑取可疑菌落通过形态学检查、动力及制动试验、血清学试验等进行鉴定。

4) 副溶血性弧菌培养：取粪便、可疑食物等接种副溶血性弧菌增菌液，同时划线分离于副溶血性弧菌选择性平板和 SS 琼脂平板上，35 ℃培养 18～24 小时后观察菌落，取可疑菌落做生化试验、无盐及高盐试验等进行鉴定。

5) 金黄色葡萄球菌培养：取绿色、海水样或糊状粪便接种于甘露醇高盐琼脂平板或血琼脂平板上，35 ℃培养 18～24 小时后观察菌落，挑取黄色可疑菌落通过革兰氏染色、凝固酶试验、DNA 酶试验及甘露醇发酵试验等进行鉴定，同时进行抗菌药物敏感试验。

6）小肠结肠炎耶尔森菌培养：将标本接种于新耶尔森菌专用培养基（NYE）、MAC 及 SS 琼脂平板上，分别置于 25～30℃及 35℃条件下培养，前者用于分离小肠结肠炎耶尔森菌，后者用于分离沙门菌和志贺菌。培养 48 小时后，取 SS 琼脂平板上生长不良、MAC 琼脂平板上不发酵乳糖的无色菌落做生化反应鉴定。

7）空肠弯曲菌培养：取液状或带血粪便标本接种于弯曲菌属选择性培养基（CAMP-BAP、Skirrow 或 Butzler 血琼脂），在 43℃微需氧条件下培养 24～72 小时后观察生长现象，取略带红色、有光泽、半透明的可疑菌落用悬滴法或压滴法观察动力，再结合生化试验结果进行鉴定。

8）艰难梭菌培养：取黄色夹有假膜的新排出液状粪便，立即接种于环丝氨酸-甲氧头孢霉素-果糖琼脂（CCFA）平板上，35℃厌氧培养 48 小时后，选择可疑菌落移种疱肉培养基制备毒素测定，同时做其他试验以鉴定，最后报告结果。

9）真菌培养：主要培养白假丝酵母菌，将标本接种于沙氏葡萄糖弱琼脂和血琼脂平板上，分别置于 25℃和 37℃环境中培养 24～48 小时，根据菌落特点、染色结果、芽管形成试验及厚膜孢子形成试验等进行鉴定。

4. 结果报告 粪便标本的微生物学检验结果报告，应以分离目的菌种的结果而决定。

（1）涂片镜查时，应根据不同的检验目的选用不同的方法，发现典型阳性结果，应立即向临床医生发出初步报告。

（2）一旦分离培养出致病菌，应马上进行细菌鉴定和抗菌药物敏感试验，最后报告"检出 × 菌"，并报告药物敏感试验结果。如检出沙门菌或志贺菌，应根据血清学试验结果报告"检出 ×× 沙门菌"或"检出 ×× 志贺菌 ×× 群"；检出霍乱弧菌应立即向当地疾病预防控制中心报告。

（3）阴性结果应根据分离目的菌的结果而定。如 SS 和中国蓝琼脂平板分离粪便中的致病菌，阴性结果应报告"未检出沙门菌、志贺菌及致病性大肠埃希菌"；CCFA 琼脂平板分离艰难芽孢梭菌，阴性结果则报告"未检出艰难芽孢梭菌"。

（三）临床意义

引起肠道感染的微生物种类较多，且致病菌与正常菌群共生，致病作用及机制各不相同，病原学诊断较为困难，因此加强粪便标本的微生物学检验具有重要意义。

能引起肠道感染的常见致病菌有沙门菌、志贺菌、霍乱弧菌及致病性大肠埃希菌等，临床常表现为腹泻、呕吐、高热等症状。伤寒沙门菌能引起伤寒，志贺菌可引起细菌性痢疾，霍乱弧菌能引起霍乱等。多种细菌本身或其代谢产物可引起食物中毒，常可危及生命，常见于沙门菌、副溶血性弧菌、致病性大肠埃希菌、金黄色葡萄球菌、肉毒梭菌、蜡样芽孢杆菌食物中毒，多发生于夏秋季，以暴发和集体发病为主。

大量研究与临床资料证实胃炎、消化性溃疡主要是幽门螺杆菌引起。

五、痰液标本的微生物学检验

痰液是由气管、支气管和肺泡所产生的分泌物。正常人每天排出的痰液很少，当病原微生物侵犯呼吸道黏膜时，痰液分泌量增多，临床表现为咳嗽、流涕、发热、机体功能低下等呼吸道感染症状。近年来，呼吸系统感染的发病率不断增加，感染微生物的种类、数量、耐药性也不断增强，及时准确地采集合格痰液标本、检出痰液中的病原体对于某些疾病的诊断与治疗具有重要意义。

（一）标本的采集

1. 自然咳痰法 以晨痰最佳，留取标本前嘱患者用清水漱口或用牙刷清洁口腔，然后用力咳出呼吸道深部的痰吐入无菌带盖、干燥不吸水的容器中，痰液量应≥1 ml，立即送检。对无痰或少痰的患者可采用雾化吸入加温至45 ℃的10% NaCl 水溶液，使痰液易于排出。

2. 小儿取痰法 用弯压舌板向后压舌，用棉拭子深入咽部，小儿受到刺激咳嗽时，可咳出肺部或气管分泌物黏在拭子上。对咳痰少的幼儿，可轻压胸骨上部的气管，促进痰液的排出。

3. 特殊器械采集法 包括支气管镜采集法、防污染毛刷采集法、环甲膜穿刺经气管吸引法、经胸壁针穿刺吸引法和支气管肺泡灌洗法，均由临床医生按相应操作规程采集，放无菌容器送检。

4. 标本的运送和保存 痰液标本采集后应立即送检，室温保存不能超过2小时，选用选择运送培养基运送和保存标本也不应超过48小时，因某些细菌在外环境中会过度繁殖或死亡。

（二）微生物学检验

1. 常见致病菌 痰液标本中常见的致病菌见表22-5。

表22-5　痰液标本中常见的致病菌

种类	革兰氏阳性菌	革兰氏阴性菌
球菌	金黄色葡萄球菌、凝固酶阴性葡萄球菌、肺炎链球菌、A群链球菌、肠球菌、厌氧球菌	脑膜炎奈瑟菌、卡他莫拉菌
杆菌	白喉棒状杆菌、类白喉棒状杆菌、结核分枝杆菌、炭疽芽孢杆菌	流感嗜血杆菌、克雷伯菌、铜绿假单胞菌、大肠埃希菌、产气肠杆菌、百日咳鲍特菌、军团菌
其他	白假丝酵母菌、隐球菌、曲霉菌、毛霉菌	支原体、衣原体

2. 检验程序 痰液标本微生物学检验程序见图22-6。

3. 检验方法

（1）涂片检查：痰涂片检查的目的如下。①确定标本是否适合做细菌培养，如标本中每个低倍镜视野鳞状上皮细胞多于25个，白细胞少于10个，表示标本来自唾液，为不合格标本；标本中每个低倍镜视野鳞状上皮细胞小于10个，白细胞大于25个，为合格标本，适合做细菌培养。②判定是否有致病菌存在，为选用培养基提供参考。

1）一般细菌涂片检查：取痰液的脓性或带血部分制成均匀薄片，进行革兰氏染色镜检，根据染色性、形态及排列做出初步报告。

2）结核杆菌检查：取干酪样或脓性部分的痰液制成厚涂片，抗酸染色后镜检，根据所见结果报告"找到抗酸杆菌"或"未找到抗酸杆菌"。

3）放线菌及诺卡菌检查：将痰液用生理盐水反复洗涤数次，如含血液则加蒸馏水溶解红细胞，挑取黄色颗粒（硫磺样颗粒）或不透明的着色斑点，置玻片上加压，并覆以盖玻片，高倍镜下观察其结构，如见中央为交织的菌丝，其末端为粗杆形呈放线状排列时揭去盖玻片，干燥后做革兰氏染色及抗酸染色镜检。

（2）分离培养与鉴定

1）痰培养的前处理：①痰液的洗净。将痰加入有15～20 ml无菌生理盐水的试管中，振荡5～10秒后静置，用接种环将沉淀于管底的脓痰片沾出，放入另一试管内，以同样的方法反复洗涤3次，将洗涤后痰片接种在培养基上，主要是洗去痰中的正常菌群。②痰液的均质

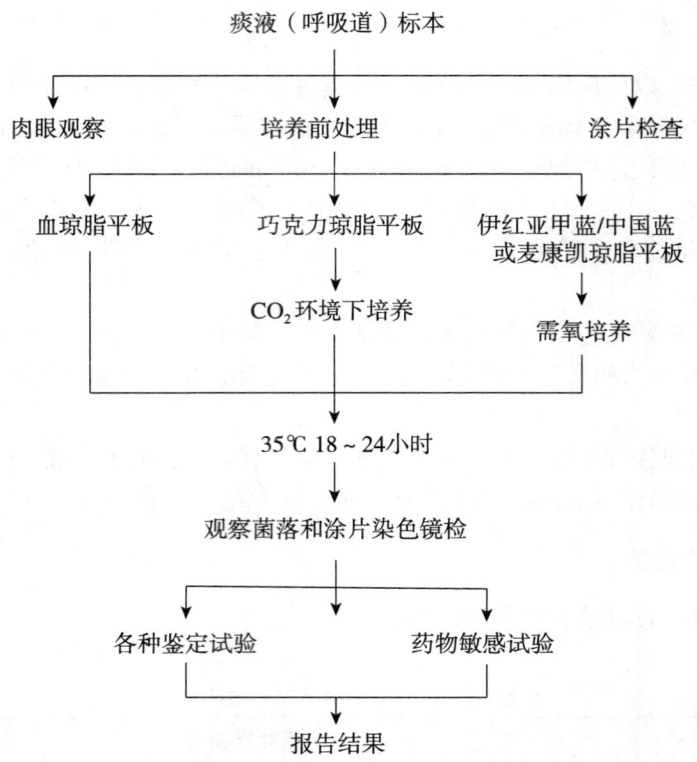

图 22-6 痰液标本微生物学检验程序

化。向痰液内加入等量 pH 7.6 的 1% 胰酶溶液，于 37 ℃ 放置 90 分钟，即可使痰液均质化而对细菌培养无影响。

2）普通细菌培养：将处理后的痰液接种于血琼脂平板、巧克力琼脂平板、中国蓝或 MAC 琼脂平板上，分别放入普通和 CO_2 环境，35 ℃ 培养 18～24 小时后观察菌落特征，可疑菌落涂片进行革兰氏染色，根据菌体的染色性、形态特点等进行初步鉴定。

3）嗜肺军团菌培养：将均质化的标本接种于血琼脂、巧克力琼脂和 BCYE 琼脂平板上，置于 35 ℃、5%～10% CO_2 环境中培养。若在上述培养基中 24 小时内有细菌生长，则此菌不是军团菌。如在 BCYE 平板上 48 小时后生长，而血琼脂平板和巧克力琼脂平板上不生长，此菌可能是军团菌，应进一步鉴定。

4）白喉棒状杆菌培养：将处理好的痰液或假膜接种于吕氏血清斜面、血琼脂平板和亚碲酸钾琼脂平板上，经 35 ℃ 培养 16～48 小时后，分别观察各种培养基上的菌落特征，如见到典型菌落，经形态学检查、生化试验和毒力试验证实后报告。

5）百日咳鲍特菌培养：用咳碟法或取鼻咽分泌物接种于鲍-金培养基上，35 ℃ 培养 2～5 天，挑取细小、凸起、光滑、半透明、周围有狭窄溶血环的菌落，涂片染色镜检，进行生化试验及血清学试验鉴定、报告。必要时可做毒力试验。

6）真菌、厌氧菌、结核分枝杆菌培养参见相关章节内容。

4．结果报告

（1）涂片镜检

1）革兰氏染色：如见到排列成葡萄状的革兰氏阳性球菌，可报告"找到革兰氏阳性球菌，形似葡萄球菌"；如见到瓜子仁或矛头状、尖端相背成双排列、有明显荚膜的革兰氏阳性球菌，可报告"找到革兰氏阳性双球菌，形似肺炎链球菌"；如见到革兰氏阴性杆菌，排列成双且有明显荚膜，可报告"找到革兰氏阴性杆菌，形似肺炎克雷伯菌"；如见到不易识别的细菌，则报告"找到革兰氏×性球（杆）菌"。

2）抗酸染色：见到抗酸阳性杆菌，报告"找到抗酸杆菌"，而不能报告"找到结核分枝杆菌"。

3）如见到中央部分菌丝为革兰氏阳性，而四周放射的末梢菌丝为革兰氏阴性，抗酸染色为阴性，可报告"找到染色、形态疑似放线菌"；如革兰氏染色结果与放线菌相同，抗酸染色为弱阳性，可报告"找到染色、形态疑似诺卡菌"。

4）对临床有特殊要求的标本，根据要求做相应染色，根据镜下所见报告结果。

（2）鉴定与药物敏感试验：分离培养得到致病菌后，立即进行细菌鉴定及标准化药物敏感试验，最后报告的各细菌应注明各自所占的比例，以平板上所有生长菌落所占相对比例来推断，分为纯培养、大量、中等量、少量和个别，并报告各致病菌的药物敏感试验结果。

（3）未检出致病菌时，报告"正常菌群"或生长细菌的种类、数量。

（三）临床意义

上呼吸道感染是最常见的呼吸道感染疾病，金黄色葡萄球菌、A群链球菌、肺炎链球菌、肠球菌及某些革兰氏阴性杆菌等是最常见的病原体。急性细菌性鼻炎、鼻前庭炎、鼻腔脓肿、鼻中隔脓肿等多由金黄色葡萄球菌、A群链球菌和铜绿假单胞菌常引起；慢性鼻窦炎多为需氧菌和厌氧菌混合感染；猩红热、风湿热及急性咽炎患者咽拭子常可检出A群链球菌。

下呼吸道的痰是无细菌的，但咳出需经口腔，常可带有上呼吸道的正常寄生菌，因此在进行此类标本的细菌学检验中，必须区分检出的细菌是致病菌还是来自上呼吸道的正常寄生菌。一般认为，经过洗涤处理的痰液、特殊器械采集的标本，结果比较可靠。连续多次采集、分离培养生长同一致病性较弱的细菌，亦应考虑是致病菌。

下呼吸道感染最常见的疾病是细菌性肺炎。肺炎链球菌是细菌性肺炎的主要致病菌，由流感嗜血杆菌、金黄色葡萄球菌、革兰氏阴性杆菌及军团菌所致肺炎也应引起人们的重视。医院获得性肺炎的病原体50%以上是革兰氏阴性杆菌，一些条件致病菌和耐药菌甚至成为医院内肺炎的主要致病菌。

支原体肺炎常有不典型肺炎表现，占肺炎的10%～20%，临床上约80%的慢性气管炎患者合并有支原体感染。

目前，真菌性肺炎以条件致病性真菌感染致病为主，并呈上升趋势，常见菌以白假丝酵母菌为主，曲霉菌、毛霉菌和隐球菌也可见。

六、脓液标本的微生物学检验

近年来，由创伤、手术、侵入性器械操作等外科治疗引起的感染日益增多，加上细菌耐药性的产生，严重影响创伤及外科感染的治疗效果。脓液及分泌物标本的细菌学检验能快速发现感染性创口的致病菌，为临床选择抗菌药物提供合理有效的保障。

（一）标本的采集

1. 拭子采集法 对于开放性脓肿，先用无菌生理盐水清洗病灶表面的污染菌，再用无菌棉拭子采集脓液及病灶深部的分泌物；对于皮肤表层的感染，应避免表面微生物的污染，采集接近肉芽组织的脓液，放入无菌试管中送检。

2. 沙布条采集法 对形成瘘管的放线菌感染，可将纱布条塞入瘘管内，次日取出送检，也可用无菌棉拭子挤压瘘管，取流出脓液中的硫磺样颗粒，盛于无菌试管内送检。

3. 注射器抽吸法 对封闭性脓肿，以无菌注射器抽取脓液放入无菌容器中送检。疑为厌氧菌感染，标本采集完毕应将针头插入无菌橡皮塞，用注射器直接送检。

4. 标本运送与保存 采集后的标本应立即送检。如不能立即送检，置于 4 ℃冰箱保存，但保存时间不能超过 24 小时；厌氧培养标本，最好采集完毕做床边接种或置于厌氧运送培养基内，室温下保存，但保存时间不能超过 24 小时，切不可置冰箱存放。

（二）微生物学检验

1. 常见致病菌 从脓液及创伤感染分泌物中能够检出的致病菌见表 22-6。

表22-6　脓液及创伤感染分泌物中常见致病菌

种类	革兰氏阳性菌	革兰氏阴性菌
球菌	金黄色葡萄球菌、A 群链球菌、凝固酶阴性葡萄球菌、肺炎链球菌、消化链球菌	脑膜炎奈瑟菌、淋病奈瑟菌、卡他莫拉菌
杆菌	炭疽芽孢杆菌、结核分枝杆菌、破伤风芽孢梭菌、产气荚膜梭菌、溃疡棒状杆菌	大肠埃希菌、铜绿假单胞菌、变形杆菌、肺炎克雷伯菌、腐败假单胞菌、嗜血杆菌、拟杆菌、梭杆菌
其他	白假丝酵母菌、放线菌、诺卡菌	

2. 检验程序 脓液标本微生物学检验程序见图 22-7。

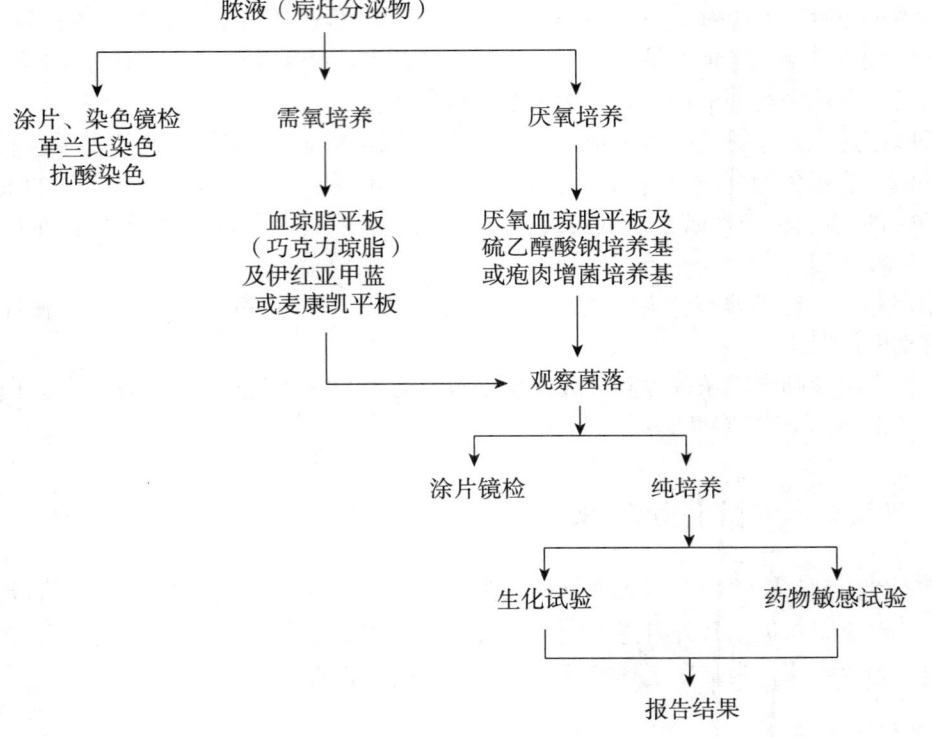

图 22-7　脓液标本微生物学检验程序

3. 检验方法

（1）涂片检查：涂片检查的目的如下。①补充试验提示，如发现芽孢菌，进行热处理后接种培养；发现真菌，补做沙氏葡萄糖琼脂培养基分离培养；②评估细菌的种类和数量；③如只发现一种细菌，可直接做药物敏感试验；④如发现烈性致病菌，立即报告临床医生，便于紧急治疗。

1）普通细菌检查：取脓液及创伤分泌物涂片，进行革兰氏染色镜检，根据形态和染色特点，发出初步报告。

2）放线菌检查：用肉眼或放大镜检查脓液、分泌物或敷料内有无直径 1 mm 以下的硫磺样颗粒。用接种环挑取含有硫磺样颗粒的标本置于洁净的玻片上，覆以盖玻片，轻轻挤压。若颗粒结构不明显，可加 5%～10% 的 NaOH 溶液 2～3 滴加以消化，用低倍镜及高倍镜检查并报告。

3）厌氧芽孢梭菌检查：取脓液及创伤分泌物涂片，进行革兰氏染色镜检时，应注意观察菌体是否有芽孢形成及芽孢在菌体的位置，并在报告中详细描述。

（2）分离培养与鉴定

1）普通细菌培养：将标本分别接种于血琼脂平板、中国蓝或 MAC 琼脂平板，放入 35 ℃温箱培养 18～24 小时后观察结果，根据菌落特征结合涂片染色结果，进一步对细菌进行鉴定，同时做抗菌药物敏感试验。

2）产气荚膜梭菌培养：将分泌物或脓液接种于血琼脂平板和卵黄琼脂平板，或庖肉培养基增菌培养 6～8 小时后转种血琼脂平板和卵黄琼脂平板，置 35 ℃厌氧环境中培养 18～24 小时后观察结果。挑取可疑菌落进行革兰氏染色镜检，按其生物学性状进行鉴定报告。

3）放线菌及诺卡菌培养：取硫磺样颗粒接种于牛心脑琼脂平板和硫乙醇酸钠肉汤，分别置于微氧和无氧环境中，35 ℃培养 7～14 天后，如有灰白色、面包屑状或臼齿状、向琼脂中生长的菌落，硫基乙酸钠肉汤中有棉絮样团块，摇动易碎，涂片染色为革兰氏阳性不规则杆菌，可按放线菌鉴定。疑为诺卡菌应将其接种于沙氏葡萄糖琼脂弱培养基，需氧培养后鉴定。

4）厌氧菌、结核分枝杆菌等细菌的培养参见相关章节内容。

4．结果报告

（1）涂片镜检时，对常见易识别的细菌，可报告"找到革兰氏 × 性球（杆）菌，形似 ×× 细菌"，对不易识别的细菌，可报告"找到革兰氏 × 性球（杆）菌，呈 ×× 排列"。对于革兰氏阳性杆菌，报告中应描述菌体形成芽孢的情况及芽孢在菌体中的位置。

（2）分离培养得到菌落后，立即进行细菌鉴定及标准化药物敏感试验，最后报告"检出 ×× 细菌"，并报告药物敏感试验结果。

（3）若培养 48 小时仍无细菌生长，报告"经 48 小时培养无细菌生长"；如疑为诺卡菌感染，平板应持续培养 7 天证实无细菌生长，才能报告阴性；厌氧菌培养 3～5 天仍未见细菌生长，报告"厌氧培养 × 天无细菌生长"。

（三）临床意义

临床上几乎所有手术或创伤均可有不同程度的细菌污染，污染的细菌可来自空气，亦可来自手术部位附近组织和脏器。一般认为每克组织内细菌的数量在 10^5 CFU 以上才能引起伤口感染。

葡萄球菌和链球菌是引起外伤性创伤感染最常见的细菌，放线菌、结核分枝杆菌、大肠埃希菌、铜绿假单胞菌也常见，且易发生混合感染。深部创伤和复杂性骨折，可因污染尘埃或其他异物而发生破伤风梭菌、产气荚膜梭菌等厌氧菌的感染。

烧伤创面感染最常见细菌是铜绿假单胞菌，其次是金黄色葡萄球菌，还有大肠埃希菌、肺炎克雷伯菌、变形杆菌、产碱杆菌等。如大量使用抗菌药物，同时存在较潮湿的环境，可发生真菌感染，甚至引起败血症。

放线菌感染可发生在免疫功能下降或拔牙、口腔黏膜损伤时。

七、生殖道标本的微生物学检验

正常的内生殖器是无菌的,而外生殖器(包括男性尿道口和女性阴道)存在有正常菌群。生殖道感染的病原体包括细菌、真菌、病毒和寄生虫等,根据不同的病原体采集相应的生殖道标本,进行微生物学检验,是生殖道感染确诊的重要依据。

(一)标本的采集

根据感染的部位和可能的病原体确定病原学诊断的标本种类、采集部位和采集方法等。由于外生殖器存在正常菌群,所以在采集标本时应注意尽量减少和避免正常菌群的污染。

1. 尿道分泌物
(1)男性:清洗外尿道,将灭菌拭子插入尿道内 2~4 cm,转动并停留 2 秒采集标本。
(2)女性:清洗外尿道,经阴道在耻骨联合处按摩尿道,用灭菌拭子采集尿道排出物。

2. 巴氏腺、尿道旁腺分泌物 碘酊消毒皮肤,抽吸液体到灭菌容器中或用灭菌拭子蘸取。

3. 阴道分泌物 用灭菌拭子擦去多余的分泌物或排出物,弃去;再用另一灭菌拭子或吸管从阴道穹黏膜采取分泌物;如果用作涂片,则再用一根拭子。

4. 宫颈分泌物 用窥器(无润滑剂)观察宫颈;用灭菌拭子擦取宫颈的黏液和分泌物,弃去;重新用灭菌拭子轻轻地从宫颈管采集标本。

5. 前列腺按摩液 清洗尿道口,从肛门用手指按摩前列腺,用无菌拭子或无菌容器收集前列腺液。

为了区分泌尿道感染和生殖道感染,常用尿液和前列腺液分段定位培养及菌落计数,又称 Meares-Stamey 检查法。方法和步骤:患者多饮水,4~6 小时内不排尿。用肥皂清洗局部。将灭菌试管置尿道口采前尿 10 ml 为 VB1,代表尿道标本;排尿 200 ml 弃去,再用第 2 支灭菌试管取 10 ml 中段尿为 VB2,代表膀胱标本;按摩前列腺后收集前列腺按摩液为 EPS;按摩后排尿,收集 10 ml 为 VB3,代表前列腺及后尿道标本。

6. 溃疡分泌物 先用生理盐水清洁病灶,灭菌拭子取其边缘或底部的分泌物。

(二)微生物学检验

1. 常见致病菌 生殖道标本常见致病菌见表 22-7。

表22-7 生殖道标本常见致病菌

种类	革兰氏阳性菌	革兰氏阴性菌
球菌	金黄色葡萄球菌、凝固酶阴性葡萄球菌、化脓性链球菌、B群链球菌、粪肠球菌、屎肠球菌、消化链球菌、消化球菌	淋病奈瑟菌
杆菌	结核分枝杆菌、阴道加特纳菌	杜克雷嗜血杆菌、大肠埃希菌、其他肠杆菌科细菌、假单胞菌、拟杆菌
其他	假丝酵母菌	解脲脲原体、人型支原体、沙眼衣原体和梅毒螺旋体

2. 检验程序 生殖道标本微生物学检验程序见图 22-8。

3. 检验方法
(1)涂片检查:涂片、革兰氏染色或抗酸染色后镜检,应注意观察以下特征。
1)淋病奈瑟菌:白细胞内或外革兰氏阴性、凹面相对的球菌。
2)杜克雷嗜血杆菌:细小的革兰氏阴性呈鱼群样排列的杆菌和球杆菌。

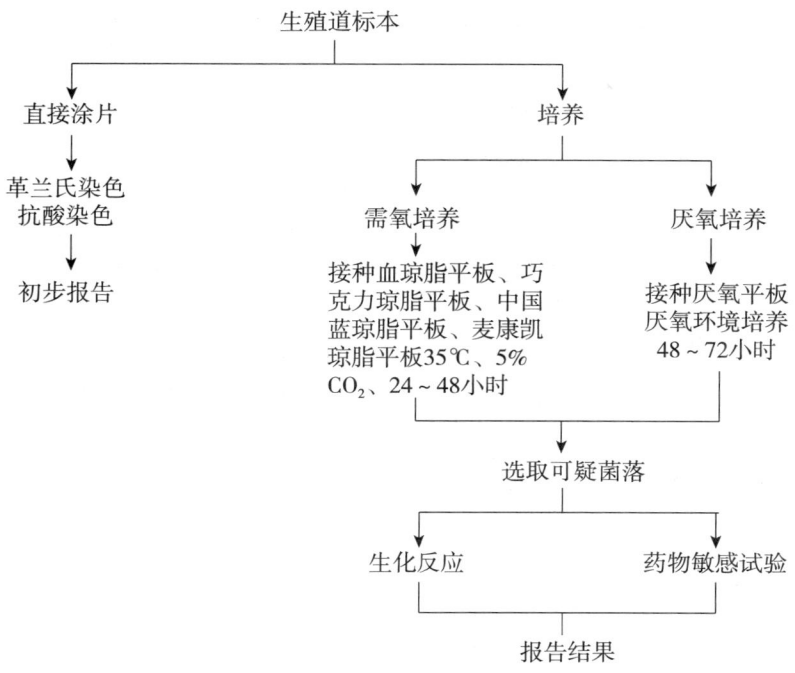

图 22-8 生殖道标本微生物学检验程序

3）结核分枝杆菌：用齐-内抗酸染色或金胺O染色阳性，分散或聚集的杆状或分枝状细菌。

4）假丝酵母菌：圆形或卵圆形酵母细胞及芽生孢子。

5）加特纳菌：阴道分泌物涂片染色后观察阴道分泌物中有无细菌、细菌形态和染色性，以及有无线索细胞（即覆盖大量革兰氏阴性细菌的上皮细胞），提示可能有加特纳菌感染。

6）梅毒螺旋体：可采用直接暗视野下镜检，观察有无纤细、发亮、前后旋转的密螺旋体，或 Fontana 镀银染色，观察有无棕褐色的密螺旋体，或用直接荧光抗体（direct fluorescent-antibody，DFC）试验检测组织和组织渗出物中的梅毒螺旋体。

（2）分离培养与鉴定

1）一般细菌培养：将标本接种于血琼脂平板、中国蓝或 MAC 琼脂平板和巧克力琼脂平板，放入 35 ℃温箱培养 18～24 小时后观察结果，根据菌落特征及生化反应结果进行鉴定。

2）淋病奈瑟菌培养：淋病奈瑟菌对营养要求高，必须在含有血液、血清、多种氨基酸和无机盐类等物质的培养基（如巧克力琼脂培养基或加万古霉素、多黏菌素等抑菌药的 MTM 选择性培养基）上才生长良好。置 5%～10% CO_2 条件下，35 ℃培养 18～24 小时，观察有无较小、灰白色、露滴状菌落形成，进一步做生化鉴定。

3）阴道加特纳菌培养：接种于 5% 羊血琼脂平板，在 5%～10% CO_2 条件下培养 48 小时，观察有无针尖大小（0.3～0.5 mm）、圆形、光滑、不透明、不溶血（在人血或兔血琼脂平板上可出现乙型溶血）的菌落。

4）假丝酵母菌培养：接种于沙氏葡萄糖琼脂平板，分别在 25 ℃及 37 ℃培养，若怀疑为假丝酵母菌，应接种于假丝酵母菌显色培养基，培养 48 小时，菌落绿色为白假丝酵母菌，灰蓝色为热带假丝酵母菌，紫色为光滑假丝酵母菌，粉色为克柔假丝酵母菌，必要时可应用数码鉴定法进行鉴定。

5）解脲脲原体和人型支原体培养：采用液体和固体培养法，培养结果若为阳性，需结合临床表现，且液体培养时菌落数 > 10^4 CFU/ml 时具有临床意义。

6）衣原体培养：衣原体为专性细胞内寄生，不能用人工培养基培养，可用鸡胚卵黄囊及 HeLa-299 等细胞培养。将接种标本的细胞培养管离心，促进衣原体黏附进入细胞，或在培养管内加入二乙氨乙基葡聚糖,以增强衣原体吸附易感细胞的能力,提高分离培养阳性率。

4. 结果报告

(1) 涂片镜检:根据镜下观察结果,进行报告。如"见到革兰氏阴性双球菌,分布于白细胞内""见到真菌孢子及假菌丝""见到抗酸杆菌""未见革兰氏阴性双球菌""未见真菌""未见抗酸杆菌"。

(2) 一旦从生殖道标本中分离到淋病奈瑟菌、化脓性链球菌、杜克雷嗜血杆菌、乙型溶血性链球菌、沙眼衣原体及白假丝酵母菌等病原体,应报告病原体的种属名称和相应的药物敏感试验结果。

(3) 阴道及宫颈拭子、男性尿道拭子标本生长的生殖道正常细菌,可报告为正常菌群。阴道加特纳菌在巧克力琼脂平板上生长良好,只有当其为优势菌时,才可考虑为细菌性阴道致病菌。

(4) 根据培养的目的不同,当培养时间足够长而未见目的菌生长时,可做出"经××天培养,未见××细菌生长"的阴性报告。

(三) 临床意义

许多生殖道标本常被生殖道或皮肤表面的正常微生物污染。因此,微生物工作人员必须能够鉴别正常微生物与潜在的病原体。有些病原体(如淋病奈瑟菌、沙眼衣原体、杜克雷嗜血杆菌等)常被视为致病菌,而其他微生物(如肠杆菌科细菌、金黄色葡萄球菌及B群链球菌)只有在出现某些临床表现时才被视为致病菌。又如,溶血葡萄球菌等可能是正常菌群的成员,因而必须结合临床表现进行分析。如果盲目进行细菌鉴定和药物敏感试验,对临床治疗可能造成误导。

多种细菌及衣原体、支原体、螺旋体等均可感染生殖系统,引起性传播疾病或生殖器官的急、慢性炎症。淋病奈瑟菌可经性接触传播,引起急、慢性淋病,男性表现为淋菌性尿道炎、前列腺炎及附睾炎,女性表现为阴道、子宫颈、输卵管炎;梅毒螺旋体可引起梅毒;杜克雷嗜血杆菌可引起软下疳;非淋菌性尿道炎是由支原体与衣原体引起的;细菌性阴道病由阴道加特纳菌、动弯杆菌、人型支原体所致;除了性传播疾病外,生殖系统炎症(包皮炎、子宫内膜炎)常由葡萄球菌、链球菌、大肠埃希菌等化脓性细菌单独或混合感染引起。

(周晓俊)

自测题

一、选择题

1. 标本采集的一般原则不包括
   A. 早期采集　　　　　　　　　　B. 无菌采集
   C. 采集适量标本　　　　　　　　D. 每天清晨采集
   E. 根据目的菌的特性选用采集方法

2. 某患者反复咳嗽、咳痰,经抗感染治疗2~3周无改善。实验室检查找到抗酸杆菌。该患者应首先考虑的诊断是
   A. 细菌性肺炎　　　　　　　　　B. 病毒性肺炎
   C. 支气管炎　　　　　　　　　　D. 肺结核
   E. 变态反应

3. 患者，男，40岁，Ⅲ度烧伤，创面分泌物呈黄绿色，有甜腥味，引起创面感染的最可能的细菌是
   A. 金黄色葡萄球菌   B. 表皮葡萄球菌
   C. 铜绿假单胞菌   D. 不动杆菌
   E. 脑膜炎黄杆菌

4. 关于微生物诊断试验的选择，正确的是
   A. 选择有鉴定价值的试验   B. 只要快速、简易即可
   C. 选择多种特异性试验   D. 选择高特异性的试验
   E. 选择高灵敏度的试验

5. 痰液标本的前处理是先将痰液洗净，一般用
   A. 生理盐水   B. 5% 乙醇
   C. 5% 乙醚   D. 5% 丙酮
   E. 1% 盐酸

6. 脑脊液标本，革兰氏染色镜检，查到革兰氏阴性、肾形、凹面相对的双球菌，该菌可能为
   A. 真菌   B. 葡萄球菌
   C. 脑膜炎奈瑟菌   D. 肺炎链球菌
   E. 淋病奈瑟菌

7. 无芽孢厌氧菌在37℃厌氧培养2～3天，如无细菌生长，应继续培养
   A. 3天   B. 1周
   C. 2周   D. 3周
   E. 4周

8. 血液增菌培养结果呈均匀浑浊生长并有胶冻状凝块者，可能为
   A. 金黄色葡萄球菌   B. 伤寒沙门菌
   C. 铜绿假单胞菌   D. 肺炎链球菌
   E. 粪产碱杆菌

9. 引起亚急性心内膜炎常见的细菌是
   A. 草绿色链球菌   B. 乙型溶血性链球菌
   C. 金黄色葡萄球菌   D. 肺炎链球菌
   E. 脑膜炎奈瑟菌

10. 某菌为革兰氏阴性菌，在KIA培养基上，分解葡萄糖和乳糖，产气，不产生H_2S；在MIU培养基上，动力试验阳性，吲哚试验阳性，脲酶试验阴性，IMVIC试验结果为++--；氧化酶试验阴性，过氧化氢酶试验阳性，硝酸盐还原试验阳性。该菌应是
    A. 大肠埃希菌   B. 肺炎克雷伯菌
    C. 宋内志贺菌   D. 小肠结肠炎耶尔森菌
    E. 阴沟肠杆菌

二、案例讨论

患儿，女，4岁，突发剧烈腹部痉挛性疼痛、呕吐，大便次数多，伴血便。入院检查时患儿出现少尿，并伴溶血性贫血、血小板减少性紫癜，问诊：家长代述，3天前曾饮路边小摊出售的冷饮。该患儿可能感染何种微生物？如何进行微生物学检验？如何保证检验的质量和生物安全？

第二十三章数字资源

第二十三章

临床微生物学检验的质量保证

学习目标

1. 掌握微生物学检验单的申请；微生物学检验标本采集和运送原则；微生物学检验人员、试剂、培养基、设备及检验过程的质量控制；微生物学检验结果的评审、报告及检验后标本的处理。
2. 熟悉标准化操作程序内容；能力验证和实验室间比对；实验室内部质量控制；分级报告、危急值报告、多重耐药菌的报告制度。
3. 了解微生物学检验实验方法的确认和验证；定期评审生物参考区间。
4. 描述微生物学检验标本的验收、登记流程及不合格标本拒收原则。

临床微生物学检验是临床上的重要检验方法，为临床上感染性疾病的诊断、治疗及控制医院感染提供重要的科学依据，同时也是一个多步骤的综合分析过程。从标本的采集到致病菌的镜检、培养、鉴定及抗菌药物敏感试验，乃至最终的结果报告和分析，每一个环节都可能影响最终检验报告的质量。没有质量保证的检验结果不仅不能为临床诊疗提供准确可靠的信息，还可能会误导临床对疾病的诊断和治疗，给患者带来痛苦和损失。因此，必须加强质量控制（简称质控），以确保检验结果的可重复性、可靠性和准确性。质量控制是有计划、系统地评估和监测患者诊疗质量的整个过程，以便及时发现问题，采取有效措施，提高质量和服务。质量控制以标本为主线，涉及检验前、检验中及检验后三个阶段。

案例 23-1

患者，男，38岁，发热、头痛、头晕、恶心、非喷射性呕吐3天，以"头晕待查"收入某院神经内科。入院检查：T 38.9 ℃，WBC 17.0×10^9/L，NEU 91.2%，RBC 4.5×10^{12}/L，Hb 130 g/L，PLT 180×10^9/L。CT检查显示：左侧枕叶低密度灶。病史：患者曾于发病前进食冰箱中冷藏食物。经培养确定引起该患者感染的致病菌是产单核李斯特菌。

思考题：
1. 临床应采集哪种标本进行微生物学检验？
2. 应该如何指导临床送检标本，实验室收到标本后如何处置？

第一节　检验前质量保证

检验前过程（pre-examination process），又称分析前阶段（preanalytical phase），是按时间顺序，从医生申请至分析检验启动时为止的过程，包括检验申请，患者准备和识别，原始标本的采集、运送、接收及实验室内传递等。检验前质量保证是临床实验室质量保证体系中重要、关键的环节之一，是保证检验结果正确、有效的先决条件。

一、检验申请

微生物学检验项目的申请要有针对性和合理性，检验申请单的设计应遵循国家、地区和当地相关的规定，包含足够的信息，以识别患者、申请者及相关的临床资料。其基本内容应包括：①患者姓名、性别、出生日期、科室、床号及唯一标识（如住院号、门诊号或其他标识号）；②标本类型、来源和临床诊断或疑似诊断；③申请的检验项目（如显微镜检查、微生物培养）；④与患者相关的临床资料（如旅行史和接触史）；⑤感染类型和（或）目标微生物及抗菌药物的使用情况；⑥标本采集时间、实验室接收标本时间；⑦申请医生姓名或其他唯一识别号。

二、标本的采集与运送

标本的正确采集、运送和保存是保证微生物学检验结果准确的前提条件，涉及医生、护士、患者、运输人员或运输系统，环节也多，是微生物学检验质量保证最薄弱的环节。所以实验室应制定规范的标本采集与运送指南；宣讲并培训相关人员，指导其正确采集和处理标本；给临床提供合适容器，监控标本运送，做好登记和接收，制定不合格标本拒收准则等措施，从而保证标本质量。

（一）患者的准备

根据标本采集的需要，医护人员和检验人员耐心细致地与患者沟通，使其主动配合。指导监督患者留取合格标本，如留取痰标本时要做好口腔的清洁，深部咳嗽，以咳出深部痰液；无菌中段尿的采集要做好外阴的清洗，以便采集到有价值的标本。

（二）标本的采集

根据不同感染性疾病和目的致病菌的特点，选择合理的采样时间、方法、部位、时机、次数、标本种类及采样量等，并选用恰当的采样器材、容器，严格无菌操作。基本原则：①及时采集，最好是病程早期、急性期或者症状典型时采集，并且最好在抗菌药物使用前或下次使用抗菌药物前采集标本；②采样时严格执行无菌操作，采集的标本应无外源性污染；③标本容器须无菌，但不得有消毒剂；④标本采集量要适宜，过少或过多会导致结果不准确；⑤采集方法应恰当，根据目标菌的不同选用相应的采集方法，如疑为厌氧菌感染时应选用厌氧菌的采集方法。

> **要点提示**：标本采集的基本原则

> **知识链接**
>
> **关于假体关节周围感染标本的采集和送检**
>
> 引起假体关节周围感染的致病菌可形成生物膜，建议临床在翻修术中同时送检假体、假体周围组织和关节液。
> 1. 术中取假体后，放置于塑料无菌容器中。
> 2. 更换手术刀采集4~5块组织，置于不同无菌小瓶中，标明相应部位。
> 3. 术前进行普通关节液穿刺培养：宜在停用抗菌药物2周后采集。

（三）标本保存和运送

所有采集的标本应视其有潜在性生物危险，应将其置于无菌、无渗漏、相对密封的容器中保存和运送，防止运送过程中标本的漏洒；标本采集后应尽快送检，常规标本从采集到实验室最迟不能超过2小时；一些特殊标本如用于厌氧培养的标本，采集后应在15~30分钟内送至实验室，最好床边接种；疑似被对温度敏感的致病菌（如淋病奈瑟菌、脑膜炎奈瑟菌、流感嗜血杆菌）感染的标本，应保温送检；血液、脑脊液、生殖道、眼睛和内耳分泌物等标本不可冷藏。

（四）标本验收和登记

标本送至实验室后应由专人验收和登记，接收人员和标本运送人员共同核对。对不合格的标本要拒收，并向送检人员说明拒收原因，告知正确的送检要求，叮嘱其重新采集和送检标本。若标本不可替代或很重要（如脑脊液、支气管肺泡灌洗液、无菌组织），可以先进行标本处理，待申请医师或标本采集者识别并确认后，再发送报告。

不合格标本接收和拒收原则：①唯一性标识错误、不清楚或失落的标本；②标本类型与申请检验项目不符的标本；③送检容器破损、严重污染、为非无菌容器、标本泄露；④同一天申请做同一实验的重复送检标本（血培养除外）；⑤标本运送条件不合适（如厌氧条件送检的标本用需氧条件送检及送检延迟）；⑥标本量不够；⑦质量评估不合格的标本，如痰液镜检不合格标本。

第二节 检验中质量保证

微生物学检验结果的准确性除与标本的质量，相关的临床资料有关外，还与人员、培养基、试剂、设备、方法学确认和检验过程等因素有关。实验室应制定相应的文件及标准化操作规程，严密监控，及时发现错误，采取纠正措施，以保证检验结果的质量。检验中质量保证至少包括以下几个方面：人员、培养基、试剂、设备、耗材、检验过程。

一、对检验人员的要求

临床微生物学检验是一门专业性很强的复杂性工作，要求从业人员应：①具有良好的职业道德、科学严谨的工作作风、强烈的责任心；②具有医学检验专业或相关专业的教育背景，并取得相应的资质；③具有扎实的基础理论知识、丰富的临床实际工作经验和娴熟的专业技能；④具有良好的沟通能力，能够与临床工作人员相互沟通，密切配合，积极参加临床科室的会诊讨论会，为临床治疗献计献策；⑤具有病原微生物实验室生物安全意识和安全知识，具备生物安全防范、消防应急等技能；⑥有颜色视觉障碍者不应从事涉及辨色的微生物学检验工作。

定期培训工作人员，评估、记录其进行微生物学检验的能力。培训内容包括微生物学检验相关知识技能、质量控制、生物安全知识、实验室内微生物学检验活动所制定的所有文件等。对新进员工，在最初6个月内应进行2次能力评估，对职责变更或离岗6个月以上再上岗的工作人员应进行再培训和再评估，评估合格后才可继续上岗，并记录存档。实验室应每年进行工作人员的能力比对，比对项目至少应包括显微镜检查、分离鉴定、药物敏感试验结果判读等，确保所有工作人员报告的一致性。

要点提示：检验人员的培训和评估

二、对培养基、试剂、设备的要求

（一）对培养基的要求

培养基可以自制，也可以购买，无论自制的还是购买的培养基，应有：①良好外观（即表面平滑、水分适宜、无污染、适当的颜色和厚度、试管培养基湿度适宜等）；②明确的标识（生产日期、批号、保质期、配方、质量控制、贮存条件等信息）。

自制的培养基，每批产品都应进行质量控制。

购买的培养基，若生产者遵循一定的质量保证标准，并提供质量控制合格证明等文件时，实验室可免除质量控制。若生产者不能提供所遵循的质量保证标准，或者发现培养基脱水、溶血、破损、被污染或量不足时，实验室仍应进行相应的质量控制。

培养基质量控制包括无菌试验、生长试验或与旧批号平行试验、生长抑制试验（适用时）、生化反应试验（适用时）等，应以质控菌株进行验证。

1. 无菌试验　新制备的培养基要按批号随机抽取一定数量的样品做无菌试验。对于灭菌后倾注的固体培养基，抽样后放培养箱培养 24~48 小时；灭菌后经无菌操作分装的液体培养基全部放入培养箱内培养 24 小时；对于不需要高压蒸汽灭菌、只需煮沸消毒的选择性培养基要取部分琼脂，放入无菌肉汤管中培养 24 小时。上述试验证实无细菌生长时为合格，若有细菌生长，说明培养基制备过程中已受杂菌污染，除了寻找原因外，不应再使用，同时要做好记录。

2. 细菌生长试验及生化反应试验　所有的培养基在使用前除了做无菌试验外，还必须做细菌生长试验，以确定培养基性能是否符合要求，即用已知的标准菌株按照美国临床实验室标准化委员会（CLSI）推荐的方法进行质量控制。质量控制所需的标准菌株分为两种：一种是已知的可在某种培养基上生长并产生阳性反应的菌株；另一种是已知的不能在某种培养基上生长或产生阴性反应的菌株。质控菌株可购买标准菌株，也可使用实验室保存菌株。国内外均有专门提供标准菌株的机构，如中国医学细菌保藏管理中心（CMCC）、美国国家典型菌种保藏中心（ATCC）和英国国家典型菌种保藏中心（NCTC），若无来源于上述机构的菌株，也可使用上级专业部门保存的可溯源的质控菌株。质控菌株符合生长试验、生化反应试验质控标准者方可使用；失控者必须记录失控情况并有相应的纠正措施。

实验室常用培养基、生化反应试验培养基质控菌种和预期结果见表 23-1 和表 23-2。对于生长缓慢或需要新鲜培养基才能生长的微生物，在培养基使用前难以完成各项质量控制，但是，应认真检查培养基配制与培养过程中可能出现的问题。

表23-1　常用培养基的质控

培养基	培养条件	质控菌种	预期结果
血琼脂平板	有氧环境，24小时	化脓性链球菌	生长，乙型溶血
		肺炎链球菌	生长，甲型溶血
		金黄色葡萄球菌	生长，乙型溶血
		大肠埃希菌	生长
巧克力琼脂平板	CO_2，24小时	流感嗜血杆菌	生长
麦康凯（MAC）琼脂平板	有氧环境，24小时	大肠埃希菌	生长，粉红色菌落
		奇异变形杆菌	生长，无色菌落
		金黄色葡萄球菌	不生长
中国蓝琼脂平板	有氧环境，24小时	大肠埃希菌	生长，蓝色菌落
		宋内志贺菌	生长，无色菌落
木糖赖氨酸脱氧胆酸盐（XLD）琼脂平板	有氧环境，24小时	鼠伤寒沙门菌	生长，粉红色菌落，中心黑色
		福氏志贺菌	生长，粉红色菌落
		大肠埃希菌	生长，黄色菌落（可能受抑制）
沙门-志贺（SS）琼脂平板	有氧环境，24小时	产气肠杆菌	生长，粉红色菌落
		鼠伤寒沙门菌	无色菌落，中心黑色
		粪肠球菌	生长被抑制
		金黄色葡萄球菌	不生长
沙氏葡萄糖琼脂培养基	有氧环境，24小时	白假丝酵母菌	生长
		大肠埃希菌	生长被抑制
营养琼脂平板	有氧环境，24小时	福氏志贺菌	中到大量生长
		金黄色葡萄球菌	中到大量生长
增菌肉汤	有氧环境	脆弱拟杆菌	生长
		A群链球菌	生长

表23-2　常用生化反应试验培养基的质控

培养基	质控菌株	预期结果
赖氨酸脱羧酶试验	鼠伤寒沙门菌	阳性（深紫色、浑浊）
	福氏志贺菌	阴性（黄色）
鸟氨酸脱羧酶试验	黏质沙雷菌	阳性（深紫色、浑浊）
	肺炎克雷伯菌	阴性（黄色）
精氨酸双水解酶试验	阴沟肠杆菌	阳性（深紫色、浑浊）
	奇异变形杆菌	阴性（黄色）
吲哚试验	大肠埃希菌	阳性（加试剂后呈红色）
	肺炎克雷伯菌	阴性
VP试验	肺炎克雷伯菌	阳性（加试剂后呈红色）
	大肠埃希菌	阴性
枸橼酸盐利用试验	肺炎克雷伯菌	阳性（蓝色）

续表

培养基	质控菌株	预期结果
枸橼酸盐利用试验	大肠埃希菌	阴性
苯丙氨酸脱氨酶试验	奇异变形杆菌	阳性（加试剂后呈绿色）
	大肠埃希菌	阴性
OF 试验（葡萄糖）	铜绿假单胞菌	（氧化型）呈黄色
	不动杆菌属	（不利用）无反应
硝酸盐还原试验	大肠埃希菌	阳性（加试剂后呈红色）
	不动杆菌属	阴性
胆汁七叶苷试验	肠球菌	阳性（黑色）
	非 D 群甲型链球菌	不生长
脱氧核糖核酸琼脂试验	黏质沙雷菌	阳性（粉红色）
	肠杆菌属	蓝色
丙二酸盐利用试验	肺炎克雷伯菌	生长（蓝色）
	大肠埃希菌	不生长
半固体（动力）试验	奇异变形杆菌	阳性（穿刺线周围生长）
	肺炎克雷伯菌	阴性
β- 半乳糖苷酶试验	黏质沙雷菌	阳性（黄色）
	鼠伤寒沙门菌	阴性
三糖铁琼脂试验	弗劳地枸橼酸杆菌	产酸/产酸，H_2S
	福氏志贺菌	产碱/产酸
	铜绿假单胞菌	产碱/不反应

（二）对试剂的要求

实验室使用的试剂（染色液、化学试剂、生物试剂等）都应标记名称、浓度、储存条件（购买试剂遵循生产商的建议）、配制日期、失效期、生物危害性。若试剂启封，改变了有效期和储存条件，必须记录新的有效期。所有试剂用于检测标本前，必须做质控以评估质量并记录质控结果，质控合格方可使用。

试剂的质控包括新批号、新货次投入临床使用前的性能评估，以及日常质控。①新批号或同一批号不同货次试剂的性能评估方法为直接分析参考物质、新旧批号（货次）平行试验或常规质控等；②定性试验（如过氧化氢酶试验、氧化酶试验、凝固酶试验）的试剂至少检测阳性和阴性质控物质；③定量试验（如血清学试验）试剂需设 2 个效价或浓度；④直接抗原检测试剂，若含内质控，每新批号或同一批号不同货次需检测阳性和阴性外质控，若不含内质控，试验当日应检测阳性和阴性质控；⑤一次性定量接种环每批次应抽样验证。

各种试剂质控物质的种类、试验频率、检测预期结果与所开展的试验相适应，并遵循有关标准（表 23-3）。

表23-3　常用试剂及染色液的质控

试剂	质控菌种	预期结果	质控频率
过氧化氢酶	金黄色葡萄球菌	阳性，立即产生气泡	每日
	粪肠球菌	阴性，无气泡	
血浆凝固酶	金黄色葡萄球菌	阳性，凝集	每日
	表皮葡萄球菌	阴性，不凝集	
细胞色素氧化酶	铜绿假单胞菌	阳性，10～20秒内变紫红色	每日
	大肠埃希菌	阴性，10～20秒内颜色不变	
新生霉素纸片	金黄色葡萄球菌	有生长抑制环	每批
	腐生葡萄球菌	生长不受抑制	
杆菌肽纸片	A群链球菌	有生长抑制环	每批
	甲型溶血性链球菌	生长不受抑制	
奥普托欣纸片	肺炎链球菌	抑制环（≥14 mm）	每批
	甲型溶血性链球菌	生长不受抑制	
V因子和X因子纸片（MH平板）	流感嗜血杆菌	仅在两纸片间生长	每批
沙门菌属多价血清	鼠伤寒沙门菌	阳性，凝集	试验当日
	大肠埃希菌	阴性，不凝集	
志贺菌属多价血清	宋内志贺菌	阳性，凝集	试验当日
	大肠埃希菌	阴性，不凝集	

质控菌种连续细胞传代时需定期监测支原体污染状况。实验室所用抗血清应澄清，若出现浑浊或沉淀，表明已污染，不可使用。第一次使用时，应用已知阳性和阴性菌进行效价和特异性检测，合格者方可使用。所有抗血清应在4℃冰箱内保存。

（三）对设备的要求

微生物实验室设备包括基础设备及专业设备，常用基础设备包括显微镜、培养箱、水浴箱、冰箱、离心机、滴定管、移液器、温度计、游标卡尺、CO_2浓度检测仪、自动分配器、生物安全柜、超净工作台、压力灭菌器等。常见专业设备有全自动或半自动微生物鉴定及药敏分析系统、血培养检测系统、微生物质谱鉴定仪等。每台设备应有唯一性标识，并张贴在仪器醒目处。

与检测相关的所有设备均应制定标准化操作程序，定期维护、保养、监测并记录，所有记录保存至仪器报废。设备应始终由经过培训的授权人员操作。新设备或经搬运、维修后的设备应进行评估及性能验证，或者由使用者确保实验结果的准确性。设备在使用、维修、报废之前，应采取合理措施对其去污染，维修过程中注意做好个人防护。

仪器设备要定期校准、制定检定计划。①培养箱、水浴箱、冰箱等，必须每日监测温度并做好记录，保证使用过程中温度符合要求，使用的温度计量程适宜，并经检定以确保准确性；② CO_2培养箱每日记录CO_2浓度；③厌氧培养箱或厌氧罐应保证绝对无氧（常用亚甲蓝作为指示剂监测厌氧状态，厌氧状态下无色，有氧状态下呈蓝色）；④超净工作台定期做无菌试验；⑤压力灭菌器每次每个灭菌包外贴化学指示胶带，内置化学指示卡，定期进行生物监测以监测其灭菌效果。

设备校准、验证等应符合以下要求：浊度仪每 6 个月进行一次检定或校准；生物安全柜（高效过滤器、气流、负压等参数）、CO_2 浓度检测仪、细胞离心机、压力灭菌器、游标卡尺、培养箱、温度计、移液器、微量滴定管或自动分配器每 12 个月进行一次检定或校准。自动化微生物鉴定及药敏分析系统、血培养仪的校准应满足制造商建议。

三、检验过程

检验过程涉及实验方法的确认和验证、标准化操作程序、评审生物参考区间、测量准确性、内部质量控制体系、标本质量评估等。

（一）检验方法的确认和验证

微生物学检验方法必须统一、准确、可靠，通常选择公认的、权威的教科书，或经同行评议的书刊、杂志，或国际、国家、行业、地方和企业标准中规定的检测方法和程序，内部规程应确认其符合相应的用途。所选择的检测方法和程序还应与所提供的服务相适宜，并且方便操作（如血培养系统应能分离需氧菌及厌氧菌，脑脊液培养能确保常见苛养菌如脑膜炎奈瑟菌、流感嗜血杆菌、产单核李斯特菌的检出，所选的涂片、染色技术、培养基能从标本中识别、分离出相应的致病菌）。

所有的方法和程序在应用于患者标本检测之前，需要评估其准确性、灵敏度、特异性、检出限、可报告范围，并与已有的检验方法进行比对。生产商的产品声明亦需验证，或者与已被接受的方法比对，以证实结果可以接受。实验方法和程序经确认投入使用后，还需定期评审，以确定该方法和程序持续满足服务对象的需求。

（二）标准化操作程序

每个实验室应制定标准化操作程序（standard operating procedure，SOP），统一标准要求，规范操作，减少差距，提高检验结果的一致性、准确性。标准化操作程序主要内容包括检验目的、检验程序的原理和方法、临床意义、操作步骤、标本类型、容器和添加剂、性能参数、检测试剂、定标试剂、所需设备、校准程序（计量学溯源性）、质量控制程序、干扰（如脂血、溶血、黄疸、药物）和交叉反应、结果计算（包括测量不确定度）、生物参考区间、检验结果的可报告区间、警告或危急值（适用时）、检测结果的解释、安全性警告及措施、潜在变异来源，并注明分析前和分析后注意事项、特殊操作模式的处理。

标准化操作程序包括实验的所有重要信息及技术说明，供实际操作中遵照执行。每个操作程序可能包括以上全部，也可能只包括部分内容，就具体情况而定。所有的程序（包括标本质量的评估、接种分离、鉴定、染色，药物敏感试验、结果报告，特殊病原体的识别、隔离、报告及特殊处理等）都应形成文件，由实验室负责人批准、签名发布，方便相关人员取阅。不再使用的文件应保留一定时间，适当标识，避免误用。

要点提示：标准化操作程序内容

（三）评审生物参考区间

定期评审生物参考区间，当怀疑生物参考区间对参考人群不再适用时，需进行调查研究，必要时采取纠正措施。如果更改检验程序或检验前程序，也应对生物参考区间进行评审。

(四)测量准确性

临床微生物检测能够溯源的项目很少，必须通过其他方式保证结果的准确性，如可以参加相应的能力验证或实验室间比对（室间质评，EQA）计划，来证实测量结果的准确性，并制定文件化程序，该程序应包括职责规定、参加说明及任何不同能力验证或实验室间比对活动的评价标准。

微生物实验室提供临床服务的每个项目每年至少参加 2 次能力验证活动。能力验证活动选择的顺序：优先选择参加获认可的能力验证提供者的能力验证计划；当无获认可提供者提供的能力验证计划时，优先参加卫生系统权威机构（省部级）提供的实验室间比对；当没有可供利用的能力验证和实验室间比对项目时，应至少 6 个月进行一次性能评估。

能力验证或实验室间比对是由外部机构向实验室发放"未知标本"，实验室应将所有能力验证或实验室间比对计划的标本纳入常规工作，与患者标本一同由进行常规工作的检验人员测试，使用实验室的常规检测方法和试剂，不得特殊对待。根据检测结果评价实验室的检测质量。满意的结果提示实验室的人员、试剂、培养基、设备状态良好；如果成绩不合格，要查找原因，撰写错误评估报告，分析并制定纠正措施。

> **要点提示：** 实验室间比对

(五)内部质量控制体系

实验室内部质量控制体系是实验室检验结果持续满足预期质量标准的保证，其目的是保证每个标本测定结果的稳定性。主要内容包括质量控制计划，试剂、培养基、设备的质量控制程序，能力验证或实验室间比对计划，检测自制"盲样"，定期学习，掌握不常见微生物的实际操作，及时更新知识，复习实验室制定的质量保证计划。

实验室内部质量控制频率遵循有关标准，满足仪器和（或）监测系统制造商的要求，并规范实施。质控物质的检测方法、检测次数、操作者必须与患者标本一致。缺乏合适的校准和质控物质的项目，应有程序验证患者标本检测结果的准确性。出现实验室内部质量控制失控时，立即报告主管或实验室负责人，并记录所采取的纠正措施。经评估，实验室内部质量控制结果在可接受范围时，才可发送检测报告。

此外，对于重大的文字错误、实验错误及可能影响患者处理的不寻常的检测结果，实验室应制定措施，及时发现并更正。

(六)标本质量评估

微生物学检验过程中，检验标本的质量水平会直接影响检验结果。如果微生物学检验结果不准确，可能为临床治疗带来严重的影响，因此，微生物学检验必须对检验标本进行质量评估。标本质量评估指标包括标本量（如足够的脑脊液量以接种于多种培养基，合格的血量以提高血培养阳性率）、标本采集次数（如多次采集粪便标本可提高腹泻致病菌检测阳性率）、标本的质量（如痰液显微镜检查白细胞、上皮细胞数量，以此评价痰液质量）及血液、体液、尿标本等的污染率。

> **知识链接**
>
> **ISO15189 实验室认可**
>
> ISO15189 实验室认可是国际标准化组织（ISO）为医学实验室标准化而发布的专用要求，是由国际标准化组织 TC-212 技术委员会经过 7 年的时间研发出来的有关临床和诊断的测试体系，集中了世界各国专家的智慧和经验。ISO15189 实验室认可工作是推动和促进医学实验室规范化管理水平、提高检验结果准确性和有效性的重要手段，是证实检验能力的国际权威和通行途径。实验室可以自愿申请 ISO15189 认可，获得 ISO15189 认可，可以规范实验室质量管理、提高员工的素质、增加医疗市场的竞争力、提高学术水平和地位等。

第三节 检验后质量保证

检验后过程（post-examination process），又称分析后阶段（postanalytical phase），指检验之后的全部过程，包括检验结果的评审与报告、检验后标本的处置等。

一、检验结果的评审与报告

（一）鉴定结果的审核

细菌鉴定应报告到种，不能鉴定到种的细菌应尽可能鉴定到属，药物敏感试验严格遵循 CLSI 标准，报告敏感（S）、中介（I）或耐药（R）。在细菌鉴定结果出来向临床发出报告前，实验室需要由专业主管或资深的检验人员对鉴定结果进行系统分析和审核，保证结果的准确性。

鉴定结果的审核内容主要包括：

1. 培养出的致病菌必须结合临床实际进行综合分析，包括标本的质量、临床诊断、患者的病史及流行病学史、感染的部位、病原体的变迁、有无污染的可能等因素，做出客观恰当的评价。

2. 将鉴定结果与原始分离平板上的细菌菌落形态、染色情况、生化和血清学鉴定等进行比较，确定是否吻合，核实后再做出正确鉴定结果。

3. 审查当日检验过程中的质量控制情况，如培养基、染色液、细菌鉴定系统等是否在控，确认质控在可接受范围内，才可发出细菌鉴定报告。

4. 审核药物敏感试验结果时，首先确定本周各种抗菌药物纸片实验室内部质量控制是否在控，药敏纸片质量控制结果在可接受范围内，才能签发药物敏感试验报告，从而保证试验结果的正确性。

5. 对于厌氧菌、生长缓慢细菌、难以生长细菌、少见菌等满足培养条件的同时，适当延长培养时间。

（二）检验报告的审核

检验结果报告应清晰易懂、信息全面、结果准确且报告及时。内容应包括：清晰明确的检验标识，实验室的名称、地址和（或）标识，患者的唯一性标识和地点，检验申请者姓名或其他唯一性标识和申请者详细联系信息，标本采集日期和时间，实验室接收标本时间，报告日期和时间，标本来源，结果报告单位，生物参考区间（如适用），结果解释（如需要），检验者标识，页数和总页数。若标本不适于检验，或可能影响检验结果，应在报告中说明。特别注意结果报告应与检验的内容一致，如粪便沙门菌、志贺菌培养阴性，报告为"未检出沙门菌、志贺菌"。血培养阳性结果注明报阳时间，阴性结果应注明培养时间。所有记录根据相关规定保存一定时间。

检验结果经双人双核无误后发送临床。当发现已发出的检验报告有错误时，应进行更改，并查找错误原因，及时和临床医生沟通。应将原报告收回、注销，重新发出一份新的检验报告。新报告的编号与原报告一致，经原检验者、原审核者审核后方可报告，并记录改动日期、时间及责任人。若须修改已用于临床决策的检验结果，其报告应与原报告一同保存，并清楚标明其被修改。

（三）检验结果的报告程序

1．一般程序 已审核的报告，即可通过检验信息系统（laboratory information system，LIS）和医院信息系统（hospital information system，HIS）查询、打印，门诊患者凭领取凭证或就诊卡打印报告单，住院患者报告单由临床科室打印。

2．分级报告 血液、脑脊液、骨髓等无菌体液样品的培养鉴定应及时发送分级报告。

一级报告：阳性报警血培养瓶进行涂片革兰氏染色，将涂片结果电话（或其他方式）通知临床。

二级报告：报告直接药物敏感试验结果。

三级报告：报告细菌种属、药物敏感试验、结果评价和建议。

3．危急值报告 当某些检验结果达到危急值时（如血培养阳性、脑脊液涂片和培养阳性、分枝杆菌涂片和培养阳性），在确保检验结果无误差后，应迅速将结果报告给临床医师或相关人员并做好记录。危急值报告应包括日期、患者信息（如姓名、性别、科室、床号等）、检验项目、报告结果、报告时间、报告者、接收者，还应记录危急值未及时通知相关人员的事件及原因，出现危急值检验结果的标本应妥善保存，以备复检。

4．传染病报告 如检测出可疑的甲类（鼠疫、霍乱）和乙类（艾滋病、病毒性肝炎、人高致病性禽流感等）法定传染病病原体时，首先由微生物实验室负责人或指定人员复核，并联系临床医生，了解临床病情，了解患者资料及联系方式，复核无误后，严格按《传染病报告标准操作程序》规定报告。

5．多重耐药菌报告 检出耐甲氧西林金黄色葡萄球菌（MRSA）、耐碳青霉烯类肠杆菌（CRE）、耐万古霉素肠球菌（VRE）、泛耐药的鲍曼不动杆菌（PDR-AB）、泛耐药的铜绿假单胞菌（PDR-PA）等，按多重耐药菌的流程报告。

> **要点提示**：检验报告的审核和报告程序

二、检验后标本的处置

微生物实验室检测完成后的标本和培养物应密封保存于 2～8 ℃冰箱内，要有明确的标识，并做好记录，保存期为 3～5 日，以备复查。保存期过后的标本、污染的各种废弃物、培养基等高压蒸汽灭菌后应按照《医疗卫生机构医疗废物管理办法》及《医疗废物管理条例》有关要求进行处置并记录，尽可能减少对处理者的危害。损伤性废弃物应置于坚硬、防渗漏容器内，并适当标记。

检验申请单及标本处理过程应记录并保存。记录内容包括患者姓名或识别码、采集标本的日期和时间、实验室接收标本的日期和时间、检验项目、申请者、标本的处理时间和处理过程、检验者和检验结果等。实验室还应定期向临床公布细菌耐药监测情况。

(李 艳)

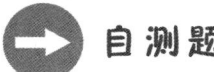 自测题

一、选择题

1. 下列应该拒收的标本是
   A. 唯一性标识清楚
   B. 标本类型和申请检验项目相符合
   C. 送检容器为非无菌容器
   D. 质量评估合格的标本
   E. 标本的送检条件符合保存致病菌活力的要求

2. 生物安全柜、压力灭菌器按规定检定或校准的时间是
   A. 三个月一次
   B. 六个月一次
   C. 十二个月一次
   D. 二十四个月一次
   E. 十八个月一次

3. 血琼脂平板上,肺炎链球菌的生长预期结果为
   A. 生长,甲型溶血
   B. 生长,乙型溶血
   C. 生长,甲型溶血
   D. 不生长
   E. 生长

4. SS琼脂平板上,鼠伤寒沙门菌的预期生长结果为
   A. 受抑制
   B. 粉红色菌落,中心黑色
   C. 不生长
   D. 无色菌落
   E. 无色菌落,中心黑色

5. 对参加实验室间比对计划的标本应
   A. 特殊对待
   B. 纳入常规工作
   C. 专人专做
   D. 由经验丰富者做
   E. 由实验室组长做

二、案例讨论

患者,女,21岁,因发热、咳嗽8天,呼吸困难1天入院,既往体健,无结核病史。患者于8天前出现无诱因发热伴寒战、咳嗽、咳黄痰,自行服用阿奇霉素,症状无好转。体查:T 38 ℃,R 33次/分,P 120次/分,咽部无充血,双肺可闻及湿啰音,心音正常;实验室检查:WBC 12.35×10^9/L,NEU 89.0%,RBC 4.0×10^{12}/L,Hb 105 g/L,PLT 110×10^9/L;胸部X线检查示:双肺大片状高密度阴影,左肺呈一大片的白色状。血培养和痰培养结果为肺炎链球菌。临床诊断为肺炎链球菌社区获得性肺炎。如何指导患者留取痰标本?血培养如何采集标本?血培养采集标本过程中应注意哪些事项?如何保证检验的质量?

中英文专业词汇索引

A
埃博拉病毒（Ebola virus） 348
埃希菌属（Escherichia） 135

B
白喉棒状杆菌（Corynebacterium diphtheriae） 200
鲍特菌属（bordetella） 191
变形杆菌属（Proteus） 150
标准菌株（standard strain） 34
丙型肝炎病毒（hepatitis C virus，HCV） 328
病毒（virus） 288
不动杆菌属（Acinetobacter） 159
布鲁氏菌属（Brucella） 196

C
产单核细胞李斯特菌（L. monocytogenes） 202
产碱杆菌属（Alcaligenes） 161
产碱假单胞菌（P. alcaligenes） 159
产气荚膜梭菌（C. perfringens） 228
肠道病毒（enterovirus，EV） 334
肠杆菌科（Enterobacteriaceae） 130
肠杆菌属（Enterobacter） 151
肠球菌属（Enterococcus） 121

D
丹毒丝菌属（Erysipelothrix） 204
单纯疱疹病毒（herpes simplex virus，HSV） 339
丁型肝炎病毒（hepatitis D virus，HDV） 329
毒力（virulence） 38

E
EB 病毒（Epstein-Barr virus，EBV） 343
恶臭假单胞菌（P. putida） 158

F
放线菌（Actinomycetes） 211
放线菌属（Actinomyces） 219
肥达试验（Widal test） 146
分枝杆菌属（Mycobacterium） 211
副溶血性弧菌（Vibrio parahaemolyticus） 172

G
肝炎病毒（hepatitis virus） 325
纲（class） 34
钩端螺旋体（Leptospira） 238
固有免疫应答（innate immune response） 45
寡核苷酸碱基序列（oligonucleotide catalog） 36

H
汉坦病毒（Hantaan virus） 347
弧菌属（Vibrio） 166
霍乱弧菌（V. cholerae） 167

J
基因重组（gene recombination） 32
基因突变（gene mutation） 32
基因转移（gene transfer） 32
加特纳菌属（Gardnerella） 205
甲型肝炎病毒（hepatitis A virus，HAV） 325
假单胞菌属（Pseudomonas） 155
艰难梭菌（C. difficile） 231
检验后过程（post-examination process） 389
接合（conjugation） 32
结核分枝杆菌（M. tuberculosis） 212
界（kingdom） 34
枸橼酸杆菌属（Citrobacter） 148
聚合酶链反应（polymerase chain reaction，PCR） 82
军团菌属（Legionella） 193
菌株（strain） 34

K
抗菌药物敏感试验（antimicrobial susceptibility test，AST） 90
柯萨奇病毒（Coxsackie virus） 337
科（family） 34
克雷伯菌属（Klebsiella） 149

L

立克次体（Rickettsia） 252
链球菌属（Streptococcus） 115
邻单胞菌属（Plesiomonas） 178
流行性感冒病毒（influenza virus） 320
轮状病毒（rotavirus，RV） 336
螺杆菌属（Helicobacter） 184
螺旋体（Spirochete） 237

M

麻风分枝杆菌（M. Leprae） 217
梅毒螺旋体（T. pallidum，TP） 241
门（division） 34
模式菌株（type strain） 34
目（order） 34

N

内毒素（endotoxin） 40
诺卡菌属（Nocardia） 220

P

疱疹病毒（herpes virus） 338
培养基（culture medium） 68
破伤风梭菌（C. tetani） 227

Q

侵袭力（invasiveness） 39
禽流感病毒（avian influenza virus，AIV） 322

R

染色体（chromosome） 30
人巨细胞病毒（human cytomegalovirus，HCMV） 341
人类免疫缺陷病毒（human immunodeficiency virus，HIV） 330
人乳头瘤病毒（human papilloma virus，HPV） 350
溶原性转换（lysogenic conversion） 32
肉毒梭菌（C. botulinum） 230
朊病毒（prion） 351

S

沙门菌属（Salmonella） 142
生物安全等级（biological safety level，BSL） 57
生物安全柜（biosafety cabinet，BSC） 53
实验室生物安全（laboratory biosecurity） 55
适应性免疫应答（adaptive immune response） 46
嗜血杆菌属（Haemophilus） 188
噬菌体型（phagetype） 34
属（genus） 34
水痘-带状疱疹病毒（varicella-zoster virus，VZV） 340

T

炭疽芽孢杆菌（Bacillus anthracis） 206
条件致病菌（conditioned pathogen） 38
铜绿假单胞菌（P. aeruginosa） 155
突变（mutation） 32

W

外毒素（exotoxin） 40
弯曲菌属（Campylobacter） 181
微生物（microorganism） 1
微生物学（microbiology） 2
戊型肝炎病毒（hepatitis E virus，HEV） 329

X

细菌（bacterium） 10
细菌的致病性（pathogenicity） 38
细菌毒素（bacteriotoxin） 40
细菌感染（bacterial infection） 38
细菌素型（bacteriocin type） 34
型（type） 34
血清型（serotype） 34

Y

芽孢杆菌属（Bacillus） 206
亚种（subspecies） 34
厌氧菌（anaerobic bacteria） 223
耶尔森菌属（Yersinia） 146
衣原体（chlamydia） 248
医学微生物学（medical microbiology） 3
医院感染（hospital infection） 47
乙型肝炎病毒（hepatitis B virus，HBV） 326
荧光假单胞菌（P. fluorescens） 158

Z

真菌（fungus） 260
支原体（mycoplasma） 245
志贺菌属（Shigella） 139
质粒（plasmid） 30
致病菌（pathogenic bacterium） 38
种（species） 34
转导（transduction） 32
转化（transformation） 32
转座子（transposon，Tn） 31
最低杀菌浓度（minimum bactericidal concentration，MBC） 96
最低抑菌浓度（minimum inhibitory concentration，MIC） 96

主要参考文献

1. 甘晓玲，李剑平．微生物学检验．4版．北京：人民卫生出版社，2014．
2. 倪语星，尚红．临床微生物学检验．5版．北京：人民卫生出版社，2014．
3. 周庭银，倪语星，胡继红，等．临床微生物检验标准化操作．3版．上海：上海科学技术出版社，2015．
4. 尚红，王毓三，申子瑜．全国临床检验操作规程．4版．北京：人民卫生出版社，2015．
5. 周庭银．临床微生物学诊断与图解．4版．上海：上海科学技术出版社，2017．
6. 卢洪洲．医学真菌检验与图解．上海：上海科学技术出版社，2018．
7. 张凤民．医学微生物学．4版．北京：北京大学医学出版社，2019．
8. 盛水慧．临床微生物检验技术．北京：科学技术文献出版社，2019．
9. 李睿，杨翀．病原生物学与免疫学．北京：北京大学医学出版社，2020．
10. 李剑平，吴正吉．微生物学检验．5版．北京：人民卫生出版社，2020．